实用数字X线体层影像诊断学

主　编　高剑波　丁昌懋

副主编　张慧宇　王　博　卢振威

编　者（按姓氏笔画排序）

丁昌懋　于　湛　王　博　左　磊　卢振威　巩青松

朱　迪　刘　杰　刘　潮　孙慧芳　苏　蕾　杨　欢

吴　强　杨晓鹏　宋向前　张永高　张慧宇　陈建立

岳松伟　周志刚　胡丽丽　高剑波　唐　丽　梁　盼

梁晓雪　蔡文晶

人民卫生出版社

图书在版编目（CIP）数据

实用数字 X 线体层影像诊断学/高剑波，丁昌懋
主编. —北京：人民卫生出版社，2016
ISBN 978-7-117-23691-1

Ⅰ.①实… Ⅱ.①高…②丁… Ⅲ.①计算机 X 线
扫描体层摄影–影象诊断 Ⅳ.①R814.42

中国版本图书馆 CIP 数据核字（2016）第 289871 号

人卫智网	www.ipmph.com	医学教育、学术、考试、健康，
		购书智慧智能综合服务平台
人卫官网	www.pmph.com	人卫官方资讯发布平台

实用数字 X 线体层影像诊断学

主　　编：高剑波　　丁昌懋
出版发行：人民卫生出版社（中继线 010-59780011）
地　　址：北京市朝阳区潘家园南里 19 号
邮　　编：100021
E – mail：pmph @ pmph.com
购书热线：010-59787592　010-59787584　010-65264830
印　　刷：北京汇林印务有限公司
经　　销：新华书店
开　　本：787×1092　1/16　印张：30.5
字　　数：740 千字
版　　次：2017 年 1 月第 1 版　2017 年 1 月第 1 版第 1 次印刷
标准书号：ISBN 978-7-117-23691-1/R·23692
定　　价：158.00 元

打击盗版举报电话：**010-59787491**　**E -mail：WQ @ pmph.com**
（凡属印装质量问题请与本社市场营销中心联系退换）

内容简介

　　本书是旨在介绍合成体层成像设备应用于临床实践的专著。全书共三章，主要介绍了合成体层成像技术及其他放射新技术的概念、技术原理、演化历程及日常诊疗工作中的应用；同时还系统地介绍了数字平板造影在人体各部位疾病诊断中的应用。全书内容以临床病例展开，以其他影像学检查为参照和补充，图文并茂地论述了数字放射新技术在全身各部位疾病诊断中的亮点和创新之处。本书可作为医学影像学科医生的专业参考书，也可供临床其他学科人员、医学高等院校师生拓展视野的阅读参考。

主编简介

高剑波,男,1963年7月出生,河南长葛人,汉族,博士学位,二级教授,博士生导师。2005年华中科技大学同济医学院博士毕业。现任郑州大学第一附属医院副院长。郑州大学第一附属医院影像学科学术带头人,卫生部国家重点学科学术带头人。获得河南省"五一"劳动奖章、河南省优秀专家、河南省师德标兵、河南省卫生系统先进工作者、河南省自主创新十大杰出青年等荣誉称号。

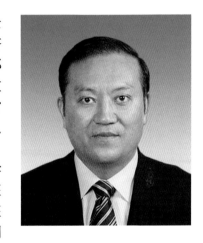

现任中华医学会影像技术分会副主任委员、中华医学会放射学分会腹部放射学专业委员会副主任委员、中国医学装备协会普通放射装备专业委员会主任委员、河南省医学会影像技术分会主任委员、河南省医学会放射学分会副主任委员等职务。曾两次在美国约翰·霍普金斯大学短期访问学习。目前担任《中华放射学杂志》等国内外10余种学术期刊的常务编委、编委或审稿人。

从事医学影像学临床、教学、科研及管理工作32年,在消化系统肿瘤和肺部疾病的影像诊断及其新技术研究方面颇有造诣,率先在国内开展数字放射新技术临床应用研究。先后获得河南省科技进步二、三等奖9项。近年来主持国家自然科学基金面上项目2项,河南省杰出青年科学基金获得者,河南省杰出人才基金获得者,获得河南省重点科技攻关计划项目6项,主持河南省创新型科技团队和省高校科技创新团队各1项、省级重点实验室2项,河南省国际科技合作计划项目以及国际科技合作基地项目各1项,主持郑州市重点实验室和领军人才项目各1项,郑州大学研究生核心学位课程项目1项,获得专利10余项,主编及参编医学影像学专著近20部,其中影像教材6部,发表论文300余篇,其中SCI收录30余篇,中华系列杂志40篇。

主编简介

丁昌懋,男,河南省固始县人,1980 年 5 月出生,汉族,副主任医师,博士。河南省医学会放射学分会委员。2003年毕业于郑州大学医学院医学影像学专业,2006 年取得郑州大学第一附属医院影像医学与核医学专业硕士学位,2016 年取得郑州大学第一附属医院影像医学与核医学专业博士学位,专业方向为胸腹部疾病综合影像诊断。

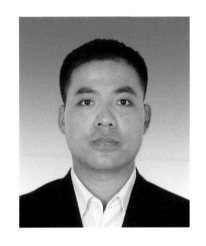

承担郑州大学 5 年制本科及 7 年制硕士研究生《医学影像学》理论课教学工作多年。从事数字 X 线造影工作近10 年,具有较丰富的临床经验;对近年来应用于临床的数字 X 线新技术有较为深入的理解和认识,并创新性地将这些技术应用于临床工作中,积累了一定的临床经验。2010年及 2013 年分别赴美国、日本进行放射学学术交流。发表专业论文 10 余篇,其中 SCI 收录1 篇。参编医学影像学专著 5 部,其中 4 部担任副主编。获河南省科技成果奖二等奖 2 项;主持河南省科学技术厅项目 1 项;河南省卫生计生委医学科技攻关项目 1 项。

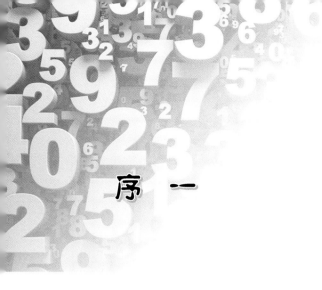

序　一

医学影像学经历了一百多年的发展,现在已经枝繁叶茂、硕果累累。但随着科学技术的进步,各种新的检查技术和检查方法仍然层出不穷、方兴未艾。

传统 X 线检查与医学影像学一脉相承,X 线自 1895 年发现并应用于疾病诊断,已成为最为久远的放射学检查方法。在其发展历程中,尽管发生不少的变化及创新,但真正称的上伟大变革的,则是近十余年来的数字化革命。在提高 X 线图像质量、加快 X 线摄片检查速度和减少 X 线辐射剂量等方面显示出了很大的优势。

数十年前 X 线体层摄影术曾被广泛用于人体内部某一层面组织结构的显示。随着 CT 检查技术的出现,体层摄影术逐渐被取代。近年来,出现了一种新的数字 X 线体层摄影技术,它可以获取感兴趣区内部分容积信息,重建出 X 线穿行路径上任意层面的断面图像,与 CT 检查的作用有相似之处,这就是合成体层成像技术。这种技术克服了传统 X 线成像的组织重叠,操作便捷,图像质量好,辐射剂量低,成为常规 X 线摄影的重要补充。特别是在骨关节隐匿性骨折的观察、乳腺结节及微小钙化的显示方面更有优势,目前已得到临床医生的认同。

数字化造影是 X 线检查的另一大优势所在,它是通过人体自然腔道引入对比剂,达到显示和诊断疾病的目的。目前在放射诊断领域尚缺乏一本较为全面地介绍数字化造影及其临床应用的专业著作。

郑州大学第一附属医院放射科拥有完备的数字化 X 线检查设备,近年来又引进多台高端多功能 X 线检查设备。由该院高剑波教授及其领导的团队,凭借先进的技术设备及认真细致的工作态度,收集本单位相关临床病例资料编著的《实用数字 X 线体层影像诊断学》一书,图文并茂地介绍了合成体层成像等放射影像新技术及数字化造影在全身各部位疾病诊断中的应用,并探讨其优势及局限性。全书贯穿了技术与诊断融合的主线,具有新颖性、综合性及很强的实用性。

本书是一部具有丰富理论知识及大量图像资料的医学放射学专著,是影像医学专业人员、临床医生及广大医学院校师生难得的参考书。

中华医学会影像技术分会主任委员

华中科技大学协和医院教授

余建明

2016 年 5 月

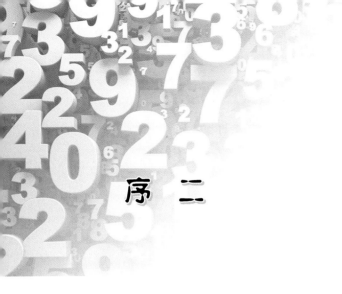

序 二

近年来,医学影像学的发展可谓是日新月异。各种新检查方法及设备不断涌现,极大地丰富了医学影像学的内涵,提高了医学影像学在疾病诊断、治疗及预后评估方面的地位和价值,越来越多地得到临床学科的认可和重视。

传统 X 线摄影检查的内容丰富、覆盖面广,是医学影像学的基础,也是现代医学影像学的根基。但由于其自身成像技术的局限,随着各种高精尖影像学成像设备应用于临床,传统 X 线的应用领域有缩小的趋势。近年来,随着数字化平板探测器的出现,传统 X 线摄影设备与技术也发生了深刻的变革,再次焕发出勃勃生机。特别是多种新的 X 线摄影检查技术的出现(如合成体层成像技术、双能量技术、全景拼接技术等),使 X 线摄影检查的领域得到进一步的扩展。此外,X 线造影也是 X 线摄影检查的重要内容,它对 X 线设备的性能、操作技术及操作者经验要求较高。数字化 X 线造影获取影像速度快、影像清晰并且存储方便,影像直观便于理解,是其他影像学检查方法不能代替的一种 X 线摄影检查。

郑州大学第一附属医院放射科高剑波教授紧扣医学影像学发展的脉搏,充分利用其科室先进的数字 X 线设备,组织有多年影像技术与影像诊断经验的硕博士团队率先在国内组织编写《实用数字 X 线体层影像诊断学》一书,填补了国内空白。这本专著详细介绍各种数字 X 线摄影新技术和数字化造影的检查方法、质量要求以及相关疾病的 X 线表现,具有系统性和逻辑性,理论联系实际,技术结合临床,深入浅出,全面反映数字 X 线设备、成像技术与影像诊断最新发展成果,非常值得一读。

中华医学会影像技术分会候任主任委员

北京协和医院高级工程师

2016 年 6 月

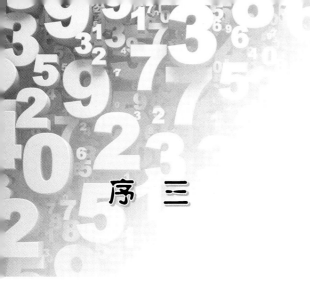

序 三

  X线检查应用于疾病诊疗在医学发展史上具有里程碑意义。它作为最早出现的影像学检查方法，到目前已经有100多年的历史。这期间伴随着X线设备及技术的不断更新和进步，X线检查操作更加方便、图像更加清晰、辐射剂量逐渐减少、应用范围不断拓展。X线检查在使人类能够早期发现疾病的同时，也对疾病本身的认识更加深入。但是随着CT、超声、MRI等影像学检查技术的出现，X线检查的应用范围逐渐缩小，很大一部分X线检查技术已经被取代或较少使用。特别是在提倡"精准医疗"的当下，X线检查本身所具有的缺陷使其常常不能满足临床诊疗的需要。

  X线数字合成体层成像是传统体层摄影在数字时代的延续，能够对兴趣区进行层面显示，弥补了常规X线图像上结构重叠的不足，是对X线检查的重要发展，为X线检查开辟了一片崭新的领域。目前，X线数字合成体层成像已经在临床有了较为广泛的应用，特别是在骨关节疾病、乳腺疾病的诊断中发挥着越来越多的作用。相信随着技术的进步和完善，合成体层成像必然在图像采集、重建速度及辐射剂量优化等方面获得进一步的提升，使其在临床上的应用更加广泛。

  郑州大学第一附属医院高剑波教授等对影像学检查新技术的发展始终保持密切关注，在医院引进多种数字合成体层成像设备后，针对性的收集整理各种X线检查新技术的临床应用病例资料，组织科室骨干力量进行《实用数字X线体层影像诊断学》一书的编撰。该专著在介绍各种数字X线检查新技术的同时，还比较详尽地总结了数字X线造影的临床应用，突出了X线检查在疾病诊疗中的特殊作用，具有很高的临床指导意义，是一本既具理论参考价值、又具有指导临床操作作用的专业影像学著作，相信会对X线检查新技术的介绍及普及起到很好的作用。

中华医学会影像技术分会前主任委员

山东省医学影像学研究所

2016 年 12 月

前 言

近年来,随着数字平板探测器的应用和推广,传统放射在获得新生的同时得到了升华。如何更进一步的简化工作流程、提高图像质量,一直倍受放射影像学界关注。值得一提的是,数字放射新技术的研发并应用于临床是解决问题的关键。这其中就包括数字合成体层成像、全长拼接摄影、双能量摄影及动态摄影等。

体层摄影以往作为放射科的一项重要检查方法,通过复杂的机械运动获得感兴趣层面的影像,但一次机械运动仅能产生一幅断面图像。对于解剖结构复杂的部位,体层图像的质量很大程度上依赖于操作者的经验及水平。有鉴于此,随着CT设备的研发和普及,传统的体层摄影术很快被取代。数字合成体层成像与传统体层摄影的成像原理相似,获取靶区域内部组织结构的断面图像信息,均是通过X线源与被照物体间的相对位移来实现。需要指出的是,数字合成体层成像拥有先进的数字化平板探测器,可进一步融合重建原始数字图像,通过X线球管与探测器的一次相对运动,即可获得靶区域的多幅连续层面的图像,克服了组织结构间的重叠遮挡,在骨关节、胸部等领域具有很好的应用前景。

全长拼接摄影、双能量摄影及动态摄影作为放射影像检查的新技术,在诊断不同部位疾病中均发挥重要的作用。随着平板探测器的应用及技术改进,数字化造影技术也得到了质的提升:不仅应用范围更广,图像更为清晰,检查流程也更顺畅。

引进多功能合成体层成像设备六年来,我们收集整理了大量典型病例图像资料,参阅国内外最新的医学文献和相关资料,总结分析不同放射新技术在诊断人体各部位疾病的影像表现及其独特优势,编写成此书。本书共三章,主要阐述了合成体层成像等放射新技术,以及数字化造影在全身各部位的临床应用。第一章介绍了各种放射新技术的发展历史及检查原理;第二章逐个介绍合成体层成像、全景拼接摄影、双能量摄影及动态摄影等技术的检查方法及技术要点,以及在全身疾病诊断中的应用。重点是合成体层成像在骨关节及呼吸系统病变诊断中的作用及影像特征;第三章介绍了数字化造影在临床诊断中的应用,重点是数字胃肠造影的临床应用。在介绍疾病相关基本知识及影像学表现的同时,特别增加了各种放射新技术检查时的影像表现,并与常规DR、CT及MRI等影像学图像进行对比,相互印证,分析各种检查方法的优势及缺陷,理论与实践相结合,有利于读者深入地了解各种影像学方法在全身各部位疾病诊断中的价值。

医学影像学是一门发展更新速度较快的学科,本书中所述新技术新方法应用于临床时间有限,虽然参与编撰此书的全体人员都投入了极大的热忱和一丝不苟的工作态度,但书中某些观点不一定恰当和全面,难免有一些不妥之处。限于编写者的认识和经验,我们真诚希望阅读本书的医学人士多提意见及建议,以便及时修正,不断完善。通过此书的出版,能为拓展数字放射技术的科学研究和临床应用提供借鉴和帮助是我们最终的心愿。

高剑波　丁昌懋

2016 年 9 月

目　录

第一章 绪 论

第一节 数字化合成体层成像设备新技术

一、X线数字合成体层成像技术

（一）技术原理

1. 传统 X 线体层摄影基本原理 在常规 X 线平面成像中，X 线源和 X 线探测器位置相对固定；而传统 X 线体层摄影使用的是相对移动的 X 线探测器和 X 线源（图 1-1-1），它是利用组织之间的差异衰减来形成图像。假设圆点 A 和三角点 B 位于患者体内，三角点 B 位于聚焦平面，圆点 A 远离聚焦平面。当射线源位于图中左侧位置 1 时投射在 X 线胶片通过圆点 A 和三角点 B 的阴影被标记为圆点 A1 和三角点 B1。接下来反方向同步移动 X 线源和 X 线胶片：向右侧移动 X 线源，同时向左移动 X 线胶片，以达到射线源位置 2。要确保通过三角点 B 产生的阴影 B2 与点 B 在第一位置产生的阴影 B1 重叠。这可以通过设置 X 线源和 X 线胶片的移动距离来实现（在实际投照操作时，一般通过刚性连接杆联结 X 线源和 X 线胶片，并且把刚性连接杆的旋转支点置于三角 B 点位置来实现）。然而，通过固定点 A 在第二位置产生的阴影 A2 不重叠于其在第一位置产生的阴影 A1。这是因为圆点 A 不在聚焦平面上，从圆点 A 到 X 线源的距离与其到 X 线胶片的距离比值在 X 线源和 X 线胶片反向运动过程中连续变化，所以由圆点 A 产生的阴影形成线段，这种属性适用于位于聚焦平面上方或下方的任意空间点。

一方面，圆点 A 在 X 线胶片上所产生的阴影强度随着离聚焦平面距离变大而降低，阴影被分布在一个扩展区。另一方面，位于聚焦平面上的任意点都对应了胶片上的任一相对固定的位置。这样 X 线源和 X 线胶片做以人体组织预定聚焦平面为中心的相对移动，通过一次长曝光得到的图像只有聚焦平面的图像清晰，而在聚焦平面上下方组织的投影因为不能叠加而模糊不清。聚焦平面的高度将取决于支点的高度，图像的厚度将取决于 X 线源摆动角的大小。

传统 X 线体层摄影存在一个问题：它只在平行于 X 线源运动方向上产生了模糊效应，而在沿垂直于 X 线源和胶片移动的方向上因为没有产生移动，就不能出现模糊效应，这就导致了在平行于射线源运动方向的组织中，组织结构的影像只是沿着运动方向被拉长，而边界清晰度没有明显的降低。为了弥补由于沿单一方向运动成像的缺陷，便提出了多运动方向的体层摄影术。X 线源和胶片同步地进行更复杂的运动模式，如圆形、椭圆形、正弦、内摆线

1

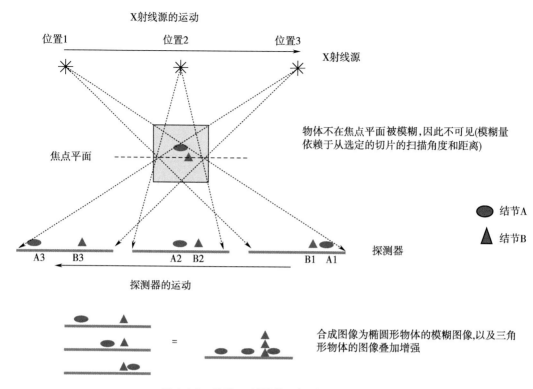

图 1-1-1　传统 X 射线体层摄影原理示意图

或螺旋。图 1-1-2 显示的是能够使聚焦平面以外的组织结构产生更均匀模糊效应的圆形运动轨迹示意图。

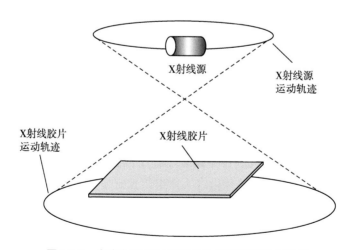

图 1-1-2　多方向(圆形)运动的体层摄影原理示意图

　　2. X 线数字合成体层成像基本原理　传统 X 线体层摄影一次采集只能产生某一层面的图像。由于受到技师经验、被检者配合度以及仪器精度等方面的影响,时常不能准确地把兴趣区很好地投照在一张体层照片上,且检查效率低下、废片率高、被检者所受 X 线辐射剂量较大;更主要的是传统 X 线体层摄影因照射野大,散射线多,使体层图像缺乏较好的密度分辨率,背景结构消除不佳,众多组织结构重叠在体层图像上,使感兴趣区层面的组织结构显示不清晰。

与传统 X 线体层摄影相比,X 线数字合成体层成像的优势在于:X 线球管运动一次,即可通过专门的图像处理技术显示出无层面外组织结构干扰的、兴趣区及其前后相关的、多个连续层面的图像,对感兴趣区及其周围达到部分容积显示。合成体层成像大大简化了工作流程、缩短了检查时间、降低了废片率、提高了检查效率;且所得图像空间分辨率高,被检者所受 X 线辐射剂量低。

X 线数字合成体层成像是通过 X 线管球和平板探测器在直线轨迹上的相对运动来实现的:X 线管球在一定角度范围内(25°~75°之间)连续脉冲曝光,获得不同投影角度下感兴趣区的大量低剂量二维投影图像,然后通过这些原始图像重建出感兴趣区内任意层面的断面影像。X 线管球的曝光控制是通过离散曝光完成,而不是由一个长时间连贯曝光构成。调整重建参数设置,以便重建出不同聚焦平面的图像。一次合成体层成像可重建的图像的最大数量受所采集离散图像的数量限制。在 X 线数字合成体层成像的图像后处理重建中,主要有 3 种重建法:位移叠加算法、二维滤波反投影算法和迭代算法。

(1) 位移叠加算法:位移叠加算法(shift and add,SAA)是根据重建参数设置,通过简单插值,位移和叠加以重建出不同的聚焦平面图像(图 1-1-3)。

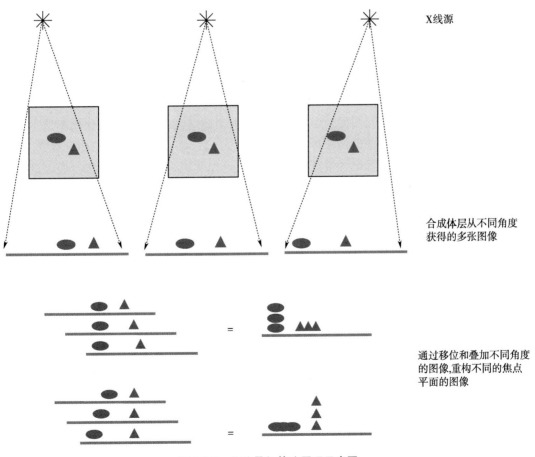

图 1-1-3　位移叠加算法原理示意图

（2）滤波反投影算法:滤波反投影算法(filter back projection,FBP)是目前 CT 设备最常用的重建算法,也被当前大多数 X 线数字合成体层成像设备所采用。假设一个密度均匀的组织结构中有一个不同密度的敏感点,当 X 线在不同角度穿过这个敏感点后,就会在平板探测器的不同位置上形成对应的脉冲信号,把这个脉冲信号进行反投影,就可以还原得到这个敏感点在组织结构中的空间影像,这就是图像重建的反投影原理(图 1-1-4)。

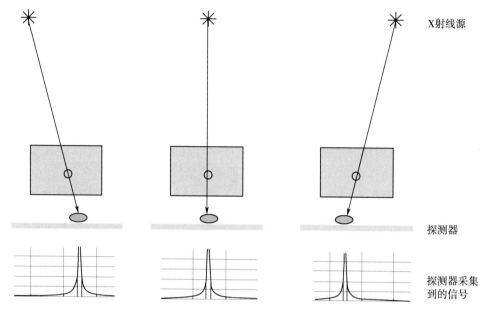

X射线源

探测器

探测器采集到的信号

图 1-1-4　滤波反投影算法原理示意图

根据上述的反投影算法,图像的中心区域会被人为地增强,而外侧区域强化不足。为了对其进行修正,一般采用给条形傅里叶变换乘以一个函数,该函数在靠近中心位置强度低,而靠近边缘时强度高,即可理解为带宽斜变滤波器,这样就是滤波反投影算法。通过这种重建方法,可以有效地减少重建过程中局部组织结构的人为增强。

滤波反投影算法是对每个投影数据通过滤波加权进行反投影。虽然能够满足 X 线数字合成体层成像及 CT 图像重建的要求,但仍然有很大的不足。因为在滤波反投影算法中,假定的 X 线源是无限小的,可以近似于一个点;同时假设探测器的每一个像素点间距一致,而实际上 X 线的焦点可达 1.10～1.20mm;平板探测器也受到半导体工艺和闪烁体晶体工艺的影响。因此这些简化后的算法,会对实际的重建产生影响。此外,X 线数字合成体层成像是基于 X 线摄片设备,它无法像 CT 那样进行 360°无死角数据采集,所以很难得到投照区域内组织结构的完整 360°投影数据,因此基于滤波反投影算法的体层融合图像重建,不能像 CT 那样进行冠状位、矢状位和轴状位的重建,只能重建出与平板探测器平行的断层影像。

（3）迭代算法(iterative algorithm,IA):迭代算法又称为直接重建法,是最早提出的一种三维重建算法,可以克服滤波反投影算法存在的缺陷。世界上第一台 CT 采用的算法就是该算法中的一种,即代数迭代算法(ART)。

如图 1-1-5 所示,假设一个组织结构由四个小方块组成,在每个方块中射线衰减系数均匀,分别标记为 $\mu1$、$\mu2$、$\mu3$、$\mu4$,假设射线沿水平、垂直和对角线方向测量线积分,则可得到

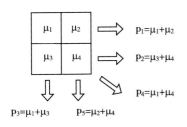

图 1-1-5 迭代算法原理示意图

五个测量公式。

先假设四个小方块的衰减系数都为 μX,作为重建量和测量量 p 做比较修正。每一次的修正都会更接近实际衰减系数 μ。这就是简单的代数迭代重建。

对于一个组织结构中的一个平面的投影测量可以用二维矢量 μ 表示一个平面,p 表示它的测量投影,可以用一个系统矩阵 A 和一个误差矢量 e 表示为:$p = A\mu + e$。其中系统矩阵 A 由系统几何、X 射线源焦斑形状、探测器响应等 X 射线体层摄影设备的物理参数决定。误差矢量 e 包括测量偏差和附加电子噪声等。利用迭代原理,基于要求 μ 和 e 满足指定的最优原则,产生一个矢量序列 $\mu(0)$,$\mu(1)$,……,$\mu(n)$ 来测量矢量 p 估计 μ。使序列收敛于 μ^*,即为基于 p 的最优估计。在实际应用中,根据 μ 重建投影和测量投影的差值,在三维空间中不断进行修正。其中利用计算投影的 $p(j)$ 更新重建结果的 $\mu(j)$ 的几何因子,称为代数重建技术(ART)。考虑到测量的统计特性,被测量投影(在校正后)偏离其期望值,需要把统计模型结合到迭代重建算法中,这类重建称为统计迭代重建。另一种迭代算法为最大后验概率方法,不是直接求解 μ,而是试图找到一个二维函数 μ 使概率 $Pr(\mu/r)$ 最大化。其中 r 表示采集中获得的测量矢量。

与滤波反投影算法相比,合成体层成像采用迭代算法重建能够更好的减少金属伪影,使人体内金属植入物周围的组织结构得到更好的显示;同时还可以提高有限角度下合成体层成像图像的信噪比;在保证图像质量的前提下,可以使用更低的剂量进行投照。但目前该重建算法受限于巨大的计算量,尚没有在合成体层成像设备上得到广泛的使用,个别设备生产厂家已推出用于骨关节金属植入物成像的较为成熟的迭代重建软件。

3. 数字合成体层成像与 CT 对比 数字合成体层与 CT 都是通过 X 线扫描来获取患者身体某一部分的图像信息,从扫描方式到成像有很多相似之处,但也存在着很大的不同。如下:

(1)扫描方式:合成体层成像时,患者可以采用直立位或者俯卧位,在倾斜体位时也可操作,检查设备具有开放的空间,不受摆位限制;管球可以在有限角度内进行移动,而 CT 只可在患者平躺时进行扫描,可对患者进行 360°全方位扫描。

(2)重建算法:合成体层成像提供三种重建方式:滤波反投影算法、位移叠加算法、迭代算法,并且有已经开发出来用于临床的去金属伪影技术(T-Smart 技术);CT 主要采用滤波反投影法和迭代算法。

(3)图像质量:合成体层成像所得图像在空间分辨率上高于 CT,可达到 16LP/cm;CT 为 12LP/cm。CT 图像在密度分辨率上优于合成体层成像图像,对软组织分辨能力更好。

(4)辐射剂量:合成体层成像较 CT 扫描低。比如,胸部合成体层成像剂量为 0.11mSv 〔120kv/(25mA·1.6ms)〕,而胸部 MSCT 扫描剂量为 6.38mSv。

(二)发展历史及临床应用概述

传统 X 线体层摄影术的先驱 Bocage 早在 1921 年就发明了通过将聚焦平面上方和下方图像进行模糊处理的体层摄影装置。这一发明的主要组成部分包括一个 X 线管、X 线胶片,以及两者间的机械连接,以确保球管和 X 线胶片在单一轨道上同步移动,通过这种摄影技术,就可以获得所拍摄人体组织中某一层面的影像。

1951 年法国 Massiot 工厂首先制成多轨道体层照相装置,由单一轨道发展为直线、圆、椭圆及内圆摆线等四种轨道的体层照相装置,其后各种型号的多轨道体层照相装置相继问世。通过 X 线源和 X 线胶片同步地进行更加复杂的运动(如圆形、椭圆形、正弦、内圆摆线或螺旋形等),能促使聚焦平面以外的组织结构更均匀模糊,从而获得更加清晰的聚焦层面图像,很好地改善了传统 X 线体层摄影层面上下组织结构重叠较多,图像模糊等缺陷,促进了常规 X 线体层摄影在临床工作中的广泛应用。

随着计算机技术的发展,1972 年 X 线计算机体层摄影(CT)正式应用于临床,并在其后的数十年里有了突飞猛进的发展,直到目前关于 CT 的新技术、新方法仍然层出不穷。一次 CT 扫描就可以获得感兴趣区内人体组织任意层面的二维图像,并且图像具有优越的密度分辨率及良好的空间分辨率,而传统 X 线体层摄影一次拍摄只能得到人体组织中某一平面的二维图像,这些图像往往比较模糊,密度分辨率较差,所以传统 X 线体层摄影逐渐被 CT 取代,目前已罕见于临床。

20 世纪 80、90 年代,随着数字平板探测器技术的发展及 CT 图像重建算法的引入,一些学者开展了 X 线数字合成体层成像技术的早期研究工作。2003 年,Dobbins 和 Godfrey 发表文章介绍了体层合成的产生背景、阐述了各种技术并且初步总结了一些 X 线数字合成体层成像技术的临床应用。进入 21 世纪后,岛津公司(Shimadzu Corporation)、通用电气有限公司医疗集团(GE Healthcare)、西门子有限公司医疗集团(Siemens Healthcare Global)等公司相继推出了基于平板探测器的 X 线数字合成体层成像设备。这些设备按其主要的技术特点分可为两类:一类以 GE 为代表的基于固定式数字拍片系统的 X 线数字合成体层成像设备。采用 X 线源在脉冲曝光过程中以设定轨迹运动,X 线平板探测器静止的方式拍摄,这种方式可以降低在拍摄过程中平板探测器运动所形成的运动伪影对图像的影响。同时基于固定式拍片机设计,可进行多种患者多种体位的拍摄。另一类以岛津、西门子为代表的基于数字胃肠机的 X 线数字合成体层成像设备,X 线源和平板探测器做类似于传统体层摄影的直线相对运动。X 线源持续脉冲曝光,平板探测器连续接收原始数据,然后通过计算机重建出感兴趣区内任意层面二维图像。目前关于 X 线数字合成体层成像的新技术还在不停的研发当中。

合成体层成像技术的临床应用主要集中在以下几个方面。

1. 胸部　与常规数字 X 线摄影(digital radiography,DR)相比,合成体层成像对胸部解剖结构和病灶的显示具有明显优势,尤其体现在对肺内结节的检出。Vikgren 等进行的胸部 DR 与 X 线数字合成体层成像对比研究中也发现,在以 CT 扫描为金标准的结节检出率试验中,放射科医生利用合成体层成像发现的肺结节比 DR 检查多 3 倍,特别是对于直径 4 ~ 6mm 结节,X 线数字合成体层成像的检出率为 91% ,而 DR 的检出率只有 28% ,并且 DR 存在特异性低等缺点。X 线数字合成体层成像同时具有辐射剂量低的优势。常规正侧位胸片组合的有效剂量为 0. 04 ~ 0. 05mSv。64 层螺旋 CT 肺部扫描的有效剂量约为 6. 9mSv。即使是低剂量 CT,有效剂量也在 0. 9mSv 左右,而且剂量过低会造成微小结节或磨玻璃密度结节(ground-glass nodule,GGN)的漏诊。而单次胸部 X 线数字合成体层成像的有效剂量为 0. 12 ~ 0. 13mSv,经过参数优化,X 线数字合成体层成像的有效剂量甚至可以降至 0. 05mSv。

2. 乳腺　乳腺 X 线检查目前被公认为是乳腺癌的首选检查方式,特别对早期乳腺癌的诊断更具优势。然而,传统的屏/胶乳腺 X 线摄影以及目前的乳腺 DR 仍然是把三维结构信息投照在二维平面图像上,使解剖结构与肿瘤组织重叠,形成"结构噪声",影响乳腺癌检出率。2006 年数字化乳腺合成体层成像技术,又称数字乳腺体层(digital breast tomosynthesis,DBT)被用于乳腺 X 线检查。DBT 使用时的压迫方式与常规全视野乳腺摄影(full-field digital mam-mography,FFDM)相同,X 线管球在有限的角度范围内旋转 10°~20°,每旋转 1°,低剂量曝光一次,共曝光 10~20 次。DBT 作为 FFDM 的补充,很好地弥补了后者的不足,并具有一些独特的优势:重建的断层图像可以提高乳腺内病变组织的清晰度,同时增加病变组织与周边腺体组织的对比度,有利于更好地区分病变组织的边缘,对乳腺组织(特别是致密型乳腺)内微小病灶和钙化灶的检测能力大大地提高,而微小钙化灶常常是早期乳腺癌的唯一表现,FFDM 压迫乳腺组织的目的是实现固定,尽量减少乳腺厚度和辐射剂量。但是,许多患者因为惧怕疼痛避免进行乳腺 X 线检查。而 DBT 不需要用力压迫乳腺组织使其完全平行于探测器,因此 DBT 的压迫程度比二维数字化乳腺摄影压迫程度要低。近年来国外关于 DBT 的临床及实验研究逐渐成为乳腺 X 线检查的热点,Michell 等发现,对于一个标准乳房,FFDM 成像所受的 MGD 为 1.37~1.57mGy,而 DBT 成像所受的 MGD 为 1.66~1.90mGy。但 DBT 图像极大地提高了乳腺疾病的检出率,降低了召回率。因此,DBT 成像时所增加的曝光量远小于传统 X 线摄影技术因重复检查所增加的累积曝光量。

3. 骨关节系统　骨组织与人体内其他组织对比,具有很大的密度差异,这就决定了 X 线检查是骨源性病变的首选影像学检查方式,特别是对于四肢长骨的病变,它有着无以比拟的优势。但是,人体当中除了这些长骨外,还有更多的形态复杂多变的规则骨及不规则骨,特别是在一些特殊部位(如鼻窦、眼眶、蝶鞍、耳蜗、颅底、颅颈交界区、腰骶部等)诸多骨性结构相互重叠遮挡,仅仅依靠常规 X 线检查不能很清晰的显示骨骼形态及密度的改变。CT 检查是诊断不规则骨及重叠部位骨骼疾病的很好方法,它包括常规横断扫描及三维重建成像,CT 图像具有很高的密度分辨率和不错的空间分辨率,当下多排 CT 的后处理功能强大,可以进行任意方向,任意层面图像重建,是临床工作中诊断骨骼疾病必不可少的 X 线检查方法。但是 CT 扫描具有较大的辐射剂量,不适应于长节段骨骼病变的检查;同时患者检查时的体位也受到限制,只能躺在检查床上进行扫描,无法显示负重状态下关节的形态;还有一些接受骨骼手术后的患者,因植入物或骨骼内外固定物的影响,CT 扫描往往不能得到清晰的断面图像。

X 线数字合成体层成像可以像常规 DR 一样摆位,甚至可以不受传统检查体位限制,做多种体位,不同姿态的摄影;一次检查就可以获得感兴趣区内任意层面的图像,避免骨骼结构间的重叠遮挡;数字体层合成图像相对于 CT 图像具有空间分辨率较高的优点,对于骨骼细微结构的显示更加清晰;同时它也不受植入物或骨骼内外固定物伪影的影响,便于对手术效果做出准确判断。

2012 年 Hayashi 等通过对比研究发现,合成体层成像较常规 DR 能更多、更清晰地发现膝关节骨赘形成及关节软骨下的囊性变,而这些损害常常会给患者带来疼痛感觉。而一项关于合成体层成像和 CT 在骨创伤影像诊断中价值及剂量的对比研究也提出:CT 虽然是诊断骨创伤最好的方式,但 CT 的平均有效辐射剂量为 5.46mSv,而合成体层成像的平均有效辐射剂量只有 0.07mSv,相当于 CT 的 1.5%,并且合成体层成像的图像能够达到满足临床诊断的要求。所以作者认为如果 DR 提示有骨折或脱位,合成体层成像应该是首选的检查方式。2014 年 Minoda 等在猪活体上进行的人工关节置换研究指出,在观察全膝关节置换后关节周围微小骨缺损的能力方面,合成体层成像(敏感性及特异性分别为 85.4%、87.2%)要优于高于 CT(敏感性及特异性分别为 61.5%、64.1%),而常规 DR 及 MRI 则不能发现这些微小骨缺损。2015 年 Kim 等的研究表明,可以用合成体层成像对人椎体内的骨小梁进行定量分析评估,从而可以成为评估椎体骨折风险的一种补充手段。

4. 腹部　合成体层成像在腹部的临床应用相对于乳腺、胸部及骨关节系统来说容易受到限制,因为腹部体层较厚,内部组织脏器密度差别较小,且经常处于运动状态。但部分学者还是做出了一些尝试。比如在发现泌尿系结石、配合 IVU 用来观察肾盂及输尿管的形态、胆道造影时发现低密度结石等。

二、脊柱或下肢全景拼接摄影技术

(一) 技术原理

在平面成像中,成像的尺寸受 X 线胶片或 X 线平板探测器尺寸的影响,有时一次拍摄并不能得到全部的组织结构信息。根据这种需求产生了图像拼接技术,称为全景拼接摄影。

全景拼接摄影技术从拍摄方式上可以分为两种,平行拍摄方式和转角拍摄方式。从图像拼接算法的技术方面又可以分为基于固定参照物(如铅尺刻度)的拼接算法和基于图像中组织结构识别的拼接算法。

1. 平行拍摄方式和转角拍摄方式

(1) 平行拍摄方式:平行拍摄方式采用 X 线源和 X 线平板探测器相互对准,平行移动拍摄,通过 3 次以上拍摄得到一个系列的图像,再由图形工作站拼接而成。工作方式如图 1-1-6 所示。其优点在于起始点及终止点定位准确,图像畸变小。

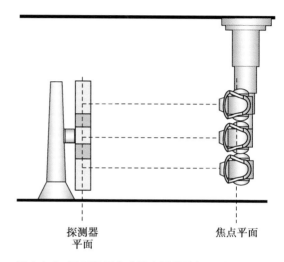

探测器平面　　　　焦点平面

图 1-1-6　平行拍摄方式的全景拼接摄影过程示意图

平行拍摄方式的全景拼接摄影由于采用 X 线源和探测器平行相对运动拍摄,拼接时图像的重叠区域因为锥形 X 线在两张相邻图像上产生的变形不一致,因此要求 X 线的视野不能过大,需要采用窄视野多次曝光的方式进行拍摄。目前最先进的平行拍摄方式拼接摄影的覆盖范围可以达到 1.41m,并且能够对连续曝光过程中的射线剂量进行智能剂量调节,即在厚度小密度低的区域自动降低曝光条件,在厚度大密度高的区域自动升高曝光条件,确保得到拼接图像有良好的对比度和宽容度。

(2) 转角拍摄方式:转角拍摄方式采用 X 线源旋转对准和移动的 X 线平板探测器,通过 3 次以上的拍摄得到一个系列的图像,再由图形工作站拼接而成。工作方式如图 1-1-7 所示。其优点在于曝光次数少,检查时间短。

转角拍摄方式的全景拼接摄影由于采用 X 线源转动跟踪平板探测器移动的拍摄方式,拼接时图像的重叠区域在相邻两张图像中变形一致。因此可以通过大视野少次数的方式进行拍摄。这对克服在全景拼接摄影中患者身体的移动造成的拼接失败很有帮助。

2. 基于固定参照物(如铅尺刻度)的拼接算法和基于图像中组织结构识别的拼接算法

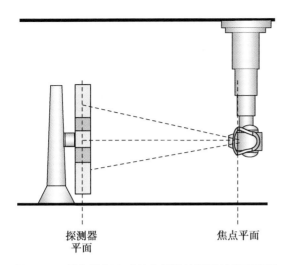

探测器
平面

焦点平面

图 1-1-7 转角拍摄方式的全景拼接摄影过程示意图

（1）基于固定参照物（如铅尺刻度）的拼接算法：基于固定参照物的拼接算法在拼接图像时，根据图像中参照物（如铅尺）的刻度识别进行组织结构图像的拼接。这种拼接算法相对简单，但是在实际拍摄中，由于作为参照物的铅尺很难和实际需要拍摄的组织结构（如椎体）处于一个影像平面，当铅尺在图像中拼接良好时，需要拼接的组织图像在重叠区域可能会造成一定的拼接误差。

（2）基于图像中组织结构识别的拼接算法：基于图像中组织结构识别的拼接算法在拼接图像时，会根据组织结构的特点自动识别进行拼接，有效地提高了拼接的准确度。

（二）临床应用概述

近些年，随着人口老龄化趋势加重，风湿性关节炎、骨性关节炎等骨关节性疾病成为老年人群中常见的疾病，部分患者出现脊柱、下肢膝关节或髋关节的畸形。对这些脊柱及关节畸形的矫治均需行影像学检查，特别是立位脊柱全长或下肢全长 X 线拼接摄影。

全脊柱或全下肢摄影方法分为单次曝光成像和多次曝光拼接成像。其中单次曝光成像包括特制长胶片单次曝光、CR 多张 IP 板单次曝光，优点是所得图像为脊柱等长图像，但由于其必须使用特制胶片及专用摄影设备，从而限制了其临床应用。多次曝光拼接成像又分为手动拼接成像与自动拼接成像。当前随着 DR 的普及，脊柱或下肢 DR 摄影并自动拼接已成为主流。采用转角方式的拼接摄影，受扇形 X 线束所致图像边缘部分变形的影响，脊柱或下肢的拼接图像在长轴上存在几何变形，造成图像存在较明显拼接痕迹。采用平行窄缝多次曝光的拼接摄影，克服了扇形 X 线束造成的放大失真，基本能够消除图像的拼接痕迹，为临床诊疗提供更加接近实体的全脊柱或全下肢图像。

三、双能量减影摄影技术

（一）技术原理

X 线平面成像产生的图像受到组织结构重叠的影响，尤其是软组织结构在图像中受到骨骼组织结构遮挡，可能会对影像科医师的临床诊断产生影响，因此双能量摄影技术得到了发展。诊断性 X 线摄片所使用的是低能量 X 线束，它在穿行人体组织的过程中，主要发生光电吸收效应和康普顿散射效应，光电吸收效应的强度与被照射物质的原子量呈正相关，是钙、骨骼、碘造影剂等高密度物质衰减 X 线光子能量的主要方式。康普顿散射效应与被照射物质的原子量无关，与组织的电子密度呈函数关系，主要发生于软组织。常规 X 线摄片所得到的图像中包含上述两种衰减效应的综合信息。双能量减影体现了骨与软组织对 X 线光子的能量衰减方式不同，以及不同原子量的物质的光电吸收效应差别，这种衰减和吸收的差异在不同能量 X 线束的衰减变化中反应更为强烈，而康普顿散射效应的强度在很大范围内与入射 X 线的能量无关,可忽略不计,利用数字化摄影将两种吸收效应的信息进行分离,选择性的去除骨或软组织的衰减信息,进而获得能够体现这种化学成分的组织特性图像:纯粹的软组织像和骨组织像,即为双能量减影技术的原理。

双能量 DR 摄影时会出现连续两次曝光,包括一次低能和一次高能的曝光,所采用的低能量 X 线峰值在 60 ~ 85kVp,高能量 X 线峰值为 120 ~ 140kVp。由于两次曝光间隔时间非常短,有效地降低了人体运动和人体内部组织相对运动对图像产生的影响。采集到的图像经过图像工作站快速处理产生一组(共三幅)图像:标准平面图像,软组织图像和骨骼和钙化组织图像,如图 1-1-8 所示。这种双能量 DR 摄影对于发现肋骨后方的非钙化结节非常有用。

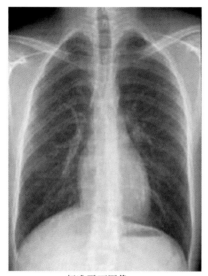
标准平面图像

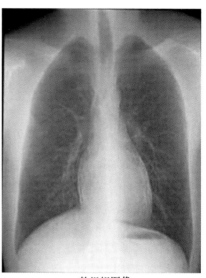
软组织图像

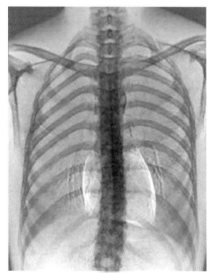
骨骼组织图像

图 1-1-8　双能量 DR 摄影的标准平面图像、软组织图像及骨骼组织图像

（二）临床应用概述

1. 提高检出钙化的敏感性及准确性 检出钙化是诊断肺良性结节的可靠影像学征象之一。有钙化的结节在双能量减影的骨像上呈现影像,而在软组织像上全部或部分消失,不含钙化的结节在软组织像上清楚显示,而在骨像上消失。

2. 提高肺结节的检出率 双能量减影由于去除了骨性胸廓的干扰,对肺结节的检出率较普通胸片有所提高,实验模型及临床病例研究都表明其差别有显著的统计学意义。

3. 提高少量气胸及肋骨骨折检出率 如膈下肋骨,纵隔处特别是心脏后缘肋骨以及腋中线处骨折线细小并无错位等。减影后骨组织图像在这些部位具有敏感性,能更加清晰的显示骨皮质和骨小梁是否完整。

4. 提高癌症肋骨转移病变的检出率 各系统恶性肿瘤,当发生肋骨转移时,肋骨细微的骨质破坏均可清晰显示。

5. 提高泌尿系结石的检出率 对于泌尿系阳性结石,双能量腹部平片可清晰显示。

6. 观察阻塞性睡眠呼吸暂停综合征仰卧位下软腭松弛和舌根后坠的情况。

四、动态摄影技术

（一）技术原理

随着数字化影像的发展,数字化动态平板探测器逐渐取代常规影像增强器,改变了不能对具有运动功能的人体组织器官进行直接影像记录的历史。

当人眼所看到的影像消失后,人眼仍能继续保留其影像 1/24 秒左右的图像,这种现象被称为视觉暂留现象。如果以大于或等于 24 祯/秒的速度播放静止的图像,人眼就会觉得这是一个连贯的运动画面。目前,先进的直接转换型平板探测器可以支持透视模式下 30 祯/秒及摄片模式下 15 祯/秒的图像采集并记录存储,这就是动态摄影技术。它是对透视及连续摄片功能的统称。那些以 30 祯/秒采集的图像在回放时就会真实再现人体组织器官的运动过程,从而为运动功能性疾病的诊断提供客观依据。根据平板探测器性能的不同,每次以 30 祯/秒的速度记录运动过程的时间长短不一,最新的平板探测器一次可以允许记录的图像数量为 1000 帧(约 33 秒)。

（二）临床应用概述

组织器官的形态结构发生改变之前往往会先出现运动功能的改变,有些疾病就只表现出运动功能的障碍。动态摄影技术使得很多以运动过程发生改变为特征的疾病得到更加明确的诊断。目前主要应用在:吞咽困难的分类及分级、胃肠蠕动功能的判断、空腔脏器狭窄程度的评估以及脊柱关节运动障碍的诊断。

第二节 X 线数字合成体层成像设备造影功能

一、X 线造影设备的种类及工作原理

（一）基于影像增强器系统

1. 组成结构 影像增强器系统主要由影像增强管、光栅、光学器件及摄像机构成。影像增强器由增强管、管容器、电源、光学系统以及支架部分组成,主要是影像增强管。

其前部面积大的一端为输入屏,接受 X 线辐射产生的电子流;管壁内有聚焦电极;尾部面积小的一端为输出屏,它接受电子轰击发光,使输入屏的图像亮度增强数千倍并在输出屏上成像,输出屏的前方是锥筒形的加速电极。增强管用玻璃制成,内部保持 $10^5 \sim 10^8 \mathrm{mmHg}$ 的高度真空。金属外壳即管容器具有保护增强管,防爆、防散射、防外磁干扰、防高压电击的作用。

光栅是影像增强器和摄像机之间的光学结构,包括准直透镜、光阑和聚焦透镜。其主要作用是来控制和调节影像增强器与摄像机的动态响应范围。当影像增强器输出的光线很弱时,光阑打开,摄像机接受全部来自影像增强器的可见光信息;当影像增强器输出的光线很强时,光阑关闭到最小,摄像机仅接受从光阑的中心小孔照射过来的可见光信息,从而来调节摄像机输出视频图像的亮度及对比度。

2. 工作原理 球管发射的 X 线穿过物体,在增强管的输入屏形成可见光图像,这种可见光图像使与输入屏相接的光电阴极发射出光电子,光电子在聚焦电极以及阳极形成的电子透镜的作用下,聚焦加速后在输出屏转化为可见光图像。输出屏的亮度与图像的缩小率平方及阳极电压呈正比。图像的缩小率平方代表了电子密度的增益,阳极电压代表了电子能量的增益。阳极电压越高,亮度越强,分辨力也就越好。输出屏上的可见光图像由光学系统送到摄像机,然后就可以在电视监视器上进行观察。

(二) 基于电荷耦合器件系统

1. 组成结构 基于电荷耦合器件(charged coupled device,CCD)系统主要有几十万到数百万个光敏原件排列在一起构成。光敏元件的基本单元结构是金属氧化物半导体电容或者是光敏二极管,它们在受光照时产生电子电荷,这些电荷在序列脉冲的驱动下按规定方向转移,形成图像信号。

2. 工作原理 CCD 上感光组件以矩阵的方式排列,其表面具有存储电荷的能力。当其表面感受到光线时,会将电荷反映在组件上,整个 CCD 上所有的感光组件所产生的电信号经过模数转换后就形成了一幅完整的图像。

(三) 基于平板探测器系统

1. 组成结构 平板探测器系统主要是由非晶硅碘化铯平板、非晶硒动态平板构成。

非晶硒平板探测器属于一种实时成像的固体探测器,由非晶硒 X 线转换层、薄膜晶体管(thin film transistor,TFT)阵列层、电解质连接层、顶部电极、玻璃底板、数模转换电路等组成。非晶硒具有对 X 线高敏感性,能在一定的能量范围内大量吸收 X 线,并将捕获的 X 线光子直接转换成电荷。

非晶硅碘化铯平板探测器属于一种间接转换型平板探测器,由保护层、反射层、闪烁晶体层、探测元阵列层、信号处理电路层、支撑层构成。碘化铯晶体的 X 线吸收系数是 X 线能量的函数,随着 X 线能量的增高,材料的吸收系数逐渐降低,材料厚度增加吸收系数升高;在常规诊断 X 线能量范围内,碘化铯材料具有由于非晶硒材料及其他 X 线荧光体材料的吸收性能。碘化铯晶体具有光能转换和光导管的双重功能,既能将 X 线转化为可见光,又能引导荧光沿垂直方向直接传送到光电探测器。

2. 工作原理 穿过人体的 X 线到达非晶硒平板探测器的非晶硒半导体层,使其产生电子电荷,这些电子电荷通过与非晶硒半导体层紧密相贴的薄膜晶体管(TFT)阵列层进行读出,然后转化为数字图像信息进行显示。对于非晶硅碘化铯平板探测器来说,入射的X线进入碘化铯闪烁晶体层,在瞬间激发出与入射射线强弱相对应的荧光,荧光在晶体内会沿着碘化铯柱状导管所构成的光路垂直照射到硅板上的信号探测单元,把荧光信号转化为电信号,然后由信号处理电路读出每个像素产生的电信号,并量化为数字信号传送到计算机进行处理显示。所以非晶硅碘化铯平板较非晶硒平板多了一道把X线转化为可见荧光的过程,属于间接转换型平板。

由于非晶硒薄膜通过真空蒸镀的方式生长在玻璃基板上的薄膜晶体管(TFT)阵列上,非晶硒薄膜与玻璃基板的黏结度不高。当温度低于其正常温度下限(10℃),非晶硒层可能从玻璃基板上分离(俗称脱膜),当环境温度过高时(大于35℃),如果通风不好,探测器温度会上升过高,将给非晶硒探测器带来另一种伤害——结晶。同时非晶硒探测器内部因有电路,所以对环境湿度也有一定的要求。基于非晶硒探测器这些特点,日常工作中,必须严格控制机房的温度及湿度。非晶硅碘化铯平板对环境的兼容性较好,能够耐受更大的温度及湿度变化,一般不需要对机房温度及湿度进行专门的调节与控制。

二、X线造影检查的对比剂

(一) 高密度对比剂

1. 医用硫酸钡 医用硫酸钡是X线造影检查开展后使用时间最长、最成熟的对比剂,主要用于胃肠道造影检查。它为白色疏松细粉,无味,性质稳定,耐热,不怕光,久贮不变质,难溶于水和有机溶剂,化学式$BaSO_4$,分子量233.39,在自然界以重晶石矿物存在,是一种无毒的钡盐。医用硫酸钡为难溶性固体对比剂,能吸收较多量的X线,进入胃肠道后,不会被消化吸收,以原形从粪便中排出。由于硫酸钡分子量较大,密度较高,服用量较大时可以有一定的导泻作用。直径不同的医用硫酸钡粉末能够较好地涂布于胃肠道黏膜表面,使胃肠道与周围组织结构形成较大密度差异,从而显示出这些腔道的位置、轮廓、形态、黏膜面结构及功能活动等情况。

2. 碘对比剂 碘与不同物质化合形成不同的含碘化合物,主要分为无机碘化物、有机碘化物及碘化油三类。由于无机碘化物含碘量高,刺激性大,不良反应多,现临床很少应用。有机碘对比剂具有较高的吸收X线能力,容易合成,在体内外均呈高度稳定性,完全溶于水,不与机体内生物大分子发生作用,临床应用较多。胃肠道造影时,一些不能或不宜使用硫酸钡的情况:如观察是否存在消化道内外瘘、肠梗阻患者的肠道造影、新生儿肠发育畸形肠道造影、吞咽功能不全患者的胃肠道造影等就需要引入碘对比剂,临床最常用的是60%泛影葡胺,它是一种离子型有机碘对比剂,成本较低,可被人体吸收代谢。在个别情况下可以使用非离子型有机碘对比剂(如优维显、碘海醇等),即使进入血液循环中,它们也呈分子状态,不被电离,对红细胞、血流动力学及血脑屏障的影响较轻。

(二) 低密度对比剂

1. 空气 获取简单方便,可以与钡剂联合使用,也可以单独使用。目前主要用于食管气钡双重造影、结肠气钡双重造影、小肠插管法气钡双重造影、肠套叠空气灌肠复位等。

2. 二氧化碳 反应小,溶解度大,即使进入血液中也不致产生气体栓塞。早前曾使用它进行腹腔及腹膜后充气造影,但随着超声、CT 及 MRI 等影像学检查设备的出现,临床已不再进行此类检查。二氧化碳目前主要用于胃及十二指肠气钡双重造影,通过吞咽下一定量的小苏打粉,与胃内液体发生化学反应而产生。

(三) 碘对比剂不良反应及其防治

1. 碘对比剂不良反应 碘对比剂不良反应的性质、程度和发生率,一方面取决于对比剂本身的内在因素,如渗透压、电荷、分子结构等;另一方面是外在因素,如注入对比剂的量、部位、速率、受检者的高危因素及状况、造影方法等。不良反应一般分为特异质反应及物理-化学反应。

(1) 特异质反应:此类反应是个体对碘的过敏反应,与使用剂量无关,难以预防。临床上表现为荨麻疹、血管性水肿、结膜充血、喉头水肿、支气管痉挛、呼吸困难等,严重者可发生休克、呼吸及心搏骤停。

(2) 物理-化学反应:此类反应较多见,是由于碘对比剂的某些物理或化学因素引起的反应。与使用剂量和注射速率有关,有时与碘过敏反应同时出现。临床表现主要是与神经、血管调节功能紊乱有关的症状,如恶心、呕吐、面色潮红或苍白、胸闷、心慌、出汗、四肢发冷等。

2. 碘对比剂不良反应的防治 碘对比剂不良反应的发生率与很多因素有关,发生机制相当复杂。水溶性碘对比剂在临床上用量较大,不同程度的不良反应较为常见。

(1) 造影检查前的预防措施:正确掌握各种碘对比剂的适应证,熟悉受检者的病史及全身情况,签署碘对比剂使用知情同意书。让受检者和家属了解整个造影检查程序,做好解释工作,消除受检者紧张情绪。必要时给予预防性药物(皮质醇激素、抗组胺类药物等),科学地选择碘对比剂及其最佳的剂量、注射速率等,尽量使用非离子型碘对比剂。医护人员要熟悉和掌握碘对比剂的性能、用量、禁忌证以及过敏反应的处理方法,备好相关抢救药品及设备。

(2) 造影检查中的监测:检查过程中密切观察受检者,以便及早发现过敏反应,从而采取有效措施。科学地使用碘对比剂,严格控制使用碘对比剂的总量。对高危人群尽量使用非离子型等渗对比剂,一旦发生不良反应,应立即停止注射,保留血管内针头或导管。注射前应将碘对比剂适当加温,降低黏滞度。在操作过程较长的造影检查和介入治疗时,最好做到全身或局部肝素化。

(3) 造影检查后的观察:使用碘对比剂后的受检者至少观察 30 分钟以上,注意受检者有无其他不适,必要时及时给予处理。血液透析的受检者在接受造影检查后应立即进行血液透析。有发生甲状腺亢进危险因素的受检者,应当由内分泌医师密切检查。在对比剂清除之前避免使用任何加重肾脏负担的肾毒性药物。

(4) 碘对比剂不良反应的处理方法:首先判定是过敏反应,还是迷走神经反射引起的症状。轻度反应只需要严密观察,安慰受检者不要紧张,张口深呼吸,根据症状可给予止吐药、H_1 或 H_2 受体阻断药,必要时肌注地塞米松、抗组胺药物。中度反应表现较为危急,将受检者头低足高,吸氧,观察受检者血压、脉搏和心率变化。单纯低血压,可以抬高受检者下肢、面罩吸氧、快速补充生理盐水或乳酸林格液,如果无效,则给予肾上腺素0.5mg肌注;支气管痉挛者可以给予面罩吸氧,β₂受体激动剂定量气雾剂;喉头水肿者,需保持气道通畅,必要时行环甲膜穿刺,面罩吸氧,肌注肾上腺素。中度反应时需保持气道通畅,呼吸循环停止者应进行心肺复苏术,并呼叫急诊科、麻醉科紧急配合抢救。心脏、呼吸停止时的抢救原则:最关键的是尽早进行心肺复苏及心复率治疗,给予人工呼吸、心外按压、气管插管、临时起搏器置入等。

（5）碘对比剂外渗的处理措施:轻度渗漏者,多数不需要处理,嘱咐受检者多注意观察,如有加重,应及时就诊。对个别疼痛较为敏感者,局部给予冷湿敷。中重度渗漏者可能引起局部组织肿胀、皮肤溃疡和间隔综合征。处理措施:①抬高患肢,促进血液回流;②早期使用50%硫酸镁保湿冷敷,24小时后改为硫酸镁保湿热敷;也可以用0.05%地塞米松局部湿敷;③对比剂外渗严重者,在外用药物基础上口服地塞米松5毫克/次,3次/天。

参 考 文 献

［1］刘彬,白玫.64层螺旋CT检查中患者受照剂量的研究［J］.中华放射学杂志,2008,42(10):1050-1052.

［2］彭芸,李剑颖,马大庆.CT检查中低X射线剂量技术的应用和进展［J］.中华放射学杂志,2008,42(10):1117-1120.

［3］Dobbins JT,Godfrey DJ. Digital X-ray tomosynthesis:current state of the art and clinical potential［J］. Phys Med Biol. 2003,48(19):65-106.

［4］Vikgren J,Zachrisson S,Svalkvist A,et al. Comparison of chest tomosynthesis and chest radiography for detection of pulmonary nodules:human observer study of clinical cases［J］. Radiology. 2008,249(3):1034-1041.

［5］Svalkvist A,Månsson LG,Båth M. Monte Carlo simulations of the dosimetry of chest tomosynthesis［J］. Radiat Prot Dosimetry,2010,139(1-3):144-152.

［6］Kim EY,Chung MJ,Lee HY,et al. Pulmonary mycobacterial disease:diagnostic performance of low-dose digital tomosynthesis as compared with chest radiography［J］. Radiology,2010,257(1):269-277.

［7］Michell MJ,Iqbal A,Wasan RK,et al. A comparison of the accuracy of film-screen mammography,full-field digital mammography,and digital breast tomosynthesis［J］. Clin Radiol,2012,67(10):976-998.

［8］Hayashi D,Xu L,Roemer FW,et al. Detection of osteophytes and subchondral cysts in the knee with use of tomosynthesis［J］. Radiology,2012,263(1):206-215

［9］Xia W,Yin XR,Wu JT,et al. Comparative study of DTS and CT in the skeletal trauma imaging diagnosis evaluation and radiation dose［J］. Eur J Radiol,2013,82(2):76-80.

［10］Minoda Y,Yoshida T,Sugimoto K,et al. Detection of small periprosthetic bone defects after total knee arthroplasty［J］. J Arthroplasty,2014,29(12):2280-2284.

［11］Kim W,Oravec D,Nekkanty S,et al. Digital tomosynthesis(DTS) for quantitative assessment of trabecular microstructure in human vertebral bone［J］. Med Eng Phys,2015,37(1):109-120.

第二章 X线数字合成体层成像设备新技术的临床应用

第一节 X线数字合成体层成像技术

一、X线数字合成体层成像检查方法

(一)检查方法

以数字化X线设备为平台的合成体层成像,检查体位可以选择常规X线摄片时所用的标准体位,所得的断层影像便于与常规X线图像进行对比。但合成体层成像同时也具有常规X线检查时可以随意摆放体位的优势。检查者可以根据病变的部位,选择合适的体位进行投照。因合成体层成像采集的是感兴趣区域不完整的空间及密度信息,它只能进行与探测器平面平行的断面图像重建,所以对于某些特殊部位或特殊病变,应该在检查前根据实际需求选择最能够清晰显示该部位解剖结构或该病变特征的体位进行投照,这也是合成体层成像技术的优势所在。下面以岛津公司的平板胃肠机 Sonialvision Safire Ⅱ 上配备的合成体层成像功能(tomosynthesis,TOMOS)为例,来说明具体的检查方法。

首先根据具体情况进行体位摆放,设定好管电压及管电流。调整管球至床面的距离(source image distance,SID)至110cm,然后把感兴趣区中心层面到检查床面的高度设定为中心层面高度,再设定采集范围(以中心层面数值为中点的数值区间),最后设定扫描层厚(最小可以选择扫描层厚为0.5mm)。这些数值设定完毕后,按下确定按钮,X线管球会自动旋转至头侧40°角位置,然后按下曝光键,管球将以感兴趣区中心为中心,做从头侧40°到脚侧40°的一个圆弧形运动,同时进行连续低剂量脉冲曝光来获取感兴趣区不同角度下的原始投影图像,探测器相对于X线管球进行相对水平移动。合成体层成像不同于CT的360°环形扫描,它只是在一定角度范围内进行数据采集,然后在工作站上进行断层图像重建。图2-1-1所示为合成体层成像的工作过程。

(二)技术要求

配置在不同X线检查设备上的合成体层成像具有不完全一致的参数设置,而且这些参数设置可根据受检者的体型、年龄、性别等进行临时设定。虽然数字化X线设备大都配备有自动曝光控制系统(automatic exposure control,AEC),而且可以对重建图像的窗宽及窗位进行调整,但是这些都只是提升图像质量的辅助方法。所以在实际工作中需要一段时间的摸索,积累一定的经验来达到获得最优质图像质量的目标。一般来说,对于体层较厚、密度较高的感兴趣区需要加大管电流及管电压;对于密度较低,体层较薄的感兴趣区则适当降低管

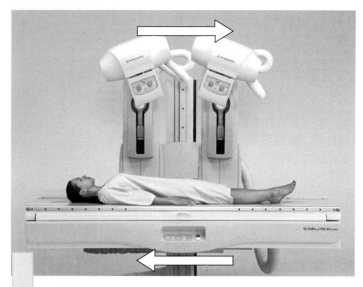

采集原始图像

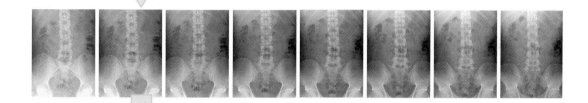

原始图像重建

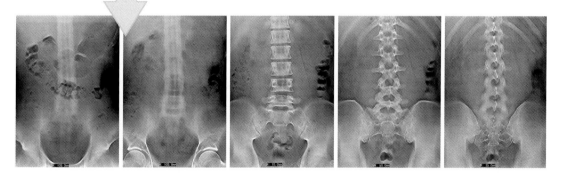

图 2-1-1　合成体层成像技术工作流程示意图

电压及管电流。

虽然合成体层成像的辐射剂量较同部位 CT 扫描剂量要小,但也需注意对受检查进行完备的放射防护。

因管球完成脉冲曝光需要 2～3 秒的时间,所以应告知受检者保持身体静止,对于胸腹部检查应同时屏住呼吸,以减少运动造成的图像伪影。个别情况下可以根据需要对检查床进行角度变换,可以提供较 CT 检查更多的检查体位。

二、X 线数字合成体层成像临床应用病例分析

（一）头颅及五官颌面

1. 先天性及功能性病变

（1）茎突过长

病例：

病历摘要:57 岁,女性,咽部异物感 6 个月余。

常规 DR 及合成体层成像图像见图 2-1-2。

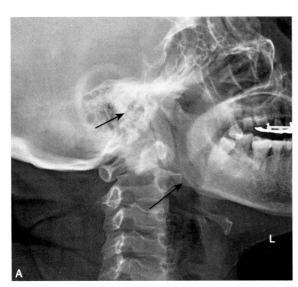
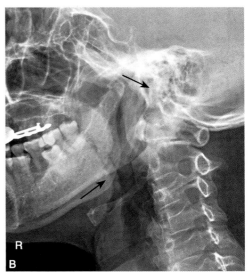
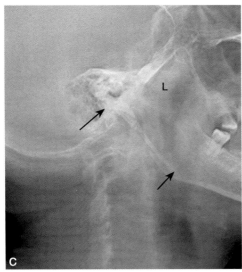
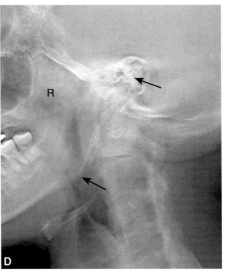

图 2-1-2　双侧茎突 DR 及合成体层成像图像

A、B. 茎突斜位常规 DR 片,在双斜位片上双侧茎突根部及走行显示均欠清晰,影响长度测量的准确性,左侧茎突长约 4.5cm,右侧茎突长约 4.0cm;C、D. 茎突斜位合成体层成像,由于是断面图像,消除了部分解剖结构的重叠,可清晰显示茎突根部、尖部及其走行,测量的准确性大大提高,左侧茎突长约 5.1cm,右侧茎突长约 4.8cm

影像诊断：双侧茎突过长。

病例分析：茎突综合征(styloid process syndrome,SPS)又称茎突过长综合征,是耳鼻喉科的常见病。主要是由于茎突过长或倾斜角度过大引起的颅面部或颈部疼痛不适,包括咽喉部疼痛、耳痛,咽部异物感,甚至可引起大脑缺血性症状。引起茎突综合征的原因除了茎突过长外,茎突的倾斜角度也有重要作用。一般正常成人的茎突长度:欧美人平均为 25 ~ 30mm;中国人平均为 25.2mm,多数学者认为大于 30mm 可认为异常。成人茎突与颅底平面垂直线的正常倾角,一般向前、向内各偏斜 25°左右。

根据茎突的解剖结构可知,颞骨茎突起于茎乳孔的前内方,呈细长圆锥状,其上附着肌肉和韧带;茎突可向内、向前、向下方延伸,靠近下颌骨的内侧,偶尔向后可延伸至颈椎横突前方。由于其位置特殊,易与其他部位重叠,目前来说检查方法主要有:常规 X 线摄片和 CT 三维重建。在常规 X 线片上,茎突的根部及尖部多与周围组织重叠,造成影像显示不清晰;茎突 CT 三维重建图像质量好,便于临床的测量和诊断,但其价格相对昂贵,辐射量大。近来随着数字 X 线合成体层成像的兴起,使茎突断层成像重新得到应用。由于合成体层成像操作简单,辐射剂量小,相对经济,可以成为茎突综合征患者的首选影像学检查方法。

颞骨茎突合成体层成像常用检查体位:①正位:患者取仰卧位,头部垫起使听眶线、矢状面与床面垂直,保持双侧茎突在同一平面且与床面平行;②侧位:患者取俯卧或站立位,身体稍倾斜,使头颅保持侧位。选择机器内已经置入的合成体层成像检查程序,根据被检患者头型,适当增减参数;嘱被检者保持不动,进行低剂量连续曝光。双侧茎突图像可以在一次操作中完成获取,以要观察的解剖中心上下不同高度进行重建,直至得到对比度及清晰度都满意的茎突图像,既能清晰的显示颞骨茎突的骨质情况、全长及走行,又能直接准确地测量茎突的实际长度、形态和角度,影像无重叠,辐射剂量较低,避免了常规 X 线摄片由于技术原因造成的重复劳动及不必要的辐射。因此,合成体层成像在茎突的检查中,是一项较方便实用而且可靠的检查方法。

（2）颞颌关节强直

病例：

病历摘要：22 岁,女性,17 年前跌伤后出现张口受限,近 2 年发现张口受限加重。

常规 DR 及合成体层成像图像见图 2-1-3。

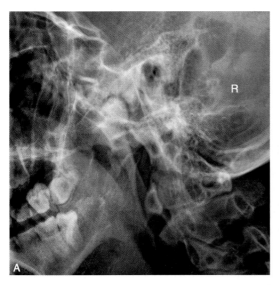
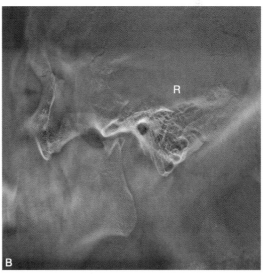

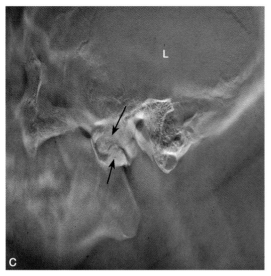
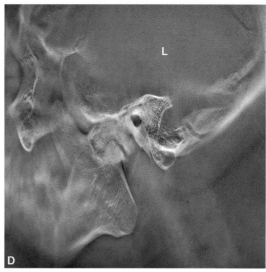

图 2-1-3　双侧颞颌关节 DR 及合成体层成像图像

A. 颞颌关节常规 DR 摄片,隐约见左侧颞颌关节形态失常,关节间隙变窄,骨质增生硬化;B. 右侧颞颌关节矢状位合成体层成像重建图像,可见右侧下颌骨髁突顶端叉状改变,关节结节发育较小;C、D. 左侧颞颌关节矢状位合成体层成像重建图像,见左下颌骨髁突(黑箭)形态失常,髁突与关节结节(黑箭)肥大并骨质增生硬化,关节间隙明显变窄

CT 扫描及多层面重组图像见图 2-1-4。

影像诊断:左侧颞颌关节骨关节炎;右侧颞颌关节形态失常。

病例分析:颞颌关节和关节周围及颌间部位,由于纤维瘢痕或骨性粘连,致使下颌骨运动障碍或下颌骨不能运动,称为颞下颌关节强直。

颞颌关节强直最常见的原因是关节外伤继发的纤维和骨组织形成,从而造成永久性的运动受限;感染造成的炎症是另外一种重要原因,颞颌关节原发性的感染很少见,感染多由邻近区域扩散而来。临床上将颞颌关节强直分为三类:①真性关节强直:病变累及关节本体,使髁状突与关节凹之间形成纤维性或骨性粘连,使关节失去活动功能;②假性关节强直:口颊部或上下颌间组织,由于瘢痕粘连将颌骨挛缩在一起,致开口困难,但关节本体结构正常;③混合性关节强直:同时存在关节内外病变的关节强直。

如果没有髁突生长停滞或组织丢失,关节强直不会伴有面部非对称畸形,这时检查发现:在单侧不完全强直时,张口时颏部中线偏向患侧,这是因为对侧髁突下降或前行滑动,而患侧髁突相对不动造成的;用双手指放入外耳道或耳屏前,令患者张闭口,可检查到患侧髁突的动度明显减低或丧失。X 线通常有阳性发现:如关节结构不清、髁突及关节间隙位置被较大的不规则 X 线不透光区所占据。如果关节强直伴有生长停滞或组织缺失,则临床畸形明显,单侧病变时,在闭口位颏部中线偏向患侧;如患者能轻度张口,下颌偏向患侧的现象更为明显;患侧因升支短小而嚼肌显得比对侧丰满,角前切迹比对侧加深,双侧时显示颏部后缩明显,面下 1/3 短小,可检查到患侧髁突的动度明显减低或丧失,X 线显示的下颌骨畸形也很明显,髁突颈粗大,喙突增大增长,升支短小。如本例中所示。

颞颌关节的张闭口位 X 线检查技术要求较高,需要患者的配合,常常由于颌面部骨结构的遮挡造成颞颌关节显示不清。CT 检查可以避免颌面部骨性结构间的重叠遮挡,并且可以对图像进行多平面的重组及容积成像,从而可以更加清晰真实的反映颞下颌关节强直时的

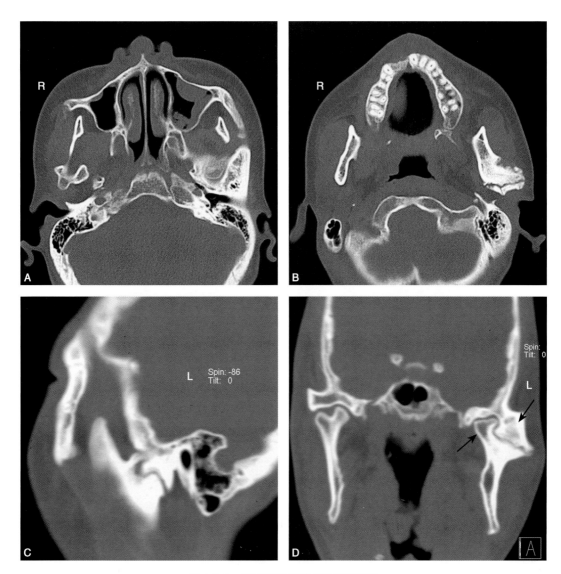

图 2-1-4　双侧颞颌关节 CT 扫描图像

A. 横断面骨窗图像,显示右侧下颌骨髁突呈叉样改变;B. 横断面骨窗图像,显示左侧颞颌关节骨质增生硬化,髁突及关节结节肥大,关节间隙变窄;C. 矢状位图像,显示左侧颞颌关节骨质硬化改变,关节间隙变窄;D. 冠状位重组图像,显示左下颌骨髁突(黑箭)形态失常,髁突与关节结节(黑箭)肥大并骨质增生硬化,关节间隙明显变窄。右侧髁突呈叉样改变

骨结构改变。合成体层成像检查是近年来新出现的 X 线检查技术,一次摄影完成对两侧颞颌关节的显示,而且可以行张口位及闭口位检查。所得重建图像空间分辨率高,对骨性结构的显示具有优势,患者所受的辐射剂量较同部位的 CT 扫描明显减低。

2. 炎症性病变

(1)鼻窦炎

病例 1:

病历摘要:男性,7 岁,鼻塞、流涕、头痛 1 月,无发热;体格检查:上颌窦区压痛。

常规 DR 及合成体层成像图像见图 2-1-5。

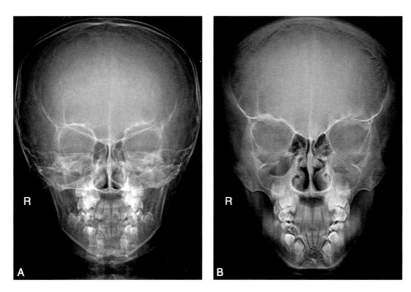

图 2-1-5 双侧上颌窦 DR 及合成体层成像图像
A. 头颅前后位 DR 图像,显示双侧上颌窦与颞骨岩部重叠,隐约可见双侧上颌窦区透亮度减低;B. 头颅冠状位合成体层成像图像,由于没有颌面部其他骨性结构的遮挡,两侧上颌窦、筛窦及中下鼻甲均可清晰显示。双侧上颌窦为软组织密度影占据,仅可见少量气体影。上颌窦窦壁骨质结构无破坏及硬化改变

CT 平扫横断面图像见图 2-1-6。

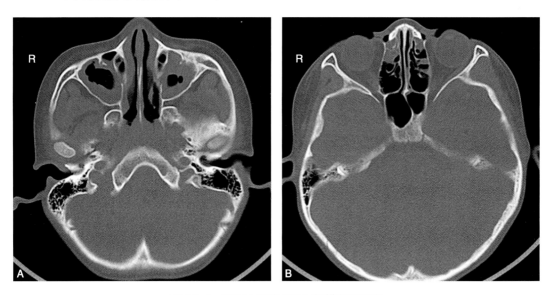

图 2-1-6 双侧上颌窦 CT 平扫横断面图像
A、B. 鼻窦 CT 轴位扫描骨窗图像,清晰的显示两侧上颌窦内软组织影,窦壁骨质结构未见异常,很好的印证了合成体层成像显示的内容

影像诊断:双侧上颌窦、筛窦炎。

病例 2:

病历摘要:男性,32 岁,头晕、胃寒、易感冒。

常规 DR 及合成体层成像检查图像见图 2-1-7。

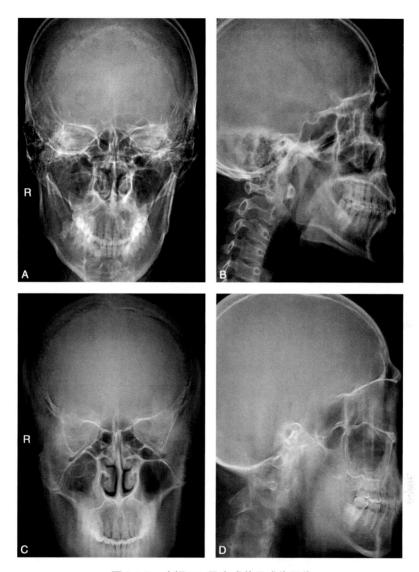

图 2-1-7　头颅 DR 及合成体层成像图像
A、B. 头颅正侧位常规 DR 图像,显示右侧上颌窦透亮度减低,由于颌面部骨质结构的重叠影响,窦腔及窦壁骨质结构细节显示欠清晰;C、D. 冠状位及矢状位合成体层成像图像,均可清晰显示右侧上颌窦增厚的黏膜,并且对窦壁骨质结构显示较常规 DR 有明显优势

影像诊断:右侧上颌窦炎。

病例分析:鼻窦为颅面骨内含气空腔,共有四对,包括双侧上颌窦、筛窦、蝶窦及额窦。上颌窦、筛窦出生时已形成,且发育较快,额窦和蝶窦分别于 2 岁和 4 岁形成。鼻窦炎是呼吸道常见疾病,即鼻窦黏膜的炎症,多继发于上呼吸道感染或急性鼻炎,近年来发病率呈上升并低龄化趋势。在各种鼻窦炎中,上颌窦炎最多见,其后依次是筛窦、额窦和蝶窦的炎症,双侧各组鼻窦均发病者称全组鼻窦炎。上颌窦因窦腔较大,窦口较高,易于积脓;且居于各

鼻窦之下方,易被他处炎症所感染,故上颌窦炎的发病率最高。临床表现多为鼻塞、流浓涕、头疼、鼻窦牙痛及畏寒、发热等全身症状。常规 X 线摄影表现:急性期为窦腔密度增高,窦腔黏膜增厚,立位水平投照部分可见其内有液平面;慢性期鼻窦黏膜增厚更明显,沿窦壁呈环形增生,也可呈凹凸不平的息肉状,若有积脓亦可见液平面。长期慢性炎症可致窦壁骨质增生硬化,甚至骨质吸收。

鉴别诊断:①真菌性鼻窦炎,单侧单窦发病为主,上颌窦最易发病,其次为筛窦、蝶窦及额窦,可分为侵袭性和非侵袭性两种类型。常规 X 线摄影表现:病变鼻窦内充满不规则、密度高且不均匀的软组织结节或团块影,特征性的钙化斑点可做出鉴别,主要原因是菌丝团块内霉菌代谢产生的钙盐颗粒。非侵袭性病变伴鼻窦窦腔黏膜增厚,骨质有不同程度增生、硬化;侵袭性病变伴鼻窦骨质吸收、破坏,并可向眼眶和颅内扩展。②鼻窦癌,以鳞状细胞癌最常见,发生率依次为上颌窦,筛窦、额窦和蝶窦。常规 X 线摄影表现:鼻窦内软组织团块影,密度不均,中心可有液化坏死,窦壁骨质破坏可作鉴别点。

由于鼻窦卡瓦位常规 X 线摄影对投照体位有要求,对于颈部活动不便患者及儿童常常需要多次摄片才能得到较理想图像,而合成体层成像不需要特殊体位,患者易于配合,比较适合老年及儿童患者。冠状位合成体层成像能清晰显示鼻窦黏膜增厚、骨质改变,鼻窦炎的范围及程度,所获得图像信息与 CT 扫描基本相当,辐射剂量较 CT 少。

(2) 鼻窦黏膜下囊肿

病例:

病历摘要:男性,39 岁,头疼数年;右侧上颌窦压痛。

常规 DR 及合成体层成像检查图像见图 2-1-8。

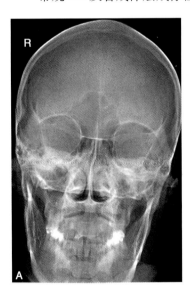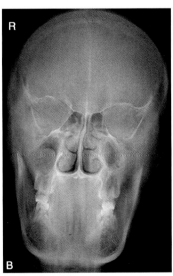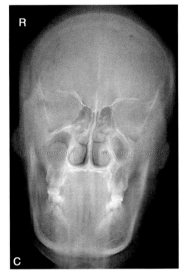

图 2-1-8 头颅 DR 及合成体层成像图像

A. 头颅前后位常规 DR 图像,由于颌面部骨质结构的重叠影响,双侧上颌窦窦腔及窦壁骨质结构细节显示欠清晰,仅隐约显示右侧上颌窦透亮度减低;B、C. 头颅冠状位合成体层成像图像,清晰地显示右侧上颌窦内呈丘状突向腔内的软组织密度影,表面光滑。左侧上颌窦黏膜轻微增厚

CT扫描图像见图2-1-9。

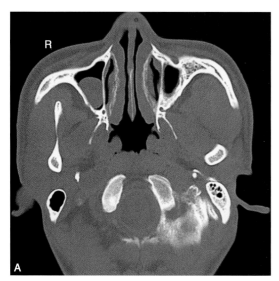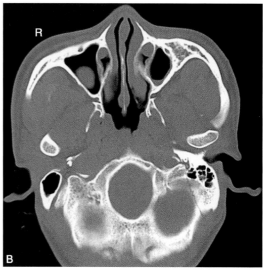

图 2-1-9　颌面部 CT 平扫图像

A、B. 鼻窦 CT 扫描轴位骨窗图像,显示右侧上颌窦内椭圆形软组织密度影,表面光滑,窦壁骨质结构无异常,左侧上颌窦黏膜稍增厚

影像诊断:右侧上颌窦黏膜下囊肿,左侧上颌窦炎。

病例分析:鼻窦囊肿按病因、病理不同分为黏膜下囊肿、黏液囊肿和潴留囊肿,其中前两者常见。鼻窦囊肿常继发于慢性鼻窦炎以后,少部分病例可由于肿瘤、外伤、及异物阻塞窦口所致。鼻窦黏膜囊肿,即鼻窦黏膜下囊肿(sinus submucosal cyst):与变态反应或鼻窦慢性炎症有关,由于窦腔黏液腺分泌梗阻,浆液性渗出物潴留于黏膜下层的结缔组织内而呈囊性膨出,无真正包膜。一般发生于上颌窦内,只累及窦腔的一部分,其他窦腔较少发生。常规 X 线摄影表现为紧贴上颌窦壁的半圆形、类圆形软组织密度或水样密度影突入窦腔,边缘光滑,边界清晰,窦壁无骨质破坏。

鉴别诊断:鼻窦黏液囊肿,系鼻窦自然开口因炎症黏膜肿胀和浓稠的腺体分泌物以及窦口处肿瘤、息肉等阻塞所致,也可能是由于外伤致窦口变形、狭窄引起。窦口受阻后,窦腔内腺体继续分泌黏液,并聚积在腔内使其窦腔内压力升高,窦腔膨胀、扩大,窦壁变薄而形成囊肿,囊内为液体密度或软组织密度。好发于额窦、其次是筛窦。常规 X 线摄影表现:窦腔膨胀性扩大,其内密度增高,呈液体密度或软组织密度影,囊壁变薄呈气球样变,骨质可有吸收,窦壁尚完整。

合成体层成像可以很好显示鼻窦囊肿的病变部位及范围;显示囊肿表面是否光滑;显示骨质结构有无膨胀及破坏改变,所得图像与 CT 扫描图像相近,可以对鼻窦黏膜下囊肿做出准确诊断。

(3) 左下颌骨骨髓炎

病例:

病历摘要:女性,5 岁,左颌面部肿胀两天;1 月前行左颌面部间隙感染引流。

常规 DR 及合成体层成像检查图像见图2-1-10。

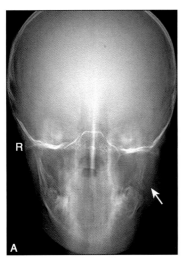
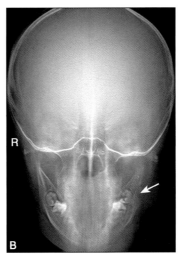
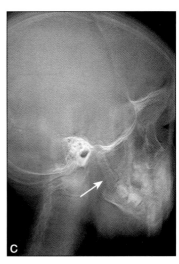

图 2-1-10 颌面部合成体层成像图像

A、B. 颌面部冠状位图像,显示左侧下颌骨升支形态失常,皮髓质分界不清,局部皮质欠光整,髓腔内骨质密度不均匀(白箭);C. 颌面部矢状位图像,显示左侧下颌骨升支近下颌角处皮质连续性不佳,下颌骨内密度不均(白箭)

CT 扫描图像见图 2-1-11。

影像诊断:左侧下颌支慢性骨髓炎。

病例分析:下颌骨骨髓炎是下颌骨受感染而引起的一种疾病,累及范围常包括骨膜、骨皮质以及骨髓组织,常见的有化脓性颌骨骨髓炎,婴幼儿骨髓炎以及放射性骨髓炎。临床上以化脓性颌骨骨髓炎最为多见。急性下颌骨骨髓炎如未能彻底治疗,可转为慢性。常见的原因是单纯采用药物保守治疗,脓液自行穿破,引流不畅。慢性下颌骨骨髓炎期间,急性症状大部消退,全身症状已不明显,疼痛显著减轻。局部纤维组织增生、肿胀、发硬。

下颌骨急性骨髓炎 X 线表现为炎症局部的骨质吸收破坏,无明显边界,局部骨质破坏可呈融雪样改变,无明显骨膜反应,可见致密的小死骨形成;转化成慢性骨髓炎后主要以骨质增生及硬化为主,表现为炎症局部不规则的骨膜反应,局部骨质硬化,偶可见小死骨。CT 扫

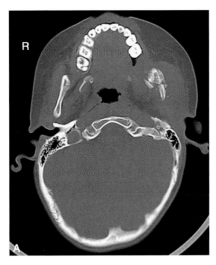
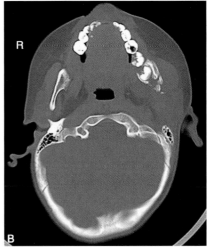

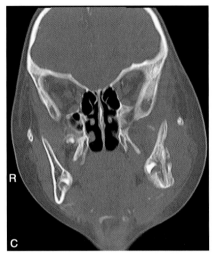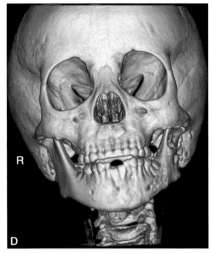

图 2-1-11 颌面部 CT 平扫图像

A、B. 轴位骨窗图像,显示左侧下颌骨升支骨质破坏,形态失常,局部可见骨膜反应;
C. 冠状位重组图像,可以更加完整的显示下颌骨升支的形态改变及骨质破坏,皮髓质分界不清,局部皮质欠光整,髓腔内骨质密度不均匀;D. VR 重建图像,显示左侧下颌骨病变的范围和大体形态

描对于发现早期骨质破坏很有价值,其他表现与 X 线表现相近,但是由于没有骨质结构的重叠,相关征象显示得更加清晰。合成体层成像同样避免了骨质结构间的重叠,所获得薄层图像反映的信息与 CT 相似,同时具有较高的空间分辨率,对于骨小梁结构的显示有比较大的优势。

下颌骨骨髓炎的 X 线诊断应与局部肿瘤或肿瘤样病变进行鉴别,如骨肉瘤及骨化性纤维瘤等。必要时应做活体组织检查。

3. 肿瘤及肿瘤样病变

（1）骨纤维异常增殖症

病例:

病历摘要:男性,11 岁,右侧颌面骨隆起、疼痛 3 个月。右颌面部压痛。

常规 DR 及合成体层成像图像见图 2-1-12。

CT 扫描图像见图 2-1-13。

影像诊断:右侧上颌骨骨纤维异常增殖症。

病例分析:骨纤维异常增殖症(fibrous dysplasia of bone,FDB),又称骨纤维结构不良、纤维囊性骨炎,是一类骨髓和网状骨被纤维结缔组织及不规则不成熟的新生骨组织所代替的骨纤维性疾病。它的病因不明,多数学者认为与胚胎原始间充质发育异常有关。也有学者提出本病可能与外伤和神经内分泌功能有关。本病多发于儿童和青少年,男性稍多于女性。有自愈或静止倾向,很少发生恶变,据国外统计数据显示其恶变率为 0.5%,而国内统计显示其恶变率为 2%。

骨纤维异常增殖症是临床上较为常见的良性骨肿瘤样病变,占良性骨病变的 12%。全身骨骼均可发病,以四肢长骨最为多见,骨盆、肋骨相对少见。其中 30% 累及颅面,累及颅面骨者以鼻旁窦最多,其次为蝶窦、额窦、筛窦。骨纤维异常增殖症按病灶发生部位分为单骨

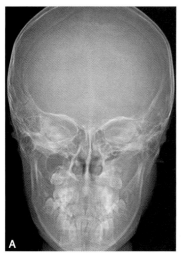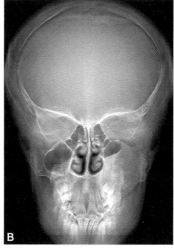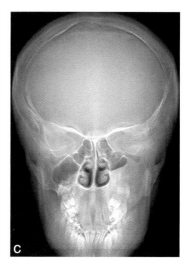

图 2-1-12　颌面部常规 DR 及合成体层成像图像

A. 常规 DR 摄影图像,显示右侧上颌窦区密度增高;B、C. 冠状位合成体层成像图像,显示右侧上颌窦窦腔变小,上颌骨膨隆,骨质密度增高,呈磨玻璃样改变,边界不清,累及上颌骨牙槽突

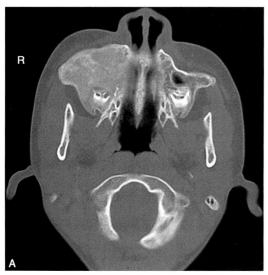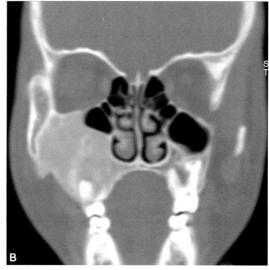

图 2-1-13　颌面部 CT 平扫图像

A. 轴位骨窗图像,显示右侧上颌骨膨胀改变,骨质呈磨玻璃样改变,上颌骨边缘尚规整;B. 冠状位骨窗图像,显示右侧上颌窦窦腔消失,为磨玻璃样骨性密度影占据,病变累及上颌骨牙槽突。牙根周围的硬化板消失,但无牙根吸收

型、多骨型和骨纤维异常增殖综合征(即 Albright 综合征)。单骨型又分为单骨单发型和单骨多发型,单发和多发之比约为 3 ~ 6 : 1。发生在颌骨的骨纤维异常增殖症常在幼年发病,起病缓慢,经历数年或数十年,初期多无明显临床症状,通常表现为单纯性颌面膨隆而导致面部畸形来就诊,也有病例伴发疼痛、听力下降、复视等功能障碍。

骨纤维异常增殖症被认为是一种骨细胞成骨能力发生障碍的疾病,骨骼发育障碍造成的发育异常的纤维组织和不成熟的骨小梁混合存在于病变区,但是这些骨小梁并不能重塑骨骼形态,从而导致骨骼失去了机械强度,进而出现面部膨隆畸形、疼痛和病理性骨折。

典型的病理表现为异常增生的纤维组织替代正常骨组织,正常的纤维组织中含成纤维细胞、束状和漩涡状胶原纤维及编织状骨小梁,病变边缘骨小梁和正常骨小梁移行。由于病变生长期不同,病变中的纤维组织、骨样组织和新生骨小梁的比例不定,所以其在X线下的密度差异较大。

多数作者将该病的表现分为囊状膨胀性改变、磨玻璃状改变、丝瓜络状改变和地图样或虫蚀样改变四种。病变以纤维成分为主者表现为囊状透光区,病灶较大时边缘可有骨嵴向内凸出,使病灶呈分房状,常见于四肢长骨内;病变区纤维成分较多,骨质成分较少且二者构成比例较均匀一致时呈磨玻璃状改变;病变内各个区域纤维成分和骨质成分构成比例不一致时则表现为高低密度混杂的丝瓜络状,高密度区病理组织学上为结构异常的骨质较多的病灶,低密度区主要为纤维成分为主;也可呈溶骨性改变,边缘锐利如虫蚀样改变。病变早期边界可能相对清楚,至病变晚期,由于病变侵及范围广,则缺乏清晰边界。每个病灶可以是各种表现的不同比例的组合,但是同一骨不同部位的病变形态基本一致。Fries等回顾颅面部骨纤维异常增殖症的影像学表现特征,将其分为3种类型:变形骨炎型最常见,约占56%;硬化型约占23%;囊型约占21%。同一患者可同时有以上3种改变,以其中一种表现为主。典型的常规X线摄影表现为弥漫性的颌骨膨大、骨髓腔密度增高、均匀或不均匀,病变广泛性或弥漫性的沿骨生长方向延伸、与正常骨移行过渡,界限不清,以均匀或不均匀磨玻璃样改变为主,其具体密度主要根据病变中骨含量多少而异,无骨膜反应和软组织肿块。

传统观点认为,对于骨源性病变的影像学检查应该以常规X线摄影为主,但是由于颌面部骨骼结构复杂,且鼻腔鼻窦常规X线摄影为重叠图像,在显示上颌骨病变时不具备特别优势。合成体层成像能在一次连续曝光后获得多幅重建的体层图像,它不受重叠结构影响,对于复杂的颌面结构显示较常规X线摄影效果好;同时不受金属植入物的影响,特别是口腔植入物如义齿、种植牙等,大大提高检出率。合成体层成像能较好地显示上颌骨骨性部分及其内部的上颌窦窦腔,从而能够判断上颌窦骨质病变对窦腔的影响或者窦腔的病变引起上颌骨骨质结构的改变。

鉴别诊断:①骨化性纤维瘤:为真正的肿瘤,是一种起源于纤维组织的良性肿瘤,病理上主要由骨母细胞镶边的板层骨小梁组成,病变边缘部骨小梁与周围正常骨小梁分界清楚但包膜不明显。常发生在幼童,女性多于男性,上下颌骨均可累及,以下颌骨磨牙区多见,约占70%左右。常规X线摄影表现为病变较局限,以特定的中心向外膨胀性生长,产生占位效应而压迫邻近结构,轮廓清楚,有完整的骨壳。②畸形性骨炎多发生于中老年人,碱性磷酸酶增高,初期病理改变以骨质破坏为主,缓解期破坏停止、成骨继续进行,常规X线摄影表现为累及范围广,往往同时累及多块颅面骨,轮廓不完整,密度不均匀增高,骨小梁粗大、紊乱,骨皮质增厚伴散在侵蚀破坏。③上颌骨成骨型骨转移瘤也多发于中老年人,原发肿瘤大多数为前列腺癌,少数为肺癌、鼻咽癌,往往同时累及多块颅骨,呈象牙质状高密度,伴有骨质的侵蚀破坏。④嗜酸性肉芽肿多起源于网状内皮系统,为一良性孤立的非肿瘤溶骨性损害。常见于额骨、顶骨和下颌骨。组织学上,由浓密的泡沫组织细胞组成,伴有不同数量的嗜伊红细胞和多核巨细胞。⑤巨型牙骨质瘤通常累及下颌骨全部,可致骨皮质膨大,常规X线摄影表现为浓密的块状堆积体。常起源于遗传,在组织学上未发现感染源。

（2）鞍区占位

病例：

病历摘要：女性，63 岁，进行性视力减退 6 个月，持续头痛 2 年。

常规 DR 及合成体层成像图像见图 2-1-14。

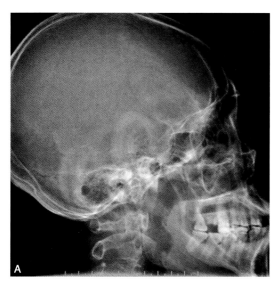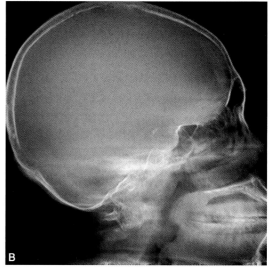

图 2-1-14　头颅侧位 DR 及合成体层成像图像

A. 头颅侧位常规 DR 摄影图像，显示蝶鞍扩大，鞍底下陷，局部结构显示较模糊；B. 头颅矢状位合成体层成像图像，较清晰显示鞍窝扩大，鞍底下陷并向下突入蝶窦，并可清楚显示垂体窝骨质结构

CT 及 MRI 检查图像见图 2-1-15。

影像诊断：蝶鞍占位（垂体瘤）

病例分析：垂体腺瘤（pituitary adenoma）是最常见的垂体占位，约占颅内肿瘤的 10%。根据生物学行为可分为膨胀性、侵袭性和癌 3 种，其中膨胀性最常见，约占 2/3，侵袭性约占 1/3，癌非常少见。根据有无分泌功能可分为功能性腺瘤和非功能性腺瘤，70% 的垂体腺瘤有分泌功能，以泌乳素腺瘤最多见，30% 的垂体腺瘤无分泌功能。根据肿瘤的大小分为垂体巨腺瘤（直径大于 1cm）；垂体微腺瘤（直径小于 1cm）。

蝶鞍位于颅底中央，中央部凹陷为垂体窝。蝶鞍占位较复杂，垂体病变是引起蝶鞍窝扩大的主要原因。在 X 线摄影中，通常因蝶鞍形态发生改变而发现的垂体腺瘤都是巨腺瘤。巨腺瘤一般无分泌功能，肿瘤相当大时压迫邻近结构产生临床症状才被发现，其最常见的临床症状为肿瘤向上压迫视交叉造成的视力障碍。常规 X 线摄影表现为蝶鞍扩大，鞍底下陷并向下突入蝶窦，鞍底呈双边征，前或/及后床突向上方变尖翘起，鞍背变薄，鞍结节角度变小等。

常规 X 线与合成体层成像虽不能显示肿块本身，但较常规 X 线而言，合成体层成像多层面成像避免了鞍区骨性结构的重叠，能显示更多的间接征象：如蝶鞍大小、形态及与邻近结构的关系，合成体层成像对骨质结构的显示可以与 CT 扫描媲美，而且大大降低了患者的辐射剂量。当然它也需要与 MRI 检查结合才可以对鞍区占位做出确定性的诊断。

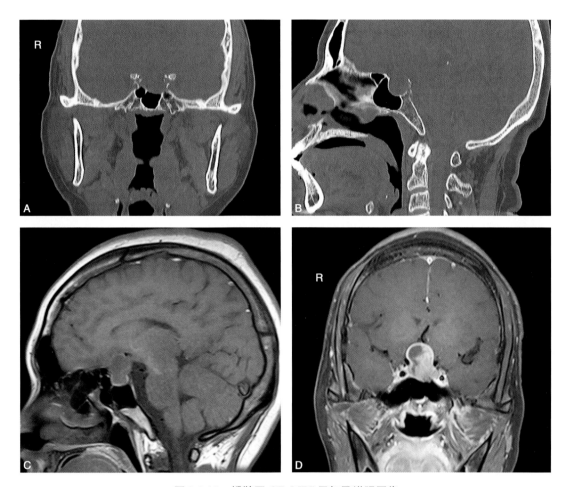

图 2-1-15　蝶鞍区 CT、MRI 平扫及增强图像
A、B. 颅底冠状位及矢状位 CT 重组骨窗图像,印证了合成体层成像所显示的蝶鞍形态及其骨质改变;
C. 矢状位 MRI 平扫图像,显示鞍底下陷,正常垂体形态消失,蝶鞍内可见混杂密度影,内部可见稍长 T_1
信号;D. 冠状位 MRI 增强扫描图像,显示鞍区占位实性部分明显强化,囊性部分未见强化,肿块与两侧
海绵窦分界不清,向上至第三脑室水平,并可见"束腰征"

（3）脑膜瘤

病例：

病历摘要：男性,42 岁,发现左侧额顶部肿物 6 天,不伴头晕、头疼、恶心、呕吐。

合成体层成像图像见图 2-1-16。

MRI 检查图像见图 2-1-17。

影像诊断：左顶叶镰旁脑膜瘤

病理学图像见图 2-1-18。

病理诊断：脑膜瘤

病例分析：脑膜瘤(meningiomas)是起源于脑膜及脑膜间隙的衍生物,发病率占颅内肿瘤的 19.2%,居第 2 位,女性∶男性为 2∶1,发病高峰年龄在 45 岁,儿童少见。因肿瘤生长缓慢,所以肿瘤往往长的很大,而临床症状还不严重,许多无症状脑膜瘤多为偶然发现。邻近颅骨的脑膜瘤常可造成骨质的变化。因肿瘤呈膨胀性生长,患者往往以头疼和癫痫为首发

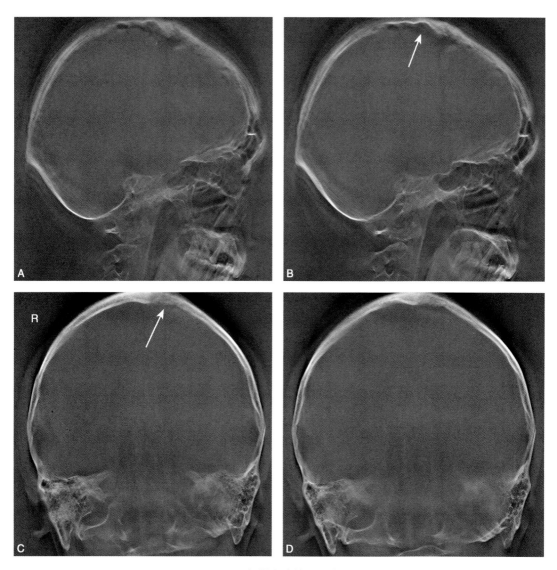

图 2-1-16　颅骨合成体层成像图像

A 、B. 颅骨矢状位合成体层成像重建图像,显示左侧顶骨近中线区局部颅板变薄,内板形态欠规则(图 B 中白箭);C、D. 颅骨冠状位合成体层成像重建图像,显示左侧顶骨近矢状缝处颅骨内板骨质吸收,内外板及板障分界不清,局部颅骨向皮下突出,无明确骨质破坏改变(图 C 中白箭)

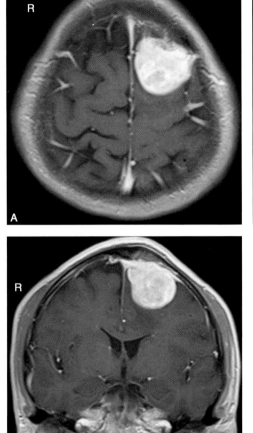

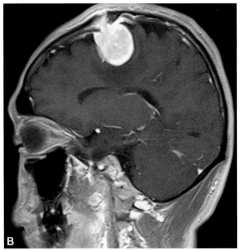

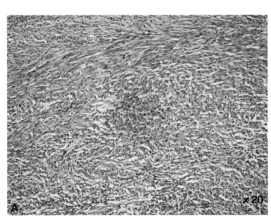

图 2-1-17　头颅 MRI 增强扫描图像

A～C. 轴位、矢状位、冠状位 MRI 增强扫描图像,显示左侧顶部颅板下类圆形明显强化影,与脑实质交界面清晰,但可见邻近脑实质内片状低信号水肿带,肿瘤邻近脑膜强化,呈现"脑膜尾征",局部颅骨板障内未见异常信号,顶骨局限性突起

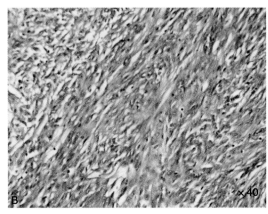

图 2-1-18　脑膜瘤病理 HE 染色图像

症状。根据肿瘤位置不同,还可以出现视力、视野、嗅觉或听觉障碍及肢体运动障碍等。在老年人,尤以癫痫发作为首发症状多见。

常规 X 线检查在脑膜瘤的诊断中作用有限。有时因见到脑膜瘤内部的钙化影从而发现异常;或者是邻近颅骨的脑膜瘤造成的骨质吸收变薄或者增生硬化从而提示诊断。典型的脑膜瘤在未增强的 CT 扫描中,呈现孤立的等密度或高密度占位病变。其基底较宽,密度均匀一致,边缘清晰,瘤内可见钙化。增强后可见肿瘤明显增强,可见脑膜尾征。CT 骨窗可见颅骨骨质压迫吸收或骨质增生硬化,特别是骨质增生硬化,对脑膜瘤的诊断具有很重要的支持作用。

合成体层成像是对人体感兴趣区进行部分容积数据采集的一种 X 线检查方法。相对于常规 X 线摄片,它可以多层面成像,避免了颅骨间的重叠遮挡,可以很好的发现脑膜瘤造成的颅骨形态结构改变;合成体层成像同时具有与 X 线片相当的空间分辨率,对于细微骨结构的显示有一定的优势,可以发现脑膜瘤造成的轻微的骨质增生硬化等改变。

(4)多发性骨髓瘤

病例:

病历摘要:女性,38 岁,不明原因发热数月余。

常规 DR 及合成体层成像检查图像见图 2-1-19。

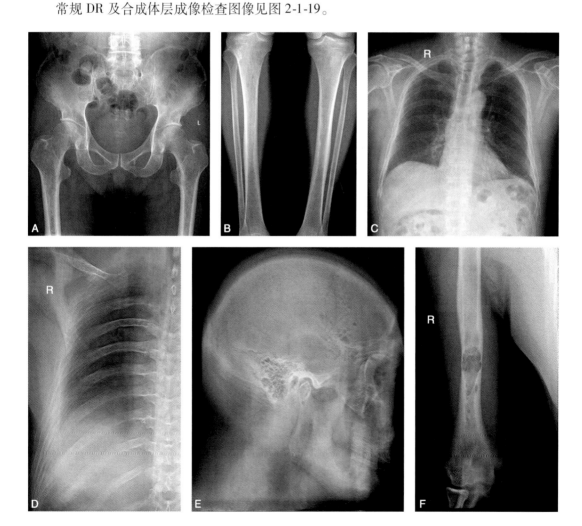

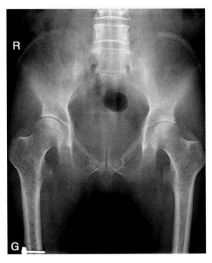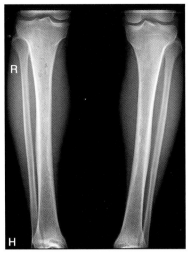

图 2-1-19　颅骨、骨盆、胸部及四肢骨 DR 及合成体层成像图像
A ~ C. 骨盆、两侧小腿及胸部常规 DR 图像,骨盆平片显示骨盆诸骨及两股骨
近段内多发虫蚀样低密度影,而胸部及两侧小腿 DR 图像未见明显骨质破坏
改变;D. 胸部合成体层成像图像,显示右侧部分后肋上多发微小虫蚀样骨质
破坏病灶;E. 为头颅侧位合成体层成像图像,显示颅骨多发穿凿样骨质破坏
区,边界清晰;F ~ H. 右侧肱骨、骨盆及两侧胫腓骨合成体层成像图像,显示两
侧股骨上段、右胫骨上段及肱骨内多发低密度骨质破坏区,以右侧肱骨最为典
型,骨质破坏区边界清晰,以髓腔为主,未见骨膜反应

影像诊断:多发性骨髓瘤。

骨髓穿刺病理图像见图 2-1-20。

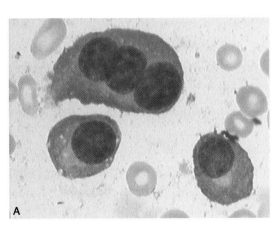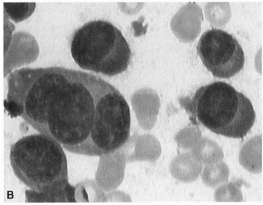

图 2-1-20　骨髓瘤病理学图像
A、B. 骨髓穿刺标本瑞吉氏染色图像,显示浆细胞系统异常增生,原始和幼稚浆细胞占 30% 以上,这些细
胞胞体大小不等,胞浆丰富,不均匀蓝染,部分呈泡沫状,易见棘状突起,核类圆形,多偏于一侧,染色体
疏松细网状

病理诊断:骨髓瘤。

病例分析:多发性骨髓瘤(multiple myeloma,MM)是一种最常见的恶性浆细胞病,约占造
血系统肿瘤的 10% 。溶骨性改变是多发性骨髓瘤的重要特征之一。

多发性骨髓瘤好发于 40 岁以上人群,男多于女,好发年龄在 50～70 岁。骨痛是多发性骨髓瘤早期主要临床表现。且随病情发展而加重。疼痛多发生于腰骶部、胸廓及四肢。临床上 85% 出现骨痛症状。骨病是多发性骨髓瘤最常见的并发症,关于多发性骨髓瘤骨病的发病机制尚不完全清楚,可能是由于破骨细胞引起的骨重吸收增加,成骨细胞引起的新骨形成受抑制所致。多发性骨髓瘤好发于富含红髓的部位,多发病变高于单发病变,约 80% 患者存在影像学可发现的骨骼异常。多发性骨髓瘤临床表现缺乏特异性,部分患者可出现感染、乏力、贫血、肾病等症状,容易造成误诊。一组研究表明当患者出现腰背部痛、关节痛、肋骨痛及活动受限时易误诊为腰肌劳损、风湿性关节炎、椎体压缩骨折、老年性骨质疏松、肋间神经痛等,误诊率高达 60%。因此,临床怀疑多发性骨髓瘤时,应及早行多部位骨骼的影像学检查,必要时行骨髓穿刺,以早期发现和诊断多发性骨髓瘤,避免误诊和误治。

多发性骨髓瘤的常规 X 线摄影表现比较复杂,可以无骨质改变,亦可骨质疏松,但多数有骨质破坏。约 10% 的患者临床确诊为多发性骨髓瘤,但常规 X 线摄影却不能发现异常,这可能是受损骨髓瘤只侵及骨髓,而未引起骨小梁的改变;或者只是骨小梁受侵,而骨皮质未受侵犯;或者是病灶太小,常规 X 线摄影不能显示。典型的多发性骨髓瘤在影像学上表现为多发的溶骨性破坏及广泛的骨质疏松,溶骨性破坏常表现为穿凿样改变和虫蚀样改变,主要累及颅骨、肋骨、脊椎、骨盆这些主要结构为骨松质的扁骨,可合并病理骨折。但也可主要累及肱骨、锁骨及股骨等长骨,表现为长骨干骺端的溶骨性改变,亦有少部分出现在骨干。溶骨性破坏好发于颅骨(61%)、脊椎(45%)、肱骨(37%)、骨盆(34%)、肋骨(30%),此外肩胛骨、锁骨外侧及股骨近端红骨髓较丰富处也常累及。由于颅骨较薄,较少有伪影干扰,颅骨正侧位 X 线摄影检查显示本病最为典型。据文献报道,约 60%～80% 的病例有颅骨的改变。因此,根据颅骨破坏的特征性表现,即可作出本病的初步诊断。而肋骨骨质改变由于肺纹理遮掩干扰不易发现。骨盆平片由于腹部气体及肠内容物等的影响,对早期的骨骼改变亦不易发现。有 64% 的病例为多骨或单骨多病灶破坏,为穿凿样改变和虫蚀样改变,常规 X 线摄影表现较为典型。表现为穿凿样改变时应与黄色瘤、骨转移瘤等相鉴别;表现为皂泡样膨胀性改变时应与骨巨细胞瘤等相鉴别;而硬化型骨髓瘤应与成骨性骨转移、石骨症及畸形性骨炎等骨密度增高的疾病相鉴别。

常规 X 线摄影仍是初步诊断骨病的基本检查。大约 80% 的多发骨髓瘤患者可累及骨骼造成相应的表现。观察溶骨性骨质破坏,常规 X 线摄影仍是最好的方法。对于病灶较小,因组织结构重叠造成病灶显示不佳时,合成体层成像不失为既经济又恰当的选择。常规 X 线摄影常常可以发现颅骨内的低密度区,但是无法辨别是骨髓瘤造成的骨质破坏,还是颅骨内板的血管压迹。合成体层图像可以很直观的发现位于颅骨内外板之间的小骨质破坏区,从而与颅骨内板上的血管压迹区别开来,这一点对于和较小或单发的骨质破坏病灶的鉴别尤其重要。同时合成体层成像一次投照可以包含多个解剖部位(如多个胸腰椎同时显示,腰椎与骨盆同时显示等),既达到了诊断目的,又有效地减少了患者的辐射剂量,节省了检查成本。CT 和 MRI 检查由于其较高的密度和组织分辨率,对于特殊部位(例如胸骨和肋骨等)较小的病灶的检查,可作为常规 X 线及合成体层成像的补充,同时能评估多发骨髓瘤所造成的骨髓累及情况、骨质溶解破坏及髓外表现。

（5）上颌多形性腺瘤

病例：

病历摘要：女性,51 岁,发现上颌肿物 3 年余,现肿物约鸡蛋黄大小,无触痛。

合成体层成像检查图像见图 2-1-21。

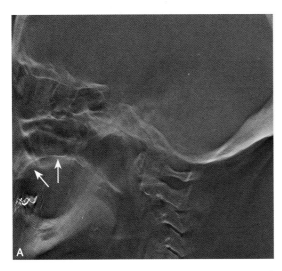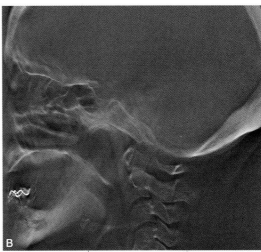

图 2-1-21　颌面部合成体层成像图像

A、B. 颌面部矢状位合成体层成像重建图像,显示右侧硬颚骨质吸收变薄,未见骨质破坏,下缘呈弧形线改变(图 A 白箭所示)

CT 扫描图像见图 2-1-22。

影像诊断：右侧上颌占位并邻近骨质外压改变。

病理学图像见图 2-1-23。

病理诊断：右侧上颌非典型性多形性腺瘤,以肌上皮为主,有包膜浸润。

病例分析：多形性腺瘤(pleomorphic adenoma)又称混合瘤(mixed tumor),因肿瘤中含有肿瘤性上皮组织、黏液样组织或软骨样组织,组织学形态呈显著的多形性及混合性,故命名为多形性腺瘤或混合瘤。现代研究充分证明所谓混合瘤完全是上皮发生来源。混合瘤一名之所以现仍沿用完全由于其简单,并反映其上皮样和结缔组织样生长的特点。1972 年 WHO 涎腺肿瘤组织学分类采用多形性腺瘤这一名称。

多形性腺瘤占所有腮腺肿瘤的 60% ~ 70% ,占所有颌下腺肿瘤的 40% ~ 60% ,而舌下腺则极少见。患者年龄以 30 ~ 50 岁居多,20 岁以下者少见。临床呈现无痛、缓慢性生长肿块,绝大多数系无意中发现。腮腺发生的多形性腺瘤多以耳垂为中心生长,肿瘤小者触诊表面光滑并具明显的活动度,稍大者可扪及表面不光滑的小结节;巨大者则可见肿瘤表面皮肤凹凸不平,呈明显的结节突起。小涎腺多形性腺瘤最常见的发生部位是一侧硬腭后部、软硬腭交界处,因该处是小涎腺最密集的部位。发生于腭部者无论其大小,触诊肿物较硬,活动性小甚至不活动,这是因为腺体位于黏膜下直接和骨膜相连的纤维组织间隔中,一旦腺体发生肿瘤则由于这些纤维组织的限制而使其动度受限。

多形性腺瘤行 X 线摄片时常无阳性发现,发生在硬腭部的多形性腺瘤由于其生长空间受限,常常会对硬腭的骨质形成慢性压迫,造成硬腭骨质吸收变薄,很少出现骨质破坏改变。

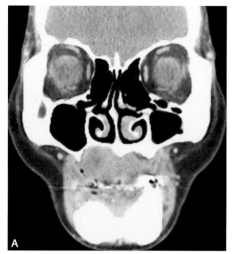
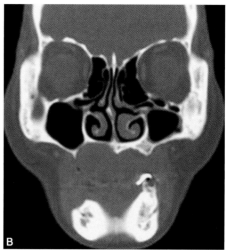
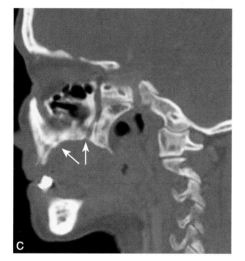

图 2-1-22　颌面部 CT 扫描图像

A. CT 增强扫描冠状位软组织窗图像,显示右侧硬腭下方类圆形软组织密度影,边界较清晰,内部可见小片状低密度影,邻近右侧硬腭骨质明显变薄;B、C. CT 扫描冠状位及矢状位重组骨窗图像,显示右侧硬颚骨质外压变薄,下缘呈弧线状改变(图 C 中白箭),与体层合成图像相似

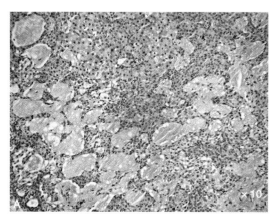
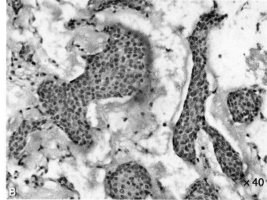

图 2-1-23　多形性腺瘤病理 HE 染色图像

颌面部合成体层成像可以很好的发现硬腭骨质形态的改变。

良性多形性腺瘤的 CT 扫描主要为边界清楚的圆形或卵圆形肿块,肿块密度一般较均匀,但也可以出现较小的低密度区,为肿瘤囊变或黏液组织的影像。增强扫描多表现为均匀强化,可因囊变区出现不均匀强化。当肿块边缘不清楚,周围骨质结构出现破坏时,应考虑恶性可能。

4. 外伤及其他病变

(1) 鼻骨骨折

病例 1:

病历摘要:男性,19 岁,鼻外伤 30 分钟;体格检查示鼻部软组织肿胀,局部按压疼痛。

常规 DR 及合成体层成像图像见图 2-1-24。

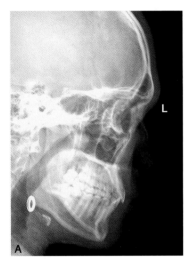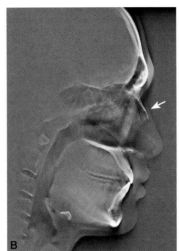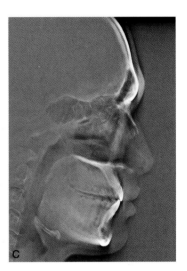

图 2-1-24　鼻骨侧位 DR 及合成体层成像图像

A. 鼻骨侧位常规 DR 图像,显示鼻骨骨质连续性中断,远侧断端塌陷;B、C. 鼻骨矢状位合成体层成像重建图像,由于消除了鼻骨解剖结构间的重叠,可清晰观察到鼻骨骨质连续性中断,骨折线显示清晰,断端分离错位(图 B 白箭所示)

影像诊断:鼻骨骨折

病例 2:

病历摘要:71 岁,女性,鼻部外伤 1 小时;查体示鼻部软组织明显肿胀,软组织破损。

常规 DR 及合成体层成像检查图像见图 2-1-25。

影像诊断:鼻骨未见骨折。

病例分析:鼻骨骨折(nasal bone fracture)是颌面部外伤后最常见的骨折类型之一,约占全部骨折的 59.3%。主要表现为鼻部变形、出血、肿胀等。鼻骨骨折常见原因为车祸、斗殴等。鼻骨突出于颌面部,且骨质较薄,属于空腔骨质,上部厚而窄,下部薄而宽,受外伤后极易骨折。研究显示多数鼻骨骨折最易发生在鼻骨的下部,此区为鼻骨厚薄区移行带。因鼻骨与额突、眼眶等部位骨质联系较紧密,故鼻骨骨折常合并这些部位骨质断裂或移位。由于鼻区结构复杂且个体变异较大,临床上容易出现鼻骨骨折的漏诊及误诊。

如怀疑鼻骨骨折,多采用常规 X 线摄影。它具有操作简便、费用低及基层普及率高等优

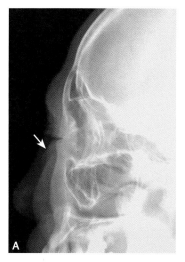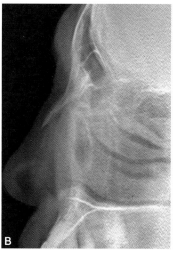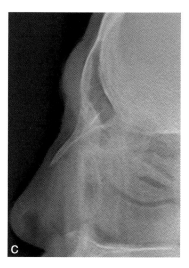

图 2-1-25 鼻骨侧位常规 DR 及合成体层成像图像

A. 鼻骨侧位常规 DR 图像,显示鼻骨中部前缘一细线状低密度影(图 A 白箭所示),怀疑鼻骨骨折;
B、C. 鼻骨矢状位合成体层成像重建图像,多层面连续观察,鼻骨骨质连续性佳,未见骨折征象,平片上所示低密度线影为伪影

势。鼻骨骨折在常规 X 线摄影中主要表现为鼻骨骨皮质连续性中断,部分伴有移位。但由于鼻骨左右侧骨质结构重叠和常规 X 线摄影的放大作用,使部分鼻骨的骨折线显示较为模糊,从而给鼻骨骨折的准确诊断带来困难。有时候虽经多次摄片,仍不能确认是否存在鼻骨骨折。CT 检查特别是薄层高分辨 CT 扫描能够清晰完整的显示鼻骨及其周围骨性结构的形态,是诊断鼻部外伤的最准确方法,但其较高的价格、较大的辐射剂量使其不具备作为鼻骨外伤的首选检查的条件。合成体层成像通过重建鼻部的断层图像,避免骨质结构间的重叠,可清晰的显示骨折线和骨折断端的移位,从而能够给疑似鼻骨骨折的患者一个明确的诊断,减少了进一步行 CT 薄层扫描检查的几率,可作为鼻骨外伤的常规检查手段。

（2）眼眶骨折

病例：

病历摘要：男性,8 岁,高空坠落伤 2 天。

常规 DR 及合成体层成像图像见图 2-1-26。

CT 检查图像见图 2-1-27。

影像诊断：左眼眶骨折。

病例分析：外力作用于眼眶及眼眶周围区域,或者作用于眼球及眶内软组织,均可导致眼眶骨折(orbital fracture)。眼眶是由多块骨骼以骨性连接组成,是尖向内后、底朝前外的锥形腔隙。有许多重要的血管和神经通过眼眶的管、裂进出颅内外。眼眶的结构细小、复杂。上壁主要由额骨眶板构成;外侧壁前部分由颧骨构成,后部分由蝶骨构成;内侧壁由额骨、泪骨、筛骨和蝶骨构成;下壁主要由上颌窦的顶壁构成。蝶骨小翼及其根部构成视神经管,顶壁长 8～10mm,底与外侧壁长 6～8mm,内有视神经及眼动脉通过。

外力直接作用于眼眶壁或眶周颅面骨形成的骨折,与外力直接作用于眶内软组织使眶内压骤然升高致使眶壁产生的骨折,以及外力同时作用于眶壁与眶内软组织产生的骨折,具

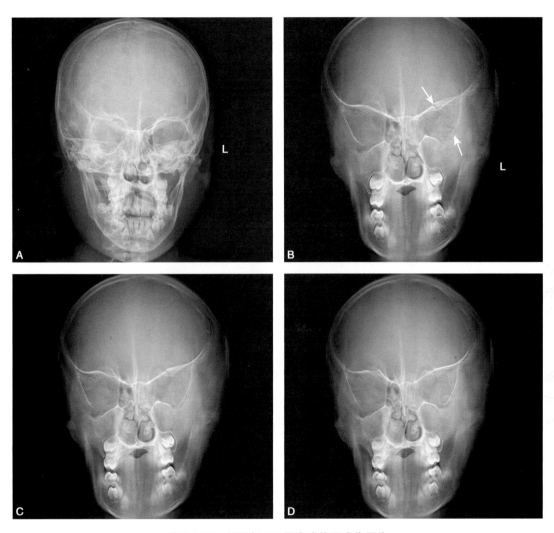

图 2-1-26　颌面部 DR 及合成体层成像图像
A. 颌面部前后位常规 DR 图像,显示左眼眶区上部不规则弧线状低密度影,未见明显错位征象,怀疑眼眶壁骨折;B ~ D. 颌面部冠状位合成体层成像重建图像,由于消除了颌面部骨性结构间的重叠遮挡,可以很清晰的显示出左眼眶壁的骨折线(图 B 白箭),并且所显示的骨折范围较 DR 更加明确

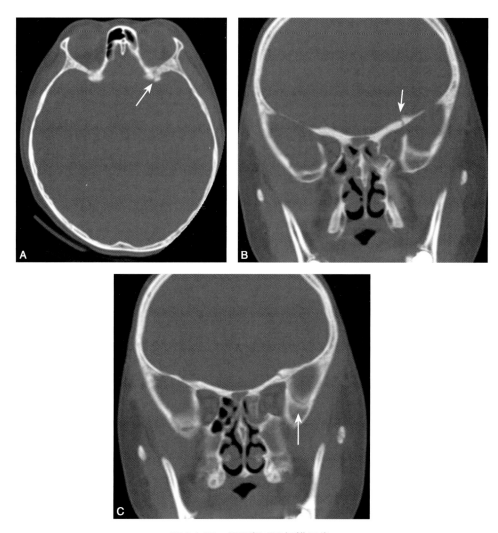

图 2-1-27 颌面部 CT 扫描图像
A. 轴位骨窗图像,显示左眼眶上壁局部骨质连续性中断,断端未见明显错位征
象;B、C. 重组冠状位骨窗图像,显示左侧眼眶上壁及后壁骨折线(白箭),印证了
合成体层成像的结果

有不同的特点。外力直接作用于眶壁或眶周颅面骨所形成的眶壁骨折,可见于眼眶的各壁,同时伴有眶缘骨折,部分还伴有眶周颅面骨骨折。外力直接作用于眶内软组织,致使眶内压骤然升高冲击眶壁产生的骨折,只发生在眶内侧壁和眶下壁,而眶缘无骨折。外力同时作用于眶壁和眶内软组织所形成的骨折,既有眶缘骨折、或者眶缘加颅面骨的骨折,又有眶内侧壁和眶下壁,因眶内压急剧升高而形成的骨折。

尽快明确有无眼眶骨折、骨折的类型及眶内软组织损伤程度,对选择治疗方案和评估预后有重要意义。薄层 CT 扫描为诊断眼眶骨折的金标准,它可以通过任意角度,任意平面的图像重组,多方位观察眼眶骨质结构,发现细微骨折。常规 X 线摄影是眼眶骨折常用的临床检查手段,但由于眼眶的解剖结构特点,常规 X 线摄影图像重叠较多,对眼眶骨折的显示率不足 70% 。但可以根据常规 X 线摄影提供的信息,针对性的进行相应体位下(调整 X 射线穿行方向与疑似骨折线的走行方向)的合成体层成像,从而凭借合成体层成像较高的空间分辨率,发现隐匿部位骨折的位置、范围、骨折碎片的大小及移位情况。

(3) 颌面多发骨折

病例:

病历摘要:男性,33 岁,因轮胎爆破致颌面部多发伤后 10 小时。

常规 DR 及合成体层成像检查图像见图 2-1-28。

CT 扫描图像见图 2-1-29。

影像诊断:颌面多发骨折。

病例分析:颌面骨折(maxillofacial fractures)发生后,对进食、咀嚼及言语等功能可产生不同程度的影响,对人的容貌也会产生直接影响,因此颌面骨骨折的处理与身体其他部位的骨折有很大的不同。

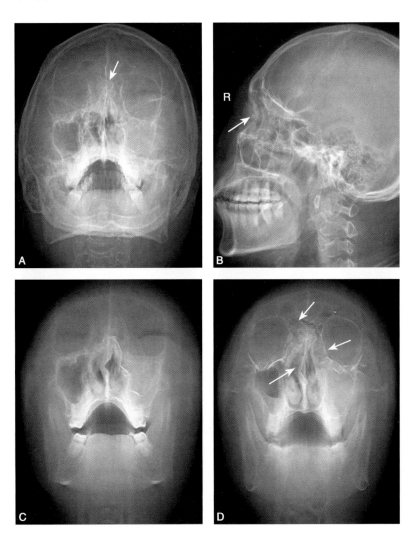

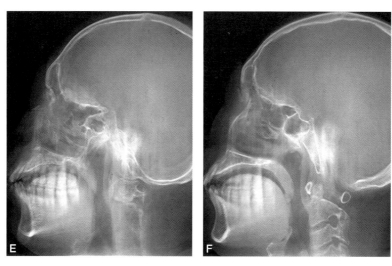

图 2-1-28　颌面部 DR 及合成体层成像图像

A、B. 颌面部正侧位常规 DR 图像,隐约可见两眼眶内侧壁之间及筛骨骨质连续性中断(白箭),不能很清晰的观察具体的骨折情况;C、D. 颌面部冠状位合成体层成像重建图像,对常规 DR 所显示的可疑区域进行重点观察,显示除两侧眼眶内侧壁、额骨及筛骨骨折外,右侧眼眶下壁、鼻骨、鼻中隔(图 D 白箭)等多处骨质连续性中断,部分断端错位;E、F. 颌面部矢状位合成体层成像重建图像,更加清晰地反映了额骨、筛骨、鼻骨等处的骨折

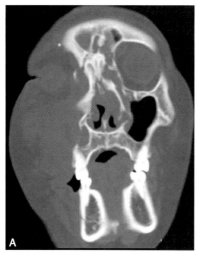

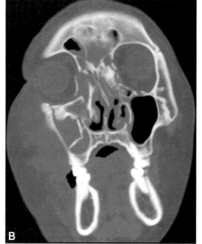

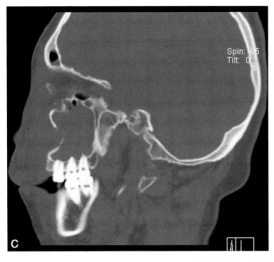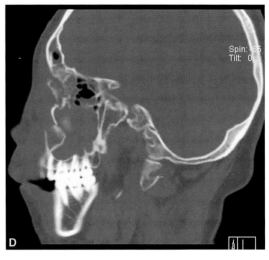

图 2-1-29　颌面部 CT 扫描图像

A、B. 冠状位重组骨窗图像,显示额骨、筛骨、鼻骨、两侧眼眶内侧壁、右侧眼眶下壁、鼻中隔等处的骨折线,与合成体层成像冠状位重建图像具有很好的一致性;C、D. 矢状位重组骨窗图像,同样印证了矢状位合成体层成像重建图像所显示的骨折

　　下颌骨骨折居颌面骨骨折的首位,发生部位以骸孔和体部发生率最高,其次是下颌角部。下颌骨体部没有周围骨结构的重叠,常规 X 线摄影对骨折可以做出准确地显示。下颌支的骨折局部有较多的重叠,常规 X 线摄影显示不够理想。对髁状突的骨折,常规 X 线摄影即摄颞颌关节的张口和闭口位,由于结构重叠较多,骨折的显示常不够理想。上颌骨为构成面部的主要骨骼,骨体中空骨壁结构较薄,受伤时易于骨折。由于相连骨块的干扰、骨重叠和牙齿重叠,常规 X 线摄影对骨折线的走行常不能准确显示,对多发或粉碎性骨折的病例,常规 X 线摄影显示不够准确:一方面表现为对矢状骨折和上颌窦后壁的骨折显示不清,另一方面对多发性骨折和粉碎性骨折容易出现漏诊。因此,对于常规 X 线摄影显示可疑骨折者,应进一步进行 CT 扫描或合成体层成像。

　　CT 扫描可以获得扫描区域内人体组织结构的全部三维结构信息及密度信息,多排 CT 扫描后可以在后处理工作站上进行任意层面的图像重组及三维立体重建,对于复杂和隐匿的颌面部骨折是最好的检查方式。而合成体层成像通过 X 线管球在一定角度范围内的脉冲曝光,可以获得投照区域内人体组织的部分空间及密度信息,在后处理工作站上可以进行数据重建,得到多幅投照区域的断层图像,与 CT 具有相似的功能,相对于常规 X 线摄影来说,合成体层成像显示的是颌面部的断面图像,没有其他骨质结构的重叠,所以对于颌面部骨折的诊断更有价值,而且其检查方便,费用较低,对于一些较为简单的颌面外伤患者,可以作为常规 X 线摄影的有用补充。

　　(4) 眼部异物

病例 1:

病历摘要: 男性,52 岁,异物击中颌面部 8 小时。

常规 DR 及合成体层成像检查图像见图 2-1-30。

影像诊断: 眼眶皮下异物。

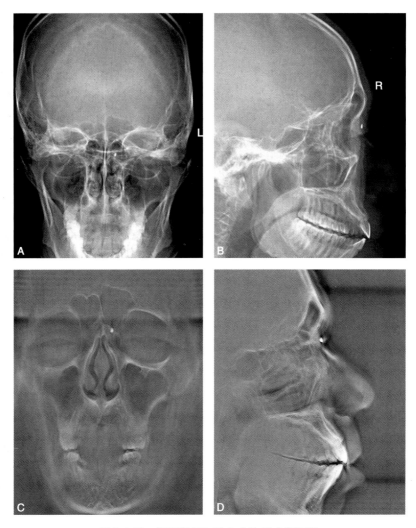

图 2-1-30　颌面部 DR 及合成体层成像图像
A、B. 常规 DR 图像,显示眼眶内缘鼻根部点状高密度影,对具体的空间位置无法
进行精确定位;C、D. 颌面部冠状位和矢状位合成体层成像重建图像,因消除了颌
面部结构间的重叠遮挡,可以清晰显示异物位于左眼内眦鼻额缝旁的皮下软组
织内

病例 2:
病历摘要:男性,28 岁,1 天前切割轴承时被不明物体击中左眼,伴视力下降
常规 DR 及合成体层成像检查图像见图 2-1-31。
影像诊断:眼球内异物。
病例分析:眼部异物可以分球内及球外异物。异物存留在眼球以外组织的情况称为
球外异物,主要包括眼睑异物、泪器异物、角膜异物、结膜异物和眶内异物,不同性质的异
物在眼的不同部位所引起的损伤及其处理各有不同。有外伤史,特别是以锤敲击和爆炸
致伤者眼球内异物的可能性最大,此外,机床上的飞屑和射击的各种弹丸也是常见的致伤
物。树枝、竹签、细木棍或细金属丝等的刺伤,也可能其尖端折断而留在眼球球内而形成

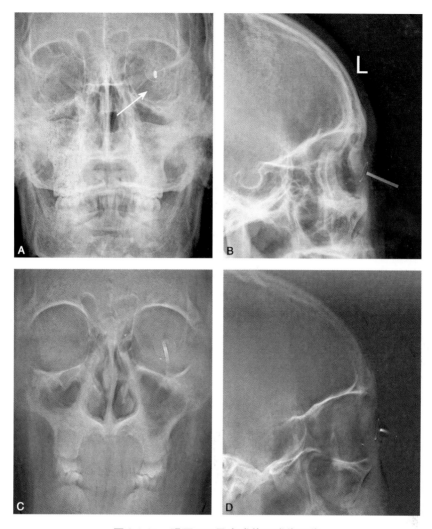

图 2-1-31　眼眶 DR 及合成体层成像图像
A、B. 眼眶正侧位常规 DR 图像,图中所示环形及长杆状金属影为眼球异物定位用具,可见在金属环后方近 6 点钟位置一点状高密度异物影;C、D. 眼眶区冠状位和矢状位合成体层成像重建图像,可以清晰显示异物位于左眼眶内

球内异物。

通常用 X 线摄片法诊断眼部异物。一般摄头颅和眼球的侧位片及后前位片,此法适用于金属异物、较大的石片和玻璃等异物,从平片上可以确定有无异物及其大小、形状和大致的位置。CT 检查能更清楚地判断异物及其位置。适用于金属和大多数非金属异物。MRI适用于非金属异物,较 CT 更清楚。超声检查不仅能显示各种金属异物,而且对 X 线无法显示的非金属异物也能清楚显示。

X 线摄片能够发现眼部的阳性异物,但是由于异物位置及大小、密度等的影响,部分异物依靠常规眼部 X 线摄片,并不能发现或做出精准定位。眼眶的合成体层成像可以逐层面显示眼眶,对于判断异物的有无及位置较 X 线摄片更加敏感。但是其也只能发现高密度异物,对于 X 线阴性的异物还需其他影像检查手段的配合。

（5）颅骨骨折

病例：

病历摘要：男性,3 岁,头颅外伤后 8 小时,伴右外耳道出血,无昏迷、呕吐。

常规 DR 及合成体层成像检查图像见图 2-1-32。

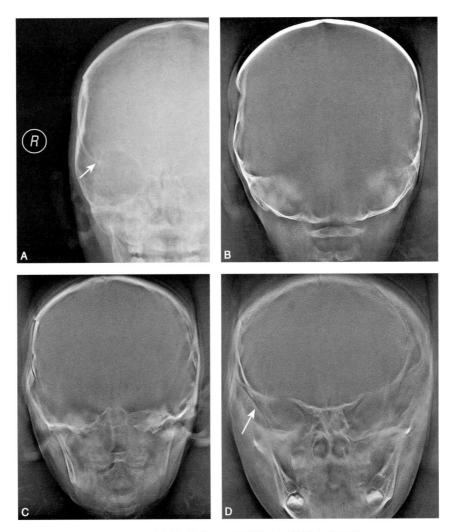

图 2-1-32　颅骨切线位 DR 及颅骨合成体层成像图像

A. 颅骨切线位常规 DR 图像,显示右侧颞顶骨骨质连续性中断,并向下塌陷,凹陷最深处距离约 1.4cm。右侧颞部内还可见细长线状低密度影(白箭),无法确认是否为颞骨内骨折线；B、C. 颅骨冠状位合成体层成像图像,显示右侧颞顶骨的凹陷骨折；D. 颅骨冠状位合成体层成像图像,显示的低密度线影(白箭)即为贯穿右侧颞骨内的骨折线,确定了 DR 图像上的低密度线为颞骨骨折线

CT 扫描图像见图 2-1-33。

影像诊断：右侧颞顶骨骨折

病例分析：颅骨骨折是指头部骨骼中的一块或多块发生部分或完全断裂的疾病,多由于钝性冲击引起。颅骨骨折按骨折部位分为颅盖与颅底骨折；按骨折形态分为线形骨折、凹陷

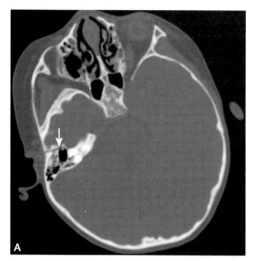
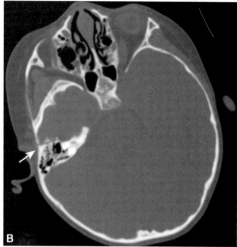
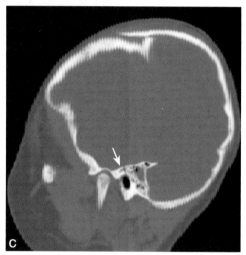

图 2-1-33　颅骨 CT 扫描图像

A、B. 轴位 CT 骨窗图像,清晰地显示了右侧颞骨岩部的骨折线(白箭),并可见右侧乳突
气房内少量积液;C. 矢状位重组骨窗图像,更加直观地显示贯穿右侧颞骨乳突的骨折
线,很好的印证了冠状位合成体层成像重建图像所显示的低密度线影

骨折、粉碎骨折、洞形骨折及穿透性骨折;按骨折与外界是否相通,分为开放性与闭合性骨
折。开放性骨折包括颅底骨折伴有硬脑膜破裂而伴发外伤性气颅或脑脊液漏。

颅盖骨折即穹窿部骨折,其发生率以顶骨及额骨为多,枕骨和颞骨次之。颅盖骨折有三
种主要形态,即线形骨折、粉碎骨折和凹陷骨折。常规 X 线摄片检查常常可以对颅盖骨骨折
给出明确的诊断。当不能确定诊断时可以选择合成体层成像,它通过对颅骨骨质结构的断
层显示,可以给出明确的诊断。当怀疑有颅脑损伤时,常规 X 线及合成体层成像检查无法反
映脑实质病变,只能进一步选择 CT 或 MRI 检查。

颅底骨折以线形为主,可仅限于某一颅窝,亦可横行穿过两侧颅底或纵行贯穿颅前、中、
后窝。由于颅底骨质形态不规则,重叠较多,常规 X 线摄影对于发现颅底骨折帮助不大。合
成体层成像具有较高的空间分辨率,可以显示细微的骨小梁结构,对于颅底骨折的诊断具有

较大的帮助,可以初步判断颅底骨质结构的情况。当然,颅底的高分辨 CT 扫描是诊断颅底骨折最可靠的方法,配合图像的多平面重组,可以对颅底细微结构(如听小骨、面神经管、视神经管等)的骨折给出准确地诊断。

（6）人工电子耳蜗植入

病例1：

病历摘要：男性,4 岁,双侧听力差 3 年余,不伴有耳痛、耳流脓。ABR 示双耳 90db 未引出,颞骨 CT 示双侧前庭导水管扩大,声导抗示双耳 A 型曲线,耳声发射双耳未通过。

耳蜗位电极测量计数方法示意图及人工耳蜗植入常规 DR 图像见图 2-1-34。

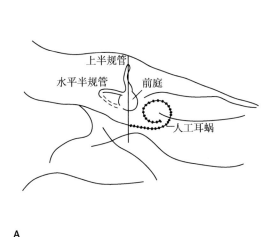
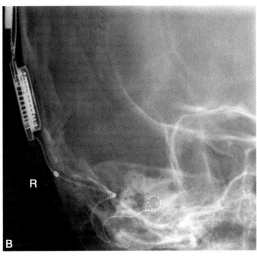

图 2-1-34　耳蜗位电极测量示意图及人工耳蜗植入 DR 图像

A. 耳蜗位电极测量记数方法示意图,上半规管顶点与前庭中心点连线并延长与电极串相交,交点即为耳蜗窗位置,据此记出蜗管内电极数;B. 右侧颞骨耳蜗位常规 DR 摄影,显示右侧人工电极弯曲约 1 周,隐约可见前庭及上半规管,电极位置正常,无折叠及扭曲

常规 DR 及合成体层成像检查图像见图 2-1-35。

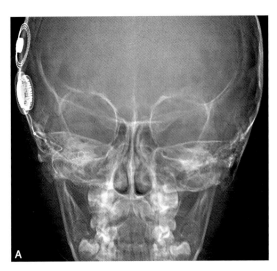
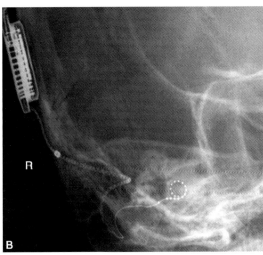

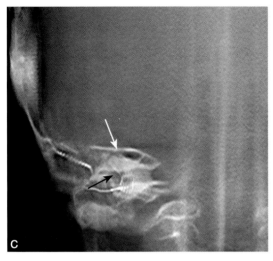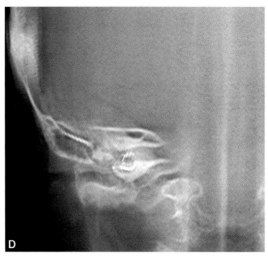

图 2-1-35　人工耳蜗植入术后 DR 及合成体层成像图像

A. 颅骨前后位常规 DR 图像,显示右侧人工耳蜗植入,但由于颞骨岩部形态不规则及颌面骨的重叠,无法判断人工耳蜗电极的位置是否正常;B. 为标准耳蜗位 DR 图像,隐约可见上半规管及前庭,通过测量发现电极的位置正常;C、D. 右侧颞骨合成体层成像重建图像,清晰显示前庭(C 中黑箭)、上半规管(C 中白箭)及水平半规管,以及耳蜗,可见电极位于耳蜗内弯曲走行,电极完全位于耳蜗内,未见移位及脱出

影像诊断: 右侧电子耳蜗植入术后:电极位置正常

病例 2:

病历摘要: 女,4 岁,双侧听力差 3 年余,不伴耳流脓。ABR 示右耳 70dB,左耳 100dB 未引出,颞骨 CT 无异常,声导抗示双耳 A 型曲线,耳声发射双耳未通过。

常规 DR 及合成体层成像检查图像见图 2-1-36。

影像诊断: 左侧电子耳蜗植入术后:电极位置正常

病例分析: 电子耳蜗(cochlear implantation,CI),也称人工耳蜗,是近年来迅速发展起来的一项聋人康复新技术,主要为重度、深度或全聋患者提供听力的一种电子装置。其原理是把声音信号转变为电信号直接刺激听神经纤维,从而产生听觉。正常人听觉产生过程是声音由空气传到鼓膜经听骨链传到内耳,内淋巴液流动引起基底膜振动。基底膜上的毛细胞的纤毛产生扭曲引起了细胞膜的电位变化,电位变化经螺旋神经节细胞传至中枢就产生了听觉。感音性神经聋的患者由于不同程度的毛细胞病变和减少,可有不同程度的听力损失,但是仍然保留着一定数量的听神经纤维和螺旋神经节细胞。电子耳蜗可以把外界的声音转化为电信号送入内耳直接刺激神经末梢产生听觉。

进行电子耳蜗植入的患者分为儿童和成人。前者多为语前聋,后者多为语后聋。儿童语前聋为原因不明、先天性、遗传性、药物性、脑膜炎后听力损失,病变部位定位于耳蜗;造成重度或极重度感音神经性聋。因脑听觉、言语具有可塑性,所以应尽早植入人工耳蜗。最佳年龄应为 12 个月~5 岁。成人语后聋患者,耳聋原因可能是突发性耳聋、药物性耳聋或先天性内耳畸形基础上的遗传性迟发性耳聋(大前庭导水管综合征)等。成年耳聋患者在耳聋之前,曾有正常的听力,并且获得了正常的语言,其听觉语言中枢得到了充分的发育,所以对于这类患者,重要的是耳聋后尽早植入电子耳蜗,唤起对语言的记忆,获得更好的语言效果。在目前生物及医学技术的限制下,电子耳蜗的成功应用是帮助极重度感音神经聋患者克服

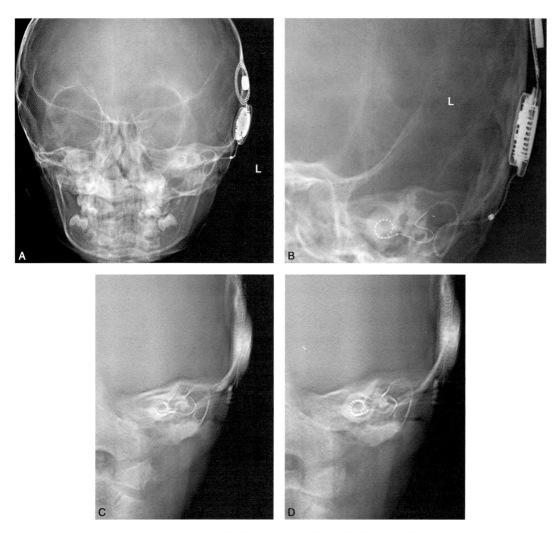

图 2-1-36　人工耳蜗植入术后 DR 及合成体层成像图像

A. 颅骨前后位常规 DR 图像,显示左侧人工耳蜗植入,但由于骨质结构重叠,无法判断人工耳蜗电极的位置是否正常;B. 为标准耳蜗位 DR 图像,可见上半规管及前庭,通过测量发现电极的位置正常;C、D. 左侧颞骨合成体层成像重建图像,较清晰显示前庭、上半规管及水平半规管,以及耳蜗,可见电极位于耳蜗内盘曲,完全位于耳蜗内,未见移位及脱出

听力障碍,重返有声世界提高有效手段。

　　人工电子耳蜗植入装置是一种模拟人耳蜗功能的换能器,需要精确定位以保证其发挥正常功能。电子耳蜗植入手术成功与否,关键是电子耳蜗装置电极的植入部位及植入耳蜗内的深度。若使用的电极正常完好,形态呈光滑的环形。常用的影像学评价方法有 CT 和常规 X 线摄影。CT 检查可观察到电极在蜗管内的位置,但仅能显示耳蜗的一部分,CT 三维重组可直观显示耳蜗电极植入的形态、部位、与耳蜗的关系,具有重要的临床应用价值,但需进行图像处理及内耳三维重组,受技术及检查费用等限制。此外,CT 扫描时辐射剂量高达70mGy(平片仅 4.6mGy),不宜作为电子耳蜗植入术后的常规检查,可用于出现术后并发症或装置失败需要重新手术的病例。

　　临床上评价电子耳蜗植入术后的最主要方法是常规 X 线摄片。常用的拍摄体位有耳蜗位,改良 Chause Ⅲ位、改良斯氏位和经眶前后位,国内文献报道以耳蜗位应用最多。耳蜗位片投照方法为患者俯卧,患侧朝向胶片,双侧眶下缘和外耳道连线的平面与胶片平面垂直,正中矢状面与胶片平面呈50°夹角,X线自健侧与胶片垂直射入。计数电极数量通常采用 Cohen 计数方法(图2-1-34):找到前庭和前半规管,取前半规管顶点与前庭中心点连线并延长与电极串相交,交点即为耳蜗窗位置,据此数出蜗管内电极数。但实际工作中,常常由于患儿哭闹,无法配合,得不到清晰标准的耳蜗位图像。

用合成体层成像来评价电子耳蜗的位置时,不需要患儿特殊的体位配合,可以提高工作效率,减少患儿的不适,更容易为患儿及家属接受。常用体位为:患者仰卧位,双侧眶下缘和外耳道连线的平面与胶片平面垂直,正中矢状面与胶片平面垂直,以两侧外耳道连线为中心层面,使X线管球相对于探测器进行一定范围内的脉冲曝光,以层间距为1mm进行图像重建。合成体层成像图像不受金属植入物的影响,消除了骨性结构间的重叠干扰,能清晰显示人工电极的走向、位置、植入深度;对耳蜗、半规管、内听道、外耳道、听小骨等微细结构的显示更清晰,有利于判断上述微细结构的空间位置以及与人工电极的位置关系;同时双侧耳蜗能同时显示,对比观察有利于发现中耳乳突内的病变,如有无渗出积液,有无内听道扩大等,在显示中耳乳突术后并发症方面,优于耳蜗位投照法,可以作为术后随访的检查项目。

(二)骨盆及脊柱

1. 先天性及功能性病变

(1)齿状突发育变异及畸形

病例1:

病历摘要:女性,25岁,头痛半年。

常规 DR 及合成体层成像检查图像见图2-1-37。

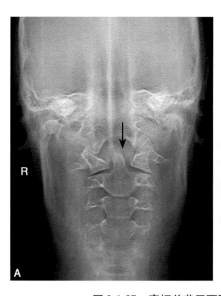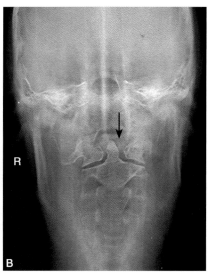

图 2-1-37　寰枢关节层面冠状位合成体层成像图像

A. 寰枢关节冠状位齿状突层面合成体层成像图像,较靠后层面,可见齿状突稍向右侧偏斜(黑箭);B. 稍靠前层面,齿状突显示更加完整清晰,由于齿状突稍右偏,其距寰椎两侧块间隙不等宽,左侧较宽

影像诊断:齿状突稍右偏(发育变异)。

病例2:

病历摘要:男性,24 岁,头痛 3 个月。

常规 DR 及合成体层成像图像见图 2-1-38。

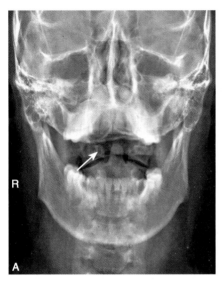 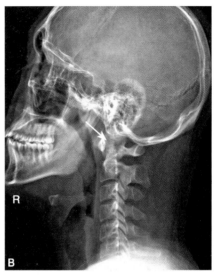

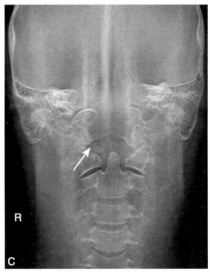

图 2-1-38　颅颈交界区 DR 及合成体层成像图像

A、B. 颈椎张口位和颅颈交界侧位常规 DR 摄影图像,可清晰显示齿状突及两侧寰枢关节,但不能显示寰椎右侧块上方游离骨块(图 A 白箭所示区密度稍高,B 图白箭所示无明显异常发现);C. 颅颈交界冠状位合成体层成像图像,消除寰椎、门齿及枕骨的重叠遮挡,清晰地显示了寰椎右侧块上方的游离骨块(白箭所示)

CT 扫描图像见图 2-1-39。

影像诊断：右侧寰椎侧块上方游离骨块（发育变异）。

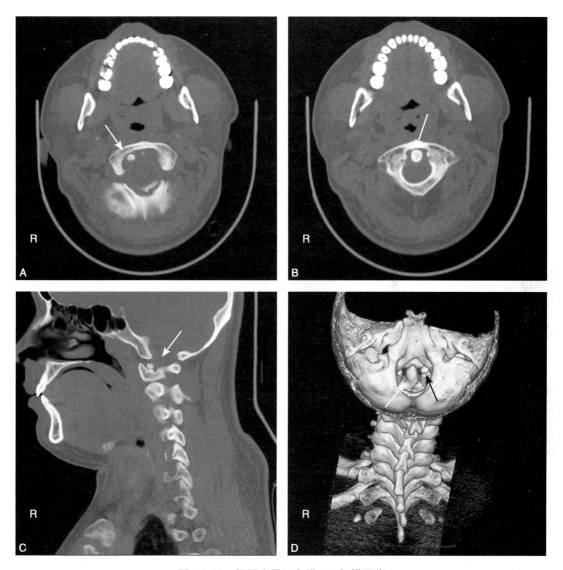

图 2-1-39　颅颈交界区多排 CT 扫描图像

A、B. CT 轴位扫描骨窗图像；C. 多排 CT 矢状位重组图像，清晰显示游离骨块（黑箭所示）；D. 多排 CT 扫描后 VR 图像，显示游离骨块（黑箭所示）及正常齿状突（白箭所示）

病例3：

病历摘要：男性，9岁，9小时前练习跆拳道时不慎跌倒后出现四肢麻木，不能自主行走，伴头痛，无呕吐、头晕、昏迷及意识障碍。

常规 DR 及合成体层成像图像见图 2-1-40。

CT 扫描图像见图 2-1-41。

影像诊断：游离齿状突（发育畸形）

病例分析：颅颈交界区（craniocervical junction，CCJ）是指头颅和颈椎的过渡区域，起着保护脊髓、神经根和椎动脉，同时兼备支撑头颅和参与颈椎生理运动的功能。具体系枕骨、寰椎、枢椎及其周围韧带等组织共同构成的解剖功能复合体，这一复合体的结构之间形成寰枢及寰枕关节，使得颅颈部在维持生物力学稳定性的前提下具有一定程度的前屈、后伸、侧屈、倾斜和旋转功能。屈伸和侧屈发生在寰枕关节，轴位旋转发生在寰枢关节。寰枕关节的平均活动度 13°～15°，在寰枢关节可增加 3°。由于该区构成骨多为不规则骨，以前该区域病变

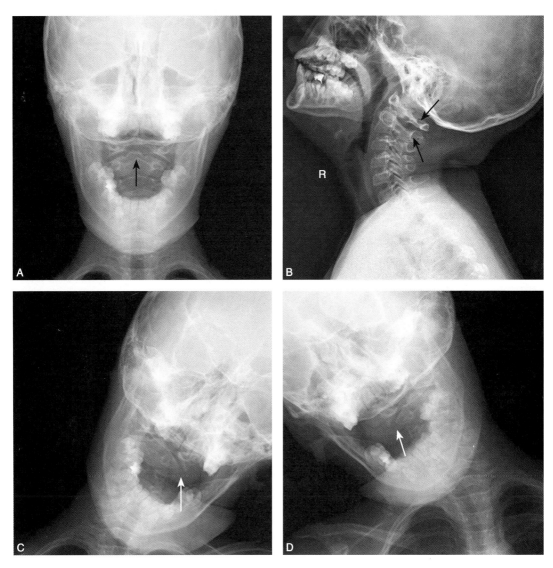

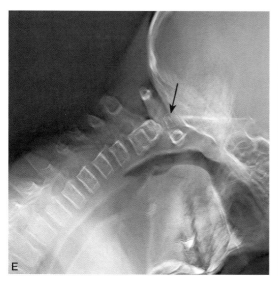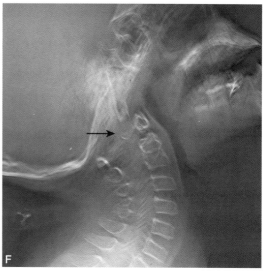

图 2-1-40　颅颈交界区 DR 及合成体层成像图像

A. 颈椎张口位 DR 图像,未见齿状突显示,齿状突基底部平坦,可见光滑骨皮质显示(黑箭所示);B. 颅颈交界侧位 DR 片图像,显示寰椎向后移位,寰枢椎顺列不佳(黑箭所示),齿状突未见显示;C、D. 颈椎左右侧偏张口位片,可见两侧寰枢关节面对应关系不佳(白箭所示);E、F. 颅颈交界过伸过屈位合成体层成像图像,在过屈位寰椎相对于枢椎向前移位,过伸位寰椎相对于枢椎向后移位(黑箭所示为游离齿状突)

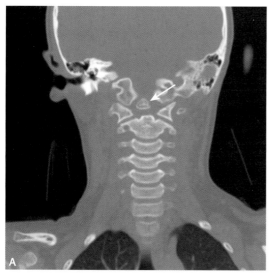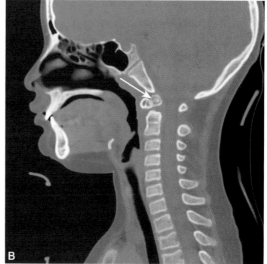

图 2-1-41　颅颈交界区多排 CT 扫描图像

A. CT 冠状位重组骨窗图像,显示齿状突与其基底部分离,相对缘均可见光滑骨皮质(白箭所示);B. 矢状位重组骨窗图像,同样显示齿状突呈游离状态,游离齿状突与寰椎前弓间隙未见增宽

的诊断一直是影像学上的难点之一。

目前颅颈交界区的影像学检查方法主要包括常规 DR 摄影、CT 及 MRI。常规 DR 摄影包括颈椎张口位、颅颈交界侧位、过屈位及过伸位,主要观察寰齿前间隙(atlantodental interval,ADI)及齿状突是否居中,正常人寰齿前间隙因年龄而不同,齿突侧距可有偏移,而且由于是三维结构重叠于二维图像上,骨质结构间的遮挡重叠较严重,对于缺乏诊断经验的医生来说,判断颅颈交界区有无异常的难度较大,因此常规 DR 摄影的准确率不高,所诊断疾病的范围也较窄。MRI 检查无辐射、可多层面成像,能够显示脊髓、椎动脉病变,具有一定的技术优势。但是其优点表现在对软组织结构的显示,而骨质结构的显示具有很大的局限性。CT 检查包括常规横断扫描及三维重建成像,CT 图像具有很高的密度分辨率和不错的空间分辨率,当下多排 CT 的后处理功能强大,可以采集到颅颈交界区的容积数据,从而能够任意方向、任意层面重建显示,可以多方向观察寰枕、寰枢关节的解剖结构,是目前显示寰枢关节不全脱位较好的成像方法。但是 CT 扫描同时具有辐射剂量大,患者检查体位受限及术后患者金属伪影等劣势。

颅颈交界区骨性结构形态不规则,常规 DR 摄影由于骨质结构间的相互遮挡,常常不能显示其全貌,合成体层成像可以任意体位(甚至不用搬动患者至检查床)进行,获得颅颈交界区的断面图像,避免了骨质结构的重叠遮挡,可以清晰显示寰椎、齿状突、寰枕关节及寰枢关节,并且骨小梁等细微结构显示较 CT 更加清晰细腻,但它不能像 CT 一样可以重建出任意方位各向同性的图像。

(2)颅颈交界区发育畸形

病例 1：

病历摘要：男性,35 岁,右下肢麻木无力 10 月,加重半年。

常规 DR 及合成体层成像图像见图 2-1-42。

CT 扫描图像见图 2-1-43。

影像诊断：颅颈交界发育畸形(寰枕不完全融合,颅底凹陷,寰枢脱位)

颅颈交界畸形测量线示意图见图 2-1-44。

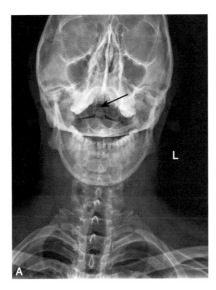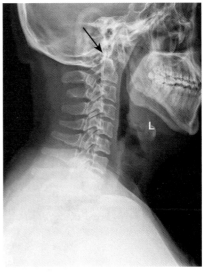

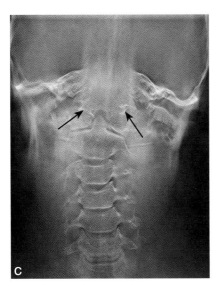
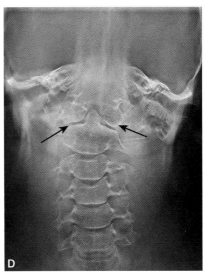

图 2-1-42　颅颈交界区 DR 及合成体层成像图像

A. 颅颈交界张口位 DR 图像,因标准位置投照(门齿与枕骨底部重叠),无法显示齿状突,故行过伸位投照显示发育短小之齿状突;B. 颅颈交界侧位 DR 图像,可见齿状突位置较高,尖部(黑箭所示)显示不清,融合寰椎的前弓及后弓显示不清;C、D. 颅颈交界区冠状位齿状突层面合成体层成像重建图像,显示寰椎两侧块与枕骨融合,寰枕关节间隙消失(C 中黑箭所示),齿状突发育短小畸形,两侧寰枢关节间隙(D 中黑箭所示)可见显示

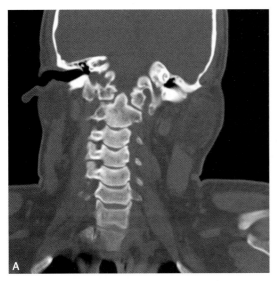
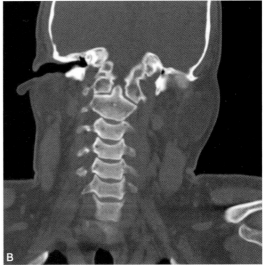

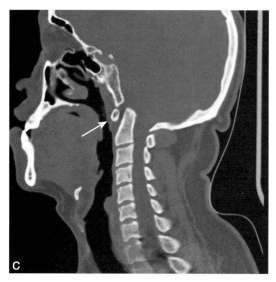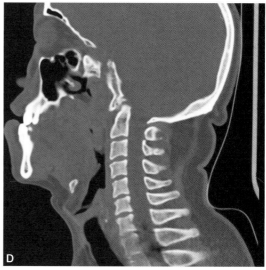

图 2-1-43 颅颈交界区 CT 扫描图像

A、B. 颅颈交界区 CT 扫描冠状位重组图像,分别与合成体层成像图像对应,显示两侧寰枢关节及骨性融合的寰枕关节,与合成体层成像图像显示内容一致;C、D. 矢状位重组的齿状突层面图像,显示齿状突突入枕骨大孔内,顶点在 Chamberlain 线上方,寰椎前弓尚可见(图 C 白箭所示),后弓显示不清,寰枢关节对位不佳

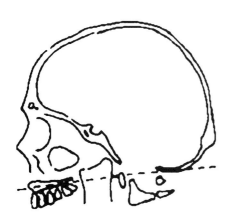

A   麦氏线(McGregor's line)

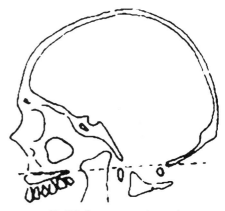

B   钱氏线(Chamberlain's line)

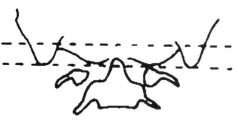

C   二腹肌沟连线及乳突连线

图 2-1-44 颅颈交界畸形(颅底凹陷)常用辅助测量线示意图

A. 麦氏线(McGregors 线),硬腭后缘到枕骨鳞部下缘的连线。齿突尖应该不超过此线 6mm。齿突上移超出该范围,为颅底凹陷;B. 钱氏线(Chamberlain 线),硬腭后缘与枕大孔后缘之间的连线,正常情况齿突尖不能超过此线 3mm,C_1 前弓在此线下方;C. 二腹肌沟连线(fishgold 线)和双乳突连线。二腹肌沟连线为在颅骨前后位断层片上作两侧二腹肌沟的连线从齿状突尖到此线的距离,正常为 5~15mm,若齿状突顶点接近此线甚至超过此线即为颅底凹陷。双乳突连线为在正位片上,两乳突之间的连线正常时正通过寰枕关节,齿状突可达此或高出此线 1~2mm,颅底凹陷症时超过此值为异常

病例2:

病历摘要:女性,55岁。双上肢无力伴肌肉萎缩9个多月,下肢行动不灵活,双上肢肌力Ⅲ级,双下肢肌力Ⅳ级。

常规DR及合成体层成像图像见图2-1-45。

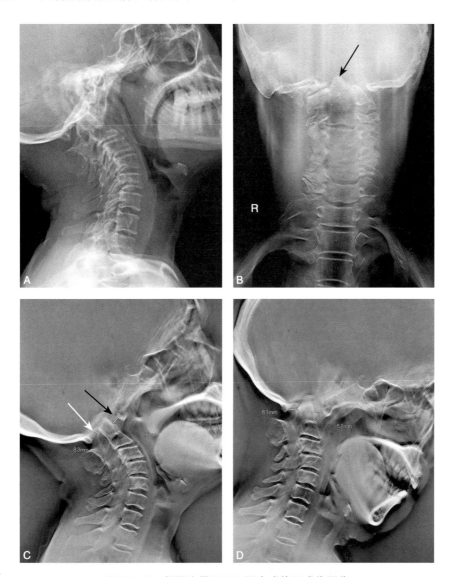

图2-1-45　颅颈交界区DR及合成体层成像图像

A.颅颈交界区常规DR侧位图像;寰椎未见明显显示,齿状突高位,颅底凹陷,颈$_{2,3}$分隔不全。无法清晰观察齿状突形态及骨质结构细节;B.颅颈交界区冠状位合成体层成像图像,图中未见寰枕及寰枢关节结构,齿状突发育不良并突入枕骨大孔内(黑箭),颈$_{2,3}$椎体呈骨性联合;C.颈椎过伸位颅颈交界区正中矢状位合成体层成像图像,寰齿前间隙(黑箭)经测量宽度约5.9mm,枕骨大孔水平骨性椎管(白箭)经测量后宽度约8.3mm;D.颈椎过屈位颅颈交界区正中矢状位合成体层成像图像,对应于C图中相应的间隙测量宽度分别为ADI 5.9mm,椎管宽度8.1mm,说明在颈椎过伸过屈运动中枕颈部脱位的骨结构间位置相对固定,没有出现不稳的征象

CT 扫描图像见图 2-1-46。

影像诊断：颅颈交界区畸形(寰枕融合,颅底凹陷,颈$_{2,3}$椎体分隔不全)、寰枢脱位但无不稳。

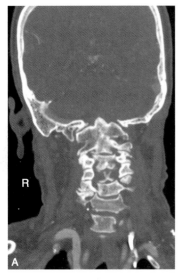
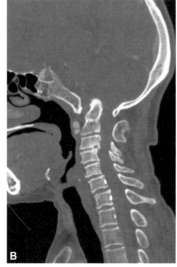
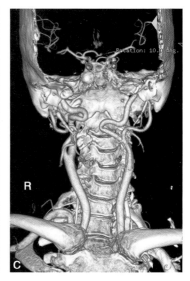

图 2-1-46　颅颈交界区 CT 扫描图像

A. CT 扫描后重组的颅颈交界区齿状突层面冠状位图像,与合成体层成像对应层面图像非常近似;B. CT 扫描后重建的齿状突层面矢状位图像,与图 2-1-45 中相应层面对骨性结构的显示相差无几;C. 多排 CT 增强扫描后颅颈交界区的 VR 图像,目的是了解伴随骨性结构的发育畸形,局部血管走行的具体情况,为手术提供进一步信息

病例 3：

病历摘要：男性,42 岁。左侧躯干及左上肢感觉(痛温觉)障碍 1 月多。四肢肌张力及肌力正常。

常规 DR 及合成体层成像图像见图 2-1-47。

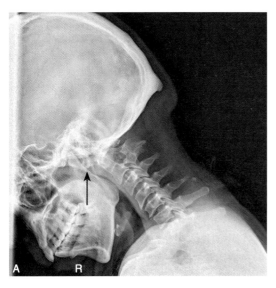
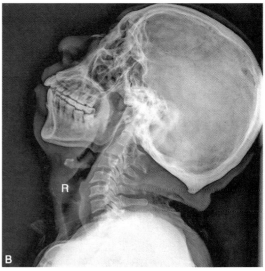

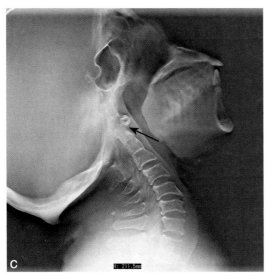
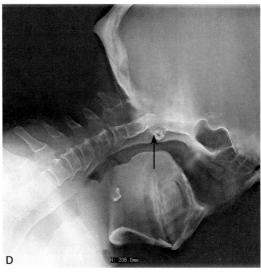

图 2-1-47 颅颈交界区 DR 及合成体层成像图像

A、B. 颈椎过屈、过伸位 DR 图像,显示颅底凹陷,寰枕融合,过屈位齿状突与寰椎前弓间隙似有增宽(A 中黑箭),因颅底骨质结构重叠较多,观察不清;C、D. 齿状突层面过伸过屈位合成体层成像图像,可见齿状突突入枕骨大孔,寰枕融合,颈2,3椎体分隔不全。过伸位齿状突与融合之寰椎前弓间隙宽度正常(C 中黑箭),过屈位 ADI 明显增大(D 中黑箭)

CT 扫描图像见图 2-1-48。

影像诊断:颅颈交界畸形(寰枕融合,颅底凹陷,颈2,3椎体分隔不全)并寰枢脱位并不稳。

病例分析:颅颈交界畸形(malformations of craniocervical junction)涵盖枕骨、寰椎及枢椎部位的骨、神经组织和血管的畸形,以骨性结构的发育畸形为主。枕骨、寰椎、枢椎及其之间

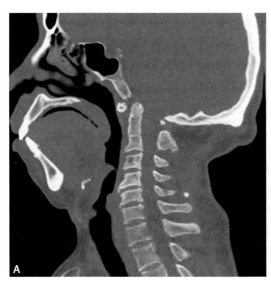
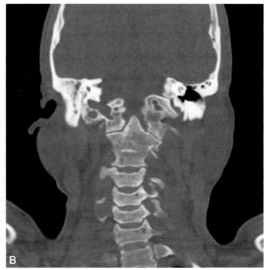

图 2-1-48 颅颈交界区 CT 扫描图像

A. CT 扫描后重组的颅颈交界区齿状突层面矢状位图像,与合成体层成像对应层面图像非常近似,显示颅底凹陷,寰椎前后弓上移,齿状突突入枕骨大孔内,寰枢前间隙增宽,颈2,3椎体分割不全;B. 齿状突层面冠状位重组图像,显示两寰椎侧块与枕骨髁融合,两侧寰枢关节间隙存在,齿状突发育畸形

63

的连接结构的异常可以直接压迫血管和神经结构,也不同程度地影响椎间关节的稳定性和活动范围,引起椎间关节脱位或不稳,表现以四肢运动、感觉功能受损为主的疾病症状,严重者可以压迫到延髓、颈髓而产生较严重症状。常见的颅颈交界区畸形有:寰枕融合、寰枢脱位、颈椎分节不良、寰椎侧块发育不良、扁平颅底、颅底凹陷、枕骨大孔内陷、短平斜坡、齿状突发育不良、齿状突肥大等。先天颅颈交界发育畸形常伴随继发的寰枢脱位及不稳。

齿状突畸形,齿状突的两个原发骨化中心左右各一,如未愈合或部分愈合,则可形成齿状突纵裂或齿状突上端分叉畸形;如齿状突和体部之间的软骨联合持续存在,则形成齿状突骨。常规 DR 摄影表现为齿状突与体部之间有横行的透亮裂隙,边缘为致密完整的骨皮质。齿状突原发骨化中心不发育或发育不全,则形成齿状突缺如或齿状突过小。齿状突顶部的二次骨化中心若不与固有齿状突愈合,则在齿状突上方终末韧带内形成一游离骨块,即终末骨。寰椎枕化是指寰椎部分或完全与枕骨联合,常伴发颅底凹陷症及枕骨大孔缩窄。常规DR 前后屈伸位侧位摄影较易显示,表现为椭圆形的寰椎前弓与枕大孔前缘融合,发育较小的棘突与枕大孔后缘联合;正位片显示寰椎侧块与枕骨髁的融合。

上颈椎不稳是指当寰枕、寰枢关节因各种原因导致其结构功能减退,以致在生理载荷下出现过度活动或异常活动,并出现一系列临床表现称上颈椎不稳,其中包括枕颈不稳及寰枢不稳。枕颈不稳常见原因为颅颈交界发育畸形(寰枕融合,颅底凹陷等),寰枢不稳常见原因为齿状突外伤及畸形、寰枢关节炎症。视造成局部不稳的原因、类型、部位及具体情况不同,其临床与常规 DR 摄影表现差异较大。因器质性病变所引起的不稳(颅底凹陷症、齿突骨折脱位后等)症状多较重;而仅仅由于动力性因素引起的暂时性不稳,症状则较轻,多表现为椎-基底动脉供血不足症状。病程长、发病缓慢者其症状较轻,而急性发生者的症状重。使椎管矢状径变宽的损伤(如 Hangman 骨折、寰椎分离性骨折等)后期残留的不稳,从常规 DR 摄影片上看十分明显,但临床症状却轻;而使椎管变狭窄的损伤,其表现当然较重。由于上颈椎位于活动较大的颅颈交界区域,该部位形态异常及不稳定常造成延髓-颈髓受压,需要进行手术处理,临床上多需要根据先天性上颈椎畸形的影像学表现(形态及稳定性)和患者的临床症状,确定其治疗方法。

常规以颈$_{1,2}$椎体为中心的侧位、过伸过屈动力位及张口位 DR 片配合 CT 及 MRI 的补充,可以对颅颈交界畸形及其稳定性做出诊断,临床上常常用到辅助测量线见图 2-1-44。张口位即在患者做张口动作时拍摄以颈$_{1,2}$椎体处为中心的正位片,此时可以较清晰地显示出颈$_{1,2}$椎体处有无畸形及损伤,并可判定颈$_{1,2}$之间的咬合关系有无变异(侧方移位或旋转)。以颈$_{1,2}$椎体为中心的侧位屈伸位片除观察有无颅底凹陷症及颈椎其他先天性畸形外,尚应测量寰齿间的距离,以判定有无寰枢椎脱位,并推断脊髓有无有受压的可能。在正常情况下,寰椎前弓后侧皮质与齿突前侧皮质之间的距离(寰齿前间隙)为 1~3mm,前屈时稍宽仰伸时则狭窄,如成人前屈时寰齿前间隙超过 3mm 则属异常,在儿童此间隙最大宽度不超过5mm。由于颅颈交界区是骨质结构重叠较多的部分,特别是在伴随有颅颈交界区复杂畸形的情况下,常规 DR 摄影观察具体的细微结构并判断骨性结构的稳定性比较困难,另外对于儿童及不能配合的老年人,常常不能得到理想的图像;多排 CT 扫描后的三维重建不仅可以比较清晰直观的观察颅颈交界区的骨质结构发育情况以及寰枢关节有无脱位,而且可以做增强扫描,观察骨骼畸形对邻近血管的影响,对临床参考意义较大。但是由于受检查体位的限制,常规只能得到卧位的图像,不能够观察上颈椎骨质结构的稳定性;近年可见有颈椎过伸过屈动态 MRI 检查在颈椎不稳中应用的文献报道,但其观察内容主要为韧带及椎间盘等软组织结构在颈椎运动过程中的变化,判断其是否对脊髓及神经根造成压迫,对椎体骨性结构的显示欠满意,不能很直观的反映颈椎的稳定性。而且由于骨科医师在手术室内常常只有术中的 X 线透视相配合,所以在术前如果有一个显示骨性结构稳定性的 X 线图像作为参考,将大大增加骨科医师的信心及手术的成功率。

因为合成体层成像可以像常规 DR 一样摆位,甚至可以不受传统检查体位限制,做多种体位,不同姿态的摄影,所以对于颅底骨质结构重叠明显的颅颈交界区,可以进行过伸过屈位合成体层成像,从而更加清晰的显示骨性标记,便于测量动力体位下颈椎骨性椎管的宽度、判断有无椎管狭窄、有无枕颈部位及寰枢关节脱位不稳。检查者在检查时采用站立位(或坐位),这样负重体位下的头颈部运动更加接近日常生活状态,克服了 CT 及 MRI 需要卧位检查的不足,可以为临床提供更加全面的参考。

(3)胸腰椎及骶椎发育畸形

病例 1:

病历摘要:女性,29 岁,发现脊柱侧弯 10 余年。查体:脊柱侧弯畸形。

常规 DR 及合成体层成像检查图像见图 2-1-49。

影像诊断:胸$_6$半椎体;胸$_{5,6}$椎体融合,右侧 5、6 后肋骨性融合;脊柱侧弯。

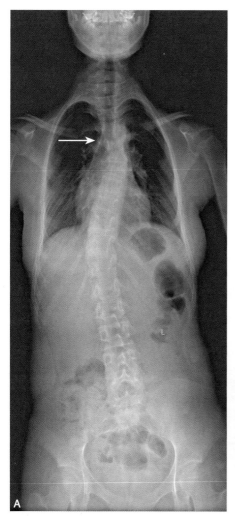
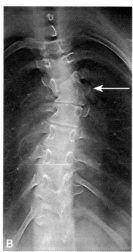
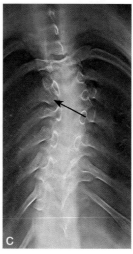

图 2-1-49　脊柱全长 DR 及胸椎合成体层成像图像
A. 脊柱全长正位片,示胸$_{5,6}$椎体形态失常并融合(白箭),右侧第 5、6 肋骨走行异常,肋间隙狭窄,胸$_{5,6}$椎体部分重叠,胸段脊柱侧弯;B、C. 上胸椎冠状位合成体层成像,显示胸$_6$椎体呈楔形,并与胸$_5$椎体融合(白箭),胸椎以此为基点左突,两侧肋骨走行不对称,右侧第 5、6 后肋部分骨性融合(黑箭)

病例 2：

病历摘要：男性，10 岁，间断性小便不能自禁。

常规 DR 及合成体层成像检查图像见图 2-1-50。

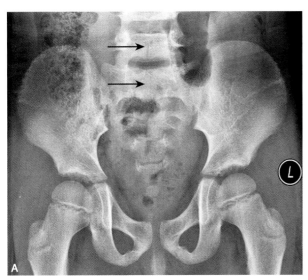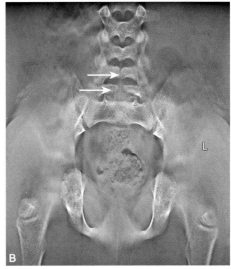

图 2-1-50　腰骶椎 DR 及合成体层成像图像

A. 腰骶椎正位常规 DR 图像，显示腰₅两侧椎板似未闭合（黑箭），但由于肠腔内气体及内容物影响，骶椎椎板及棘突骨质结构显示不清；B. 腰骶椎冠状位合成体层成像图像，清晰显示腰₅及骶₁椎体后方两侧椎板未闭合（白箭）

影像诊断：腰₅及骶₁椎体隐性脊柱裂。

病例 3：

病历摘要：男性，57 岁，发现脊柱侧弯 50 年。查体：脊柱侧弯，胸廓畸形。

常规 DR 及合成体层成像检查图像见图 2-1-51。

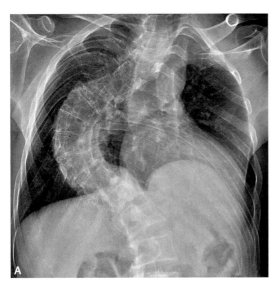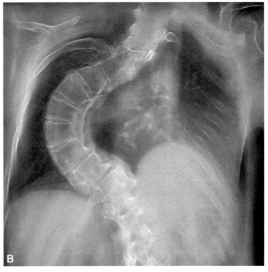

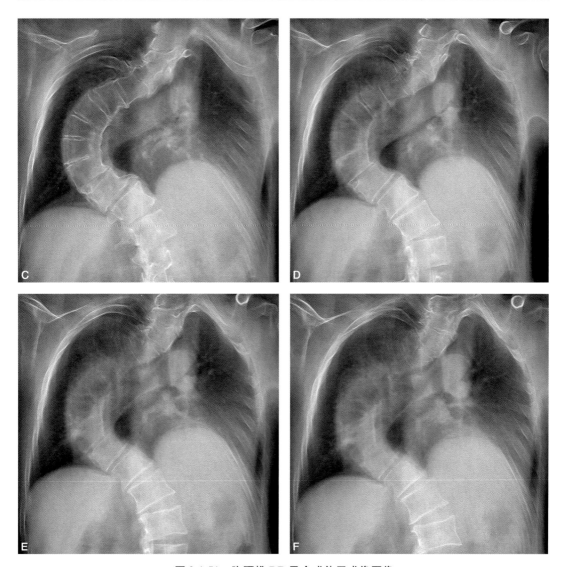

图 2-1-51　胸腰椎 DR 及合成体层成像图像
A. 胸腰段常规 DR 图像,胸腰段脊柱侧弯,肋骨形态异常,走行不规则,胸廓畸形,受重叠因素影响,椎体形态及骨质结构显示欠佳;B ~ F. 胸腰段冠状位不同层面合成体层成像图像,消除了结构重叠、体部过厚等因素的限制,清晰显示诸椎体,未见明确半椎体、裂椎、蝴蝶椎等先天畸形

　　影像诊断:特发性脊柱侧弯并胸廓畸形。

　　病例分析:脊柱畸形在颈、胸、腰、骶椎均可发生,临床常见的类型主要包括脊柱裂、半椎体、裂椎、移行椎、融合椎、齿状突畸形、寰椎枕化、枕椎、椎弓峡部裂等。脊柱畸形的诊断、分型、病变程度及治疗方案的选择主要依靠 X 线检查,但由于脊柱畸形表现多样,受胸腔、腹腔等重叠因素影响较大,部分患者因畸形无法配合完成常规体位的摄影,因此常规 DR 摄影往往造成漏诊或诊断不明确,而合成体层成像可以避免重叠的影响,又不受体位的影响,更有利于病变的显示,提高此类疾病的检出率。

　　脊柱裂是因两侧椎板不联合形成的骨性缺损,好发于下腰椎及上部骶椎,以腰$_5$、骶$_1$最多见,因为该区为脊柱最后的闭合部分。脊柱裂为先天性胚胎中叶发育不全所产生的脊柱畸形,包括隐性脊柱裂和显性脊柱裂。隐性脊柱裂是脊柱裂最常见的一种脊柱裂,椎板缺损较小,缺损处有软骨或纤维组织,椎管内容物不向外凸,因此一般不引起神经症状。常规 DR 正位片示椎弓中央有透亮裂隙影,椎板部分或完全缺如;其棘突可完全缺如,亦可发育小,甚至游离在透亮间隙内,即游离棘突;发育小的棘突可与上方过度发育的棘突融合成铡刀状,即铡刀棘突。显性脊柱裂有脊髓、脊膜从椎板缺损处向外膨出,因此常有明显的神经症状,常规 DR 片上除椎弓缺损外,还显示椎弓间距增宽、局部软组织肿块影。脊柱裂以发生在腰骶部最常见,而腰骶部常规 DR 摄影容易受到多种因素的影响,如肠道内气体及内容物的重叠、患者体型、投照条件等。合成体层成像能避免重叠等因素的影响,清晰的显示病变部位、范围及程度。

半椎体亦为脊柱畸形中常见类型。胚胎时期椎体软骨原基左右成对,若两侧均不发育,则椎体完全缺如;若一侧不发育,则形成侧半椎体;椎体一次骨化中心前后各一,前半不发育则形成后半椎体;后半不发育则形成前半椎体。受负重影响,半椎体多呈现楔形,因此又称楔形椎。相邻椎体可代偿性增大。侧半椎体可单发、多发,同侧多发者常融合。半椎体若分布不对称,常引起脊柱侧弯畸形;胸椎半椎体常伴肋骨发育畸形,如发育小、肋骨联合。由于半椎体体积较小,且常伴发脊柱侧弯,因此病变椎体易被侧弯的脊柱、正常的椎体遮掩,常规 DR 摄影对其显示不佳,而合成体层成像消除了重叠的影响,即使伴发脊柱侧弯,"隐藏"在正常椎体内的病变椎体也能清晰的显示。

裂椎分为矢状裂椎与冠状裂椎,矢状裂椎是由于胚胎发育时期外胚层和内胚层粘连致脊索局部分裂所致,椎体中央部发育很细或缺如形成椎裂。椎体中央部缺如,两半椎体大小、形态相似,尖端相对形似蝴蝶,称蝴蝶椎,以胸腰椎多见,颈椎少见,累及节段的椎间隙较邻近正常椎间隙可狭窄、变形,椎弓根间距增宽。冠状裂椎多见于下胸椎和腰椎,90% 为男性,多发生于新生儿到 4 岁之前。由于脊索残留,致使椎体前后骨化中心分离。裂椎形态多样,合成体层成像可帮助显示其形态、位置、范围以及对周围组织的压迫情况。

移行椎多见于腰骶部,第 5 腰椎移行为骶椎,使腰椎成为 4 节,骶椎成为 6 节,称为腰椎骶化,移行部位可只在横突,或横突、椎体同时与第一骶椎联合,甚至宽大的腰$_5$横突可与骶骨形成假关节。如第一骶椎与第二骶椎分离,称为骶椎腰化。移行椎也可发生在胸腰椎和骶尾骨之间。移行椎的发生率达 10% 左右,此类畸形可单独存在,也可与脊柱裂、椎弓发育不全等其他畸形合并存在。移行椎可伴有腰疼的症状,由于腰椎骶化可使脊柱运动失去动态平衡,同时又加重了腰$_{4,5}$椎间盘的负担,易产生腰$_{4,5}$椎间盘组织及关节突关节的退行性改变。骶椎腰化可使肌肉、椎间韧带张力减低,脊柱稳定性能减弱,引起慢性的腰骶部疼痛、椎间盘及关节突关节的退行性改变。合成体层成像能清晰地显示移行椎的形态及并发的退行性改变。

融合椎是由于脊柱分节异常导致邻近的两个或多个椎体完全或部分相互融合,有时椎弓、椎板、小关节或棘突也可融合在一起。多见于腰椎,其次为颈椎,胸椎较少。发生在胸椎者,相邻肋骨也可受累。融合的椎体前后径、横径常减小,椎间孔变小变圆,但融合的椎体总高度与正常基本相等,不同于其他病理性融合。合成体层成像不仅能清晰的显示融合椎,对于伴有的椎弓、椎板、小关节或棘突的融合也能清晰的显示。

椎弓峡部裂发生于脊柱上下关节突之间的椎弓峡部,是导致真性椎体滑脱的原因。约 90% 椎弓峡部裂发生于第 5 腰椎,且多为双侧。峡部骨质断裂,裂隙由纤维组织连接,致椎体小关节对抗剪切应力能力丧失,椎体稳定性差,易发生异常活动,最终导致椎体向前滑脱。椎体前移使椎间孔变形,将神经根卡压在下一椎体的后缘,椎小关节负重加大,引起椎小关节创伤性关节炎、椎小关节的增生,又加重了椎间孔和椎管侧隐窝的狭窄。椎弓峡部裂临床上主要表现为腰痛,伴或不伴下肢放射痛、间歇性跛行、下肢麻木沉重感、小腿及足部感觉减退等。常规 DR 表现为椎弓峡部裂隙,裂隙边缘硬化、不规整。DR 正位片上,第 4 腰椎以上的峡部裂常能清晰显示,裂隙位于椎弓根的内下方,从内上斜向外下,因投影原因,第 5 腰椎峡部裂常较难显示,仅可见椎弓根区密度不均,结构紊乱;侧位片上峡部裂显示为椎弓根后下方、上下关节突之间、自后上斜向前下的透亮影,但不能确定为一侧或双侧;斜位片是显示椎弓峡部裂的最佳位置,取后斜位 35°~45°,峡部裂时"狗颈部"可见一条带状裂隙,如伴有滑脱,横突和上下关节突随椎体前移,形似狗头被砍下,邻近的上下关节突常嵌入缺损间隙内。由于椎弓峡部裂的常规 DR 摄影需要严格的体位和投照技巧,常常需要多次重检;且过多的翻动患者会造成患者疼痛加重,因此常规 DR 摄影对本病的诊断是个难点。合成体层成像消除了重叠、体位等多方面的影响,对本病的诊断提供很大的帮助。

特发性脊柱侧弯指非脊柱骨性结构异常所致、原因不明的脊柱侧弯,女性多见,胸段多见,其次为胸腰段。本病 6~7 岁发病,进展缓慢,椎体二次骨化中心出现后,侧弯畸形进展迅速,直至骨骺愈合后,侧弯即停止发展。临床以背部畸形为主要症状,特别表现为站立时姿态不对称,如双肩不等高、一侧肩胛骨向后突出、前胸不对称等。常规 DR 摄影排除其他因素引起的脊柱侧弯(如半椎体、肿瘤、骨折),从而确定诊断,并可用于评价侧弯的部位和程度。病程较久者,可出现脊柱退行性改变。合成体层成像有助于显示复杂的脊柱侧弯,评估单个椎体的楔形变程度、旋转角度及脊椎附件状况,帮助选择治疗方案。

合成体层成像可作为脊柱先天畸形常规检查的重要补充,不仅具有多方位、多层面、空间分辨力高等特点,其显示的脊柱解剖结构空间位置比 CT 更加直观,能够得到更多的细节信息,同时也减少了患者的被照射量,不用做肠道准备。

2. 炎症及退变

(1) 颈椎退行性改变

病例:

病历摘要: 男性,51 岁,颈部不适 1 年余。四肢肌力及肌张力正常,活动自如。

常规 DR 及合成体层成像检查图像见图 2-1-52。

影像诊断: 颈椎退行性改变(颈 5~6 间盘变性并颈 5 滑脱)。

病例分析: 颈椎退行性改变表现为颈椎间盘退变及其继发性的一系列病理改变,如椎节失稳、松动;髓核突出或脱出;骨刺形成;韧带肥厚和继发的椎管狭窄等,刺激或压迫了邻近的神经根、脊髓、椎动脉及颈部交感神经等组织,并引起各种各样症状和体征。颈椎退行性改变的影像学表现包括:颈椎生理曲度异常;颈椎不稳定;颈椎韧带退变;椎体骨赘、钩椎关节、椎小关节退变;颈椎间盘退变;椎管、侧隐窝、椎间孔狭窄;横突孔及椎动脉异常。常规 DR 摄影包括颈椎正、侧位,颈椎左、右斜位,颈椎动力性侧位(过伸侧位、过屈侧位),寰枢椎张口位,上颈椎侧位。MRI 是颈椎退行性改变最好的检查方法,能够清晰明确地判断椎间盘有无变性、神经根及脊髓有无受压、韧带有无肥厚等,但是对骨质结构的显示不佳。

颈椎不稳是指颈椎在生理载荷下,不能维持椎体之间的正常位置而出现过度或异常活动,其病因主要包括创伤、慢性劳损、退行性改变、炎症、先天畸形、肿瘤、手术等。颈椎不稳

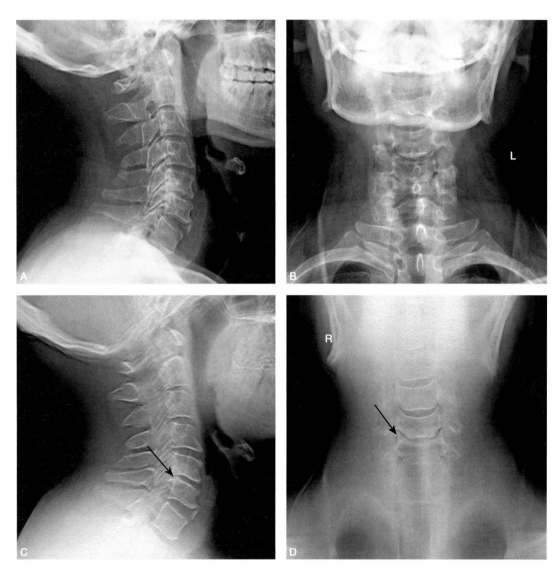

图 2-1-52　颈椎 DR 及合成体层成像图像

A、B. 颈椎正、侧位 DR 图像,显示颈椎曲度趋直,颈$_{4\sim5}$、颈$_{5\sim6}$椎间隙变窄,以颈$_{5\sim6}$间隙为著,并伴随部分椎体骨质增生及椎小关节及钩椎关节骨质增生硬化;C、D. 颈椎矢状位及冠状位合成体层成像,除 DR 图像所见之外,在颈椎侧位上尚可见颈$_{5\sim6}$椎体后缘阶梯样改变(C 图黑箭),在颈椎正位上钩椎关节增生(D 图黑箭)显示更加清晰

分上颈椎不稳和下颈椎不稳,当下颈椎因为退变导致各结构功能减退时,其活动节段的稳定性就会降低,在生理负荷下就会出现过度或异常活动,引起下颈椎不稳。临床上常常出现椎体失稳伴随着在其上或下一节段椎间盘的变性。颈椎发生不稳后由于人体自身的代偿机制,通过椎体小关节骨质增生、韧带骨化、椎间盘变性等一系列改变可能会达到再次稳定。颈椎不稳是颈椎退变过程中的一种表现,颈椎不稳包括水平不稳和成角不稳。颈椎不稳的诊断主要依靠常规 DR 过伸过屈位摄片,测量椎体间的水平位移或角位移来进行判断(水平移位大于 3mm,角移位大于 11°)。颈$_{4\sim5}$、颈$_{5\sim6}$节段在颈椎屈伸运动中活动幅度最大,退变

最容易在这两个颈椎节段发生。常规 DR 摄影难以避免重叠因素的影响,尤其对于细微结构及小关节,例如:椎体后缘出现唇样骨质增生可能会遮挡真正的椎体后缘,造成漏诊或误诊。但是侧位的合成体层成像能清晰地显示椎体后缘的阶梯样改变,负重状态下颈椎过伸过屈位合成体层成像可以更加清晰地观察退变颈椎椎体的骨质结构及顺列信息,很好地避免了颈椎失稳的误诊和漏诊。

（2）腰椎退行性改变与腰椎滑脱

病例1:

病历摘要:女性,42 岁,腰部不适 1 年余。查体:四肢肌力及肌张力正常,活动自如。常规 DR 及合成体层成像检查图像见图 2-1-53。

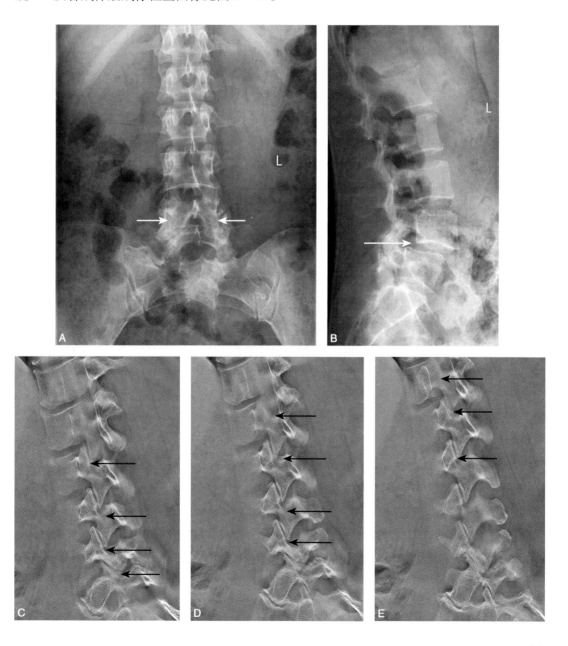

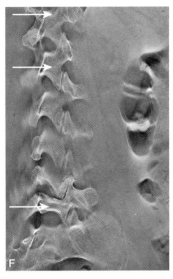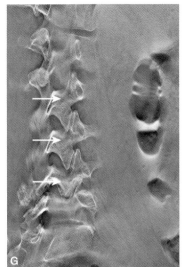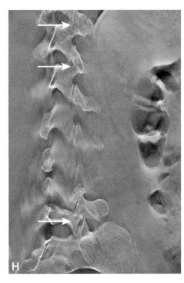

图 2-1-53 腰椎 DR 及合成体层成像图像

A、B. 腰椎正、侧位 DR 图像,显示腰椎曲度存在,序列欠佳,腰$_4$椎体向前移位,腰$_{4\sim5}$关节突关节骨质增生硬化(白箭);C ~ H. 腰椎斜冠状位合成体层成像图像,清晰显示右侧椎弓峡部(黑箭)及左侧椎弓峡部(白箭)骨质结构完整,未见峡部裂

　　影像诊断:腰椎轻度退行性改变,并腰$_4$椎体向前 I 度滑脱。

　　病例 2:

　　病历摘要:女性,60 岁,腰部疼痛 2 年余,并向下肢放射性疼痛。查体:四肢肌力及肌张力正常,活动自如。

　　常规 DR 及合成体层成像检查图像见图 2-1-54。

　　影像诊断:腰椎退行性改变,并腰$_3$椎体向后 I 度滑脱,腰椎侧弯。

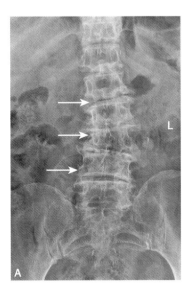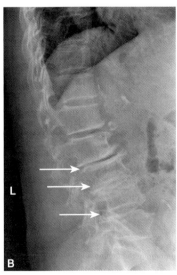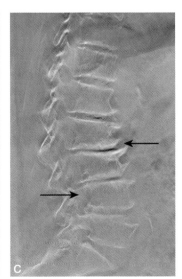

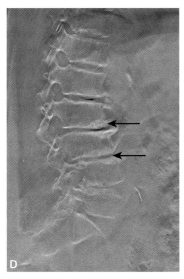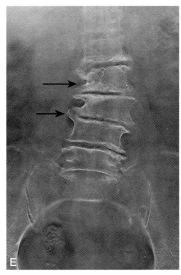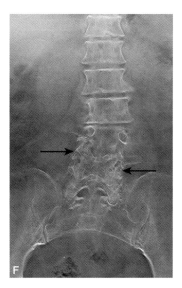

图 2-1-54　腰椎常规 DR 及合成体层成像图像
A、B. 腰椎正、侧位 DR 图像,见腰椎曲度存在,序列欠佳,腰₃椎体轻度向后移位,腰椎骨质增生硬化,椎间隙狭窄(白箭);C ~ F. 分别为腰椎矢状位、冠状位合成体层成像图像,清晰的显示椎体骨质疏松、关节突关节面硬化、腰₃椎体向后轻度滑脱、腰椎侧弯(黑箭)

病例 3:

病历摘要: 女性,53 岁,腰部疼痛 1 年余。查体:四肢肌力及肌张力正常,活动自如。

常规 DR 及合成体层成像检查图像见图 2-1-55。

影像诊断: 腰椎退行性改变;腰₁椎体向前 I 度滑脱,腰椎侧弯。

病例分析: 腰椎退行性病变是一种生理性改变,是人体自然老化过程的一部分,大部分退变并不引起明显的临床症状。腰椎退行性病变大致分为如下几类:①腰椎间盘纤维环的退变,椎间盘组织承受人体躯干及上肢的重量,极易退变,椎间盘纤维环出现网状变性和玻璃样变,失去原来的层次和韧性,产生不同裂痕,继而完全破裂。②椎间盘髓核的退变,髓核的退变多在骨关节和纤维环退变的基础上发生的,纤维环的裂隙加深,变性的髓核沿着裂隙而突向边缘,这形成了腰椎间盘突出症。③软骨终板的退变,椎间盘的软骨终板会随年龄的增加而变薄、钙化和不完整,并产生囊性变和软骨细胞坏死。④腰椎体的退行性改变,腰椎表面受损后,骨膜上下血肿形成,成纤维细胞开始活跃,并逐渐长入血肿内,以肉芽组织取代血肿,随着血肿的机化和钙化沉积,最后形成突向椎管或突出于椎体的骨赘,骨赘的形成是机体的一种保护性措施,能起到稳定椎节、避免异常活动和增加负重平面的作用。但是椎管内的骨赘会对脊神经和硬膜囊压迫产生不同的神经根压迫症状。⑤腰椎小关节的退行性改变,椎间盘和小关节构成椎体间的一个三角形的支架结构,以稳定椎体间的关系,当腰椎退变或者椎体间关节受损后,小关节的稳定性遭到破坏而发生病理改变,出现腰椎关节稳定性下降,关节间隙狭窄和椎间孔狭窄,压迫神经根而出现症状。⑥黄韧带的退行性改变,黄韧带在退变或损伤时,逐渐增生肥厚,弹性减低,并出现钙化和骨化,压迫椎管硬膜囊,产生继发性椎管狭窄。⑦其他韧带的退变,出现纤维化或硬化从而限制腰椎的运动。⑧骨赘形成。由于腰椎的退行性改变引起椎间盘退变、韧带松弛、椎间不稳、椎小关节磨损、关节突变平等原因,逐渐可出现腰椎滑脱,但峡部仍保持完整,故又称假性滑脱,多见于腰₄,₅椎体,滑脱程

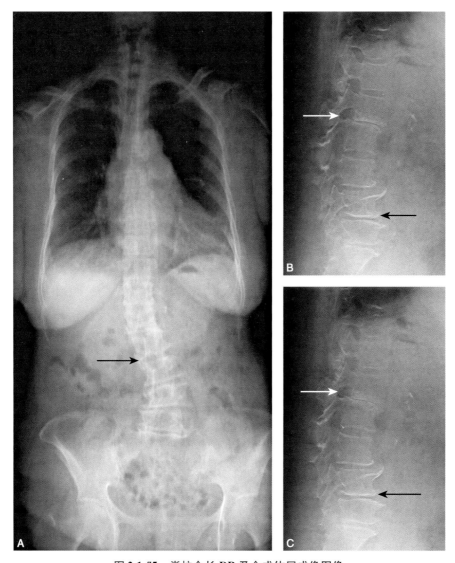

图 2-1-55　脊柱全长 DR 及合成体层成像图像

A. 脊柱全长正位 DR 图像,显示腰椎侧弯(黑箭),侧弯处骨质结构不清;B ~ C. 矢状位合成体层成像图像,显示椎体骨质增生硬化,椎间隙狭窄,以腰$_{1/2}$椎间隙、腰$_{4/5}$椎间隙及腰$_5$/骶$_1$椎间隙狭窄较明显(黑箭),腰$_1$椎体向前轻度滑脱(白箭)

度一般较轻。

X 线腰椎正侧位摄片检查是诊断腰椎退变最常用的方法,可显示椎体边缘变锐和大小不等的骨唇形成,椎体后缘发生骨唇较少见。有时骨唇较长,但极少在间隙平面相互连接,此与强直性脊椎炎骨唇连接形成竹节状不同,晚期椎间盘退变,软骨变薄后可见椎间隙变窄,椎体边缘硬化及骨唇形成。老年人可有脊椎普遍性脱钙疏松,或椎体上下面中间凹陷似鱼尾状改变。在椎间隙变窄过程中可能发生节段不稳定情况时,可做脊柱过伸和屈曲位 X 线摄片检查。正常时椎体间是没有移位的。认真观察腰椎板上缘、横突上缘、及上腰椎的下关节突尖部,正常的排列在一条水平线上,如发现任何移位,即表示椎体不稳定。

合成体层成像避免了重叠及体位因素的影响,对骨赘、韧带钙化、小关节磨损、椎管狭窄、椎体有无滑脱及滑脱程度能够做出更清楚、准确地显示。

(3) 脊柱结核

病例:

病历摘要:女性,39 岁,低热伴颈部疼痛。查体:颈部活动度差。

常规 DR 及合成体层成像检查图像见图 2-1-56。

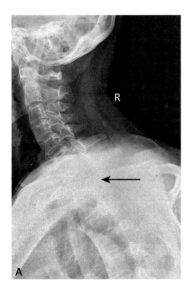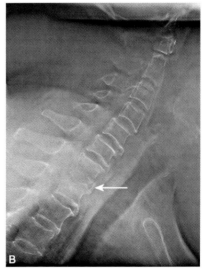

图 2-1-56　颈胸椎交界 DR 及合成体层成像图像
A. 颈胸椎交界处侧位常规 DR 图像,受重叠因素影响,病变椎体及椎间隙显示不清(黑箭);B. 颈胸椎交界处矢状位体层合成图像,显示颈$_7$椎体下缘、胸$_1$椎体上缘骨质结构模糊,终板骨质结构破坏,颈$_7$~胸$_1$椎间隙模糊(白箭),较常规 DR 图像能够反映更多细节

影像诊断:颈$_7$及胸$_1$椎体结核。

病例分析:脊柱结核是骨关节结核中发病率最高的一类,其感染途径主要有血行感染,淋巴道感染及局部蔓延,好发于儿童及青年,近年来 60 岁以上老年人有增多的趋势。发病部位成人以腰椎最多,胸椎次之,颈椎最少;儿童以胸椎多见,颈椎次之,腰椎较少。约 90%的脊柱结核病变在椎体,可累及多个椎体,单纯附件结核较少见。脊柱结核可以分为中心型、边缘型、韧带下型、附件型,以前两型较多见,而且病变好累及相邻的两个椎体,附件较少受累。临床上脊柱结核绝大多数发生在椎体,究其原因主要有:椎体的负重大容易劳损;椎体以松质骨为主,更容易受到侵犯;椎体上很少有肌肉附着;椎体滋养动脉多为终末动脉,结核细菌栓子可停留在此处。

影像检查是诊断脊柱结核的主要检查方法,包括常规 DR 摄影、CT 及 MRI。

脊柱结核的 X 线表现包括:骨质破坏,椎间隙变窄或消失,后凸畸形,冷脓肿形成以及死骨的出现,椎体结核主要引起松质骨的破坏。由于骨质破坏和脊柱承重的关系,椎体塌陷变扁或呈楔形。由于病变开始多累及椎体的上下缘及邻近软骨板,较早就引起软骨板破坏,而侵入椎间盘,使椎间隙变窄,甚至消失和椎体互相嵌入融合而难于分辨。受累的脊柱节段常出现后突变形。病变在破坏骨质时可产生大量干酪样物质流入脊柱周围软组织中而形成冷性脓肿。腰椎结核干酪样物质沿一侧或两侧腰大肌流注,称为腰大肌脓肿,表现为腰大肌轮廓不清或呈弧形突出。胸椎结核的脓肿在胸椎两旁,形成椎旁脓肿,表现为局限性梭形软组织肿胀,边缘清楚。在颈椎,则使咽后壁软组织增厚,并呈弧形前突,侧位上易于观察。时间较长的冷性脓肿可有不规则形钙化。

X 线摄片可以发现较为明显的脊柱结核病变,如较大的骨质破坏,椎间隙变窄及椎旁脓肿等征象,对较小的破坏、早期病变、钙化、死骨的显示不佳。另外,脊柱重叠较多,小病灶或附件病灶容易遗漏,因此常规 X 线摄片有一定局限性。CT 没有组织间的重叠遮挡,密度分辨率高,观察小骨质破坏、死骨形成及软组织钙化较常规 X 线摄片更有优势。MRI 检查无辐射,对组织内水及蛋白质含量改变非常敏感,在常规 X 线摄片及 CT 扫描未见异常时,它就可以显示受累椎体及椎旁软组织的信号改变;对于中晚期脊柱结核患者,MRI 还可以显示脊髓及邻近软组织的继发改变,但对死骨及钙化形成具有很大的局限性。

较常规 X 线摄片,合成体层成像可以获得任意层面骨骼的断层图像,避免了骨质结构的重叠遮挡,而且图像具有很高的空间分辨率,可以显示隐蔽的较小的骨质破坏、死骨及病理骨折,以及碎骨片突入椎管的情况;而且射线剂量远小于相同部位的 CT 检查扫描剂量。

（4）强直性脊柱炎

病例 1：

病历摘要：女性,24 岁,左侧髋关节酸痛 1 年余。查体:左侧髋关节压痛,4 字试验阳性。实验室检查:人体白细胞抗原-B27（HLA-B27）:弱阳性,血沉（ESR）:21mm/h,C 反应蛋白（CRP）:13.67mg/L。

合成体层成像检查图像见图 2-1-57。

影像诊断：左骶髂关节炎并骨性融合。

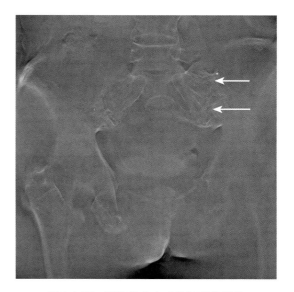

图 2-1-57　骶髂关节合成体层成像图像
两侧骶髂关节冠状位合成体层成像图像,显示左侧骶髂关节面硬化欠光滑,局部呈骨性融合,关节间隙消失（白箭）

病例 2：

病历摘要：男性,26 岁,腰背部、臀部疼痛 1 年余,加重 2 周。查体:双侧髋关节压痛,双侧 4 字试验阳性。实验室检查:人体白细胞抗原-B27（HLA-B27）:阳性,血沉（ESR）:19mm/h,C 反应蛋白（CRP）:26.34mg/L。

常规 DR 及合成体层成像检查图像见图 2-1-58。

影像诊断：双侧骶髂关节炎(强直性脊柱炎)。

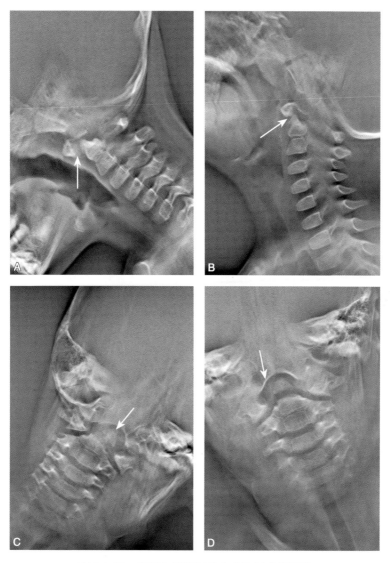

图 2-1-67　颅颈交界及颈椎合成体层成像图像

A、B. 颅颈交界过屈过伸矢状位合成体层成像齿状突层面图像,可清晰显示齿状突形态失常,尖部游离。过屈位 ADI 明显增宽(A 中白箭),枢椎向后明显滑移,过伸位枢椎复位,ADI 达到正常范围(B 中白箭);C、D. 颅颈交界左右侧偏冠状位合成体层成像齿状突层面图像,显示了随着头部的左右侧偏,断裂游离的齿状突与基底部的相对位置移动,两断端间可见较宽缝隙。左侧偏时可见寰椎侧块相对于枢椎出现明显位置移动(C 中白箭),关节面对应关节不佳,右侧偏时寰枢侧方关节复位(D 中白箭)

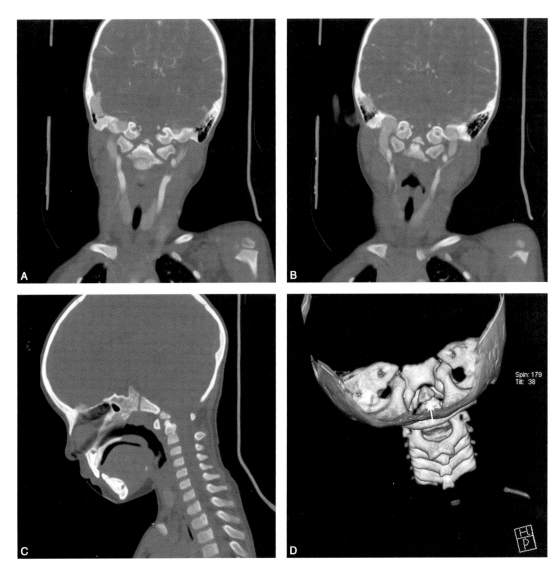

图 2-1-68　颅颈交界及颈椎 CT 扫描图像

A、B. 颅颈交界区 CT 重组冠状位齿状突层面图像,与合成体层成像相似,可见齿状突基底部骨质连续性中断,断面欠光滑,未见骨皮质显示,齿状突呈游离状态;C. 重组矢状位齿状突层面图像,齿状突游离,形态失常,寰枢前关节间隙增宽;D. 三维容积成像,可见游离齿状突全貌(白箭所示为齿状突)

迫,脊髓长时间反复受到刺激便会出现脊髓病的症状;另一种情况是寰椎前移程度不断加重,同时寰枢椎之间的连接组织在移位后的位置上仍保持相当的强度,使寰椎在移位后的位置上稳定,患者颈椎的伸屈动作不能改变寰枢椎的相对位置,便形成寰枢椎脱位,脱位后脊髓往往受到枢椎椎体后上缘的静态压迫。对于寰枢椎不稳的患者,随着头颈部的屈曲及后伸活动,颈脊髓在寰枢椎部位反复受到压迫或刺激便会出现颈脊髓病的表现,如四肢无力、麻木、胸腹部束带感等;同时椎动脉也可受到刺激痉挛而表现出椎动脉型颈椎病的症状。寰枢关节脱位与不稳先行颅骨牵引治疗,经牵引能复位者行寰枢椎融合固定术;不能复位者行枕颈融合术,有压迫者行减压术。所以术前必须对寰枢椎有无不稳及脱位做出判断。

对寰枢椎有无不稳及脱位的诊断除了相应的临床诊断,影像学检查是必不可少的。患者常规需要进行颅颈交界区的张口位、侧位及过伸过屈位 DR 摄影,必要时进一步 CT、MRI 检查。常规 DR 摄影及多排 CT 扫描可以比较好的反映骨性结构间的关系,MRI 可以观察局部脊髓有无受压改变。颅颈交界区的合成体层成像可以很好的显示局部骨质结构,较普通 X 线平片能够更加直观精确地测量过伸过屈位寰齿前间隙宽度。成人 ADI>3mm,儿童 ADI >5mm 可以诊断寰枢脱位。

颅颈交界冠状位合成体层成像避免了门齿对寰枢椎的遮挡,不需要患者张口配合,对于老人及儿童都能得到清晰的图像。在合成体层成像图像上不仅可以观察齿状突是否居中,还可以清晰地看到两侧寰枢关节及寰枕关节,必要时还可以进行头部左右侧偏位的冠状位合成体层成像,进一步观察在这两个动作时齿状突位置的改变及两侧寰枢关节的稳定情况。图例中,左右侧偏位寰枢关节位移幅度相差达 5mm,结合临床症状诊断为寰枢不稳,临床实践中发现其他患者左右侧偏位两侧寰枢关节位移幅度相差都不超过 2mm。

（2）下颈椎骨折

病例：

病历摘要：男性,34 岁,外伤后截瘫 7 小时,双上肢无力,大小便失禁。查体:乳头上 3cm 以下感觉运动功能均丧失。

常规 DR 及合成体层成像图像见图 2-1-69。

CT 扫描图像见图 2-1-70。

影像诊断：颈$_{5、6}$椎板骨折;颈$_7$压缩骨折并椎体滑脱、相应椎管狭窄;颈前软组织肿胀。

病例分析：绝大多数脊柱骨折和脱位均发生在脊柱活动范围大与活动度小的交界区,此处也正是生理性前凸和后凸的转换处,如颈$_{1～2}$、颈$_{5～6}$、胸$_{11～12}$、腰$_{1～2}$、腰$_{4～5}$处的骨折脱位最常见。颈椎外伤后颈部症状表现为颈部疼痛,活动障碍,颈肌痉挛,颈部广泛压痛,并且发麻发胀,局部症状严重,当出现颈椎骨折后常常伴随脊髓损伤,出现程度不同的瘫痪体征。下颈椎外伤主要包括:

1）屈曲压缩所致损伤:前柱压缩、后柱牵张损伤的结果,包括①前方半脱位(过屈型扭伤)是一种隐匿型颈椎损伤;②双侧脊椎间关节脱位:因过度屈曲后中后柱韧带断裂,暴力使脱位的脊椎关节突超越至下一个节段小关节的前方与上方。椎体脱位程度至少要超过椎体前后径的 1/2,脱位椎体的下关节突移位于下一个节段上关节突的前方;③单纯性楔形(压缩性)骨折:表现为椎体前缘骨皮质嵌插成角,或为椎体上缘终板破裂压缩,多见于骨质疏松者。

2）垂直压缩所致损伤:①第一颈椎双侧性前、后弓骨折:又名 Jefferson 骨折,常规 DR 摄影上很难发现骨折线,CT 检查最为清楚,可以清晰地显示骨折部位、数量及移位情况。②爆破型骨折:为下颈椎椎体粉碎性骨折,一般多见于颈$_{5、6}$椎体,破碎的骨折片不同程度凸向椎管内,因此瘫痪发生率可以高达 80%。

3）过伸所致损伤:①过伸性脱位:最常发生于高速驾驶汽车时,因急刹车或撞车,由于惯性作用,头部撞于挡风玻璃或前方座椅的靠背上,并迫使头部过度仰伸,接着又过度屈曲,使颈椎发生严重损伤。损伤的结果就是使颈椎向后移动,并有脊柱后凸,使脊髓夹于皱缩的黄韧带和椎板之间而造成脊髓中央管周围损伤。部分病例,特别是年老者,原有的下颈椎后方的骨刺可以撞击脊髓,使受损脊髓的平面与骨折的平面不符合。②损伤性枢椎椎弓骨折:

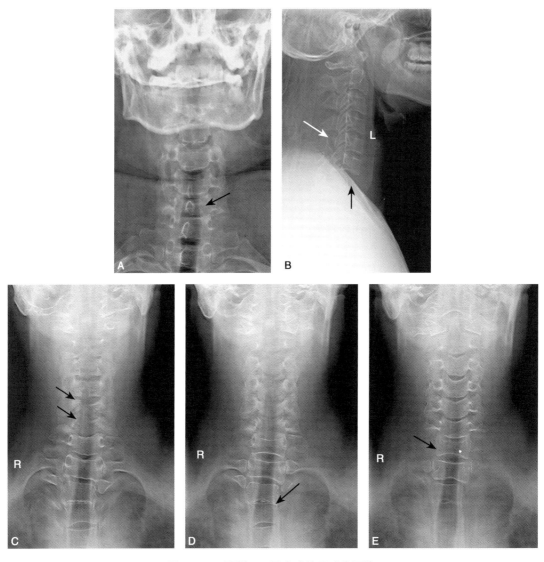

图 2-1-69　颈椎 DR 及合成体层成像图像

A. 颈椎正位 DR 图像,见颈$_6$椎体(黑箭)稍变扁,颈$_{5,6}$棘突间距稍小,颈$_{6,7}$棘突排列轻度错位;B. 颈椎侧位 DR 图像,见颈$_5$椎板骨质连续性中断(白箭),颈$_{6,7}$顺列失常,颈 7 椎体稍变扁,椎体前上缘可见游离骨块(黑箭),局部颈前软组织肿胀。并未见到正位图像上所示颈$_6$椎体变扁;C ~ E. 颈椎冠状位合成体层成像不同层面,显示颈$_{5,6}$椎板骨折线(C 图黑箭),胸$_{2,3}$椎体分隔不全(D 图黑箭),在邻近椎体的对比下颈$_7$椎体变扁更加明确(E 图黑箭)

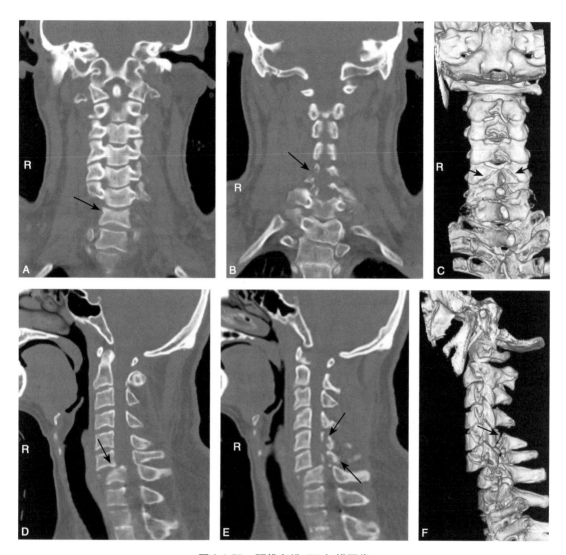

图 2-1-70　颈椎多排 CT 扫描图像

A、B. 多排 CT 冠状位重组图像,显示为变扁的颈$_7$椎体(A 图黑箭)及颈$_5$椎板骨折线(B 图黑箭),冠状位合成体层成像图像与 CT 重组图像非常接近;D、E. 多排 CT 矢状位重组图像,更加清晰直观地显示滑脱变扁的颈$_7$椎体(D 图黑箭),颈$_{5,6}$椎板的骨折线(E 图黑箭);C、F. 多排 CT 扫描不同角度重建 VR 图像,图中黑箭所示为颈$_5$椎板骨折线

此型损伤的暴力来自颏部,使颈椎过度仰伸,在枢椎的后半部形成强大的剪切力量,使枢椎的椎弓不堪忍受而发生垂直状骨折。

影像学检查是颈椎外伤后必不可少的检查,以明确诊断并评估颈椎的损伤程度。目前常用的检查方法包括常规 DR 摄影、CT 及 MRI 检查。常规 DR 摄影及 CT 检查主要观察颈椎外伤后的骨质结构情况,MRI 检查则用于判定软组织及脊髓的损伤程度。常规 DR 摄影骨质结构重叠严重,尤其对于强迫体位的患者,容易出现误诊及漏诊,发现异常者常常还需要进一步 CT 扫描,增加了患者的痛苦和风险,合成体层成像能显示骨折细节,避免重叠、强迫体位等因素的影响及外固定物的影响,而且合成体层成像可在常规 DR 摄影发现异常时立即拍摄,方便、快捷,而且避免了再次搬运患者可能造成的风险。

（3）胸腰椎骨折

病例1：

病历摘要：男性,49 岁,1 小时前高处坠落,胸腰部疼痛 1 小时。查体：胸腰部压痛。常规 DR 及合成体层成像图像见图 2-1-71。

影像诊断：胸$_{11、12}$椎体压缩骨折。

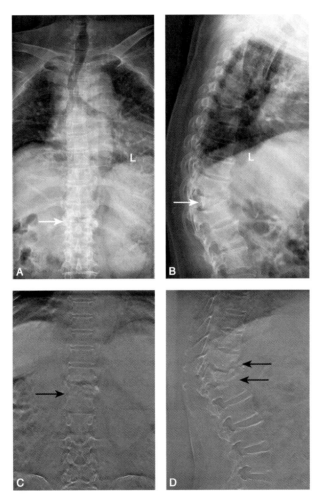

图 2-1-71　腰椎 DR 及合成体层成像图像

A、B. 腰椎正侧位常规 DR 摄影图像,显示胸$_{12}$椎体变扁（白箭）,胸$_{11}$椎体局部密度稍高,胸$_{11}$椎体前下缘显示不清,因重叠影响,骨折线显示不清晰;C、D. 腰椎冠状位、矢状位合成体层成像图像,消除了常规 DR 摄影的重叠、伪影等因素的影响,清晰地显示出骨折线、椎体塌陷情况,矢状位显示胸$_{12}$椎体骨质断裂、凹陷、压缩（C 中黑箭）,同时,图片还显示了胸$_{11}$椎体前下缘骨质断裂（D 中黑箭）

病例2：

病历摘要：女性，50 岁，2 小时前不慎摔倒，腰部疼痛 2 小时。查体：腰$_2$椎体压痛。常规 DR 及合成体层成像图像见图 2-1-72。

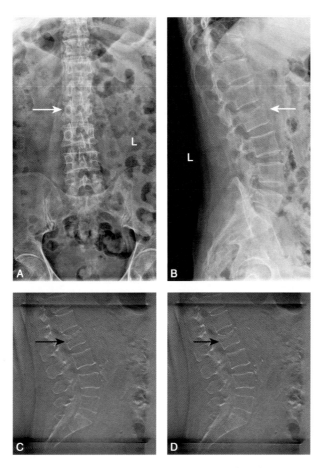

图 2-1-72 腰椎 DR 及合成体层成像图像
A. 腰椎正位常规 DR 摄影图像，因椎体结构重叠，骨折线显示不清；B. 腰椎侧位常规 DR 摄影图像，显示腰$_2$椎体上缘骨折(白箭)；C、D. 腰椎矢状位合成体层成像图像，去除了重叠因素的干扰，清晰地显示出腰$_2$椎体上缘骨折(黑箭)，骨折线影清晰，并向下塌陷

影像诊断：腰$_2$椎体上缘骨折。

病例3：

病历摘要：女性，47 岁，2 小时前扭伤腰部后疼痛。查体：腰椎压痛，左侧较明显。常规 DR 及合成体层成像图像见图 2-1-73。

影像诊断：第$_4$腰椎峡部骨折并腰$_4$椎体滑脱。

病例分析：脊柱外伤中，胸腰椎骨折十分常见。脊柱主要由椎体、椎间盘、前纵韧带、后纵韧带、椎管、附件等构成，是躯体的主要承重部位。当其受到强大的外力时，导致髓核突入下位椎体内造成椎体爆裂、楔形变及附件损伤，破坏脊柱的整体稳定，造成不同程度的神经

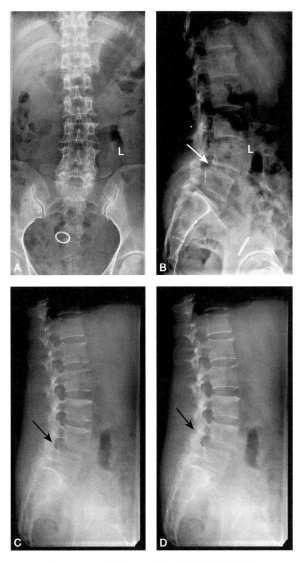

图 2-1-73 腰椎 DR 及合成体层成像图像

A、B. 腰椎正侧位常规 DR 摄影图像,显示腰椎序列不佳,腰₄椎体向前移位(白箭),移位程度约相当于 1/4 椎体前后径。腰椎轻度侧弯,腰₃、₄椎体周边见骨质增生影,未见明确骨折线影;C、D. 腰椎矢状位合成体层成像图像,除了显示常规 DR 摄影图像所显示的异常征象外,还清晰明确地显示了腰₄椎体峡部骨质断裂(黑箭)

损伤,影响患者的生活。胸腰椎外伤常由高处坠落、车祸、暴力冲击脊柱以及弯腰弓背时受到较强的挤压力等原因引起,轻者会出现椎骨裂纹骨折、软组织损伤、韧带损伤,重者会出现碎骨片移位、椎管容积和脊柱曲度的改变以及神经根损伤等。

胸腰椎外伤的机制包括以下几方面:①单纯压缩骨折:前屈或压缩力,前柱受压力,后柱受张力,中柱为支点,表现为楔形变,根据外力大小及受限程度可分为三型。②爆裂型骨折:前、中、后三柱均受压,中柱受损为特征,骨折块或椎间盘常突入椎管,脊髓损伤多见。爆裂型骨折的影像学表现包括:椎体前、中、后高度均下降;椎体后壁骨折并突入椎管;椎弓根间距增宽;椎板骨折。爆裂型骨折分五型,Ⅰ型上下终板均骨折,Ⅱ型为上终板骨折,Ⅲ型为下终板骨折,Ⅳ型为旋转爆裂骨折,Ⅴ型为侧屈爆裂骨折。③安全带型损伤:前柱或更前方为支点,中后柱受张力,根据损伤程度不同,稳定性也有相当差别。④骨折脱位型损伤:由严重复合暴力所致,常累及三柱,造成不同程度的神经损伤。

对于脊柱损伤的患者,快速、精准的诊断对于该病的及时救治和恢复具有重要的意义。常用的影像诊断方法有常规 DR 摄影、CT、MRI 等,不同的检查手段有不同的适应证,临床上常需要各种检查手段的相互补充。常规 DR 摄影费用低廉、操作简单、辐射相对较少,可较好的判断胸腰段脊柱曲度、序列、受伤部位,对多数胸腰椎骨折可诊断明确。但对特殊部位,如组织较厚、肠道气体及内容物影响较大的腰椎、椎弓根、附件等,常规 DR 摄影难以显示骨折细节。另外脊柱外伤患者很难配合投照体位,造成体位不标准,影响诊断。CT 检查虽能显示损伤椎体全貌,但价格昂贵、辐射剂量大、后处理繁琐。合成体层成像提高了不同层面结构显示的清晰度,同时,它对于体位要求不高,对骨骼细微结构的显示具有一定优势,为外伤患者提供了相对安全、可靠的影像检查方法。

(4) 骶尾椎骨折

病例:

病历摘要:男性,42 岁,骶尾部外伤后疼痛一天。查体:骶尾部压痛明显。

常规 DR 及合成体层成像检查图像见图 2-1-74。

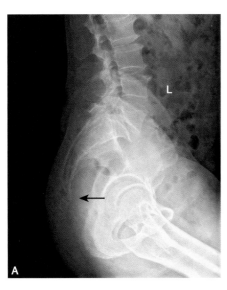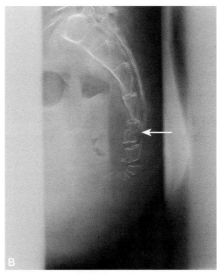

图 2-1-74　骶尾部 DR 及合成体层成像图像

A. 骶尾骨侧位常规 DR 图像,骶$_5$形态欠佳(黑箭),由于臀部软组织较厚,侧位片上骶尾骨显示欠佳,骨折线显示不清晰;B. 骶尾部矢状位正中层面合成体层成像图像,去除了软组织及邻近骨质重叠的影响,可清晰明确的显示骶$_5$椎体的骨折线(白箭)

影像诊断:骶骨骨折。

病例分析:骶尾部外伤临床上亦较为常见,传统的检查方法为骶尾骨正侧位 X 射线摄片及 CT 扫描。骶尾骨正侧位 DR 摄影为常用检查方法,但是骶尾骨形态不规则;正位片骶尾骨与盆腔肠管内容物重叠,侧位片骶尾骨上部与髂骨重叠,下部骨质相对较薄,并与厚度较大臀部软组织重叠,造成骨质结构显示不清;与此同时侧位骶尾骨后方为空气,与臀部软组织密度反差较大,图像质量很难保证,极易造成骶尾骨病变的误诊及漏诊。合成体层成像因具有很好的空间分辨率,分层面重建后图像去除了重叠组织的干扰,对骶尾骨骨性结构显示很有优势,能够得到更多的细节信息,发现一些微小病变,对于骶尾部外伤的诊断具有很好的临床应用前景。

（5）骨盆多发骨折

病例：

病历摘要：女性,41 岁,1 小时前车祸伤及下腹部,下腹及髋部疼痛。查体:下腹部多处压痛。

常规 DR 及合成体层成像图像见图 2-1-75。

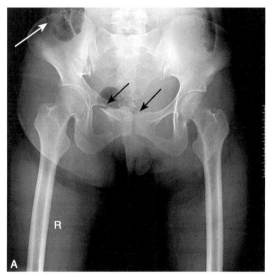
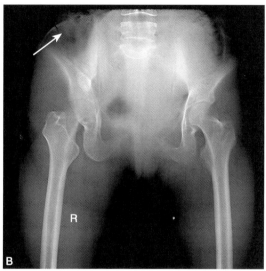
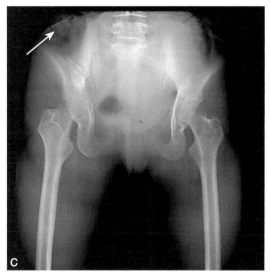

图 2-1-75　骨盆 DR 及合成体层成像图像
A. 骨盆正位常规 DR 摄影图像,显示双侧耻骨、右侧坐骨骨质连续性中断(黑箭),右侧髂骨似见一裂隙(白箭),但局部受肠内容物重叠影响显示不清;B、C. 骨盆冠状位合成体层成像图像,消除了肠内容重叠因素的影响,可清晰的显示出右侧髂骨翼骨折线影(白箭)

CT 扫描图像见图 2-1-76。

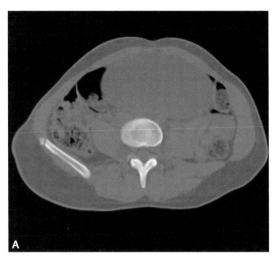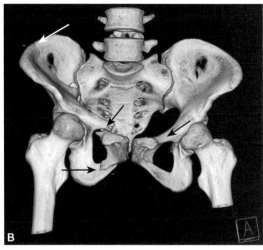

图 2-1-76　骨盆多排 CT 扫描图像

A. CT 扫描轴位图像,显示右侧髂骨翼骨质连续性中断;B. 多排 CT VR 图像,显示双侧耻骨、右侧坐骨骨折线(黑箭)及右侧髂骨骨折线(白箭)

影像诊断:双侧耻骨、右侧坐骨及右侧髂骨骨折。

病例分析:骨盆骨折多为强大的外力所致,由于骨结构坚固以及盆腔内含有脏器、血管、神经等重要结构,因此这类创伤并发症多,病死率高达 5%～25%。骨盆是一个环状骨性结构,由两侧髂骨、骶骨和尾骨借助耻骨联合围成。在生物力学上,骨盆环作为一个完整的力学器官,均匀地把上身重量传导至双下肢。骨盆常规 DR 摄影能够在一定程度上了解骨折的部位和骨折类型及有无错位等,但由于骨盆形态不规则,易受腹部软组织、肠道内容物伪影干扰,以及体位的影响,不利于显示骨盆的细微骨折、复杂骨折、骨折并脱位、关节面塌陷及骨折碎片移位情况。常规 DR 摄影主要漏诊部位在骶尾部、骶髂关节的线性骨折、耻骨多发骨折、髋臼顶横行骨折伴后壁骨折等。有报告表明,单独依靠骨盆前后位 DR 摄影诊断骨盆损伤有 34% 的漏诊率,尤其是后弓骨折的漏诊率更高。合成体层成像避免了复杂的投照操作,图像细致、清晰,避免重叠因素的干扰。在严重全身多发伤时,可以在拍摄常规 DR 的同时,对有疑问的部位进行合成体层成像,有利于明确诊断。对于被动体位的患者,合成体层成像更显优势。

(6)腰椎骨折内固定术后

病例 1:

病历摘要:女性,37 岁,高处坠落伤 15 天,胸₆椎体骨折切开复位内固定术后 5 天。查体:胸₆以下平面感觉减退。

常规 DR 及合成体层成像图像见图 2-1-77。

影像诊断:胸 6 椎体压缩骨折内固定术后,内固定位置良好。

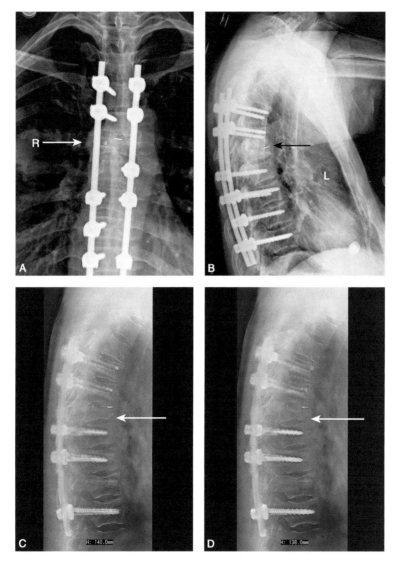

图 2-1-77 胸椎 DR 及合成体层成像图像

A、B. 胸椎常规 DR 摄影图像,受重叠因素影响,骨折线及断端复位情况显示不清,支撑物无法评估;C、D. 矢状位合成体层成像图像,消除了重叠、体位等因素的影响,清晰的显示出第$_6$胸椎骨折愈合情况(白箭),清晰地显示固定物的位置及固定情况

病例 2：

病历摘要：男性，28 岁，车祸 10 余天，腰₁椎体骨折切开复位内固定术后 5 天。
常规 DR 及合成体层成像图像见图 2-1-78。

影像诊断：腰₁椎体骨折内固定术后，内固定位置良好。

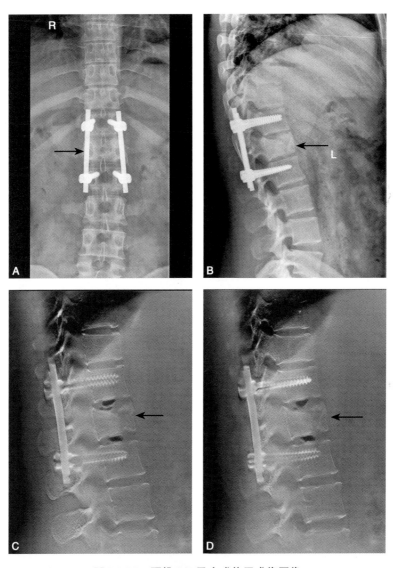

图 2-1-78 腰椎 DR 及合成体层成像图像
A、B. 腰椎正侧位常规 DR 摄影图像，显示腰₁椎体骨质断裂（黑箭），椎体变形，邻近椎体内可见金属内固定影；C、D. 为矢状位合成体层成像图像，消除了重叠因素的影响，清晰的显示出第₁腰椎内的骨折线及椎体变形情况（黑箭），内固定物位置可

病例 3：

病历摘要：男性，45 岁，腰椎间盘突出术后 4 个月。

常规 DR 及合成体层成像图像见图 2-1-79。

影像诊断：腰椎术后改变，内固定位置良好。

病例分析：复位和固定是治疗骨折的首要步骤和骨折愈合的关键，如复位不佳、固定物去除较早，将会造成骨折的畸形愈合，给患者的生活带来极大的不便。脊柱骨折后通常需要植入人工金属内固定物，其优越性在于刚性的稳定、保持力线、恢复生理曲度、减少术后制动时间、增加融合率、早期康复训练等。现在的脊柱外科手术多使用由纯钛或者钛合金制成的内植入物，患者术后仍然能够安全的接受 MRI 检查，从而提高了脊柱脊髓损伤患者的术后评估的准确性。

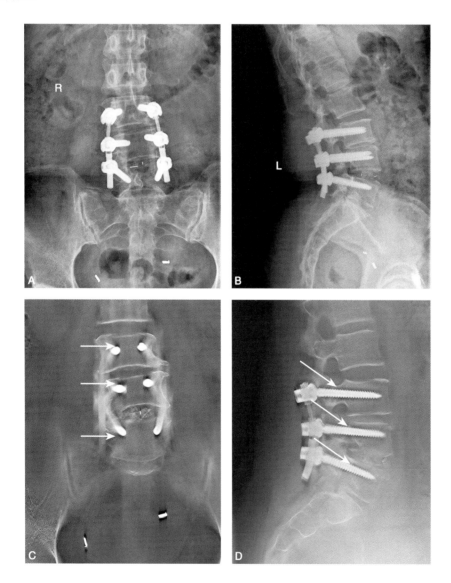

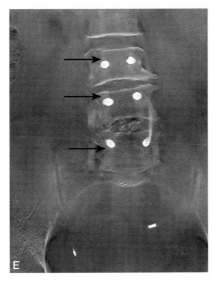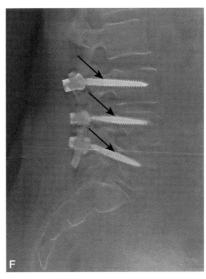

图 2-1-79　腰椎 DR 及合成体层成像图像

A、B. 腰椎正侧位 DR 图像,显示腰$_{3\sim5}$椎体内金属内固定影,部分骨质缺损呈术后改变,腰$_{4/5}$椎间隙可见高密度填充物影,腰$_{3/4}$椎间隙变窄,固定物位置固定,连续性可,腰椎曲度可,所示椎体可见骨质增生,椎体上下缘骨质硬化;C、D. 合成体层成像使用滤波反投影重建图像,金属内固定影上下缘可见条形黑色的金属伪影(白箭);E、F. 合成体层成像使用迭代重建图像,金属内固定影上下缘金属伪影明显减小(黑箭),假体周围结构显示更加清晰

　　临床工作中,常规 DR 摄影是判断脊柱骨折复位及愈合情况、去除固定物前的常规检查。腰椎处身体厚度比较大,并且受肠道内容物及腰椎内固定物重叠等因素的影响,常规 DR 摄片常常不能满意地显示椎体结构。而 CT 扫描会产生金属伪影,严重影响图像质量,影响对预后的评价。合成体层成像是在传统体层成像基础上结合数字平板探测器及现代计算机图像处理技术开发的一种有限角度投影图像的图像重建方法,其使用的图像重建方法有位移-叠加法(shift and add,SAA),滤波反投影算法(filter back projection,FBP),迭代算法(iterative algorithm,IA)等。常规使用的滤波反投影算法会使金属内固定周围产生大小不等的低密度伪影,影响对植入物周围骨质结构的观察。相比于滤波反投影算法,迭代重建算法的优势在于其使金属植入物产生的伪影面积明显减小或消失,显著提高后处理图像质量,为内固定术后的临床疗效评价提供了可靠的影像学依据。

　　合成体层成像通过不同的重建方法,既可以避免内固定物金属伪影的影响,又能清晰地看到骨折端的愈合情况,尤其对于脊柱内固定术后移动不便的患者,避免搬动患者至检查床上进行检查,减少了患者的痛苦及内固定移位的风险,是常规 DR 摄影及 CT 扫描不可缺少的重要延伸和补充,对于临床上的预后评估有重要的意义。

　　(三)　四肢及附属关节

1. 先天性及功能性病变——先天性髋关节脱位

病例:

病历摘要:男性,57 岁,左髋疼痛畸形五十余年,近半年来加重。查体:左髋压痛,活动受限,左下肢发育较对侧细。

常规 DR 及合成体层成像检查图像见图 2-1-80。

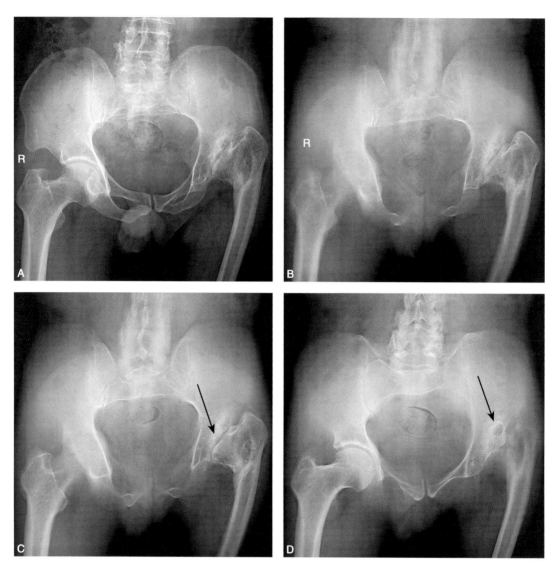

图 2-1-80 双髋关节 DR 及合成体层成像图像

A. 双髋关节正位常规 DR 图像,可见左髋臼形态失常,股骨头畸形并向外上移位与髂骨形成假关节,并可见假关节面增生硬化,局部可见囊状影;B~D. 双髋关节冠状位合成体层成像图像,体层重建避免了骨性结构间的重叠,可以更加清晰地观察畸形股骨头形态,显示假关节面硬化及关节面下方可见囊状影(黑箭)

影像诊断:左髋关节先天性脱位并假关节骨关节炎。

病例分析:先天性髋关节脱位(congenital dislocation of the hip,CDH),又称发育性髋关节脱位或发育性髋关节发育不良(displasia dislocation of the hip,DDH)及髋发育不全,是较常见的先天性畸形,股骨头在关节囊内丧失其与髋臼的正常关系,以致在出生前及出生后不能正常发育。

先天性髋关节脱位的发病原因较多,很难以单一的因素来解释本病的原因,其中起主要作用的为机械因素与功能因素。机械性主要为臀位产时有异常屈髋的机械应力,可导致股骨头后脱位。功能性主要指 DDH 的新生儿雌激素水平较高。生后 4 个月(即能行走前),可表现为大腿内侧皮纹不对称,下肢不等长。Ortolani 手法检查可听到弹响或感到股骨头滑进髋臼;Barlow 检查可有半脱位或后脱位;患儿行走之后,可出现会阴部增宽、跛行和"鸭步"等表现,患肢外展受限,两下肢不等长等。

X 线表现:髋臼发育异常表现为髋臼变浅,发育不规则,股骨头较对侧发育小,甚至出现骨骺缺血坏死。通过测量髋臼角来评判髋臼的发育情况,髋臼角指从髋臼外缘向髋臼中心连线,其与 H 线相交所形成的锐角,正常值为 12°~30°,此角逐年减小,至 10 岁时基本恒定于 12°左右。

关节半脱位或脱位的测量有多种方法,在股骨头骨骺出现之前可用:①内侧关节间隙(泪滴距):测量干骺端内侧面与相邻髋臼壁的距离,两侧相差不超过 1.5mm,用于检查髋关节外侧脱位;②外侧线(Clave 线):即髂骨翼的外侧面与股骨颈外侧面的弧形连线,正常为连续的;③Shenton 线:为上耻骨支的下缘与股骨颈内侧缘的弧形连线,正常为连续的,对髋的旋转改变敏感。

股骨头骨骺核骨化出现后可利用 Perkin 象限判断髋关节的脱位情况。即在两侧髋臼中心间连一直线,称为 H 线,再从髋臼外缘向 H 线做一垂线(P 线),将髋关节划分为四个象限,正常股骨头骨骺位于内下象限内,在外下象限时为半脱位,在外上象限内时为全脱位。亦可采用测量 CE 角,也叫中心边缘角(center edge angle)(图 2-1-81),即股骨头中心点至 YY′线的垂线与髋臼外缘和股骨头中心点的连线所形成的夹角。其意义是检测髋臼与股骨头的相对位置,对髋臼发育不良或髋关节半脱位的诊断有价值。5~8 岁 CE 角正常值为 19°,9~12 岁为 12°~25°,13~30 岁为 26°~30°。CE 角减小提示髋关节脱位。

根据股骨头与髋臼的关系分类:一般可将其分为以下 3 种类型:①先天性发育不良:股

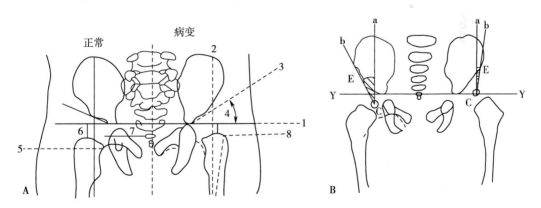

图 2-1-81　先天性髋关节脱位测量示意图(左髋脱位)

A.1 即为 Hilgenreiner 线,为通过两侧"Y"形软骨中央的一条横行线。2 为经髋臼外侧缘的垂线。4 为髋臼角,即 H 线与髋臼切线的交角,左侧异常增大。内侧关节间隙,左侧大于右侧,左侧外侧线不连续。5 为 Shenton 线,左侧不连续。1 线(H 线)与 2 线(P 线)构成 Perkin 方格,正常股骨头骨骺位于内下象限;B. CE 角示意图,Y 线为通过双侧股骨头骨骺中心点的线,a 为通过股骨头中心点的垂线,b 为经股骨头中心点画髋臼外侧缘的切线。a 和 b 的交角即为 CE 角。左侧 CE 角较小,提示左侧髋关节脱位。左侧 Shenton 线不连续

骨头仅略向外移,Shenton 线基本正常,但 CE 角可减小,髋臼变浅,Dunn 称此为先天性髋关节脱位 I 级。②先天性半脱位:股骨头向外上方移位,但仍与髋臼的外侧部分形成关节,Shenton 线不连续,CE 角小于 20°,髋臼变浅,属 Dunn 分类 II 级。③先天性完全脱位:股骨头完全在真性髋臼以外,与髂骨的外侧面形成关节,逐渐形成假髋臼,原关节囊则嵌夹于股骨头与髂骨之间,属 Dunn 分类 III 级。

根据脱位的程度,可分为以下 4 度:①I 度脱位:股骨头骺核位于 Y 线以下、髋臼外上缘垂线之外。②II 度脱位:股骨头骺核位于 Y 线与 Y 线的臼上缘平行线之间。③III 度脱位:股骨头骺核位于臼上缘平行线高度。④IV 度脱位:股骨头骺核位于臼上缘平行线以上,并有假臼形成。

X 线摄影是诊断髋关节脱位的最基本方法,大部分的髋关节脱位依据 X 线正位及蛙式位摄影都能正确显示。但是髋关节结构复杂,前后结构重叠,对于先天性髋关节脱位伴随的其他骨质改变,X 线摄影显示有一定困难。合成体层成像避免了髋关节部位的骨性结构重叠,可以更加清晰的观察股骨头及髋臼的改变。特别是对于髋关节复位固定术或髋臼成形术后的患儿,合成体层成像可消除体内外固定物对髋关节的影响,真实清楚地反映关节复位情况及骨质结构的细节。

2. 炎性病变及退行性病变

(1) 股骨头缺血坏死

病例 1:

病历摘要: 男性,41 岁,双侧髋部疼痛、压痛、跛行 5 年余。查体:双髋部压痛,"4"字试验阳性。

常规 DR 及合成体层成像检查图像见图 2-1-82。

影像诊断: 双侧股骨头坏死。

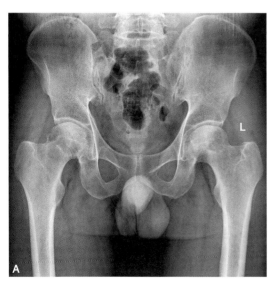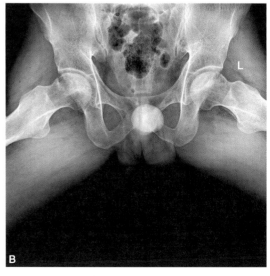

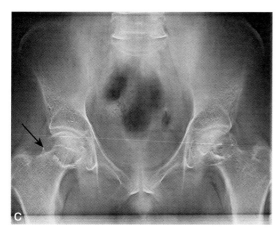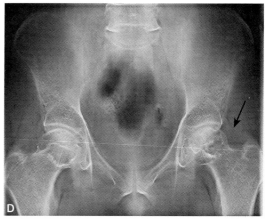

图 2-1-82　双侧髋关节 DR 及合成体层成像图像

A. 双髋关节正位常规 DR 图像;B. 髋关节蛙式位常规 DR 图像,可见双侧股骨头欠圆滑,其内密度欠均匀,见囊状低密度影及片状致密影;C、D. 双髋关节冠状位合成体层成像图像,体层重建避免了骨性结构间的重叠,可以更加清晰地观察变形之股骨头,及其内囊性低密度影显示更加清晰(黑箭)

病例 **2**:

病历摘要:男性,7 岁,右髋关节疼痛、压痛、跛行。查体:右髋部压痛,"4"字试验阳性。常规 DR 及合成体层成像检查图像见图 2-1-83。

影像诊断:右侧股骨头骨骺缺血坏死(中晚期)。

病例分析:特发性股骨头坏死又称为缺血性股骨头坏死,是一种常见病,因与其他类型的髋关节疾病的临床表现和体征非常类似,很容易发生混淆而被误诊误治,往往导致坏死的股骨头最终塌陷,错过了最佳治疗时机;早期诊断股骨头坏死、及时采取有效的治疗措施对于提高疗效、改善预后具有十分重要的意义。

股骨头坏死的病因多种多样,但其共同的病理机制是骨组织缺血,所以关于发病机制,血供受阻理论最易被人接受。这种理论认为,由于各种骨内、外致病因素引起骨组织营养血流减少、骨内血管网受压或流出静脉阻塞,造成局部血供障碍,严重者可引起骨组织缺血性坏死。病初可仅表现为单一主要血管受损,随着病情的发展,如残余循环血量不足以维持受损部位骨细胞正常供血需要时,骨髓组织将首先受损,随后出现骨细胞坏死。

疼痛是最常见的早期症状,50% 急性发作,特征是髋部不适,位置不确定,可发生于 X 线片阳性发现之前或后,可能与骨内压增高、组织缺血或微骨折有关。最终关节面塌陷,致使疼痛进一步加剧,下肢活动尤其是内旋受限。有些患者出现间隙性跛行,症状类似慢性周围血管病性跛行,休息时症状减轻,活动及负重时加重。临床上对下列患者要特别警惕:①原因不明的局部疼痛,尤其是髋痛,偶有跛行;②对侧髋关节已明确诊断为骨坏死,因非创伤性骨坏死,髋关节双侧病变高达 30% ~80%;③有明显诱因,如长期或短期大量应用类固醇激素,长期大量饮酒,胶原病(系统性红斑狼疮、类风湿病等),镰状细胞贫血,高雪瘤,减压病,以及有前述病因中所提及的各种诱发骨坏死的病史。

X 线表现:X 线检查是诊断股骨头坏死最简单、最实用的方法。股骨头缺血坏死包括成人股骨头缺血坏死及儿童股骨头骨骺缺血坏死。根据股骨头和关节间隙改变,股骨头缺血坏死大致可分为三期。

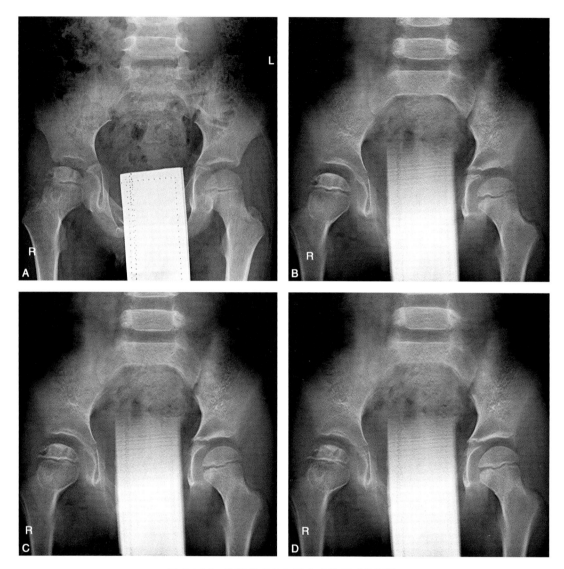

图 2-1-83 双髋关节 DR 及合成体层成像图像
A. 骨盆正位常规 DR 摄影图像,示右侧股骨头骨骺扁平,密度不均匀增高;B ~ D. 骨盆冠状位合成体层成像图像,显示右侧股骨头骨骺塌陷、断裂、硬化,表面欠光滑,右侧股骨头内见致密骨块影,为坏死骨骺部分或全部节裂形成,节裂的骨骺内见大小不等的囊状透光区,周边有硬化,右侧股骨颈骨质密度欠均匀,左侧股骨头骨骺形态及密度未见异常

　　股骨头骨骺缺血坏死早期表现为髋关节间隙增宽、股骨头骨骺稍外移、关节囊轻度肿胀;股骨头骨骺骨化中心变小,密度均匀性增高;股骨头骨骺前上部出现透光线和节裂,包括股骨头骨骺边缘的新月形透光区;干骺端粗短、骨质疏松、骺线不规则增宽,邻骺线骨质内囊状透光区。由于以上早期表现较细微,加之患儿体位配合不佳,上述征象在 DR 图像上不易显示,或容易与邻近结构重叠影响其显示。而合成体层成像具有的逐层显示能力可以很好的弥补 DR 摄影的不足,减少早期征象的漏诊。进展期:坏死的骨骺更为扁平,密度不均匀增高,坏死骨骺部分或全部节裂并形成多个致密骨块;节裂的骨骺内可出现多处大小不等的囊状透光区,周围伴有硬化;骺线不规则增宽;干骺端粗短、局限性骨质疏松及囊性变更加明

显;关节间隙增宽或正常。晚期,治疗及时的股骨头骨骺大小、密度、结构可逐渐恢复正常;若治疗不及时,常遗留股骨头蕈样或圆帽状畸形;股骨颈粗短、大粗隆升高、股骨头向前下偏斜、髋内翻畸形、髋臼上方不规则、髋关节半脱位。

成人股骨头缺血坏死大致也可分为三期。早期:股骨头外形和关节间隙正常;股骨头内散在斑点状或条带状硬化区,边界模糊,其中邻近颈部的横行硬化带称为颈横线。中期:股骨头内出现混杂存在的致密硬化区、斑片状透光区及囊状透光区,部分承重区周围出现并行的透光带和硬化带,股骨头塌陷,关节间隙无变窄;晚期:股骨头明显塌陷,承重区关节间隙变窄,股骨头内混合存在硬化区和透光区或伴有内外并行的透光带和硬化带。

股骨头缺血性坏死常用的诊断方法较多,如常规 DR 摄影、CT、MRI、核素扫描,但在实际应用中各有利弊。常规 DR 摄影是目前最常用和基本的影像学检查方法,能够较全面地反映股骨头形态及其周围结构的变化,但由于 DR 图像为重叠影像,以及疾病本身的病理学特性,常规 DR 摄影对于早期病变常难以清晰显示。CT 可发现中央部早期硬化改变,可准确显示皮质与软骨下骨因缺血坏死造成的骨折,但其辐射剂量较高、检查费用较为昂贵,不宜作为股骨头坏死的首选检查方法。MRI 检查敏感性高,在常规 DR 摄影及 CT 扫描不能发现骨质变化时,就可以通过骨髓腔内的水肿征象提示缺血坏死的诊断,是临床上早期诊断股骨头坏死的重要方法。合成体层成像是近年来新出现的一种 X 线摄影技术,具有连续扫描时间短、患者可以采取自由体位等优点,还可以通过后处理重建出髋关节任意层面、任意层厚的断层图像,清楚地显示股骨头内部结构和髋关节的骨质结构变化,所得图像信息与 CT 具有很好的一致性,能为临床提供准确的信息。

（2）关节退行性变

病例1:

病历摘要:男性,61 岁,双膝疼痛不适 6 个月。查体:双膝关节压痛,活动不受限。

常规 DR 及合成体层成像检查图像见图 2-1-84。

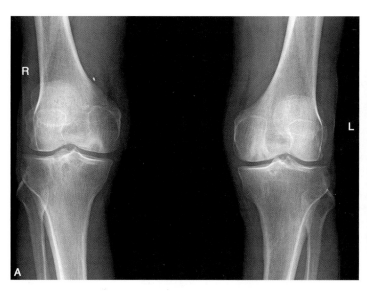
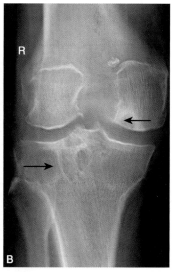

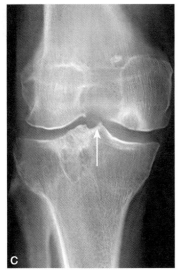
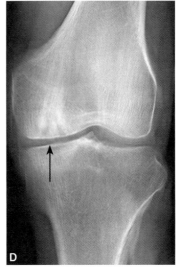
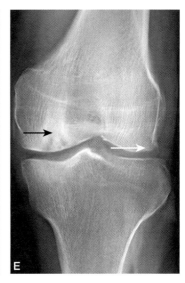

图 2-1-84　双侧膝关节 DR 及合成体层成像图像

A. 双侧膝关节正位常规 DR 图像,示双侧膝关节骨性关节面骨质增生硬化,关节面下多发囊片状低密度影,周围可见硬化带,左侧膝关节间隙变窄;B、C. 右膝关节合成体层成像图像;D、E. 左膝关节合成体层成像图像,示右侧胫骨平台及双侧股骨下端内侧关节面下片状低密度影(黑箭),周围边界清,双侧股骨下端低密度区周围可见硬化带,双侧股骨下端及胫骨平台骨质增生(白箭),局部形成骨赘。因合成体层成像具有较高的空间分辨率,其对骨小梁结构的显示接近常规 DR 图像,能更加清晰显示一些骨质细微结构的变化

影像诊断:双侧膝关节骨性关节炎。

病例 2:

病历摘要:女性,69 岁,右髋关节疼痛 4 年,双手疼痛不适 2 年。查体:右膝关节局部压痛,活动不受限,右侧 4 字试验阳性。双手远节指骨压痛,活动受限。

常规 DR 及合成体层成像检查图像见图 2-1-85。

影像诊断:双手远侧指间关节骨性关节炎,右侧髋关节骨性关节炎。

病例分析:关节退行性变是指随着时间的流逝、年龄的增长,人体的关节,尤其是关节软

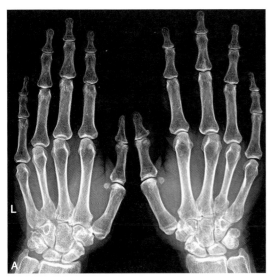
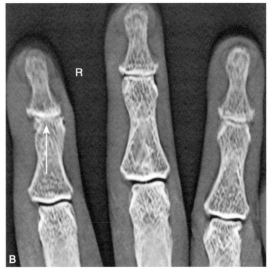

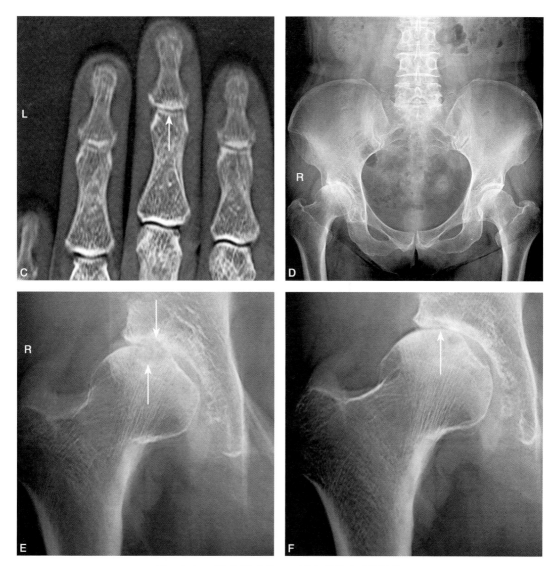

图 2-1-85　双手、髋关节 DR 及合成体层成像图像

A. 双手正位常规 DR 图像,示双手远侧指间间隙变窄,关节面增生硬化,部分骨性关节面边缘可见骨质增生,腕关节、近侧指间关节及掌指关节间隙未见变窄;D. 骨盆正位常规 DR 图像,示右侧髋关节间隙变窄,关节面增生硬化欠光滑,骨性关节面下多发囊片状低密度影,周围可见轻度硬化边,骨性关节面边缘可见骨质增生改变;B、C. 双手合成体层成像图像,示双手部分远侧指间关节间隙变窄,对比近侧指间关节清晰光滑的骨性关节面,可以很容易判断出远侧指间关节面的骨质破坏(白箭),部分骨性关节面边缘骨质增生;E、F. 负重下右髋关节冠状位合成体层成像图像;更加清晰明确地显示髋关节间隙变窄,骨性关节面对应区域出现小片状低密度区(白箭),周围边界欠清,可见轻度硬化边,右侧髋臼外上缘可见骨质增生。合成体层成像较常规 DR 对重叠部位关节结构显示更加清晰,尤其对细小病变显示更为明确

骨会出现轻重不同的衰退、老化、退化现象,严重的成为病变。如膝关节炎、髋关节炎、腰椎间盘突出等,临床上表现为各种身体不适感,影响工作学习和生活。临床上以中老年人发病多见,特别是 50~60 岁的老年人,女性多于男性。

一般来说,过了 30 岁以后,人体各处关节,如膝关节、髋关节、腰椎颈椎等脊柱关节就要发生退化,关节韧性和弹性都将减弱,包裹其外的关节囊的生理平衡将受到影响,而人体为了适应这些内环境的变化,会自动调整自身状态,建立新平衡,在退化的关节表面边缘处,代偿性地长出新的骨骼,即骨质增生。中老年人的关节在生长过程中出现骨质增生,往往就是源于这种自我代偿性反应。当骨质增生到自身不能调节的时候,增生周围的软组织就会充血、水肿、炎症、粘连、压迫神经及血管,引起一系列的临床病症,如软骨凹凸不平、关节缝隙狭窄、软骨磨损缺失。

X 线平片于早期并无明显异常,数年后方逐渐出现关节间隙狭窄,此表明关节软骨已开始变薄。开始时,关节间隙在不负重时正常,承重后出现狭窄。病变后期,关节间隙有显著狭窄,软骨下可有显微骨折征,而后出现骨质硬化,最后关节边缘变尖,有骨赘形成,负重处软骨下可有骨性囊腔形成典型的骨关节病征象。CT 及 MRI 检查可在早期发现关节软骨及软骨下骨质的异常改变。

X 线检查是骨性关节炎诊断重要检查方法,也是其诊断主要依据。合成体层成像技术作为 X 线平片的一种重要延伸和补充检查方法,具有较高的空间分辨率,同时合成体层成像技术弥补了 X 线平片的缺点,可以使重叠的骨质结构得到清楚显示,可以发现关节骨质硬化、小骨赘形成以及负重处软骨下可有骨性囊腔形成等典型的骨关节病征象。

(3)类风湿性关节炎

病例1:

病历摘要:女性,49 岁,双手晨僵 4 年,双腕痛 6 个月。查体:双手腕压痛。实验室检查:类风湿因子(RF):226.8U/ml,抗环瓜氨酸肽抗体:211.9RU/ml,血沉(ESR):31mm/h。

常规 DR 及合成体层成像检查图像见图 2-1-86。

影像诊断:双手类风湿性关节炎(早期)。

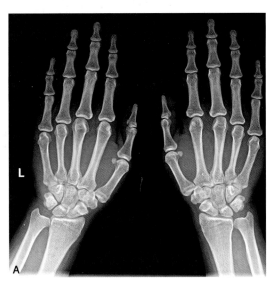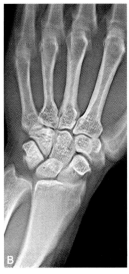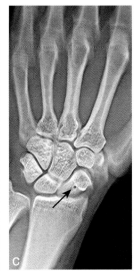

图 2-1-86 双手 DR 及合成体层成像图像

A. 双手正位常规 DR 图像示双手掌指骨及腕骨骨质结构完整,关节间隙存在,左手腕舟骨似可见小囊状低密度影;B、C. 左手正位合成体层成像图像,不同层面显示左腕月骨及舟骨内小囊状低密度影,边界清晰并轻度硬化(黑箭),考虑为血管沟。合成体层成像对骨质结构细节显示更加明确、清晰

病例2：

病历摘要：女性，61岁，双手肿痛10年。实验室检查：类风湿因子（RF）：125.3U/ml，抗环瓜氨酸肽抗体：467.4RU/ml，血沉（ESR）：43mm/h，C反应蛋白（CRP）：10.15mg/L。

常规 DR 及合成体层成像检查图像见图2-1-87。

影像诊断：双手类风湿性关节炎（早期）。

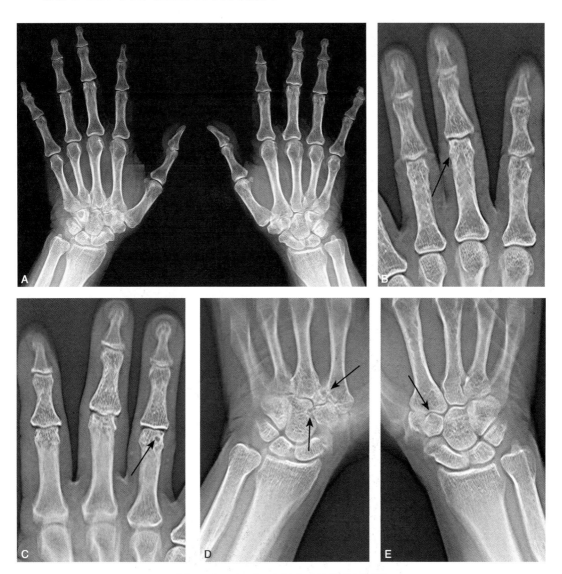

图2-1-87　双手 DR 及合成体层成像图像

A. 双手正位常规 DR 图像，显示双手掌指骨及腕骨骨质密度不均，局部骨质密度减低，部分指间关节似可见囊状透亮影；B～E. 双手及腕关节冠状位合成体层成像图像，显示左手第3近节指骨远端（B 中黑箭），右手第4近节指骨远端关节面下可见小囊状透亮影，边界较清（C 中黑箭）。左腕大多角骨，头状骨，右腕大多角骨内多发小片低密度影，边缘模糊（D、E 中黑箭）。提示合成体层成像对小关节及其重叠部位骨质破坏显示更加清晰

病例 3：

病历摘要：女性，25 岁；双手肿痛 4 年。实验室检查：类风湿因子（RF）：212.7U/ml，抗环瓜氨酸肽抗体：582.9RU/ml，血沉（ESR）：35mm/h，C 反应蛋白（CRP）：21.14mg/L。

常规 DR 及合成体层成像检查图像见图 2-1-88。

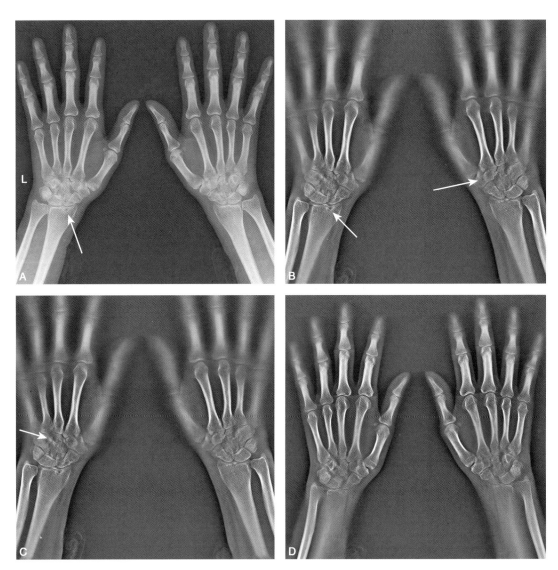

图 2-1-88　双手 DR 及合成体层成像图像

A. 双手正位常规 DR 图像，示双侧部分腕骨内骨质密度不均匀，见小囊状低密度影，关节面硬化（白箭）。左手第 3 近节指间关节周围软组织肿胀；B ~ D. 双手冠状位合成体层成像图像，不同层面显示双侧腕骨内小囊状低密度影，边界清晰并轻度硬化（白箭）

影像诊断：双手类风湿性关节炎（早期）。

病例 4：

病历摘要：女性，62，双手肿痛 6 年。查体：双手腕压痛。实验室检查：类风湿因子（RF）：14.21U/ml，抗环瓜氨酸肽抗体：1487.3RU/ml，血沉（ESR）：52mm/h，C 反应蛋白

（CRP）:5.65mg/L。

常规 DR 及合成体层成像检查图像见图 2-1-89。

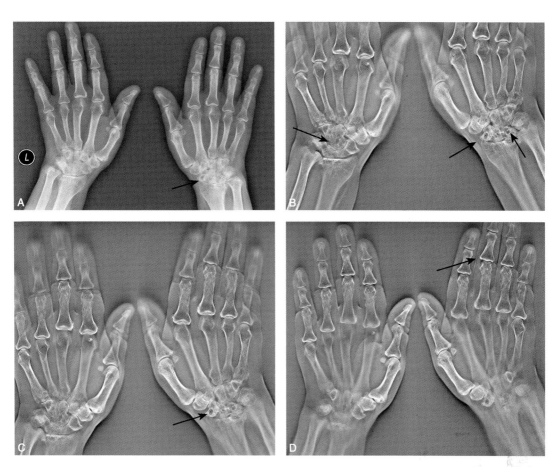

图 2-1-89　双手 DR 及合成体层成像图像
A. 双手正位常规 DR 图像,示双侧部分腕骨内骨质密度不均,见小囊状低密度影,腕关节面硬化,关节间隙变窄;B ~ D. 双手冠状位合成体层成像图像,不同层面显示双侧腕骨内小囊状低密度影,边界清晰并轻度硬化(黑箭),可见指间关节面硬化,关节间隙变窄

影像诊断:双手类风湿性关节炎(早期)。

病例 5:

病历摘要:女性,55 岁,全身多关节疼痛 30 年。查体:双手腕,右肘,双踝,双膝关节变形,肿胀,活动受限,局部压痛。实验室检查:类风湿因子(RF)RF:208.2U/ml,抗环瓜氨酸肽抗体:829.5RU/ml,血沉(ESR):89mm/h,C 反应蛋白(CRP):53.02mg/L。

常规 DR 及合成体层成像检查图像见图 2-1-90。

影像诊断:类风湿性关节炎多关节受累(中晚期)。

病例分析:类风湿关节炎(rheumatoid arthritis,RA)是一种以多发性、非特异性慢性侵蚀性关节炎为特征的全身性自身免疫病,以对称性侵犯手足小关节为特征。全身其他大关节,如膝、肘、肩、髋、骶髂和踝关节一般发病较晚,常合并手足病变。青少年发病的类风湿性关节炎的特点是累及大关节,而不似成人类风湿性关节炎发生在手足小关节。国人患病率约

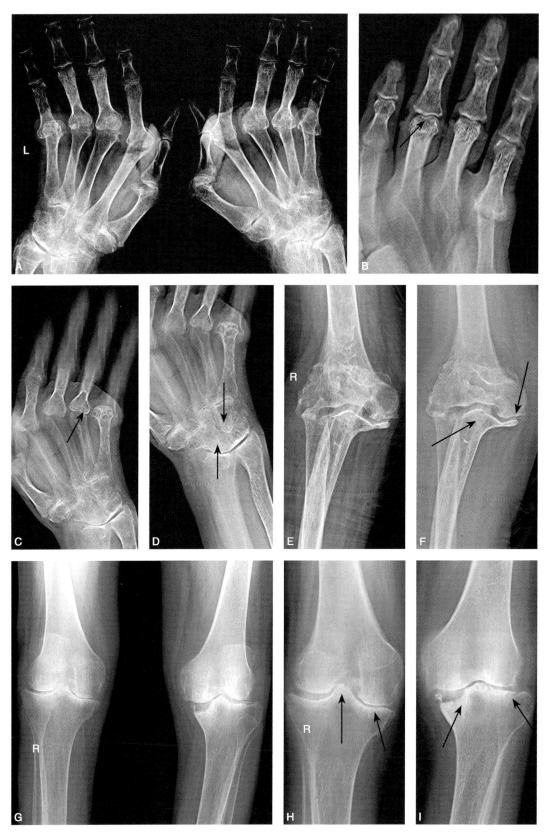

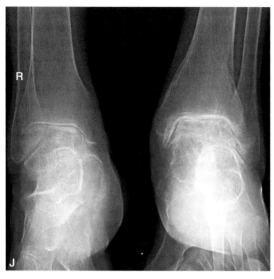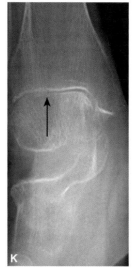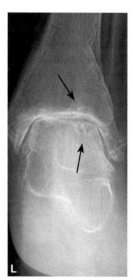

图 2-1-90　双手、右肘、双膝、双踝 DR 及合成体层成像图像

A、E、G、J. 双手腕，右肘，双膝，双踝关节常规 DR 图像，显示双手腕、右肘、双膝、双踝关节骨密度不均，关节间隙变窄，关节面模糊，软组织梭形肿胀，双手掌指关节及左膝关节呈半脱位改变；F、H、I、J~L. 双手腕、右肘、双膝、双踝关节冠状位合成体层成像图像，显示对应关节面下多发小片透亮影，边界清，诸骨密度明显减低，关节面模糊，毛糙，尤其双手近侧指间关节(B~D 图中黑箭)、右肘关节(F 图中黑箭)、双膝关节(H、I 图中黑箭)、双踝关节(J~L 图中黑箭)间隙狭窄，关节面骨质破坏及关节面下囊状影显示更加清晰。由于双手第 2~5 掌指关节及左侧膝关节呈半脱位改变，部分关节结构重叠，常规 DR 摄影不能很好地显示关节面骨质改变，而在合成体层成像中，双手掌指关节面可清晰显示，关节面欠光整，毛糙，关节面下可见囊片状低密度影，同时左侧膝关节关节面下亦可见小囊状透亮影，可见硬化边

为 0.3%，高峰年龄在 30~50 岁，男女比为 1:3。类风湿关节炎的病因不明，一般认为与遗传、环境、感染等因素密切相关。根据起病缓急程度可分为隐匿性、亚急性和突发性起病三大类。

类风湿关节炎的临床表现：受累关节多表现对称性、持续性关节肿胀和疼痛，常伴有晨僵等症状。受累关节以近端指间关节、掌指关节、腕、肘和足趾关节最为多见，同时颈椎、颞颌关节、胸锁和肩锁关节也可受累。中、晚期的患者可出现手指的"天鹅颈"及"纽扣花"样畸形，关节强直和掌指关节半脱位，表现掌指关节向尺侧偏斜。还有一些关节外表现，如脾大、淋巴结肿大、贫血、发热、胸膜炎和心包炎。

类风湿关节炎的早期检查 X 线检查多以双手腕和双足踝正位平片为主，早期表现以近端指间关节和掌指关节最为典型，表现为关节周围软组织肿胀及关节附近骨质疏松，腕关节也是常累及的部位，尺骨远端和茎突的侵蚀；随病情进展，关节软骨继续被破坏，出现关节间隙变窄。指间关节及掌指关节面的中心部分也可受侵蚀，形成透亮区。掌指关节可偏移和变形，如"锤形"和"天鹅颈"样变形，严重者出现半脱位和脱位，近排和远排腕骨间关节间隙狭窄，关节面模糊，多发骨侵蚀，囊变。

有 80%~90% 的 RA 患者出现双足病变，而且在 10%~20% 的患者可作为首发症状。好发在趾跖关节，趾跖关节的侵蚀最多见于第五趾跖关节，常双侧对称，典型的位于第五跖骨的外侧以及其他跖骨的内侧。晚期可以出现趾跖关节半脱位和脱位。

脊柱尤其是颈椎，是 RA 另一个常见累及部位，可以出现严重疼痛、活动障碍和各种神经症状。累及范围可从寰枕关节至第一胸椎,在寰枢关节表现为半脱位、齿状突侵蚀等。在第二颈椎以下部位表现为颈椎半脱位或脱位,小关节间隙狭窄和关节面侵蚀,椎间隙狭窄以及棘突侵蚀。

2012 年国内推出的早期类风湿关节炎分类标准:①晨僵≥30 分钟;②多关节炎(14 个关节区中至少 3 个以上部位关节炎);③手关节炎(腕或掌指或近端指间关节至少 1 处关节炎);④抗 CCP 抗体阳性;⑤类风湿因子阳性。符合以上 5 项中 3 项或以上者可分类为类风湿关节炎。

类风湿关节炎常常造成关节骨质的改变,而 X 线检查是发现关节骨质改变的首选方法。RA 早期病变多累及手、足部位小关节,而又以掌指关节和腕关节为主。在腕关节 X 线片中腕骨间骨质结构相互重叠,影响部分早期病变的显示。借助合成体层成像技术,能清晰显示RA 早期指间关节、掌指关节及腕骨间关节的骨质改变,表现为腕骨及掌指骨骨性关节面的骨质侵蚀及关节面下的囊状透亮影,从而发现 X 线平片不能发现的早期骨质改变,有助于临床更加明确判定病变性质、范围。但实际工作中还需要认真总结合成体层成像早期骨质改变类型,确定早期骨质改变的标准。而在中晚期类风湿性关节炎的多关节病变中,发生关节变形,关节脱位较常见,受累关节关节间隙变窄明显,部分关节变形,呈半脱位或脱位,此时无论 X 线摄片或合成体层成像检查都可以做出明确诊断,但合成体层成像可以更清晰地显示病变的具体形态,发现微小的骨质结构改变。

3. 骨肿瘤及肿瘤样病变

(1)骨囊肿

病例:

病历摘要:女性,29 岁,左肩疼痛 2 个月,加重 2 天。查体:左肩轻度肿胀,压痛、叩击痛明显,皮纹稍高,左上肢活动轻度受限。

常规 DR 及合成体层成像图像见图 2-1-91。

CT 扫描图像见图 2-1-92。

MRI 检查图像见图 2-1-93。

影像诊断:左肱骨上段骨囊肿。

病例分析:骨囊肿(simple bone cyst)又名孤立性骨囊肿、单纯性骨囊肿,囊壁为一层纤维包膜,囊内为黄色或褐色液体。为原因不明的骨内良性、膨胀性病变。骨囊肿好发于长骨的干骺端和骨干的髓腔,发生在椎体者甚少见,随着年龄增长,囊肿逐渐向骨干方向移动。好发于 20 岁青少年,男性多于女性。一般无明显症状,多数因病理性骨折,出现疼痛,肿胀,功能障碍而就诊。

X 线表现:好发于长管状骨干骺端的松质骨或骨干的髓腔内,不跨越骺板。可随骨的生长渐移向骨干,骺线闭合后即停止生长。病灶远离骺板者,常为静止期。囊肿一般为单发,病灶大多为卵圆形,长径与骨长轴一致,居于中心。囊肿向外膨胀性生长,皮质变薄,外缘光整,可有硬化边。膨胀程度一般不超过干骺端的宽度。囊内一般无明显骨嵴。病灶出现病理性骨折后,表现为骨皮质断裂,骨折碎片可插入囊内,即所谓骨片陷落征。

CT 表现:病灶内为均匀的液性密度影,周围骨皮质一般完整,但发生病理性骨折后可失去连贯性。

MRI 表现:囊内容物表现为在 T_1WI 为低信号,T_2WI 为高信号,如内有出血或含有胶样

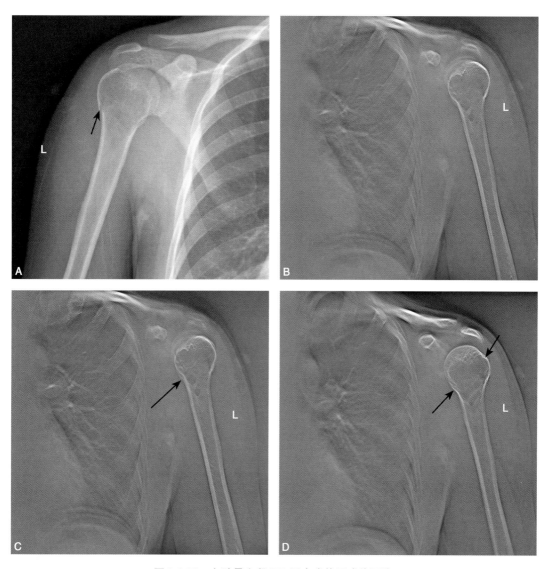

图 2-1-91　左肱骨上段 DR 及合成体层成像图像

A. 左肱骨正位常规 DR 图像,显示左肱骨头处见类圆形低密度影,骨皮质变薄,局部不连续(黑箭);B ~ D. 左肱骨合成体层成像不同层面图像,显示左肱骨上段内骨质吸收破坏区,边界较清晰(黑箭),局部皮质无骨膜反应,连续性尚可

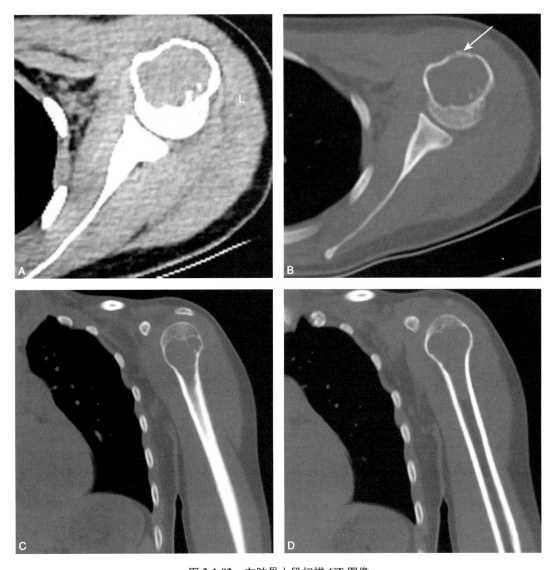

图 2-1-92　左肱骨上段扫描 CT 图像

A ~ D. 左肱骨轴位软组织窗图像、轴位骨窗图像、骨窗冠状位重组图像,显示左侧肱骨上段轻度膨胀改变,髓腔内低密度影,并局部皮质欠光整(图 B 白箭),病变段肱骨未见骨膜反应

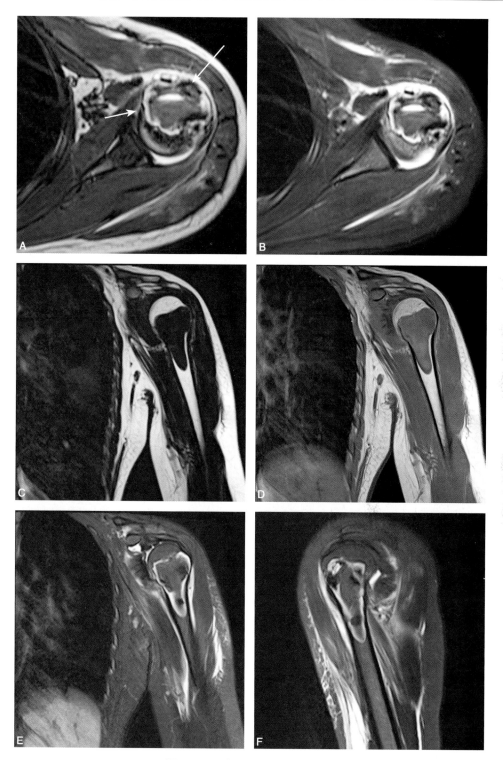

图 2-1-93　左肱骨上段 MRI 图像

A ~ F. SE 序列 T_2WI 轴位图像、T_2WI 压脂序列轴位图像、SE 序列 T_1WI 冠状位图像、T_2WI 冠位图像、T_2WI 压脂序列冠位和矢状位图像,显示左肱骨头及肱骨上段呈膨胀性改变,骨皮质变薄,可见不规则长 T_1 混杂短 T_2 信号影,压脂序列病变边缘可见长 T_2 信号影

物质在 T_1WI 和 T_2WI 均为高信号。

（2）非骨化纤维瘤

病例：

病历摘要： 男性,13 岁,左侧大腿酸痛 1 年,偶尔放射至膝关节处。查体:左侧大腿未见红肿,无压痛。

常规 DR 及合成体层成像图像见图 2-1-94。

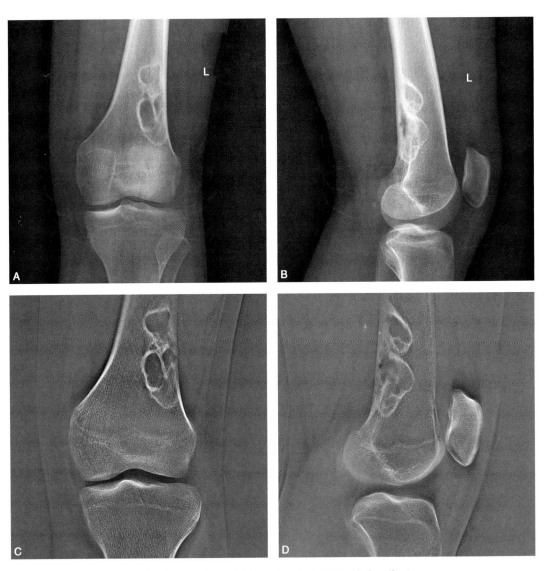

图 2-1-94　左股骨中下段 DR 及合成体层成像图像

A、B. 左膝关节正位及侧位 DR 图像,显示左股骨下段内不规则囊性透光区,边缘硬化明显,局部皮质尚光滑;C、D. 左膝关节冠状位及矢状位合成体层成像图像,显示病变位于左侧股骨远端,偏心性生长,位于一侧皮质下,在骨内见一不规则低密度区,边缘硬化明显

影像诊断： 左股骨下段非骨化性纤维瘤。

病理学图像见图 2-1-95。

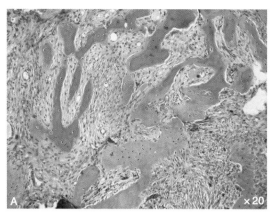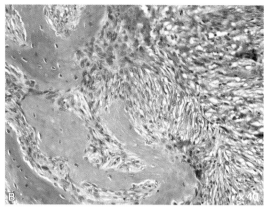

图 2-1-95　左股骨非骨化性纤维瘤病理 HE 染色图像

病理诊断：左股骨下段非骨化性纤维瘤。

病例分析：非骨化性纤维瘤（nonossifying fibroma）为起源于骨结缔组织的良性肿瘤，无成骨活动。病灶可随骺板生长而扩大，骨骺闭合后病变有可能停止生长。青少年好发，性别无大差别，多位于四肢长骨距骺板 3 ~ 4cm 的干骺处，以股骨、胫骨、腓骨多见。发病缓慢，症状轻微或偶有发现，局部可有酸痛、肿胀。目前将无临床症状、局限于骨膜下或皮质内的小病灶称为干骺端纤维性缺损或纤维皮质缺损，而将扩展侵入髓腔的较大病灶称为非骨化性纤维瘤或非成骨性纤维瘤，个别情况下可合并病理性骨折。所以非骨化性纤维瘤和纤维皮质缺损是属组织细胞纤维瘤两个病种或同一疾病中的两个不同表现。

X 线摄影表现：可分为皮质型和髓腔型。皮质型多位于一侧皮质内或皮质下，始于长骨的干骺端，靠近骺板，呈单房或多房的透光区，病灶多与长骨的长轴一致，皮质膨胀变薄或断裂，无骨膜反应及软组织肿块。髓腔型多位于长骨干骺部或骨端，随骨的生长发育，病变可以逐渐向骨干移行，呈圆形、卵圆形或多囊性透光区，侵犯骨横径的大部或全部，密度均一，可有硬化边。根据 X 线特征就能对大多数病例作出正确诊断。

合成体层成像与 CT 扫描都可以重建出病灶局部的断层影像，可以很容易地判断病灶是否源自骨皮质；同时还可以清晰的观察到病灶内部的囊性骨质缺损及骨嵴以及病灶周围窄细的硬化边，这些特征对病变的定性非常重要。但合成体层成像图像与 CT 断层图像并非完全相同，合成体层成像图像是一定厚度组织的融合图像，其空间分辨率较 CT 高，对骨小梁等细微结构的观察有较大优势。

CT 表现：病灶密度低于肌肉组织，增强后无强化。骨质改变与 X 平片所见相同。但可清楚显示病灶在骨内的位置、周围骨结构及邻近软组织改变。

（3）骨软骨瘤

病例：

病历摘要：男性，15 岁，发现身材矮小，下肢短缩，弯曲畸形两年。查体：双下肢可触及多发骨性包块。

常规 DR 及合成体层成像检查图像见图 2-1-96。

影像诊断：多发骨软骨瘤病。

病例分析：骨软骨瘤（osteochondroma）又称骨软骨性外生骨疣（osteocartilaginous exosto-

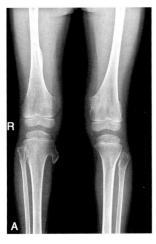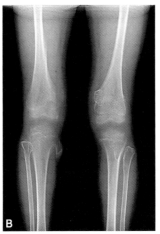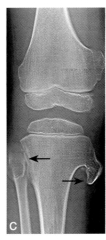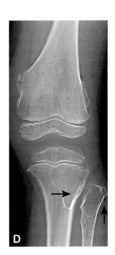

图 2-1-96　双膝关节 DR 及合成体层成像图像
A. 双膝关节正位常规 DR 图像,显示右胫骨上端内侧膨大,骨皮质向外伸延突出一骨性赘生物,背离关节生长。左股骨下端、右股骨下端及右侧腓骨上端、左侧胫骨、腓骨上端、邻近膝关节处,均见相似改变,病变边缘不规则,呈丘状突起;B ~ D. 冠状位合成体层成像图像,显示右胫骨上端病变基底部的皮质与来源骨相连接,其内见骨小梁,与母体骨骨小梁相延续。双侧胫腓骨骨肿瘤更加清晰,肿瘤内骨松质与来源骨骨松质无差异,肿瘤边缘欠光滑(C、D 图中黑箭)

sis),是指在骨的表面覆以软骨帽的骨性突出物。骨软骨瘤是最常见的良性骨肿瘤。骨软骨瘤有单发和多发之分,多发骨软骨瘤(multiple osteochondromatosis)又称遗传性多发性外生骨疣,为一种先天性骨骼发育异常,是由双亲传递的常染色体显性遗传病。骨软骨瘤好发于10 ~ 30 岁,男性多于女性,肿瘤生长慢,成年时停止生长。

　　肿瘤由骨性基底、软骨帽和纤维薄膜构成。骨性基底可宽可窄,内为骨小梁和骨髓,外被薄层骨皮质,两者分别与母体骨相应部分相连。软骨帽位于骨性基底顶部,随年龄增大可减退,成年后可完全骨化。肿瘤早期一般无症状,仅局部可扪及一硬结,肿瘤增大时可有轻度压痛和局部畸形,近关节者可引起活动障碍,或可压迫邻近的神经而引起相应的症状。虽然任何由软骨化骨的骨骼均可生长骨软骨瘤,但长管状骨比扁骨、短骨更多见,其中以股骨远端、胫骨近端和肱骨近端最为多见。多发性骨软骨瘤约11% ~ 20%会发生恶变,恶变的主要表现是原来停止生长的肿瘤又突然生长增大并伴有疼痛。

　　X 线摄影表现:肿瘤生长于长骨者起于干骺端,邻近骺线,骨性肿块向外突起,生长方向常背向骨骺。瘤体内含骨松质或骨密质,也可混合存在。外缘为与正常骨皮质延续的一层薄的骨皮质。顶部有一层软骨覆盖,如不钙化则不显示;如软骨钙化,则呈不规则形斑片状致密影。肿瘤可以细蒂或广基与来源骨相连。发生于肩胛骨或骨盆者形状不整,多呈菜花状。肿瘤较大可压迫邻近骨骼,而造成边缘整齐的压迹,甚至引起畸形和骨发育障碍。当骨软骨发生恶变时,X 线摄影表现为:①软骨帽增厚,超过 1cm 或突然出现大量不规则钙化;②软骨帽钙化的密度变淡,边缘不清,钙化环残缺不全或边缘模糊;③来源骨、邻近骨或肿瘤骨骨质不规则破坏,并与周围软组织失去清晰界限;④瘤体内新出现透亮区或瘤体周围出现软组织肿块。

　　因骨软骨瘤在 X 线摄影时表现比较有特征性,临床上很少用 CT 检查来诊断骨软骨瘤。如关节周围有多个骨软骨瘤,那么各个肿瘤瘤体间会出现相互遮挡重叠,影响对软骨帽形态及骨质密度的观察。此时选择合成体层成像检查,一次摄影可以重建出包括膝关节上下较

病例1：

病历摘要：男性,58 岁,右上肢疼痛 2 个月余,发现左肾占位 7 天。

常规 DR 及合成体层成像检查图像见图 2-1-103。

MRI 检查图像见图 2-1-104。

影像诊断：右侧肱骨上段转移瘤。

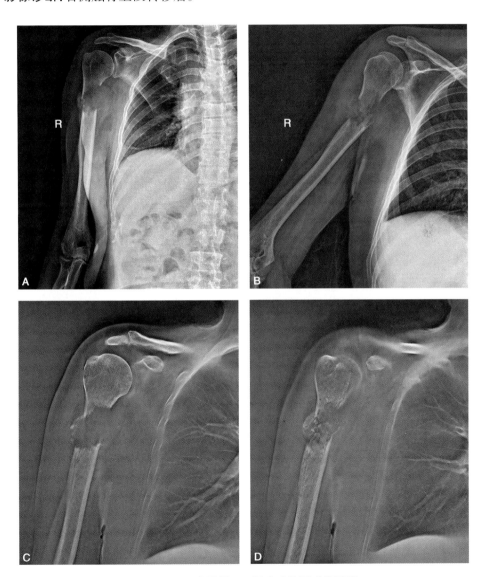

图 2-1-103　右肱骨 DR 及合成体层成像图像

A. 右肱骨正位常规 DR 摄影；B. 右肱骨侧位常规 DR 摄影,可见右肱骨上段骨质呈溶骨性破坏,骨皮质不连续；C、D. 右肱骨正位合成体层成像,可清晰显示右肱骨上段骨质破坏,骨质呈溶骨性破坏,无骨膜新生骨

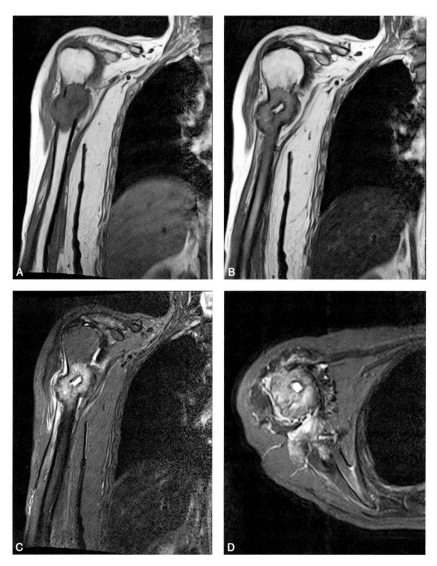

图 2-1-104 右肱骨 MRI 检查图像

A. T₁WI 平扫冠状位图像;B. T₂WI 平扫冠状位图像,显示右侧肱骨上段骨质连续性中断,见团块状长 T₁ 稍长 T₂ 信号;C、D. T₂WI 压脂序列,肱骨上段见团块状高信号,病灶呈膨胀性生长,右侧肱骨中上段及右肩关节周围软组织可见斑片状压脂高信号

病例 2:

病历摘要:男性,61 岁,左膝疼痛 1 个月,行走不受限。查体:左膝体表扪及一直径约为 1cm 大小的占位,压之疼痛。

常规 DR 及合成体层成像检查图像见图 2-1-105。

影像诊断:左侧胫骨上端转移瘤。

病例分析:骨转移性肿瘤是指骨外其他组织、器官的恶性肿瘤,通过各种途径转移至骨骼并在骨内继续生长,形成子肿瘤。骨是恶性肿瘤最常见的三个转移部位之一,骨转移几乎

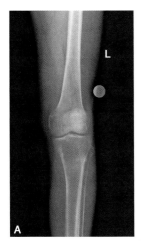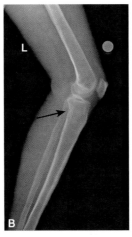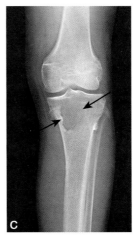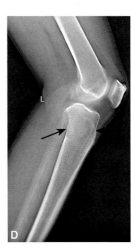

图 2-1-105　左膝关节 DR 及合成体层成像图像

A、B. 左膝关节正、侧位常规 DR 摄影图像,显示左胫骨平台下方类圆形溶骨性破坏区,边界较毛糙,未见硬化边;C. 左膝关节冠状位合成体层成像图像,可清晰显示胫骨溶骨性骨质破坏区边界(黑箭);D. 左膝关节矢状位合成体层成像图像,其对病变范围的显示较 DR 清晰(黑箭)

可发生在所有的癌症患者中,特别常见于乳腺、前列腺、肺、肾和甲状腺癌,约占 80% ~ 90%。有研究表明:约 3/4 的癌症患者死亡时存在骨转移。

骨转移途径主要是血行转移,可引起溶骨性破坏,有的可有反应性骨质增生。骨转移瘤的临床表现主要是疼痛,多为持续性,夜间加重。也可出现肿块、病理性骨折和压迫症状。实验室检查表现为成骨性转移者碱性磷酸酶增高、血清钙磷正常或偏低;溶骨性转移者血清钙磷增高;前列腺癌转移者酸性磷酸酶增高。

X 线检查仍是目前诊断骨转移瘤的重要检查方法,包括 X 线摄片及合成体层成像。合成体层成像较常规 X 线摄片的优势在于能够发现一些不明显的骨质破坏,或者是不规则骨中的骨质改变。转移性骨肿瘤的 X 线表现多为肿瘤发生的骨骼产生各种骨骼破坏性改变,病变多局限在骨骼内,边缘不清,有时与原发性骨肿瘤不易鉴别。转移性骨肿瘤可单发或多发,单发性系发生于某一骨内的转移,局限于一处产生骨质破坏,使邻近骨皮质扩大膨胀,X 线上可以为局限的骨质破坏,形成大小不等的囊性腔隙,也可以是广泛的骨质破坏。多发性系转移发生在多数骨内,也可以表现为两种形式,一种是广泛地散在于多数骨内,一种是连续侵犯相邻近的几个骨,如侵犯同侧的髂骨及股骨近端,肩胛骨及肱骨近端。

X 线特征具有多样性,这与原发灶的来源、分化程度和破坏程度、范围、时间有关。一般分为溶骨性、成骨性及混合性骨质破坏:①溶骨性转移瘤:以溶骨性最为多见,占 80% 以上。肾癌、甲状腺癌、肺癌、结肠癌、神经细胞瘤等的骨转移,常呈溶骨性破坏,其典型 X 线表现为皮质、髓腔均有不规则溶骨且不伴有反应性的新骨形成。常呈多发性穿凿样、虫蚀样骨破坏,分散在许多骨骼内,边缘不规则,一般无硬化边,少数可引起骨皮质膨胀及骨膜反应。有的单发的转移性肿瘤范围较大,骨骼破坏亦较广泛,常可发生病理性骨折。②成骨性转移瘤:前列腺癌、肺癌、胃癌和近半数的乳癌骨转移常表现为成骨性,X 线片显示骨致密而无规律,很少有骨膨胀及骨膜反应。常呈斑点状和块状密度增高影,甚至呈象牙质状,其间骨小梁紊乱、增厚、粗糙。有时骨膜下可有大量新生骨。③混合性转移骨肿瘤兼有溶骨及成骨性改变。

CT 可对判断有否肿瘤并准确定位及其与周围组织的关系提供帮助,对于肿瘤的性质应结合临床来判断。CT 的优点在于能很好地显示病变的横断面结构及其周围组织关系,能清楚地提供早期轻微骨结构破坏及软组织块的情况,为诊断、手术方案的制订、预后的评估、为查找原发病灶、CT 指引下的定位穿刺活检提供帮助。

MRI 诊断骨转移瘤比 X 线、CT 更敏感,可行三维成像,定位准确;检查范围广,对于早期发现和准确诊断四肢、骨盆、脊椎的转移瘤有独到的优点,它能显示纵轴上的侵犯范围,髓腔内原发灶和转移灶,显示跳跃性转移灶等;可直接显示受累血管情况。

4. 其他病变

(1) 四肢骨骨折

病例1:

病历摘要:男性,40 岁,右肘部外伤后 0.5 小时。查体:右肘部疼痛,活动时加剧。

常规 DR 及合成体层成像检查图像见图 2-1-106。

影像诊断:右侧桡骨小头骨折。

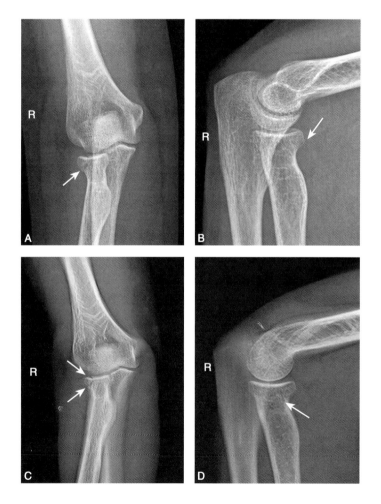

图 2-1-106　右肘关节 DR 及合成体层成像图像
A. 右肘关节正位常规 DR 图像,显示右桡骨小头处似可见局部骨质连续性不佳(白箭);B. 右肘关节侧位常规 DR 图像,可疑骨折线显示欠清晰(白箭);C. 右肘关节冠状位合成体层成像图像,清晰观察到右桡骨小头骨质不连续,骨折线清晰可见(白箭),断端稍分离,无明显错位;D. 右肘关节矢状位合成体层成像图像,同样可观察到桡骨小头骨折线

病例 2：

病历摘要：男性，14 岁，左肘部外伤 3 小时。查体：左肘部疼痛，活动时加剧。常规 DR 及合成体层成像检查图像见图 2-1-107。

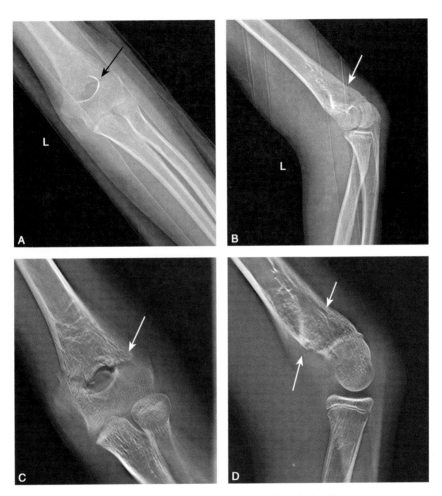

图 2-1-107　左肘关节 DR 及合成体层成像图像
A. 左肘关节正位常规 DR 图像，显示左肱骨髁上见一异常裂隙影（黑箭）；B. 左肘关节侧位常规 DR 图像，左肱骨髁上局部骨纹理紊乱，骨折线显示不清（白箭）；C、D. 左肘关节冠状位及矢状位合成体层成像图像，可清晰显示髁上骨质不连续，骨折线显示清晰（白箭），断端未见明显错位

影像诊断：左侧肱骨髁上骨折。

病例 3：

病历摘要：男性，30 岁，右腕部外伤 2 折天。查体：右腕部疼痛，活动时较明显。常规 DR 及合成体层成像检查图像见图 2-1-108。

影像诊断：右腕舟骨骨折。

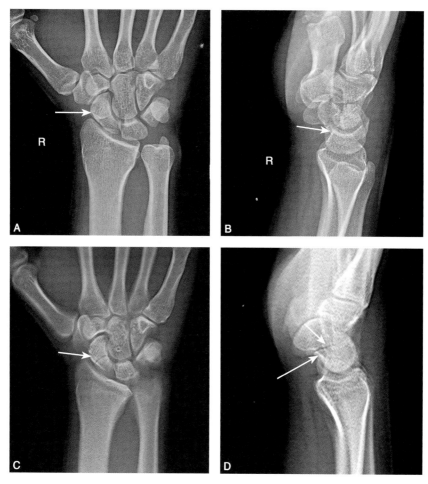

图 2-1-108 右腕关节 DR 及合成体层成像图像
A. 右腕关节正位常规 DR 图像,显示右舟骨局部骨纹理紊乱(白箭),未见明确骨折线;
B. 右腕关节侧位常规 DR 图像,似可见右舟骨骨质连续性中断(白箭);C、D. 右腕关节
冠状位及矢状位合成体层成像图像,清晰可见一斜行骨折线影(白箭),断端未见明显
分离错位

病例 4：

病历摘要：女性,26 岁,左踝部外伤 2 天;查体：左踝部软组织红肿、疼痛,活动受限。
常规 DR 及合成体层成像检查图像见图 2-1-109。

影像诊断：左侧腓骨远端骨折。

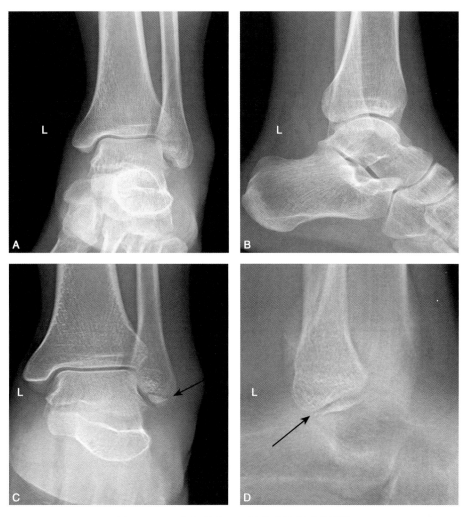

图 2-1-109　左踝关节 DR 及合成体层成像图像
A. 左踝关节正位常规 DR 图像,示左腓骨下端局部骨纹理紊乱,骨折线不明确;B. 左踝关节侧位常规 DR 图像,亦未见明确骨折线,隐约见局部骨纹理紊乱;C、D. 左踝关节冠状位及矢状位合成体层成像图像,在不同层面均可见左腓骨下端清晰斜行骨折线影(黑箭),断端稍分离错位

病例5:
病历摘要:女性,54 岁,右足部外伤 1 天;查体:右足疼痛。
常规 DR 及合成体层成像检查图像见图 2-1-110。
影像诊断:右足第五跖骨基底部骨折。
病例分析:骨折(bone fracture)有创伤性骨折和病理性骨折,本节所述均为创伤性骨折。在临床科室,医生可根据患者的自述、临床表现及骨折的专有体征,对骨折的轻重、部位、分型多能做出诊断。对于影像科室,一般习惯根据骨折线形状和骨折的轻重程度进行分类,如:横形骨折、纵形骨折、斜形骨折、螺旋形骨折、还有特殊的"T""Y"形等骨折、压缩骨折、嵌插骨折、儿童的青枝骨折和骺离骨折、裂纹骨折、粉碎性骨折、爆裂骨折等。
　　骨创伤是指骨和关节的损伤,包括显性骨折、隐匿性骨折、骨挫伤和关节软骨的损伤。

135

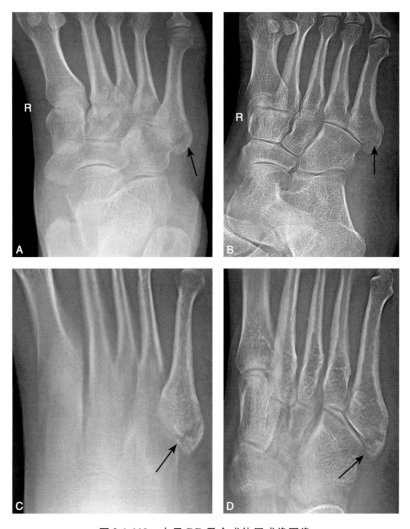

图 2-1-110　右足 DR 及合成体层成像图像
A. 右足正位常规 DR 图像,示右足第五跖骨基底部骨纹理紊乱,隐约见骨质连续
性中断(黑箭);B. 右足斜位常规 DR 图像,示右足第五跖骨基底部骨质连续性中
断(黑箭),骨折线欠清晰;C、D. 右足合成体层成像图像,在不同层面清晰显示第
五跖骨基底部骨质不连续,骨折线显示明确(黑箭),断端稍分离、未见明显错位

显性骨折指 X 线平片骨折线明显,很容易诊断的骨折。隐匿性骨折指发生在复杂部位和深
在部位结构的骨折,X 线平片不易发现骨折线,通常此类患者有明显的外伤史,临床体征较
为明显,常规 X 线检查阴性,但有骨皮质和骨松质的连续性中断,只是骨折无错位平片无法
显示的假阴性现象。而在 MRI 上,隐匿性骨折可见明显的骨折线。骨挫伤是磁共振在医疗
机构应用以来用于描述骨创伤的一个新概念,是微小梁的中断,常伴有骨髓的出血水肿,是
骨创伤的病理性改变,X 线、CT 和 MRI 均不能显示骨折线。合成体层成像在骨骼病变检查
中有其独特的优势·对骨折部位显示良好;对 X 线平片难以确定的隐匿性和隐蔽性骨折做出
评价;对关节内骨折的显示也明显优于平片检查,可以发现关节内小的撕脱骨折块和细小的
骨折线。在临床实际工作中,对于解剖部位较为深在或复杂,平片投照不满意或投照失败;
或平片可疑骨折但不能明确诊断,或平片虽显示阴性,临床体征却很明显,不能排除隐匿性

骨折的患者,可常规进行合成体层成像以做出正确的诊断。但其对关节软骨和韧带的损伤不敏感,故对关节软组织的损伤应行 MR 检查。

X线检查是骨创伤的常规首选检查方法,是各种影像检查的基础,能发现所有的明显的长骨干骨折,即显性骨折。X线检查操作简单,价格低廉,成像速度快,图像能显示骨折部位及其周围的整体解剖结构,区分骨折的类型,评价骨折的严重程度、了解碎骨片的数量,对骨关节疾病术后内植入物的位置、是否松动、断裂、移位均能显示。对骨折后复查也很重要,能显示骨折处断端情况,骨膜反应情况,内外骨痂形成的多少,对是否合并骨质感染、骨质吸收等也能作出评价。但 X 线检查是二维的重叠成像,是将有体厚的人体结构成像在平面图像上,除了显示感兴趣区的结构外,还有周围结构的重影,使得图像清晰度下降,故对深在部位和复杂部位的骨折显示差,特别是对扁骨,不规则骨。如颅骨、眼眶骨、鼻窦骨壁、下颌骨、手腕骨、寰枢椎、肋骨、胸骨、肩胛骨、足跗骨等,容易造成漏诊或误诊。

合成体层成像在不同部位外伤诊断中都可发挥较大的应用,特别是对于解剖结构复杂的部位。①足踝部解剖关系相对复杂,具有"三多"(组成骨骼多、关节多、重叠多)的特点,外伤亦较多见。若发生骨折,其范围广泛,包括内外踝、跟骨、距骨、楔骨及跖骨等,引起相应症状和体征,早期明确诊断以便临床及时采取治疗,可避免骨折错位、延迟愈合等并发症。足踝部骨骼形态各异,如距骨结构较粗大,跗骨基底及跗骨为不规则骨块,常规正斜位 X 线片有重叠现象,影响骨折线的显示。踝关节软组织较少,与周围组织对比差,细微骨折易漏诊。或者由于临床医生定位不清、不准确,常导致拍摄位置不到位而漏诊,如跟骨通常需拍摄侧位、轴位片,足舟骨需拍摄足内斜位片等。拍片条件、中心线、角度等亦可影响骨折的显示。②桡骨小头是肘部外伤中较常见的关节内骨折。大多是在跌倒或体育运动时致伤,致伤时手多背伸,前臂旋前,肘关节置于极度外翻位置,伴有不同大小外翻力,桡骨小头外侧和肱骨小头猛烈撞击,导致桡骨小头骨折。临床上大部分桡骨小头骨折均可通过常规摄肘关节正侧位片获得满意的诊断和相应的处理,但对于桡骨小头发生的隐匿性骨折,侧位桡骨小头与尺骨冠突结构重叠较多,致使桡骨小头细微结构显示欠佳,桡骨小头隐匿性骨折大多被忽略或显示正常而造成漏诊或误诊,而导致后期造成前臂旋转功能障碍引起创伤性关节炎,给患者带来极大痛苦。所以常规肘关节正侧位摄片有很大的局限性,而采用合成体层成像可将桡骨小头多层面观察,排除了尺骨冠突的重叠,且克服了标准侧位的主要局限,还可显示肱骨小头、冠突、肱桡与肱尺关节这些结构的细微结构,而这些骨折常规 X 线片可能显示不清。故在考虑桡骨小头骨折时,应及时采用合成体层成像。桡骨小头隐匿性骨折经过合成体层成像有很高的诊断率,是确诊桡骨小头隐匿骨折非常有用的方法,应作为常规检查的一部分。合成体层成像可显示无移位或轻微移位的桡骨小头骨折,尤其可评价骨折移位的程度,确定骨折线的确切延伸范围,这些对决定治疗方案(手术与否)十分重要。合成体层成像在诊断桡骨小头隐匿性骨折时,要结合观察软组织的变化和骨质的细微结构。尤其注意观察因关节内积血而引起的脂肪垫征阳性,这可能是桡骨小头隐匿性骨折的唯一线索。③腕关节包括桡腕关节、腕骨中间关节和下尺桡关节,三个关节总称为腕关节,是人体结构中最复杂的关节。腕关节外伤在临床上非常多见。X 线平片由于有良好的空间分辨能力,是腕关节外伤的首选检查方法,但是在多个投照体位上都会有骨质的重叠。

合成体层成像检查是 X 线检查的重要的延伸和补充手段。克服了组织间重叠;不受石膏、夹板或支具等内外固定物的影响;与 CT 相比,辐射剂量低,检查费用低,在放射科一次即能完成检查和诊断,方便患者;对"怀疑"或"可能"骨折能较快速、精确地作出诊断。

（2）四肢骨骨折固定术后

病例 1:

病历摘要:女性,59 岁,右尺桡骨外伤石膏复位固定 3 月后。

常规 DR 及合成体层成像检查图像见图 2-1-111。

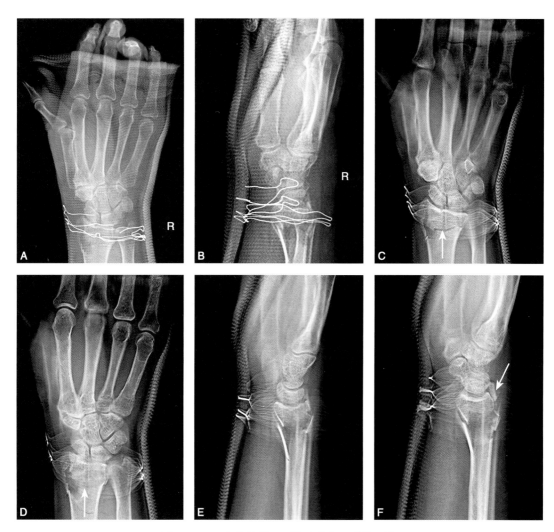

图 2-1-111　左腕关节 DR 及合成体层成像图像

A、B. 右腕关节常规 DR 摄影正侧位图像,显示右侧尺桡骨远端形态不规则,右侧桡骨远端内可见低密度区,局部情况为石膏和金属线影遮挡显示不清;C～F. 合成体层成像图像,显示右侧尺桡骨远端骨折,骨折线(白箭)尚清晰,断端对位对线良好,局部可见小骨片,骨折线累及关节面,关节间隙变窄

影像诊断:右尺桡骨远端骨折外固定术后。

病例 2:

病历摘要:女性,32 岁,左肘关节外伤外固定术后 14 天。

常规 DR 及合成体层成像检查图像见图 2-1-112。

影像诊断:左桡骨小头骨折外固定术后。

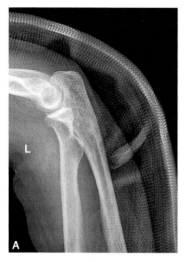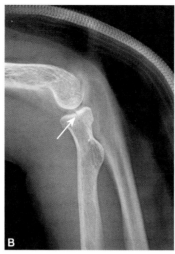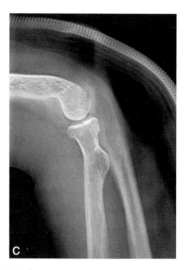

图 2-1-112 左肘关节 DR 及合成体层成像图像

A. 常规 DR 摄影侧位图像,显示左肘关节骨质未见明确骨折征象;B、C. 合成体层成像图像,清楚显示左侧桡骨小头内骨折线,累及关节面(白箭)

病例 3:

病历摘要:男性,55 岁,左侧胫骨平台骨折内固定术后 7 天。

常规 DR 及合成体层成像检查图像见图 2-1-113。

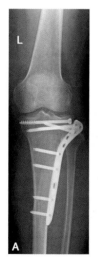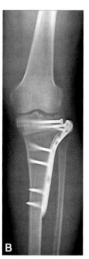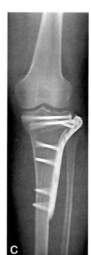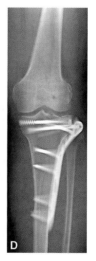

图 2-1-113 左膝关节 DR 及合成体层成像图像

A. 常规 DR 摄影图像,显示左胫骨平台形态略欠规则,胫骨上段内固定,骨折线显示不清;B ~ D. 合成体层成像图像,示左侧胫骨平台欠规整,外侧可见骨皮质不连续,骨折线尚清晰

影像诊断:左胫骨上段骨折内固定术后。

病例 4:

病历摘要:女性,54 岁,左侧锁骨骨折术后 3 个月。

常规 DR 及合成体层成像图像见图 2-1-114。

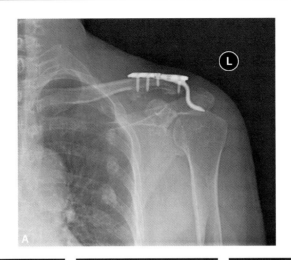

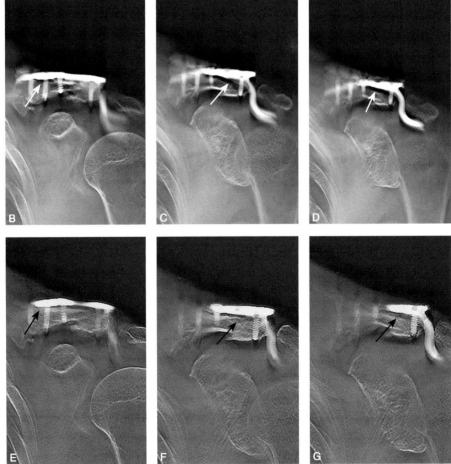

图 2-1-114　左侧锁骨 DR 及合成体层成像图像
A. 左侧锁骨正位 DR 图像,所示左侧锁骨外侧段可见金属内固定影,骨折线模糊,固定物
位置固定,连续性可,余骨质形态可;B ~ D. 合成体层成像后滤波反投影法重建图像,金
属内固定影下缘可见条形黑色的金属伪影(白箭),锁骨内条形低密度影,骨质连续性显
示欠佳,骨质愈合情况不能做出明确判断;E ~ G. 合成体层成像后迭代重建法重建图像,
显示金属内固定影上下缘金属伪影明显减小(黑箭),锁骨外端骨质连续性可,骨折线消
失,骨痂形成,金属固定连续性可,金属螺纹钉位置固定佳,与骨质紧密结合

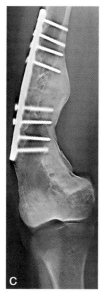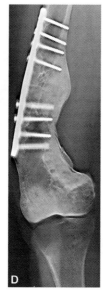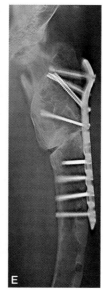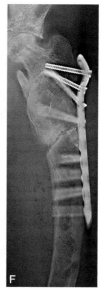

图 2-1-117　双下肢 DR 及合成体层成像图像
A、B. 双下肢全长 DR 图像,显示双侧股骨局部增粗变形,皮质增厚,左髋关节及
右腓骨受累。右侧股骨中下段可见金属内固定影,骨折线消失,局部可见异常肥
厚骨痂形成,左股骨上段可见横行骨折线(为人工矫形术后改变),断端尚光滑;
C、D. 右股骨合成体层成像冠状位图像,显示股骨皮质增厚,髓腔内小囊状透光
区;E、F. 左股骨中上段合成体层成像冠状位图像,显示股骨上段内骨折线清晰,
断端光滑,股骨皮质增厚,髓腔多发不规则囊状透光区呈"网格状"

或出现畸形,严重者有驼背、膝内翻、下肢外旋、胫骨前弯、髋关节强直等;病变处常发生病理
性骨折;椎体畸形压迫脊髓可引起截瘫;头颅病变可导致颅底凹陷症;髋部病变时步态异常,
活动障碍;心血管钙化则引起心瓣膜功能不全,高血压和出血性心衰;伴发骨肉瘤时,局部肿
胀、疼痛、压痛明显。

　　X线表现为受累骨的增粗和增厚,既有囊状透光区又有骨硬化。骨皮质和松质界限消
失,骨小梁粗大、稀疏,密度不均,排列紊乱,呈条索状高密度影交织,中间夹杂网格状低密度
区。早期以骨吸收为主,晚期以骨形成为主,没有骨膜反应,也没有软组织肿块。长骨表现
为增粗、弯曲,皮质骨变性增厚,病变与正常皮质骨分界处可见到"V"型分界线,可有病理性
骨折。在骨盆常出现髋臼内陷,病变在腰椎出现,则椎体明显增大,骨小梁粗大,但椎间隙多
保持正常。在颅骨表现为颅盖骨异常增厚,高低混杂密度,常伴有颅底凹陷,早期改变首先
是外板破坏而内板仍保持完整。合成体层成像能清晰地显示骨质的硬化、吸收及病理性
骨折。

　　(5) 髋关节及膝关节置换术后

病例 1:

病历摘要: 男性,70 岁,右侧髋关节置换术后 3 个月。

　　常规 DR 及合成体层成像图像见图 2-1-118。

影像诊断: 右侧髋关节人工关节置换术后改变。

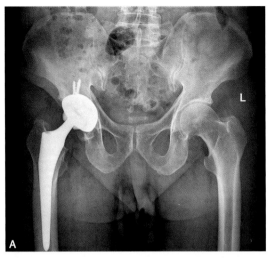

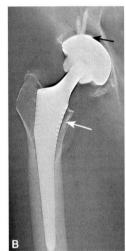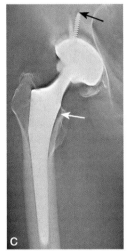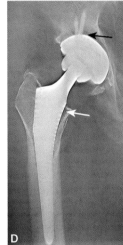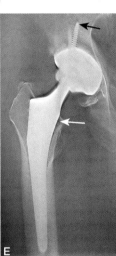

图 2-1-118　髋关节正位 DR 及合成体层成像图像

A. 双侧髋关节正位 DR 图像,显示右侧髋关节人工关节置换影,形态可,位置固定,对侧髋关节形态可;
B、C. 右侧髋关节合成体层成像后滤波反投影法重建图像,右侧股骨上段人工关节柄内侧可见小片状低密度骨质吸收区(白箭),人工髋臼及螺纹钉上方条形低密度影金属伪影(黑箭);D、E. 右侧髋关节合成体层成像后迭代重建法重建图像,右侧股骨上端人工关节柄内侧骨质吸收区边界更为清晰(白箭),人工关节髋臼及螺纹钉上缘金属伪影(黑箭)较滤波反投影法重建图像减小

病例 2:

病历摘要:男性,80 岁,右侧膝关节置换术后 3 个月。

常规 DR 及合成体层成像见图 2-1-119。

影像诊断:右侧膝关节人工置换术后改变。

病例分析:关节置换术已成为缓解疼痛、改善功能、矫正畸形的有效方法。随着外科技术的发展和假体设计、材料的改进与完善,假体的存活率已得到有效地提高,但假体周围骨溶解和无菌性松动仍是威胁假体存活的主要并发症,并给翻修手术带来困难,因此定期的影像学随访在监测假体的松动方面起着重要作用。只有客观的对一些能预测假体稳定性的影像学改变进行分析,准确认识假体稳定固定和松动的影像学特征,才能及时对松动的假体进

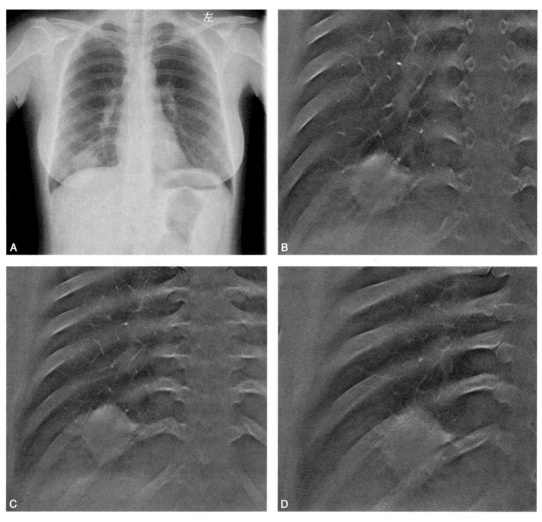

图 2-1-122　胸部 DR 及合成体层成像图像

A. 胸部正位常规 DR 图像,显示两肺纹理增粗,右下肺中带可见一软组织肿块影,边界稍欠清晰;B ~ D. 胸部冠状位合成体层成像图像,显示右下肺一团块状密度增高影,内部密度均匀,边界尚清晰,但不规整

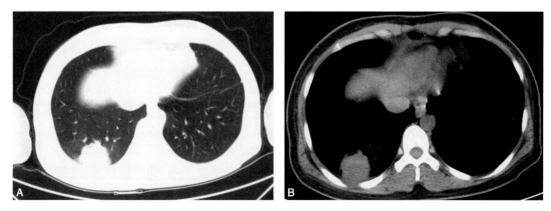

图 2-1-123　胸部 CT 平扫图像

A、B. 胸部 CT 扫描肺窗及纵隔窗图像,右下肺可见一软组织肿块影,密度均匀,边缘模糊

化因素、免疫损伤、过敏及药物所致。临床症状主要为发热、咳嗽、咳痰、痰中带血,可伴胸痛或呼吸困难等。按解剖部位可分为大叶性肺炎、小叶性肺炎、间质性肺炎。按病程分为急性肺炎、迁延性肺炎及慢性肺炎,一般迁延性肺炎病程长达 1~3 月,超过 3 个月则为慢性肺炎。

大叶性肺炎(lobar pneumonia)多为肺炎双球菌致病。好发于冬春季,多见于青壮年。起病急,以突然高热、恶寒、胸痛、咳嗽、咳铁锈色痰为临床症状。可累及肺叶的一部,亦可从肺段开始扩展至肺叶的大部或全部,偶可累及数叶。根据病理过程分为充血期、实变期(包括红色肝样变期和灰色肝样变期)及消散期。X 线摄影征象较临床症状出现晚 3~12 小时,表现为不同形态及范围的渗出与实变。充血期 X 线摄影可无阳性发现,或仅表现为病变区肺纹理增多,透明度略低或呈密度稍高的模糊影。实变期 X 线摄影表现为密度均匀的致密影,如病变仅累及肺叶的一部分则边缘模糊。由于实变的肺组织与含气的支气管相衬托,有时在实变区中,可见透明的支气管影,即支气管气像。炎症累及肺段表现为片状或三角形致密影,与受累及肺的轮廓一致。不同肺叶的大叶性实变形状各不相同。消散期 X 线摄影表现为实变区的密度逐渐减低,先从边缘开始。由于病变的消散是不均匀的,病变多表现为散在、大小不等和分布不规则的斑片状致密影。

小叶性肺炎(lobular pneumonia)多为链球菌、葡萄球菌和肺炎双球菌致病。多见于婴幼儿、老年及极度衰弱的患者或手术后的并发症。临床症状较重,多有高热、咳嗽、咳泡沫黏液脓性痰,伴有呼吸困难、发绀及胸痛等。X 线摄影多表现为发生在两肺中、下野的内、中带的沿肺纹理分布的斑片状模糊致密影,密度不均。

间质性肺炎(interstitial pneumonia)可由细菌或病毒感染所致。多见于小儿,常继发于麻疹、百日咳或流行性感冒等急性传染病。临床上除原发急性传染病的症状外,常同时出现气急、发绀、咳嗽、鼻翼扇动等。X 线摄影表现为肺纹理增粗、模糊,可交织成网状、并伴有小点状影。

胸部拥有良好的自然对比,X 线摄影是临床最常用的检查方法,多用于体检、筛查及病变的定期复查。胸部 CT 扫描可以清晰地显示胸部组织结构及病变的细节。由于成像原理的限制,X 线摄影是将胸部三维结构信息重叠在二维图像上显示,不可避免的存在多种解剖结构的互相重叠,无法清晰地显示病灶,特别是微小病灶的形态、密度及内部结构。合成体层成像是居于两者之间的一种新的 X 线检查方式,它通过一次连续曝光重建出胸部任意层面的组织结构图像,这一断层图像并不是像 CT 扫描获得的单纯断面图像,而是融合了此层面前后一定厚度组织结构信息的融合图像,所以看上去更像是 X 线摄影图像,但是它又进一步反映了组织结构或病变的部分空间信息。所以合成体层成像不仅可以较 X 线摄影发现更多更微小的病灶,还可以通过多个层面的连续观察,得到关于病变形态及密度的更多的信息,从而做出更准确地诊断。如多层面连续观察病灶形态呈斑片状、楔形、条状等,多提示炎症可能;如病灶内出现空气支气管征、气液平面,则多提示为炎性病变。

鉴别诊断:①肺结核,多有全身中毒症状,午后低热、盗汗、疲乏、无力、体重减轻、失眠、心悸等症状。X 线摄影可见病变多在肺尖或锁骨上下,密度不匀,消散缓慢,可形成空洞或肺内播散。合成体层成像检查能够较为准确地发现病灶内部的小空洞。痰中可找到结核分枝杆菌。②肺癌,常有吸烟史。有咳嗽、咳痰、痰中带血症状。血白细胞计数不高,痰检发现癌细胞可确诊。可伴发阻塞性肺炎,经抗生素治疗后炎症不易消散,或可见肺门淋巴结肿大,可伴肺不张。合成体层成像与 CT 平扫相似,只能对病灶的形态及密度进行观察,不能够确定病灶的血供情况,不能够清晰分辨肿块、肿大淋巴结以及膨胀不全的肺组织。所以常常需要行 CT 增强、纤维支气管镜、痰脱落细胞或穿刺细胞学等检查。③急性肺脓肿,早期临床表现相似。随着病程进展,咳大量脓臭痰为肺脓肿的特征性临床表现。X 线摄影或合成体层成像主要是发现脓腔及液平面。④肺血栓栓塞症多有静脉血栓的危险因素,可发生咯血、晕厥,呼吸困难较明显,颈静脉充盈。X 线摄影示局部肺纹理减少,可见尖端指向肺门的楔形阴影,常伴低氧血症及低碳酸血症。D-二聚体、CT 肺动脉造影、放射性核素肺通气/灌注扫描、CT 能谱成像和 MRI 等检查有助于鉴别。⑤非感染性肺部浸润,需排除非感染性肺部疾病,如肺间质纤维化、肺水肿、肺不张、肺嗜酸性粒细胞浸润症和肺血管炎等。

（2）肺结核

病例:

病历摘要:女性,49 岁,无明显诱因出现发热,于午后出现,最高温度达 38.2℃。结核三项检查:结核特异分泌抗原抗体(TB-CHEK)(−),结核分枝杆菌抗体-IgG(TB-IgG)(+),结核特异外膜抗原体(TB-DOT)(+)。

常规 DR 及合成体层成像图像见图 2-1-124。

CT 扫描图像见图 2-1-125。

影像诊断:左肺上叶空洞型结核。

病理学图像见图 2-1-126。

病理诊断:左肺上叶炎性肉芽肿(结核)。

病例分析:肺结核(pulmonary tuberculosis)是结核分枝杆菌引起的肺部感染性疾病,是一种慢性和缓发的传染病,潜伏期 4~8 周,其主要临床表现有全身疲乏、失眠、盗汗、午后潮热、咳嗽、咳痰、咯血、胸痛及呼吸困难等。

结核分枝杆菌侵入肺组织后所引起的基本病变是渗出与增殖。前者以结核性肺泡炎,后者以结核性结节肉芽肿为特征。在机体免疫力的影响下,未被吸收的渗出性病变可发生增殖性改变,增殖性病变周围也可出现渗出性病变。两者大多混合存在。

1999 年我国制定了结核病的新的分类标准,分为五型:原发性肺结核（Ⅰ）、血行播散型肺结核（Ⅱ）、继发型肺结核（Ⅲ）、结核性胸膜炎（Ⅳ）、其他肺外结核（Ⅴ）。

临床上最常见的为继发型肺结核,它在常规 DR 摄影时表现多种多样:浸润性病灶,如云雾状,边缘模糊,密度相对较淡;干酪样病灶,密度相对较高,且不均一;空洞即形成不同形状的透亮区;纤维钙化的硬结病灶,如条索、结节状、斑点状病灶,边缘清楚,密度相对较高。在一个病灶中可以有几种影像改变同时存在,常以某一种病变为主,病变分布以上叶尖后段或下叶尖段常见。浸润、干酪样变和空洞形成,均考虑为活动性病灶。

X 线摄影是把胸部三维影像重叠在二维图像上显示,肺内病变容易被胸壁其他高密度结构遮挡,造成小的纤维硬结病灶的漏诊。合成体层成像在肺结核影像诊断中有一些比较有优势的地方:它可以较清晰地显示与肋骨、心脏或椎体重叠的小病灶;发现 X 线摄影不能显示的位于干酪样病变内的小空洞。合成体层成像对结核病灶内微小钙化的显示不具有优势,X 线摄影经常能够看到密度不太高的钙化点,合成体层成像往往显示不出来或与周围病灶密度差别不大。对结核病灶内钙化的显示以 CT 的能力为最强,往往能发现常规 DR 摄影也不能显示的钙化灶。对于肺结核的影像学检查,应首选 X 线摄影,结合患者的症状、图

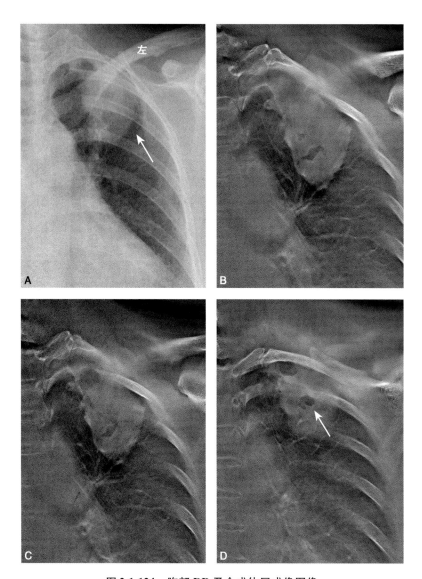

图 2-1-124　胸部 DR 及合成体层成像图像

A. 胸部正位常规 DR 摄影图像,显示左肺上叶大片状高密度影(白箭),病变位于左侧锁骨上下区,病灶内密度欠均匀,但未见明确空洞或钙化显示;B ~ D. 胸部冠状位合成体层成像图像,显示左肺上叶团块状高密度影,边界模糊,内部密度不均,未见钙化,可见小空洞形成(D 中白箭),内末见液平面

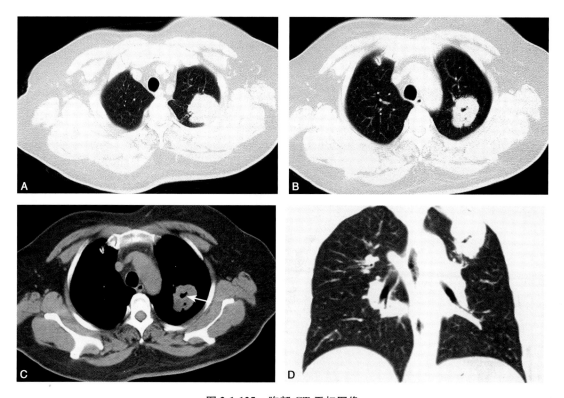

图 2-1-125　胸部 CT 平扫图像

A ~ D. 胸部 CT 扫描轴位肺窗、纵隔及冠状位肺窗图像,示左肺上叶团块状高密度影,边界模糊,内部密度不均,可见小空洞形成(C 中白箭)

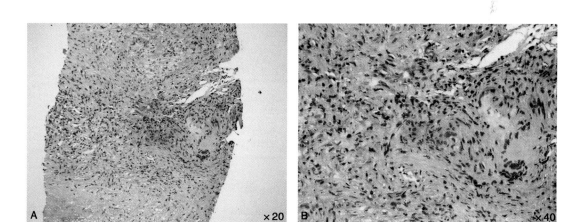

图 2-1-126　左肺结核病理 HE 染色图像

像上病灶的分布位置及空洞形成等特征来做出诊断并不困难。如果出现不典型的病例,可以选择合成体层成像及 CT 扫描来进一步观察病灶内部是否有空洞、钙化等特征来做出诊断。

（3） 支气管扩张

病例：

病历摘要：女性,59 岁,反复咳嗽咳痰 20 年。查体:呼吸运动正常,无肋间隙增宽或变窄,语颤正常,叩诊音清音。

常规 DR 及合成体层成像图像见图 2-1-127。

CT 扫描图像见图 2-1-128。

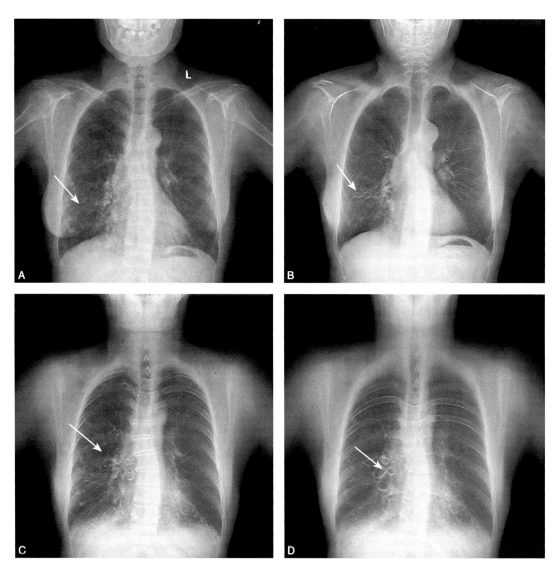

图 2-1-127　胸部 DR 及合成体层成像图像

A. 胸部正位常规 DR 摄影图像,显示右侧中下肺野纹理增强,紊乱,呈发卷样改变,近肺门区可见多个囊状透亮影（白箭）,壁厚;B ~ D. 胸部冠状位合成体层成像图像,显示右侧中下肺野纹理增粗,紊乱,可见多发支气管管腔囊状扩张（白箭）,壁较厚,内可见气-液平面

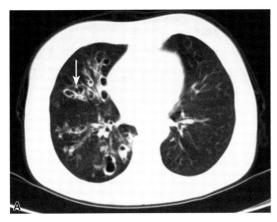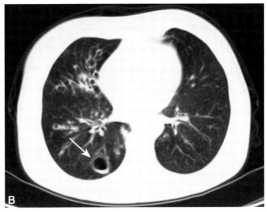

图 2-1-128　胸部 CT 图像

A、B. 胸部 CT 肺窗图像,显示右中下肺叶多发支气管管腔扩张,呈囊状改变,部分内可见气-液平面(白箭)

影像诊断:右中下肺支气管扩张。

病例分析:支气管扩张(bronchiectasis)是多种疾病的一种终末表现,定义为支气管不可逆性的异常扩张,受累的支气管管腔扩张,伴有炎性浸润及管腔塌陷,造成局部气道的阻塞。常见的病因包括先天异常、反复感染、气道阻塞,由于肺部纤维化的牵拉作用可造成牵拉性支气管扩张,此外一些少见原因亦可伴发或导致支气管扩张,如炎性肠病,特别是溃疡性结肠炎,以及类风湿性关节炎等。

不同基础疾病导致支气管扩张的好发部位有所差异,分枝杆菌感染及原发性纤毛运动障碍(Kartagener 综合征)者好发于右肺中叶及左肺上叶舌段,过敏性支气管肺曲霉菌病及囊性纤维化者好发于肺上叶,儿童病毒感染者好发于肺下叶,Mounier-Kuhn 综合征者好发于 1~4 级支气管;结节病导致的牵拉性支气管扩张好发于肺上叶,而通常情况下,间质性肺炎导致的牵拉性支气管扩张及支气管反复感染造成的支气管扩张多位于两肺下叶。

支气管扩张分为四种类型:柱状型、囊状型、曲张型及混合型,其胸部常规 DR 摄影表现通常包括以下几点:①双轨征,由沿长轴方向显示的柱状扩张的支气管所致;②指环征或囊状影,由囊状扩张的支气管所致,可伴有气液平面;③印戒征,由扩张的支气管截面和紧邻的肺部小血管组成;④管状影,扩张的支气管内填充分泌物所致,可表现为 Y 型或 V 型的高密度影,有时可见由肺门方向放射状分布的指套征;⑤病变区域局部肺血管纹理增多,但边界变模糊,由支气管旁纤维化所致;⑥局部肺血管纹理聚集,由部分支气管堵塞导致局部肺容积减小所致;⑦肺血流减少;⑧未受累的肺叶代偿性过度通气。此外,由于其他疾病造成的牵拉性支气管扩张,可见基础疾病的肺部异常表现。

随着数字化 X 线机应用于临床,常规 DR 摄影诊断支气管扩张的准确性较前有所提高,但还是不能和高分辨 CT(high-resolution CT,HRCT)相比。但是常规 DR 摄影发现的异常征象和支气管扩张的严重程度有很好的相关性。在常规 DR 摄影基础上联合合成体层成像,可以在很大程度上提高支气管扩张的诊断准确率,因为合成体层成像可以得到检查部位任意深度的多幅断层图像,每一兴趣层面均能清晰显影,不受周围组织重叠影响,并且可以任意层厚(最小 1mm)重建图像,从而提高对微小病变的发现能力。另外胸部合成体层成像检查的辐射剂量较 CT 检查明显降低(有研究提出为 CT 扫描辐射剂量的 1/7)。当然合成体层成像获得的断层图像与 HRCT 重建出的图像还有一定差距,究其原因是因为合成体层成像并非传统意义上的全部容积信息采集。胸部合成体层成像检查需要患者良好的配合,如果患者闭气不好,重建图像上会出现非常明显的呼吸运动伪影,影响对细小支气管的观察,同时由于心脏搏动的影响,心缘周围的肺纹理显示较模糊。这些都需要进一步对合成体层成像设备及操作进行优化,以达到更好的检查效果。

（4）肺大疱

病例:

病历摘要:女性,43 岁,常规体检。查体:两肺呼吸运动正常,右侧中下肺野叩诊呈过清音,呼吸音减低。

常规 DR 及合成体层成像图像见图 2-1-129。

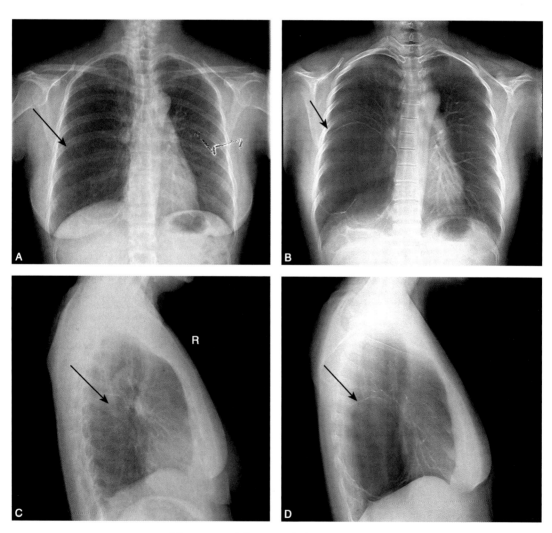

图 2-1-129　胸部 DR 及合成体层成像图像

A、C. 胸部正侧位常规 DR 摄影图像,显示右侧中下肺野局限性透亮度增加,局部肺纹理减少(黑箭),右下肺野可见条索样影;B、D. 胸部冠状位及矢状位合成体层成像图像,显示右下肺叶内一较大类圆形薄壁透亮区(黑箭),壁菲薄,内无肺纹理走行

影像诊断：右下肺肺大疱。

病例分析：肺大疱（bulla）常继发于细小支气管的炎性病变，如肺炎、肺气肿、结核等。临床上肺大疱易与肺气肿并存。炎性病变导致小支气管黏膜水肿，管腔部分阻塞，气体进入肺泡但不易排除。正常情况下肺泡之间可有侧支循环，支气管虽有阻塞，但肺泡压力不至于过高。但炎性情况下，肺组织有所破坏，肺泡间侧支消失，肺泡壁因肺泡内压增加而破裂形成一个大的含气囊腔，从而形成肺大疱。肺大疱最常见的并发症为自发性气胸，其次就是感染和自发性血气胸。有些患者可双侧同时发生气胸，严重的可危及生命。因此临床发现较大的、位置表浅的肺大疱时要引起足够的重视，必要时需要外科治疗干预，防止并发症的发生。

肺大疱DR摄影多表现为局限性的肺透亮度增加，局部肺纹理的稀疏，一般肺大疱的壁均较薄，DR摄影对于肺大疱的壁显示欠清晰，如合并感染肺大疱壁增厚，并可见液-气平面，DR摄影可以较清楚的显示。肺尖部的肺大疱一般表现为肺野边缘壁较菲薄的空腔，可为圆形、椭圆形、长方形等，大小不等。较大的肺大疱可见其内的分隔。肺底部的部分肺大疱完全位于膈顶之下，也有一些仅部分位于膈顶之下，在常规DR摄影图像上显示欠清。若肺大疱的壁较薄且欠连续，容易误认为是幕状的胸膜粘连。巨大的肺大疱一般具有较大张力，周围的肺组织成压迫性的肺不张，可表现似肺大疱的壁增厚，也可表现为肺大疱周围的肺组织透亮度减低，纹理增粗。多个肺大疱融合可形成一张力较高的肺大疱，形似局限性气胸，可以破裂形成气胸。肺大疱与局限性气胸的DR摄影鉴别点在于，肺大疱对周围肺组织的压力造成的肺不张一般是均匀的，即周围肺组织均可出现压迫性不张，而局限性气胸则将肺组织向内推移，肺组织的不张位于内侧，且移向肺门。

DR摄影可显示局部透亮度增加，肺纹理消失，以及肺大疱的壁，从而与局限性的气胸及肺气肿进行鉴别，并可清晰地显示肺大疱的大小。但是对于生长在肺底部的肺大疱以及直径小于1cm的肺大疱，由于周围组织结构的重叠，DR摄影常常会漏诊，这时就需要CT及体层摄影（tomogarphy）来明确诊断。在CT设备应用于胸部检查前，体层摄影一直是明确胸部病变性质较常用的方法，它是通过特殊的装置和操作获得某一选定层面上组织结构的影像，而不属于该选定层面的结构则在投影过程中被模糊掉，多用于了解肺部病变内部结构有无破坏、有无空洞及钙化、边缘是否锐利以及病变的确切部位和范围。随着CT扫描的普及，传统的体层摄影已经退出历史舞台。近年出现的合成体层成像是在传统体层摄影基础上发展而来，在胸部的应用也日渐增多。合成体层成像所获得的多幅断面图像，可以较清晰的显示直径较小的、与胸部脏器重叠的肺大疱；显示肺大疱轮廓和周围肺组织的压迫。胸部合成体层成像图像可以与常规CT扫描图像相媲美，但是达不到高分辨CT对肺组织结构精确的显示能力。

（5）胸腔积液

病例：

病历摘要：男性，17岁，7天前无明显原因出现发热，呈弛张热，最高39℃，无畏寒、寒战，起初无咳嗽、咳痰、咽痛等不适。查体：两下肺呼吸运动减弱，叩诊音浊音。

常规DR及合成体层成像图像见图2-1-130。

CT扫描图像见图2-1-131。

影像诊断：双侧胸腔积液，左侧胸膜增厚粘连。

病例分析：胸腔积液（pleural effusion）是指任何原因使胸膜腔内的液体产生增多或吸收

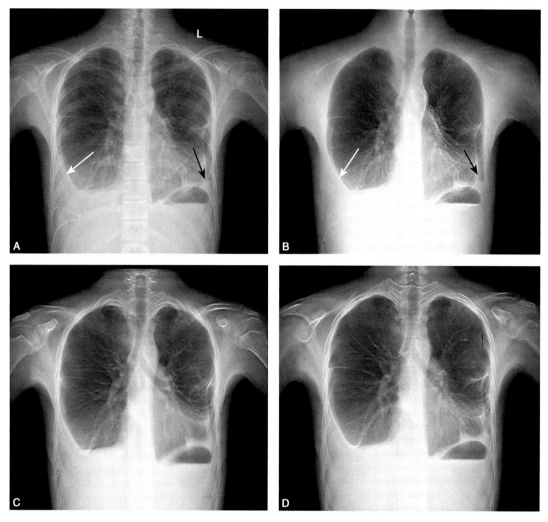

图 2-1-130　胸部 DR 及合成体层成像图像

A. 胸部常规 DR 摄影图像,显示右侧肋膈角区上缘呈外高内低片状高密度影(白箭),两侧肋膈角变钝,两中下肺野可见多发长条索状高密度影(黑箭),右侧膈面模糊,左侧膈肌稍上抬;B ~ D. 胸部冠状位合成体层成像图像,显示右侧膈面外高内低征象(白箭)更为清晰,左侧肋膈角变钝,左侧可见胸膜增厚及粘连(黑箭)

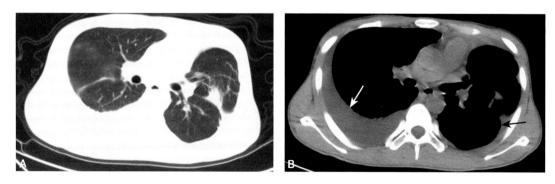

图 2-1-131　胸部 CT 图像

A、B. 胸部 CT 肺窗及纵隔窗图像,显示两肺容积减小,很好地印证了胸部合成体层成像所发现的异常表现

减少,超出正常范围的一种病理改变。胸腔积液分渗出液和漏出液两种。在解剖学上,胸膜腔是指在肺与胸壁之间的潜在腔隙,医学上专用的定义是指脏层胸膜与壁层胸膜间的空隙。正常情况下,胸膜腔处于负压状态,胸膜腔两层胸膜间的宽度约为 $10 \sim 20 \mu m$,只含有少量的浆液,约为每公斤体重 $0.1 \sim 0.2 ml$,通常无色、透明,起润滑胸膜作用,它的渗出和再吸收处于平衡状态。

不仅胸部疾病可以引起胸腔积液,其他全身各系统疾病都可以形成胸腔积液,DR摄影有时在发现胸腔积液的同时,也可发现足以解释胸腔积液的其他疾病,如肺内炎症形成的肺实变、肺癌形成的肺内肿块等;有时常规 DR 摄影仅能发现胸腔积液,无法具体解释其原因。积聚在胸腔内的液体可以是渗出液或漏出液,仅凭常规 DR 摄影无法鉴别这些成分。胸腔积液可以是游离的,也可以是局限的、不可以自由流动的。临床上,前者更常见一些。

游离的胸腔积液在胸部 DR 摄影的表现和摄片体位及液体量有一定关系。如果采取站立位,液体受重力作用积聚在低处。太少量的胸腔积液积聚在后肋膈角,常规正位DR 摄影显示不出来,侧位 DR 摄影可见后肋膈角变圆钝。正位 DR 摄影显示的最低处是两侧肋膈角,通常认为,在正位 DR 图像上积液量达 300ml 左右时可使肋膈角变钝。一般情况下,积液上缘在第 2、4 前肋前端平面之间时,认为是中等量的胸腔积液。中等量的胸腔积液常规 DR 摄影表现最为典型,一般是肺野下半部分呈致密的高密度阴影,阴影边缘为自侧胸壁向纵隔延续的弧形,弧形靠近侧胸壁处位置较高,靠近纵隔处位置较低,即所谓的"外高内低的弧形边缘",也叫做渗液曲线。外高内低的成因可能与胸腔内负压梯度、液体的重力、肺表面的弹性、水的张力等因素有关。弧形的边缘往往比较模糊,靠近弧形边缘处的肺组织密度往往增高,这和肺组织被胸腔积液包绕并被胸腔积液压迫导致的膨胀不全有关。大量的胸腔积液时,其上缘超过第 2 前肋前端平面,往往导致整个肺野全部或大部分密度增高,仅肺尖可能有少量气体密度阴影,此时需要与全肺肺不张或广泛肺实变鉴别。

局限性积液往往是胸膜脏层和壁层胸膜粘连包裹所致,液体也可积聚在叶间裂,称为叶间积液,其在正侧位 DR 摄影时表现较典型。

在胸腔积液的诊断中,胸部 DR 摄影具有很重要作用,是首选的检查方式。需要拍摄进行胸部正侧位摄影来发现少量的胸腔积液。合成体层成像对胸腔积液的诊断不具有明显优势,它同样也不能够分辨胸腔积液的性质,其较 DR 摄影独特之处在于发现被胸腔积液掩盖的肺内病变。CT 扫描能够准确地判断是否有胸腔积液并对胸腔积液的性质作出初步判定。

(6) 肺内钙化灶

病例1：

病历摘要：男性,32 岁,常规体检。

常规 DR 及合成体层成像图像见图 2-1-132。

影像诊断：左下肺叶炎性增殖病灶合并钙化。

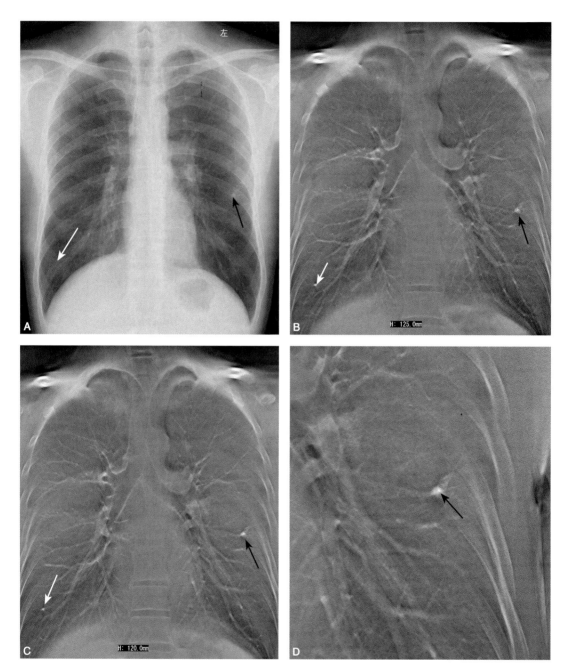

图 2-1-132 胸部 DR 及合成体层成像图像
A. 胸部正位常规 DR 摄影图像,显示两肺野清晰,左肺下野中带平第 5 前肋水平可见一小结节密度增高影(黑箭),边界较清,右肺下野外带可见一点状高密度影(白箭);B ~ D. 胸部冠状位合成体层成像图像,显示左下肺一呈三角形小片状稍高密度影,边界清,内可见点状钙化灶(黑箭),考虑炎性小结节,右下肺小结节(白箭)在连续多幅融合图像上均可见显示,并与右下肺纹理相连,考虑肺内小血管影;D. 左肺病灶(黑箭)放大图像,可以清晰显示肺内小病变结构、病变范围、是否有钙化、与周围组织关系

病例 2：

病历摘要：男性,25 岁,常规体检。

常规 DR 及合成体层成像图像见图 2-1-133。

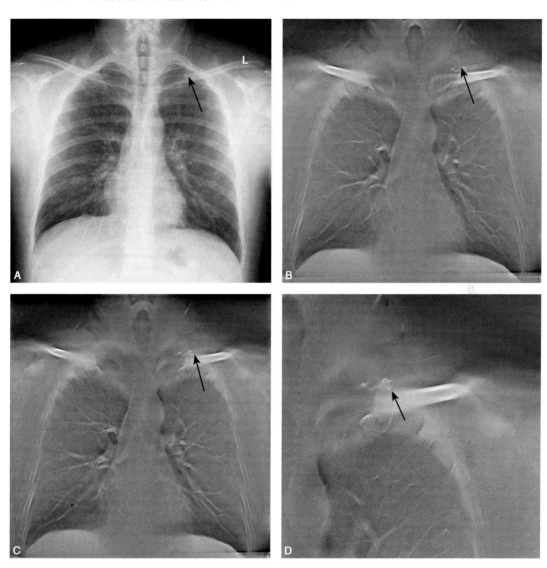

图 2-1-133　胸部 DR 及合成体层成像图像
A. 胸部正位常规 DR 摄影图像,显示两肺野清晰,左肺尖可见数枚点状及小结节高密度影(黑箭),边界清,部分与第一肋骨重叠;B ~ C. 胸部冠状位合成体层成像图像,可清晰显示肺内、外组织结构,利于鉴别肺内外病变。显示左侧锁骨上窝处数枚点状及小结节状钙化灶(黑箭),边界清,两肺野纹理清,未见异常密度影,考虑左侧胸壁内钙化灶;D. 病灶放大图像

影像诊断：左侧锁骨上窝内钙化灶。

病例分析：钙化(calcification)是钙离子以碳酸钙或磷酸钙的形式沉积形成。肺内钙化临床最常见的是陈旧结核的钙化灶,往往分布在两上肺,是组织修复的一个手段,不需治疗,也无传染性。钙化也可以存在于一些肿瘤或肿瘤样病变的结节和肿块内,此时钙化灶可作为结节和肿块的一部分进行分析。多数钙化灶在常规 DR 摄影时密度较高,容易显示。但

163

当钙化体积较小、密度不够高或与肋骨部分重叠而被掩盖时,DR 摄影则不易发现或显示不清,出现漏诊或误诊。而合成体层成像图像可以分层显示肺内结构,便于病变定位;并且可以清晰显示病灶内部结构,对小钙化灶显示则较为敏感。但是对于一些邻近肋骨且密度不够高的钙化灶,合成体层成像显示仍有困难,此时需要密度分辨率更高的 CT 扫描来进一步检查。

2. 肿瘤性病变

（1）肺错构瘤

病例:

病历摘要:女性,48 岁,1 月前无明显诱因出现乏力、干咳。

常规 DR 及合成体层成像图像见图 2-1-134。

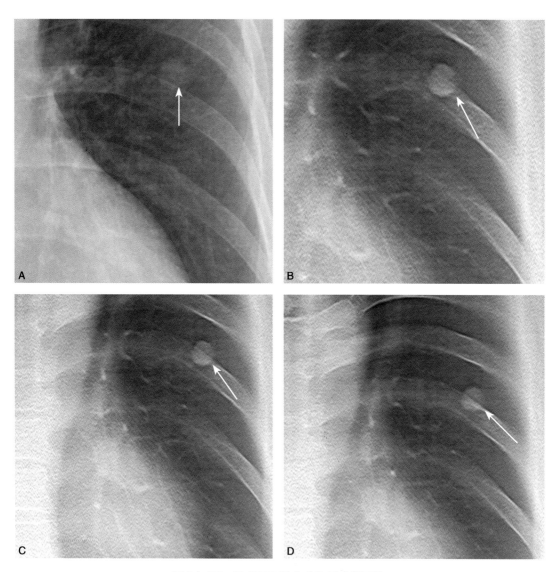

图 2-1-134　胸部 DR 及合成体层成像图像

A. 胸部正位常规 DR 摄影图像,显示左中肺野类圆形、边缘尚光滑之稍高密度结节影(白箭),部分与肋骨重叠,不能判定其性质及位置;B ~ D. 胸部冠状位合成体层成像图像,显示左中肺野近后胸壁处结节影(白箭),体层图像显示结节边缘尚光滑,内部密度较均匀,未见分叶及毛刺征

CT 扫描图像见图 2-1-135。

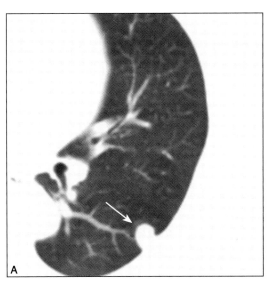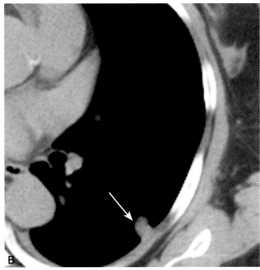

图 2-1-135 胸部 CT 平扫图像

A、B. 胸部 CT 扫描肺窗及纵隔窗图像,显示左下肺近后胸壁处边缘光滑清晰的软组织结节(白箭),内部密度尚均匀,未见分叶及毛刺征,以窄基底与胸膜相贴

影像诊断:左下肺结节,考虑良性。

病理学图像见图 2-1-136。

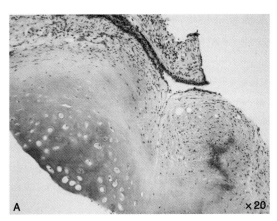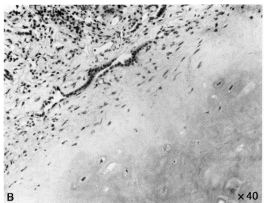

图 2-1-136 左下肺错构瘤病理 HE 染色图像

病理诊断:左下肺错构瘤。

病例分析:错构瘤(hamartoma of lung)是最常见的肺良性结节的一种类型,它是肺正常组织的不正常组合所构成的瘤样畸形,占所有孤立性肺结节中的第三位,多发生在胸膜下肺表浅部位,呈球形或椭圆形,有完整的包膜,质硬,易与周围肺组织分开,肿瘤主要成分有软骨、平滑肌、腺体、脂肪及纤维组织等,但多以软骨和纤维组织为主。肿瘤可发生钙化,多位于中心,分布较均匀,典型钙化呈爆米花样。发病男性多于女性,男、女之比 2:1,以成年人

为主。一般无症状,少数患者肿瘤在支气管腔内刺激局部黏膜感受器,或阻塞支气管引起感染时,将出现咳嗽、咳痰、咯血、胸痛、发热等症状。

X 线摄影表现:①呈孤立圆形阴影。结节发生于肺的外周多于中央。肿块直径为 2 ~ 4cm,极少数达 10cm。②肺内"钱币状"块影密度不均匀,有时发现肿块内有点状或爆米花状钙化。也可因脂肪结构的增加而出现肿物内密度减低,并非小空洞。③病灶肿块周围无卫星灶与胸膜反应。④长期动态观察肿块很少增大。

CT 扫描表现为肺内孤立结节,肿块呈圆形或椭圆形,病灶直径多数小于 4.0cm。病灶边界清晰,轮廓光滑,很少分叶。根据病灶内密度不同,可划分为①软组织密度的肿块,无明显钙化。②肿块内含钙化灶,呈爆米花状,也可呈斑片状或环状钙化。钙化是错构瘤的特征之一,是区别良恶性的重要鉴别诊断依据。③肿块内含脂肪成分,呈低密度病灶。CT 诊断该病的主要依据是能否发现结节内的脂肪组织,当肺孤立结节内发现明确脂肪组织即可确诊。④肿块内既含有钙化灶又含有脂肪,可以确诊。

合成体层成像发现肺内结节的能力远高于常规 DR 摄影,一项总样本量为 123 枚肺内结节的 DR 摄影、合成体层成像及 CT 检查检出率的对比研究提示:对于肺内的小结节(直径5 ~ 10mm)及直径大于 10mm 的结节,合成体层成像的检出率接近 100% ,DR 检出率为 64% ;对于肺内的微小结节(直径<5mm),合成体层成像检出率为 87% ,DR 检出率为 26% 。可见合成体层成像对于肺内结节的显示能力远高于 DR,特别是对于直径小于 5mm 的微小结节。

此外,合成体层成像能够分层显示结节的边缘形态、内部的密度信息及结节周围情况,但是合成体层成像图像的密度分辨率不高,不能像 CT 那样进行组织器官密度的测量,在一定程度上限制了其在肺部病变中的应用。比如错构瘤的诊断,除了观察结节边缘情况外,更主要的是发现病灶内部的钙化及脂肪密度。如果结节或肿块内有典型的爆米花样钙化,那么常规 DR 及合成体层成像均可以很容易发现从而提示错构瘤的诊断;如果钙化的体积较小、密度不够高,那么 DR 及合成体层成像很难发现,只能依靠 CT 检查。虽然是断层图像,但合成体层成像很难发现病灶内的脂肪成分。

错构瘤缺乏典型的钙化或脂肪密度且形态不规则时,需要与以下疾病鉴别:①肺结核球,影像学表现为圆形、卵圆形或多边多角形病灶,好发于上叶尖后段与下叶背段。肿块影直径多为 2 ~ 4cm,很少超过 5cm。一般边缘光滑清楚,但也有平行排列的粗毛刺出现,常伴有钙化和卫星灶,部分有空洞形成,内壁规则。②炎性假瘤,多有炎症病史,病灶圆形或类圆形,密度均匀,可有液化坏死,边界清。病灶密度较高而均匀,大小不等,多为 2 ~ 4cm,病灶内偶见钙化与透亮区。③肺癌,体积稍大,边缘不规则,有分叶、毛刺、胸膜凹陷征及厚壁空洞征象,空洞壁不规整,晚期有远处转移。

(2) 原发性肺癌

病例 1:

病历摘要:女性,42 岁,咳嗽、咳痰 8 个月,伴气喘,咳白色黏痰,痰量较多。癌胚抗原(CEA)值:11. 16ng/ml,非小细胞肺癌抗原211(CYFRA 211)值:8.73ng/ml。

常规 DR 及合成体层成像图像见图 2-1-137。

CT 扫描图像见图 2-1-138。

影像诊断:右下肺癌伴阻塞性肺炎。

病理学图像见图 2-1-139。

的狭窄,局部管壁可以光滑,也可以毛糙不光整(似肿瘤向腔内的生长情况)。另外还可以发现一些阻塞性改变:阻塞性肺炎表现为多个层面出现的不规则斑片状影,边缘不清晰,如炎症与肿块部分重合,则肿块远离肺门侧的边缘模糊不清;阻塞性肺不张与炎症常常并存,表现受累肺叶体积缩小,内部可见含气支气管影,常常与肿块分界不清。对于周围型肺癌,合成体层成像图像主要观察病灶边缘有无分叶、毛刺及钙化、空洞等,如果钙化体积不大,密度不够高,合成体层成像常常不能发现。受密度分辨率的限制,空泡征的显示也不是很理想。对于弥漫性肺癌,合成体层成像图像上可以发现多发结节状,斑片状或网状影,这些征象没有特征性,往往在诊断时会出现困难。另外合成体层成像虽然是连续多层面显示,但它不能够分辨出肺门肿块及肿大淋巴结;对于纵隔内结构的显示也不是很理想,不能分辨出大血管周围的脂肪间隙,从而造成图像模糊,没有层次。总之合成体层成像较 DR 摄影更容易发现病变,并且可以对病变的性质和特征有一定程度的反映,但是往往还需要 CT 检查进一步来明确和鉴别。

鉴别诊断:①肺结核,特别是结核球有时很难与周围型肺癌相鉴别。结核球病程较长,有 16% ~28% 患者痰中发现结核菌。合成体层成像图像显示结核球多呈圆形,好发于上叶尖后段或下叶背段,体积较小,一般直径不超过 5cm,边缘光滑,密度不均,周围常有卫星灶,可见钙化及薄壁空洞。在一些慢性肺结核病例,可在肺结核基础上发生肺癌,因此在慢性肺结核的成年患者,如果肺部出现异常团块阴影、肺门占位或经正规抗结核药物治疗后,病变不见吸收好转反而增大时,都应怀疑合并肺癌的可能性。②肺部炎症,支气管肺炎则呈不规则片状阴影,抗炎治疗有效,阻塞性肺炎常呈扇形分布。但如肺炎多次发作在同一部位,应高度怀疑有肿瘤堵塞所致,应进一步行痰液细胞学检查或支气管镜检查。③肺脓肿急性期有明显感染症状,痰多脓性,空洞壁薄,内壁光滑,有液平。④肺部良性肿瘤及支气管腺瘤,肺部良性肿瘤如错构瘤、软骨瘤、纤维瘤等都较少见,一般良性肿瘤病程较长,增长缓慢,临床上没有症状。合成体层成像显示病变边缘光滑,少有毛刺及分叶。

(3)原发性气管肿瘤

病例:

病历摘要:女性,53 岁,发作性喘息、胸闷、咳嗽 6 个月,再发并加重 1 个月,发作时呈呼气型呼吸困难,咳嗽时可闻及高调金属音,怀疑大气道异物存在。肺功能检查示重度通气功能障碍,弥散功能正常。

常规 DR 及合成体层成像图像见图 2-1-143。

CT 检查图像见图 2-1-144。

影像诊断:气管隆凸肿瘤。

病例分析:原发性气管肿瘤(primary tracheal tumors)较为罕见,占所有恶性肿瘤的 1% ~ 3.5% 。临床上约 2/3 的原发肿瘤发生于气管下 1/3 处,多靠近隆凸和左右支气管的起始水平,其余位于气管颈段。大多发生于黏膜上皮和腺体,以恶性者占多数。原发性恶性气管肿瘤病理类型主要有鳞状上皮癌、腺样囊性癌、类癌、黏膜表皮样癌、腺癌、小细胞癌、肉瘤和腺瘤等。最常见的是鳞状上皮细胞癌,次之为囊性腺样癌。气管鳞状细胞癌的恶性程度较高,约有 1/3 的病例在明确诊断前已有纵隔和肺的侵犯或转移,并可直接侵犯食管、喉返神经和喉部,手术往往难以根治。气管腺样囊性癌,属低度恶性肿瘤,起源于黏膜上皮,表面光滑,肿瘤呈内生性生长,黏膜下浸润范围广泛。有的肿瘤呈哑铃状,小部分突入气管腔,大部分

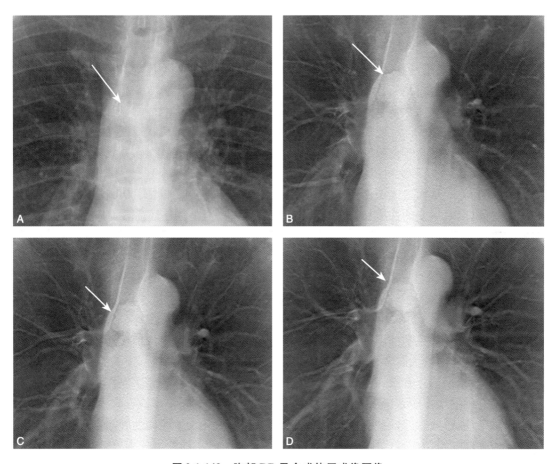

图 2-1-143　胸部 DR 及合成体层成像图像

A. 常规 DR 摄影图像,显示气管下段局部密度稍高(白箭);B ~ D. 冠状位合成体层成像图像,显示气管、左右主支气管分叉处可见肿块影(白箭),直径约 2.5cm,边缘不光整,有分叶

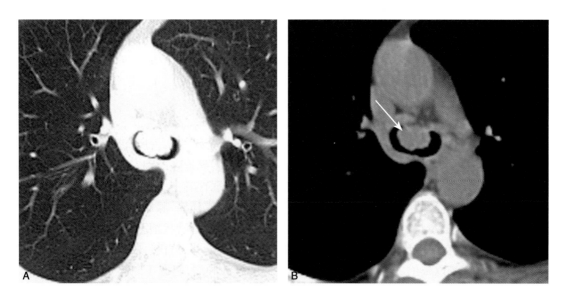

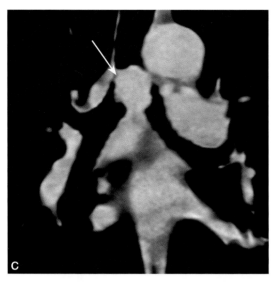
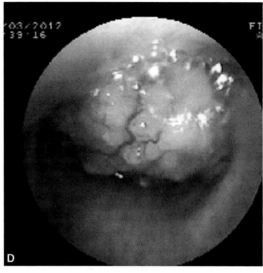

图 2-1-144　胸部 CT 平扫图像

A ~ C.CT 扫描肺窗,纵隔窗及冠状位纵隔窗图像,显示气管下端,左右主支气管分叉处肿块,边缘不光整,有分叶;D. 支气管镜检查图像,显示隆凸嵴消失,新生物呈菜花状生长,阻塞左右主支气管

位于纵隔内,晚期病例可侵入纵隔和支气管。一般生长较为缓慢,较晚发生转移。喉、支气管、肺、甲状腺、食管、纵隔等处原发恶性肿瘤亦可侵入气管形成继发性气管肿瘤。

气管肿瘤的临床症状按肿瘤的部位大小和性质而异。常见的早期症状为刺激性咳嗽、痰少或无痰,有时可带有血丝。肿瘤长大逐渐阻塞气管腔 50% 以上时,则出现气短、呼吸困难、喘鸣等,常被误诊为支气管哮喘而延误治疗。气管恶性肿瘤晚期病例可呈现声音嘶哑,吞咽困难,气管食管瘘,纵隔器官组织受压迫,颈部淋巴结转移和肺部化脓性感染等症状。

原发性气管肿瘤除非生长的较大,否则常规 DR 摄影很难发现。合成体层成像同 CT 检查相似,可以多层面连续观察气管壁,较易发现较小的气管肿瘤。良性肿瘤合成体层成像表现为边缘较光滑,与气管壁接触面多呈锐角,恶性肿瘤表现为边缘不规整,表面不光滑,以宽基底与气管壁相连。

（4）肺转移瘤

病例：

病历摘要：男性,75 岁,吞咽困难 6 个月余,确诊食管癌 3 个月余。

常规 DR 及合成体层成像图像见图 2-1-145。

CT 扫描图像见图 2-1-146。

影像诊断：两肺多发转移瘤。

病例分析：肺转移瘤(metastatic tumor of pulmonary)是指任何部位的恶性肿瘤通过各种转移方式转移至肺部的肿瘤,临床上极为常见。原发恶性肿瘤多来自肺、乳腺、骨骼、消化道和泌尿生殖系统。肺转移瘤多为两肺多发性病灶,大小不一(呈结节状或棉花团状),密度均匀。肺转移瘤初期大多无症状或症状不明显,少数病例有咳嗽、血痰、发热和呼吸困难等症,需要通过辅助检查才能发现和确诊。

肺转移瘤的发生途径主要有血行性、淋巴道及直接蔓延三种方式。

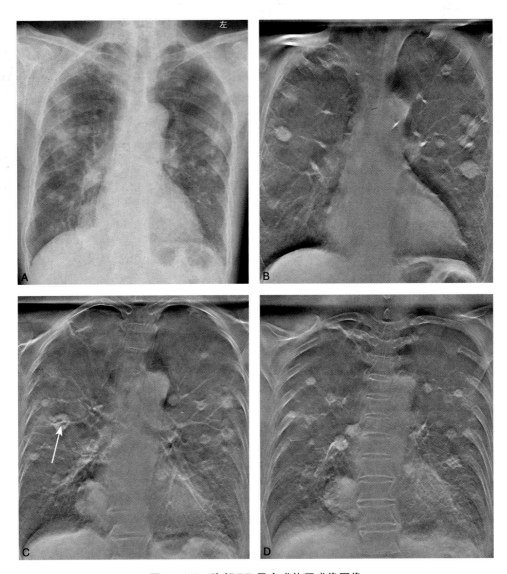

图 2-1-145 胸部 DR 及合成体层成像图像

A. 胸部正位常规 DR 摄影图像,显示两肺内多发大小不等结节影,边界清;B ~ D. 冠状位合成体层成像图像,显示两肺野多发大小不等结节影,部分结节内可见小空洞形成(白箭),较大结节位于右下肺

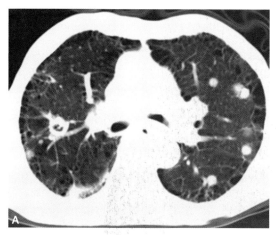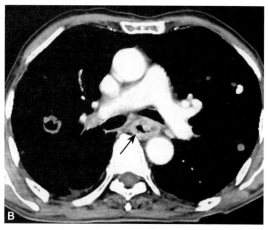

图 2-1-146　胸部 CT 增强扫描图像

A、B. CT 扫描肺窗及增强纵隔窗图像,显示两肺野可见多发大小不等结节影,部分结节内可见厚壁空洞形成,增强呈中度均匀强化,两肺野可见多发囊片状透亮影,左上肺可见结节钙化灶,食管中段管壁明显增厚(黑箭),增强明显强化

血行肺转移瘤 X 线摄影表现:①两肺多发大小不等的球形病灶,边缘光整,密度均匀,多见于中下肺野;②两肺广泛弥漫性粟粒状阴影,边界模糊;③单个较大的结节病灶,边缘光整,呈分叶状,密度均匀,最多见于结肠癌;④可发生空洞或钙化,空洞以头颈及生殖系统的鳞癌多见,钙化多见于骨肉瘤、软骨肉瘤;⑤可发生自发性气胸,骨肉瘤或纤维肉瘤多见;⑥极少数表现为肺动脉高压;⑦肺炎型转移罕见,表现为片状模糊影,乳腺癌多见;⑧支气管转移罕见,常见于肾癌和结肠,表现为支气管狭窄及阻塞征象。

淋巴转移 X 线摄影表现:①纵隔、肺门淋巴结肿大;②肺纹理增粗,沿肺纹理见纤细的条状影伴细小结节或网状影;③常见间隔线(Kerley A 线和 B 线)、叶间裂亦增厚;④胸腔积液。

直接蔓延 X 线摄影表现:①病变主要位于纵隔、胸壁或横膈;②肺不同程度受侵犯。

合成体层成像对于肺内转移结节的检出率明显高于 X 线摄影:能够发现体积更小的肺内结节,特别是直径小于 5mm 微小结节;还可以显示出与心脏、膈肌或胸壁骨性结构重叠之小结节。另外,合成体层成像对于肺转移结节内伴随的空洞和钙化有一定的鉴别能力。沿肺间质淋巴管转移形成的肺纹理旁纤细的条状影及细小结节影,合成体层成像同样可很好地显示,但是与其他肺间质病变很难区别开来,常常需要结合患者是否有肿瘤病史或进一步高分辨 CT 检查。合成体层成像同时还可以发现胸壁骨质结构的改变,对于判断是否为肿瘤转移很有帮助。

鉴别诊断:①结核球常单发,有空洞,呈厚壁裂隙样,可见局限弧形、环形或弥漫性斑点状钙化,与肺门间有索条状阴影相连,附近肺野有卫星灶,实验室检查明确诊断。②金黄色葡萄球菌肺炎主要表现为起病急,症状重,高热,可出现气液平面等,病情变化快,抗生素治疗有效。③肺霉菌病无典型表现,需结合病史或痰检与转移瘤鉴别。当病变出现典型空气新月征时,病变已进入中晚期或吸收期。抗霉菌感染病变可以消退。④空洞少见,较原发肺癌发生率低,多为鳞癌转移。化疗也可导致空洞形成。空洞的发生机制是肿瘤坏死或向支气管内侵犯形成活瓣所致,以不规则厚壁多见,肉瘤或腺癌的肺转移可为薄壁空洞。肉瘤转移可伴有空洞,但常合并有气胸。

3. 其他病变

（1）肋骨骨折

病例：

病历摘要：男性,38 岁,20 天前不慎自 3m 高处钢管架跌落,出现意识丧失,数分钟后清醒,自觉胸闷,全身多处疼痛。查体:右胸部压痛,右肺呼吸音减弱,语音共振减弱。

常规 DR 及合成体层成像图像见图 2-1-147。

影像诊断：右侧肋骨多发骨折,右侧锁骨骨折内固定术后。

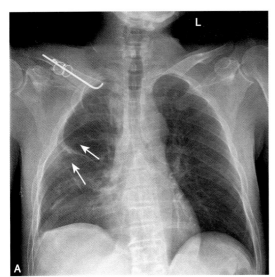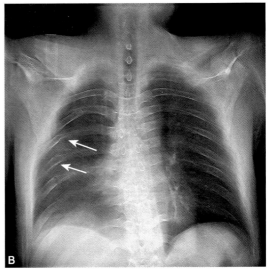

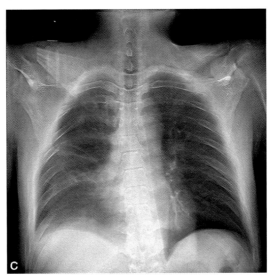

图 2-1-147　胸部 DR 及合成体层成像图像

A. 胸部正位常规 DR 摄影图像,显示右侧第 2～8 后肋骨骨折,第 4、6、7 肋骨的骨折线显示不清(白箭),仅表现为局部肋骨走行不自然,右侧锁骨内见金属内固定影;B、C. 冠状位合成体层成像图像,常规 DR 图像上无法清晰显示的肋骨骨折线都有比较清晰明确的显示(白箭)

　　病例分析:肋骨骨折(rib fractures)是胸部最常见的损伤,其中最常受累的是第5~9肋骨。不同的外界暴力作用方式所造成的肋骨骨折病变可具有不同的特点:作用于胸部局限部位的直接暴力所引起的肋骨骨折,断端向内移位,可刺破肋间血管、胸膜和肺,产生血胸或(和)气胸;另外一些间接暴力,如胸部受到前后挤压时,骨折多在肋骨中段,断端向外移位,刺伤胸壁软组织,产生胸壁血肿。枪弹伤或弹片伤所致肋骨骨折常为粉碎性骨折,在儿童,肋骨富有弹性,不易折断,而在成人,尤其是老年人,肋骨弹性减弱,容易骨折。偶尔由于剧烈的咳嗽或喷嚏等,胸部肌肉突然强力收缩而引起的肋骨骨折,称为自发性肋骨骨折。当肋骨本身有病变时,如原发性肿瘤或转移瘤等,在很轻的外力或没有外力作用下亦可以发生肋骨骨折,称为病理性骨折。

　　局部疼痛是肋骨骨折最明显的症状,且随咳嗽、深呼吸或身体转动等运动而加重。疼痛以及胸廓稳定性受破坏,可使呼吸动度受限,呼吸浅快和肺泡通气减少,患者不敢咳嗽,痰潴留,从而引起下呼吸道分泌物梗阻,肺实变或肺不张。

　　诊断肋骨骨折最常用的影像学方法为DR摄影。其基本征象为肋骨的骨质不连续,出现低密度的骨折线,断端可对位对线良好,亦可出现明显的断端错位。伴随征象有气胸,胸腔积液,胸壁软组织肿胀积气。较之CT检查,其辐射剂量较低。但DR摄影是二维成像,有其局限性所在:骨折部位的体厚较厚,各组织结构影像重叠,相互干扰;部分骨折形态不规则,或是不全性骨折,无明显移位的骨折;且有时患者伤势较重,无法配合摆出正确的体位,不能获得标准体位影像。由于上述局限性所在,DR摄影对一些轻微移位的骨折和结构复杂部位的骨折诊断较困难,容易造成误诊及漏诊。

　　合成体层成像一次检查可获得某个解剖结构的多角度投影数据,通过重建可以得到该区域的多幅断面图像,消除了邻近解剖结构重叠的影响,大大提高了对肋骨骨质结构的显示能力,可以降低肋骨骨折漏诊率,对于肋骨骨折诊断有一定的优势。

　　合成体层成像与CT扫描相对比,患者所接受的辐射剂量远低于薄层CT扫描,且检查费用较低。合成体层成像所得的图像较CT三维重建更直观,且受金属伪影干扰较小,可直观清晰的观察金属固定器的情况及骨折断端的对位对线情况。但合成体层成像也有其局限性:一次采集只能得到平行于探测器的图像、密度分辨力不及CT,对于微小骨折的诊断准确率低于CT扫描。

　　(2) 气胸

　　病例:

　　病历摘要:男性,25岁,右侧突发胸痛,无发热,无畏寒、寒战,起初无咳嗽、咳痰、咽痛等不适。查体:右肺呼吸音减低,叩诊音过清音。

　　常规DR及合成体层成像图像见图2-1-148。

　　影像诊断:右侧气胸。

　　病例分析:气胸(pneumothorax)是指气体进入胸膜腔,造成胸腔积气状态。根据有无原发疾病,分为原发性和继发性气胸两种类型。原发性气胸又称特发性气胸,它是指胸部DR摄影检查未能发现明显病变的健康者所发生的气胸,好发于青年人,特别是男性瘦长体形者。继发性气胸的产生机制是在其他肺部疾病的基础上,形成肺大疱或直接损伤胸膜所致。常为慢性阻塞性肺气肿或炎症后纤维病灶(如硅沉着病、慢性肺结核、弥漫性肺间质纤维化、囊性肺纤维化等)的基础上,细支气管炎症狭窄、扭曲,产生

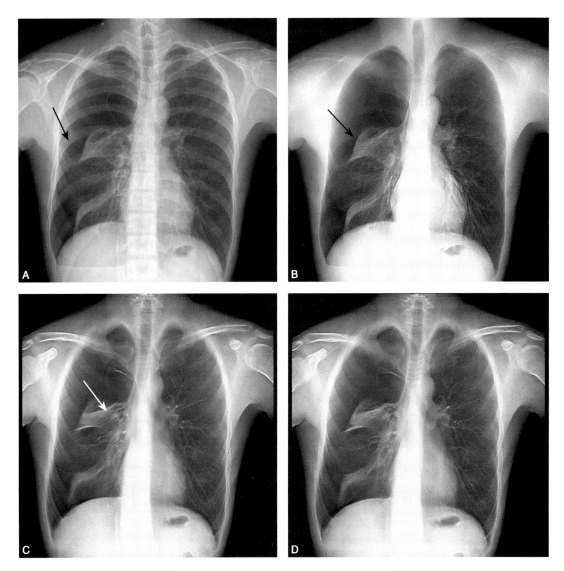

图 2-1-148　胸部 DR 及合成体层成像图像

A. 胸部正位常规 DR 摄影图像,显示右侧肺野中外带片状无肺纹理透光区(黑箭),其内侧可见压缩肺组织边缘,右侧肋膈角见小气液平面。左肺野纹理清晰,未见异常密度影;B ~ D. 胸部冠状位合成体层成像图像,显示受压右肺组织边缘更为清晰(图 B 黑箭),膨胀不全的右肺上叶内可见含气支气管显示(图 C 白箭)

活瓣机制而形成肺大疱。诱发气胸的因素为剧烈运动、咳嗽、提重物或上臂高举、举重运动、用力解大便等。当出现上述诱因时,肺泡内压力升高,致使原有病损或缺陷的肺组织破裂引起气胸。

气胸症状的轻重取决于起病快慢、肺压缩程度和肺部原发疾病的情况。典型症状为突发性胸痛,继之有胸闷和呼吸困难,并可有刺激性咳嗽。健康年轻人的中等量气胸很少有不适,有的患者仅在体格检查或常规胸部透视时才被发现;而伴有肺气肿的老年人,即使肺压缩不到 10% ,亦可产生明显的呼吸困难。张力性气胸患者,常表现精神高度紧张、恐惧、烦躁不安、气促、窒息感、发绀、出汗,并有脉搏细弱而快,血压下降、皮肤湿冷等休克状态,甚至出现意识不清、昏迷,若不及时抢救,往往引起死亡。

DR 摄影是诊断气胸的常用方法。若临床高度怀疑气胸,而后前位 DR 摄影表现正常时,应该进行侧位或者侧卧位 DR 摄影。DR 图像上气胸大多有明确的气胸线,为萎缩肺组织与胸膜腔内气体交界线,呈外凸线条影,线内为压缩的肺组织。大量气胸时可见纵隔、心脏向健侧移位。合并胸腔积液时可见气液面。局限性气胸在后前位 DR 摄影时易漏诊,侧位投照可协助诊断。若围绕心缘旁有透光带应考虑有纵隔气肿。CT 对于少量气胸、局限性气胸、肺大疱的鉴别比 DR 摄影准确。气胸的 CT 表现为胸膜腔内出现极低密度的气体影,伴有肺组织不同程度的压缩萎陷改变。胸部合成体层成像与 CT 扫描相似,显示的都是胸部的断层影像,对气胸的诊断很有优势,但对于与人体冠状面平行的局限性气胸,则需要进行矢状位的胸部合成体层成像检查才能够发现。

（3）泌尿系结石

病例1:

病历摘要:男性,62 岁,10 年前发现肾结石。1 个月前出现腹部间断隐痛,不伴血尿、血块。

常规 DR 及合成体层成像图像见图 2-1-149。

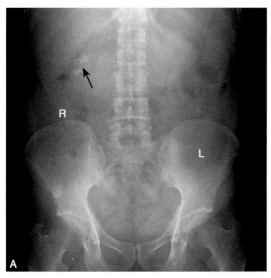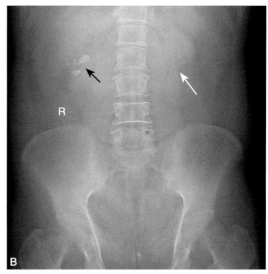

图 2-1-149　腹部 DR 及合成体层成像图像

A. 腹部 DR 图像,显示右肾区两枚铸型高密度影(黑箭),并见两枚小圆形高密度影,边界清晰;B. 腹部合成体层成像冠状位图像,示右肾区多发铸型高密度影(黑箭),左肾区见一枚高密度影(白箭),密度不均,边界清晰

影像诊断:双肾结石。

病例2:

病历摘要:男性,52 岁,3 个月前出现腹部间断隐痛,间断血尿,偶尿痛,无低热,乏力,无恶心呕吐、食欲缺乏。

常规 DR 及合成体层成像图像见图 2-1-150。

影像诊断:左肾区结石(多枚),左侧输尿管上段结石。

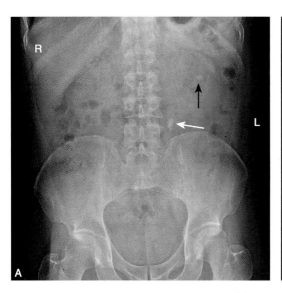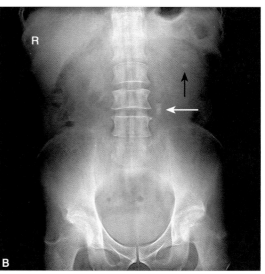

图 2-1-150 腹部 DR 及合成体层成像图像

A. 腹部 DR 图像,示左肾区两枚高密度影(黑箭),左侧输尿管上段(白箭)见一枚高密度影;B. 腹部合成体层成像冠状位图像,示左肾区多发高密度影(黑箭),左侧输尿管上段见一枚高密度影(白箭)

病例 3:

病历摘要: 男性,52 岁,体检发现右肾结石。

常规 DR 及合成体层成像图像见图 2-1-151。

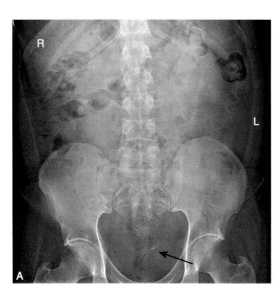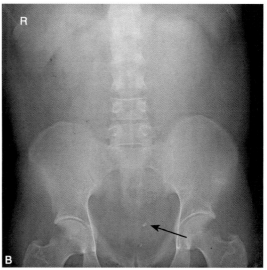

图 2-1-151 腹部 DR 及合成体层成像图像

A. 腹部 DR 摄影图像,显示盆腔内与直肠内容物重叠区一不规则高密度影(黑箭),边缘欠清晰,位于耻骨联合上方;B. 腹部合成体层成像冠状位图像,显示膀胱区小结节状高密度结石影(黑箭),消除了直肠内容物的重叠影响,边界较清晰

CT 扫描图像见图 2-1-152。

影像诊断: 左侧输尿管末端结石。

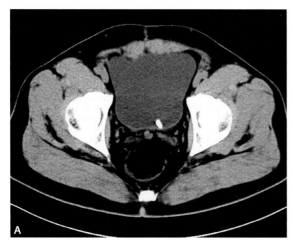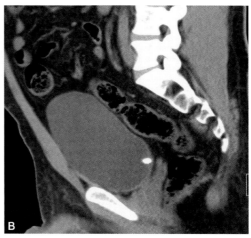

图 2-1-152　下腹部 CT 平扫图像

A、B. 下腹部 CT 平扫轴位及冠状位图像,显示膀胱腔内左后壁结节状高密度影,邻近膀胱稍增厚、毛糙

病例 4：

病历摘要：男性,38 岁,40 天前出现尿痛,当地医院彩超示：左侧输尿管结石。

常规 DR 及合成体层成像图像见图 2-1-153。

影像诊断：左侧输尿管下段结石。

病例分析：泌尿系结石(urinary lithiasis)是一种或几种晶体组成的混合物,以不同形状存在于尿路中,是泌尿系统中常见的疾病之一。形成结石的病因很复杂,大多与地理环境因素、全身代谢环境及泌尿系统疾病相关。

在我国,常见的结石成分以磷酸钙和草酸钙为主,结石的化学成分及含量决定其在 DR 摄影时显影是否清晰。草酸钙结石常出现在无感染的酸性尿液中,密度较高,质硬,较小,常多发,DR 摄影显影较好。磷酸钙结石为六水化合物磷酸镁铵($MgNH_4PO_4 \cdot 6H_2O$),常与磷灰石混合,在感染的碱性尿中易形成,密度较低,DR 摄影显影不清晰。结石可发生在尿路的任何部位,但主要在肾及膀胱内形成。尿路结石导致的急腹症病例中,以输尿管和尿道结石较多。

近年来由于检查技术和设备的进展,泌尿系统结石的显示和诊断准确性均有很大提高。B 超安全易行,适应证广,禁忌证少,无需行过敏试验,无辐射损伤,可发现和确诊绝大多数泌尿系统结石。CT 泌尿系造影(CT urography,CTU)可以明确诊断泌尿系结石,尤其是多排 CT 扫描可以获得高质量的多平面重建图像,从多角度评价泌尿系结石的大小形态、造成的泌尿系梗阻、输尿管管壁的炎症等。然而,其检查费用昂贵、造影剂用量相对较大、患者接受的辐射剂量较大等缺陷限制了其临床应用;而且 CTU 排泄时间有时候较难确定,特别是对于肾功能较差的患者,较难获得输尿管完全充盈时影像。MRU 成像在显示泌尿系统梗阻性疾病方面有独特的价值：它不需要使用造影剂,直接利用尿液成像;没有辐射危害;软组织结构显示清晰。不足之处在于不能发现钙化性病变,对细小结石未造成尿路梗阻易漏诊,因而很少用于泌尿系统结石的检查。

腹部 DR 摄影是泌尿系统常见的检查方法,但是由于腹部组织脏器间的相互重叠、泌尿

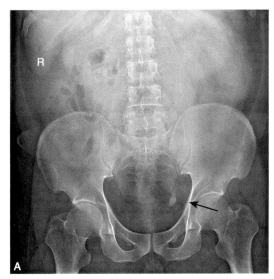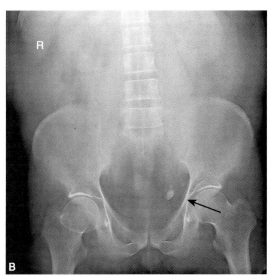

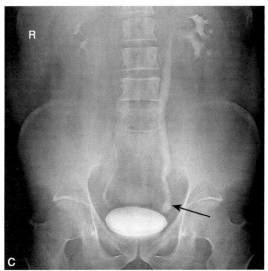

图 2-1-153　腹部 DR 及合成体层成像图像

A. 腹部 DR 摄影图像,显示偏左侧盆腔内一长椭圆形高密度影(黑箭),边界清晰;B. 腹部冠状位合成体层成像图像,显示左侧输尿管下段走行区长椭圆形高密度影(黑箭),其上方可见一黄豆大小高密度影,边界清晰。常规 DR 片上两者部分重叠成为一体;C. 静脉肾盂造影过程中合成体层成像图像,显示左侧输尿管全程轻度扩张,输尿管下端内可见充盈缺损(黑箭),密度同对比剂密度接近

系统脏器与邻近腹腔内其他组织脏器间缺乏明显的密度差异,造成 DR 摄片时泌尿系统脏器显示不清晰,常常只能够看到脏器的轮廓。泌尿系统的阳性结石因与周围组织脏器有明显密度差异,一般都能在腹部 DR 摄片时清晰显示,只是不能清晰分辨其是否位于泌尿系统内。对于那些体积较小、密度较低的结石,由于腹腔内脏器、肠道内容物、脊柱及骨盆等的重叠遮挡,常无法清晰显示,从而导致结石的漏诊。合成体层成像采用位移与叠加法进行图像重建,避开脊柱和骨盆以及肠内容物重叠因素的影响,可以降低层面之间的干扰,获取高清晰度、高对比度的图像。鉴于此,合成体层成像对泌尿系结石的检出优于 DR 摄影,它可以

发现那些体积较小、密度较低的结石,也可以对结石的部位做出较 DR 摄影更加准确的判断。合成体层成像还可以叠加在静脉尿路造影(intravenous urography,IVU)的基础上进行:在造影剂到达肾脏集合系统以及输尿管、膀胱后进行泌尿系统合成体层成像,可以较清晰的显示肾盂肾盏、输尿管及膀胱的形态、内部有无充盈缺损等。同时由于造影剂通过肾脏排泄,会造成肾实质密度增高,可以发现发生在肾实质内的其他病变。对于因年老体弱或者是有腹部疾患的患者、无法耐受或者不宜进行腹部压迫的患者;或者肠道准备不佳,内含较多肠道粪气影的患者进行静脉肾盂造影检查时,在造影剂排泄时加做合成体层成像,可以提高肾脏集合系统、输尿管及膀胱的细小结石的检出率。

鉴别诊断:①胆结石常表现为右腹部圆形、同心圆形高密度影,合成体层成像可以提示高密度影不在肾脏轮廓内;②骨性结构内的骨岛(如骶髂关节区域)及第 11、12 肋软骨的钙化,合成体层成像可以发现这些高密度影均与骨性结构关系密切;③肠系膜淋巴结钙化及肠道内的污物形成的高密度影,可以根据其在腹腔内分布的位置进行鉴别;④盆腔内静脉壁钙化所形成的静脉石,通过合成体层成像连续多层面观察,判断是否位于输尿管走行区;⑤腹腔术后的金属夹子或体外异物的干扰。

(4)胆道系统结石

病例 1:

病历摘要:男性,80 岁,7 天前出现腹部间断隐痛,无低热,乏力,无恶心呕吐。

常规 DR 及合成体层成像图像见图 2-1-154。

CT 扫描图像见图 2-1-155。

影像诊断:胆囊结石。

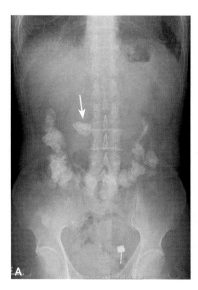
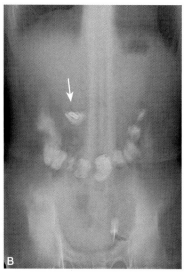

图 2-1-154　腹部 DR 及合成体层成像图像

A. 腹部 DR 图像,显示结肠肠管内钡剂存留,中上腹脊柱右旁可见多个高密度影(白箭),无法判定其具体位置;B. 腹部冠状位合成体层成像图像,显示结肠肠管内钡剂存留,中上腹脊柱右旁可见不规则高密度影(白箭),其位于胆囊窝区,肾脏轮廓外

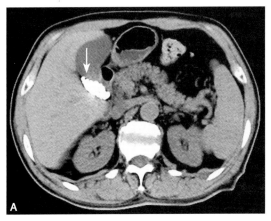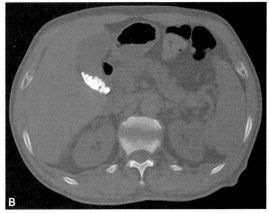

图 2-1-155 上腹部 CT 平扫图像
A、B. 上腹部 CT 平扫软组织窗及骨窗图像,示胆囊内多发高密度影(白箭),证实了合成体层成像所反映的信息

病例 2:
病历摘要: 女性,69 岁,胆管结石术后 1 个月复查。
T 管造影及合成体层成像见图 2-1-156。

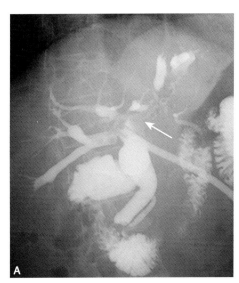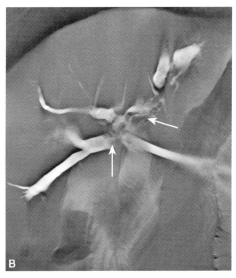

图 2-1-156 T 管造影及上腹部合成体层成像图像
A. T 管造影图像,显示肝左、右叶肝内胆管近心段内多发缺损影(白箭),左侧为甚,肝内胆管轻度扩张,左侧肝内胆管远端充盈欠佳,胆总管轻度扩张,未见充盈缺损;B. T 管造影过程中腹部冠状位合成体层成像图像,显示左右肝管近端多发类圆形充盈缺损影(白箭),左肝管内为著

影像诊断: 肝内胆管多发残石。
病例分析: 胆道系统结石在我国仍是常见病、多发病。胆囊结石以中年肥胖女性好发,约有一半以上患者可无明显症状,结石常和胆囊炎合并存在。胆囊结石有时可诱发胰腺炎、胆管炎等。胆囊结石可分为胆固醇结石、色素性结石和混合性结石。根据所含钙盐多少,分为不透 X 射线结石与可透 X 射线结石两类。前者常称为阳性结石,后者为阴性结石。

胆道系统的影像学检查包括常规的腹部 DR 摄影、核素检查、超声检查、CT 及 MRI 检查,经皮肝穿刺胆管造影(percutaneous transhepatic cholangiography,PTC),经内镜逆行胰胆管造影(endoscopic retrograde cholangiopancreatography,ERCP),术后的"T"管造影等,其中超声检查是胆道系统最常用的检查方法。

胆管结石术后常用的残余结石评估方法有 B 超、T 管造影和胆道镜检查。出于经济状况和技术因素的考虑,胆道术后往往通过 B 超检查或 T 管造影来确定有无术后胆管残余结石,B 超或 T 管造影阴性者认定为胆管结石已清除干净,可以拔除 T 管。

T 管造影在了解术后胆道内有无残余结石、胆管狭窄、胆道引流是否通畅和 Oddi 括约肌功能方面无疑起着重要作用。但其作为判断胆道术后是否有残余结石的一种方法也有其局限性。胆管造影常受到摄片体位、对比剂浓度、注入速度、胆道内气体、胆管的解剖异常、既往术式等多种因素的影响,容易出现漏诊、误诊。当对比剂浓度偏高、肝内胆管扩张明显时,胆管内细小结石易漂浮在较大的胆管内,结石就会被高密度对比剂所掩盖而造成漏诊。合成体层成像检查是断面成像,且具有较高的空间分辨率,可以发现被其他胆管或胆管内对比剂遮挡的小结石影。但是,目前的合成体层成像需要受检组织保持绝对静止才能获得清晰的影像,所以一些年老体弱患者可能无法配合进行检查。

鉴别诊断:①泌尿系结石,出现在泌尿系走行区的致密影、钙化影,合成体层成像显示结石位于肾脏内。②肝脏内的高密度影,代表钙化灶或是肝内胆管结石。合成体层成像提示高密度位于胆囊窝外,肝实质内。③肠系膜淋巴结钙化,常成串成簇,密度不均匀,且移动度比较大。

第二节　脊柱或下肢全景拼接摄影技术

一、全景拼接摄影检查方法

(一) 检查方法

进行脊柱或下肢拼接摄影时,需要对感兴趣区进行多次曝光采集,不同的数字 X 线设备采用的采集模式各不相同,包括采用转角拍摄模式及平行拍摄模式等。

同样以岛津公司的平板胃肠机 Sonialvision Safire Ⅱ 所配备的脊柱及下肢拼接摄影功能(SLOT-scan)为例,来说明一下具体的检查方法。

首先根据检查需求将受检者摆放合适体位,然后选择合适的管电压及管电流。在透视模式下选定扫描的起点和终点,按下曝光键后管球会沿着与检查床平行的方向从起点快速移动至终点,在此过程中,管球会进行脉冲窄缝曝光,采集设定范围内的多幅图像,然后进行自动数字化拼接。图 2-2-1 所示为合成体层成像的工作过程。

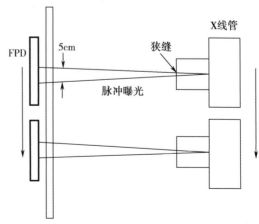

(二) 技术要求

因在脊柱或下肢拼接摄影过程中,投照部位的厚度及密度差别较大(比如颈胸交界、

图 2-2-1　SOLT-scan 全景拼接摄影技术原理示意图

胸腰交界区),所以应在检查前设定好合适的电压及电流,确保各部位都能够得到较清晰的图像,目前已有相关的控制软件来适时调整电压及电流。

一般行立位脊柱或下肢全长摄影,以反映负重状态下的脊柱或下肢畸形情况;对于术后患者,如果情况允许,也要进行立位摄影。

曝光过程中应告知受检者屏住呼吸,保持身体静止,防止运动伪影对图像的影响。

下肢全长摄影时应使受检者两脚尖轻度内收,使股骨大小转子完全展开。投照范围上缘包括髋关节,下缘包括踝关节。

脊柱全长摄影时,投照范围上缘包括颈,椎体,下缘包括骶尾椎。侧位摄片时,双上肢平举,双肘与双腕关节屈曲,双手指前端并齐,指端置于双侧锁骨上窝,既可避免因双上肢下垂或上举与脊柱的重叠,也可减轻双上肢向前平举所造成躯体后倾。Bending 位摄影时,可用缚带将髋部固定,受检者头向左或右极度侧弯。

二、全景拼接摄影技术临床应用病例分析

(一) 脊柱全长拼接摄影
病例 1:

病历摘要:女性,15 岁,发现脊柱侧弯 10 年。查体:脊柱无后突,无压痛。

全脊柱拼接摄影图像见图 2-2-2。

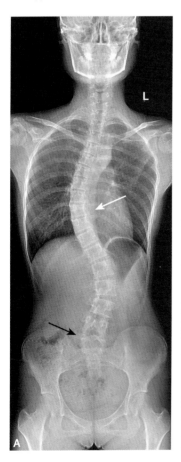
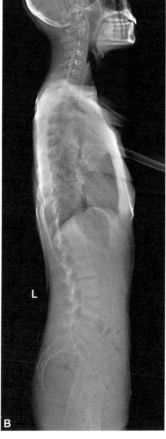

图 2-2-2　脊柱全长正侧位拼接摄影图像

A. 正位图像,显示胸腰椎椎体形态可,胸腰段脊柱呈"S"型侧弯畸形,上缘在胸$_{9/10}$(白箭)水平,下缘在腰$_{4/5}$(黑箭)水平;B. 侧位图像,显示胸腰椎椎体序列可,胸椎曲度变窄,腰椎曲度存在,脊柱尢后突畸形,椎体形态未见异常

对比度高、信噪比高,但容易受到患者心跳、呼吸及运动产生伪影的影响。

DR 系统行双能量摄影时体位摆放与常规 DR 摄影相同,对高低能条件的选择可依据系统自带的各部位摄影条件进行。

（二）技术要求

DR 双能量摄影要求两次曝光,所以要求患者配合好,不能移动,于深吸气后憋气曝光,才能得到满意的减影图像,否则极易产生运动伪影,表现为两肺周边及膈面、心缘旁黑或白色条带,影响图像质量。

二、双能量减影技术临床应用病例分析

（一）肺内病变

病例1：

病历摘要：男性,78 岁,反复咳嗽、咳痰 10 余年,胸闷、气短 5 年,加重并发热 1 个月余。常规 DR 及双能量摄影图像见图 2-3-1。

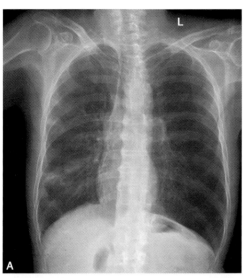
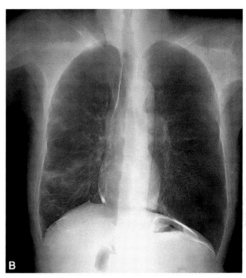
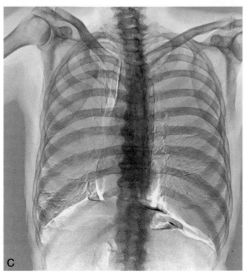

图 2-3-1 胸部 DR 及双能量摄影图像
A. 胸部正位 DR 图像,显示右中下肺野多发斑片状稍高密度影,边缘模糊,部分病变与肋骨重叠；B. 双能量摄影软组织图像,显示右肺中下肺野多发斑片状高密度影,去除了胸壁骨骼结构重叠因素的影响,肺内病变显示更加清晰完整；C. 双能量摄影骨组织图像,与 DR 相对照,以黑白翻转的方式显示胸壁骨性结构（骨性结构为低密度区）,无法显示肺内病变

CT 扫描图像见图 2-3-2。

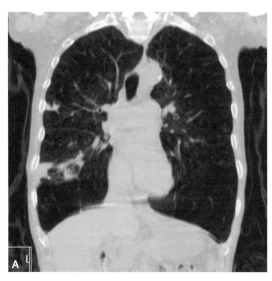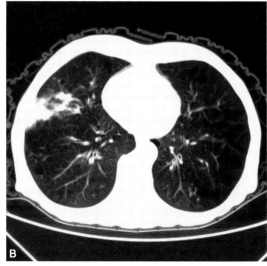

图 2-3-2　胸部 CT 平扫图像

A. CT 扫描冠状位重组骨窗图像;B. 轴位肺窗图像,显示右肺上叶及中叶内斑片状高密度影,边界模糊,病变内部密度欠均匀

影像诊断:两肺气肿,右肺炎症。

病例 2:

病历摘要:女性,58 岁,反复咳嗽、咳痰 10 余年,腹痛 3 年,胃灼热 2 个月。

常规 DR 及双能量摄影图像见图 2-3-3。

CT 扫描图像见图 2-3-4。

影像诊断:两肺支气管扩张合并感染。

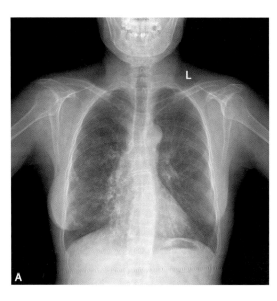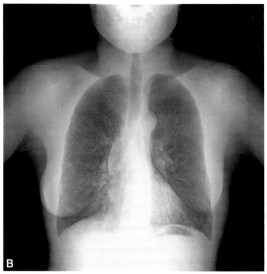

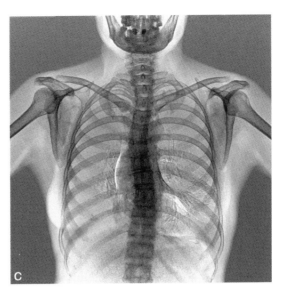

图 2-3-3　胸部 DR 及双能量摄影图像

A. 胸部正位 DR 图像,显示右中下肺野多发小斑片状稍高密度影,边缘模糊,局部可见多个小囊状透光区,左下肺野心影重叠处隐约可见小囊状透光区;B. 双能量摄影软组织图像,显示右中下肺野多发小斑片状影及囊状透光区,左下肺野心影重叠处小斑片状影及小囊状透光区;C. 双能量摄影骨组织图像,仅显示胸壁骨性结构,无法显示肺内病变,在升主动脉边缘及左心缘可见条带状运动伪影

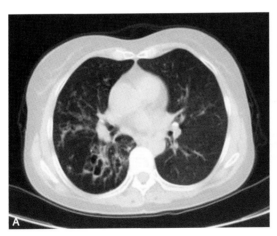
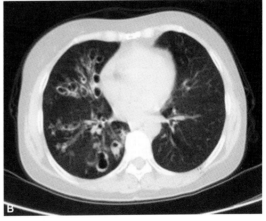

图 2-3-4　胸部 CT 平扫图像

A、B. CT 扫描轴位不同层面肺窗图像,显示右肺中叶及下叶内多发大小不等囊状透光区,部分内可见小气液平面,另可见多发小斑片状模糊影

病例 3:

病历摘要:男性,71 岁,咳嗽、剑突下疼痛 7 天。

常规 DR 及双能量摄影图像见图 2-3-5。

CT 扫描图像见图 2-3-6。

影像诊断:右上肺周围型肺癌。

病理诊断:肺癌。

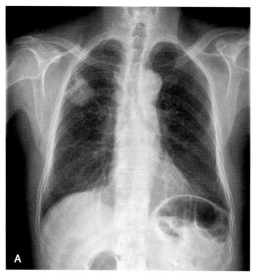
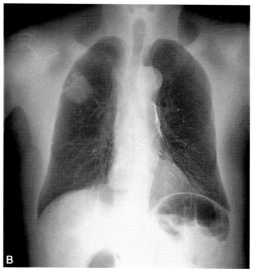
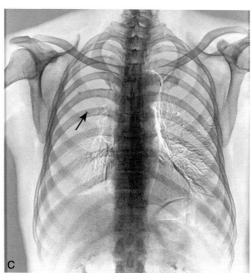

图 2-3-5　胸部 DR 及双能量摄影图像

A. 胸部正位 DR 图像,显示右上肺团块状软组织影,边界尚清晰,可见分叶征,内部似可见点状钙化;B. 双能量摄影软组织图像,显示右上肺团块状软组织影,边界清晰,内部密度尚均匀;C. 双能量摄影骨组织图像,仅显示胸壁骨性结构,但在病变区可见两点状钙化密度影(黑箭)

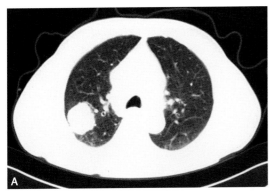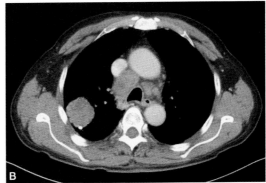

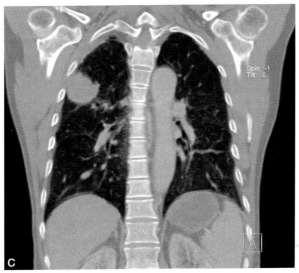

图 2-3-6　胸部 CT 图像

A、B. CT 增强扫描轴位肺窗及纵隔窗图像,显示右肺上叶
后段内团块状软组织密度影,边缘清晰但欠光整,内部密度
均匀,后缘可见点状钙化影。纵隔内气管前腔静脉后可见
肿大淋巴结;C. CT 重组冠状位骨窗图像,显示右上肺病变
上缘有浅分叶

病例4:

病历摘要: 女性,42 岁,咳嗽、咳痰 8 个月余,加重伴声音嘶哑 2 天。

常规 DR 及双能量摄影图像见图 2-3-7。

CT 扫描图像见图 2-3-8。

影像诊断: 右下肺中心型肺癌并纵隔淋巴结转移。

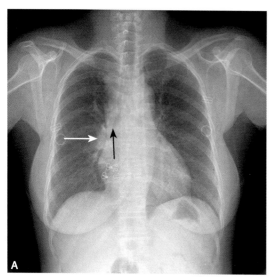
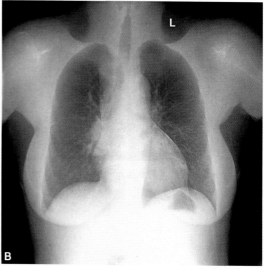
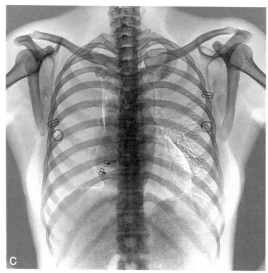

图 2-3-7 胸部 DR 及双能量摄影图像
A. 胸部正位 DR 图像,显示右肺门影增大(白箭),右中间段支气管局部管腔变窄(黑箭);B. 双能量摄影软组织图像,显示右肺门软组织肿块影,肺门角消失,右肺中间段支气管狭窄;C. 双能量摄影骨组织图像,仅显示胸壁骨性结构,肺门病变无法显示

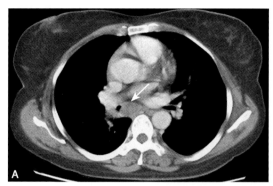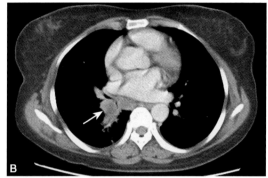

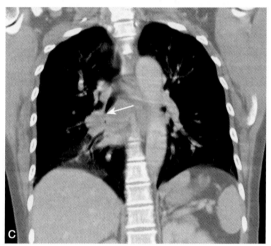

图 2-3-8　胸部 CT 增强扫描图像
A、B. CT 增强扫描轴位不同层面纵隔窗图像,显示轻中度
强化之右肺门软组织肿块影(B 中白箭)及纵隔内肿大淋巴
结(A 中白箭)。纵隔内气管前腔静脉后可见肿大淋巴结;
C. CT 重组冠状位骨窗图像,显示右肺门肿块及狭窄的右
肺中间段支气管(白箭)

病例 5：

病历摘要：女性,48 岁,胸闷 2 个月余。

常规 DR 及双能量摄影图像见图 2-3-9。

CT 扫描图像见图 2-3-10。

影像诊断：左下肺结节,考虑良性。

病理诊断：左下肺错构瘤。

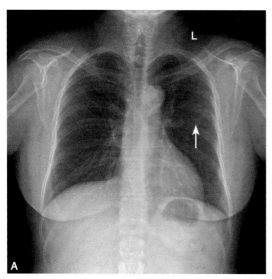

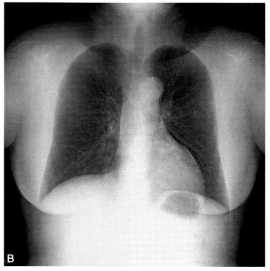

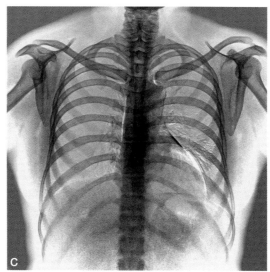

图 2-3-9　胸部 DR 及双能量摄影图像

A. 胸部正位 DR 图像,显示左中肺野圆形小结节状稍高密度影(白箭),边缘光滑;B. 双能量摄影软组织图像,显示右中肺野小结节影更加清晰,边界较光滑;C. 双能量摄影骨组织图像,仅显示胸壁骨性结构,左肺病变无法显示

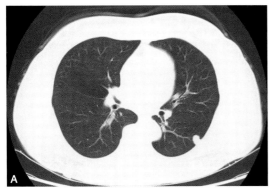 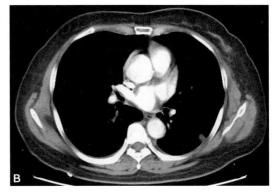

图 2-3-10　胸部 CT 增强扫描图像

A、B. CT 扫描轴位肺窗及纵隔窗图像,显示左肺下叶背段胸膜下类圆形小结节影,边缘光滑,增强后强化不明显

病例 6:

病历摘要:女性,67 岁,舌下腺肿瘤术后 2 年,复发 6 个月余。

常规 DR 及双能量摄影图像见图 2-3-11。

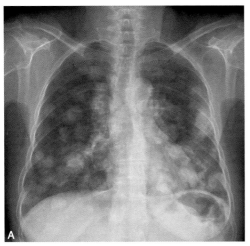 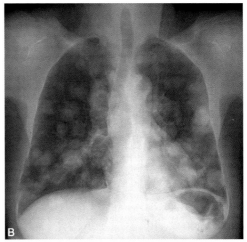

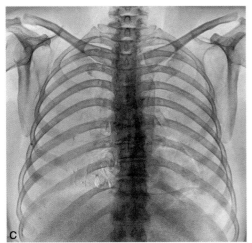

图 2-3-11　胸部 DR 及双能量摄影图像

A. 胸部正位 DR 图像,显示两肺野内多发"棉团样"大小不等结节肿块影,以中下肺野为著;B. 双能量摄影软组织图像,去除了胸壁骨性结构的重叠,显示肺内结节肿块影更加清晰;C. 双能量摄影骨组织图像,仅显示胸壁骨性结构,肺内病变无法显示

201

CT 扫描图像见图 2-3-12。

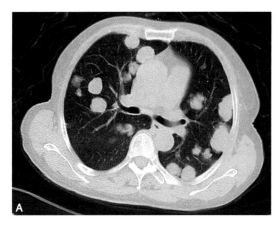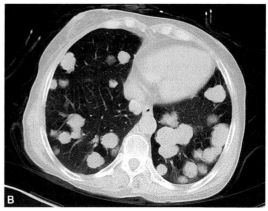

图 2-3-12　胸部 CT 平扫图像

A、B. CT 扫描轴位不同层面肺窗图像,显示两肺野内多发大小不等结节肿块影,中下肺野为著

影像诊断:两肺转移瘤。

病例分析:双能量减影(dual energy subtraction,DES)是 DR 高级后处理技术,它的理论基础是物质的光电效应和康普顿效应。DES 分别利用低电压(60～80kV)和高电压(110～150kV)进行低能量和高能量两次曝光,两次曝光的间隔时间约 200ms,使成像区域内人体的不同密度组织形成不同的影像,探测器接受不同信号后,通过能量减影软件将人体的组织分为软组织和骨组织,然后进行减影处理,对减影后的 X 线信号进行分离采集,从而选择性地消除骨组织或软组织成分,得出单一的软组织或骨组织图像。

DES 软组织像去除了胸廓骨骼的遮挡,相对常规胸片可以显示更多的肺内病变。有研究认为 DES 软组织像对肺结节检测和定性优于 DR,且结节较肿块的优势更明显;即 DES 显示直径<3cm 结节的能力优于常规胸片,对>3cm 的肿块则两者无差异。但 DES 软组织像分辨率低,所以无法显示膈下肺组织及纵隔内软组织病变,其对突出于纵隔旁及心膈角处的病变却显示清楚,优于常规胸片。另外 DES 显示肺内病灶边缘更清楚,有利于病灶径线的测量。尽管如此,DES 显示肺部病变的数目、部位、密度、边界、与周围组织结构的关系等方面还远不及 CT,当病变定位或定性困难、诊断可疑时,应建议行 CT 扫描。

(二) 胸膜病变

病例 1:

病历摘要:男性,17 岁,无明显诱因发热 7 天,呈弛张热,最高 39℃。

常规 DR 及双能量摄影图像见图 2-3-13。

CT 扫描图像见图 2-3-14。

影像诊断:两肺结核,两侧胸腔积液。

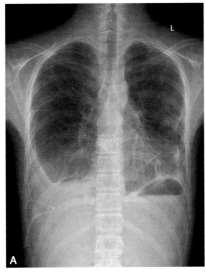
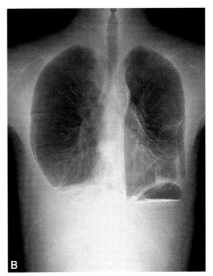
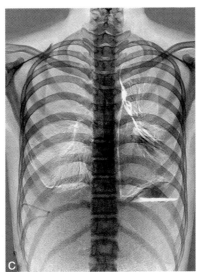

图 2-3-13　胸部 DR 及双能量摄影图像

A. 胸部正位 DR 图像,显示左上肺野多发小点片状模糊影,两中下肺野可见条索及斑片状高密度影,两侧膈面模糊,左肋膈角变钝,右肋膈角区可见上缘呈外高内低表现之致密斑片影;B. 双能量摄影软组织图像,去除了胸壁骨性结构的重叠,除了显示左上肺点片状模糊影外,右上肺亦可见散在点片状模糊影,两中下肺野条索及斑片影显示更加清晰;C. 双能量摄影骨组织图像,除了显示胸壁骨性结构外,右肋膈角区致密影亦可见显示

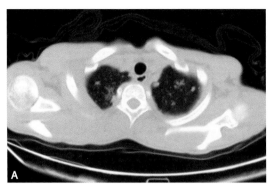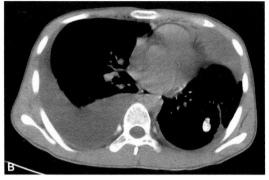

图 2-3-14　胸部 CT 平扫图像

A. CT 扫描轴位骨窗图像,显示两肺尖散在小结节及斑片状影;B. CT 扫描轴位纵隔窗图像,显示右侧胸腔内片状液性密度影,前缘呈光滑弧线状,左侧胸腔亦可见小片状液性密度影,局部胸膜增厚

病例 2:

病历摘要:男性,60 岁,胸闷、气短 3 年余。

常规 DR 及双能量摄影图像见图 2-3-15。

影像诊断:两侧局限性胸膜增厚并钙化。

病例分析:DES 所获得的软组织图像去除了胸廓骨骼的遮挡,它可以更加清晰地发现少量的胸腔积液,特别对于仅造成肋膈角变钝的微量积液,比常规胸片更具有优势。但是对于比较局限的、或不明显的胸膜增厚,DES 常常没有常规胸片敏感,因为缺少了肋骨内缘的衬托,增厚的胸膜与胸壁软组织连接在一起,无法进行分辨。除非增厚的胸膜合并有钙化。

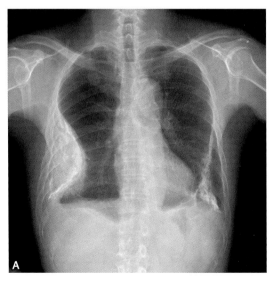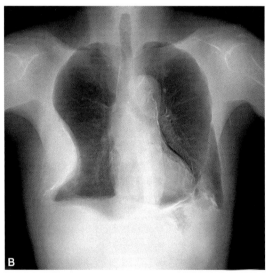

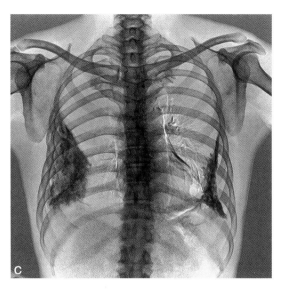

图 2-3-15　胸部 DR 及双能量摄影图像
A. 胸部正位 DR 图像,显示自右侧下胸壁向肺野内突出丘状混杂密度影,内缘光滑,外缘与胸壁呈宽基底相连,内可见不规则钙化密度影,左中下肺野亦可见条片状混杂密度影,下部与膈肌分界不清,两侧肋膈角变钝;B. 双能量摄影软组织图像,去除了胸壁骨性结构的重叠,更加清晰地显示了左侧胸壁向肺野内呈丘状突出之软组织影,其内钙化成分未见显示,左中下肺野可见条带状高密度影,内部钙化亦未见显示;C. 双能量摄影骨组织图像,除了显示胸壁骨性结构外,尚可显示增厚胸膜内的钙化

(三) 纵隔病变

病例 1:

病历摘要:男性,41 岁,吞咽金属异物 6 小时。

常规 DR 及双能量摄影图像见图 2-3-16。

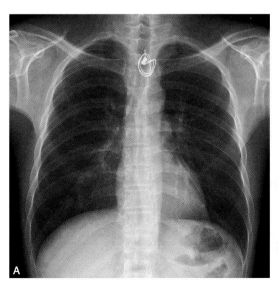
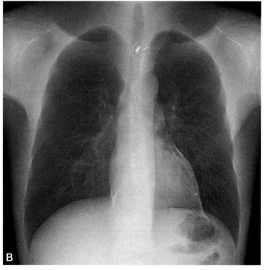

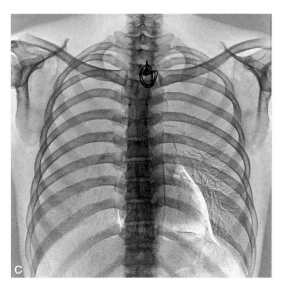

图 2-3-16　胸部 DR 及双能量摄影图像

A. 胸部正位 DR 图像,显示胸锁关节水平气管重叠处环形金属丝影,两肺野透
亮度相当,肺野内未见异常密度影;B. 双能量摄影软组织图像,去除了胸壁骨
性结构的重叠,显示肺野内无异常密度影,上纵隔内尚可见少量金属高密度影
残留;C. 双能量摄影骨组织图像,除了显示胸壁骨性结构外,尚可显示位于上
纵隔内的金属丝影(呈黑色)

CT 扫描图像见图 2-3-17。

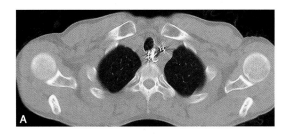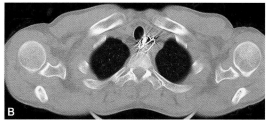

图 2-3-17　胸部 CT 平扫图像

A、B. CT 扫描轴位不同层面骨窗图像,显示上纵隔内气管后方食管走行区环形金属密度影,纵隔内未见
积气

影像诊断:食管上段金属异物

病例 2:

病历摘要:男性,75 岁,发现颈部肿块十余年。

常规 DR 及双能量摄影图像见图 2-3-18。

CT 扫描图像见图 2-3-19。

影像诊断:上纵隔钙化肿块,考虑胸骨后甲状腺肿。

病理学图像见图 2-3-20。

病理诊断:结节性甲状腺肿伴囊变及钙化。

病例分析:因纵隔内软组织结构较多,并重叠在一起,所以 DES 的软组织图像对于纵隔占位有较大的局限性。与常规胸片一样,只有当纵隔肿块生长的足够大,造成纵隔轮廓的改变后才能够发现一些端倪。对于伴随有钙化的纵隔肿块,DES 摄影因去除了肋软骨及胸椎骨质结构的重叠,可以更清晰地显示肿块内的钙化。

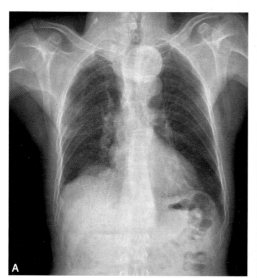
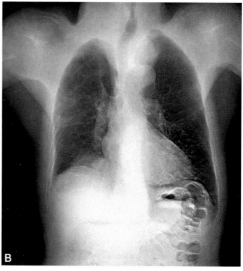
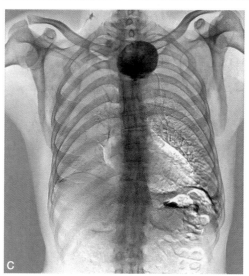

图 2-3-18　胸部 DR 及双能量摄影图像

A. 胸部正位 DR 图像,显示上纵隔影增宽,胸锁关节水平可见团块状钙化密度影,气管轻度受压右移,两肺野透亮度相当;B. 双能量摄影软组织图像,去除了胸壁骨性结构及纵隔内钙化影的重叠,显示上纵隔影增宽,气管右移;C. 双能量摄影骨组织图像,除了显示胸壁骨性结构外,尚可显示位于上纵隔内的团块状钙化影(呈黑色)

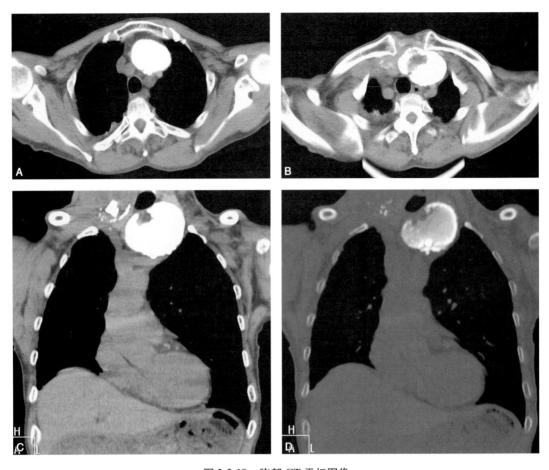

图 2-3-19 胸部 CT 平扫图像
A、B. CT 扫描轴位纵隔窗图像,显示前上纵隔内胸锁关节后方团块状钙化影,上纵隔增宽;C、D. 重组冠状位纵隔窗及骨窗图像,显示右上纵隔内及右侧颈部团块状及不规则状钙化影

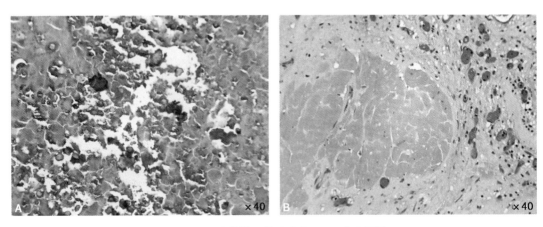

图 2-3-20 结节性甲状腺肿病理 HE 染色图像

（四）胸壁病变

病例1：

病历摘要：女性，42岁，发现左上胸壁肿块6个月余。

常规DR及双能量摄影图像见图2-3-21。

CT扫描图像见图2-3-22。

影像诊断：左前胸壁占位，考虑肋骨来源。

病理学图像见图2-3-23。

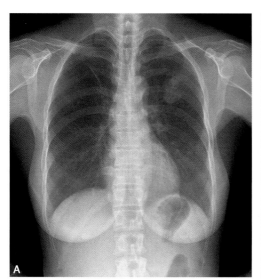
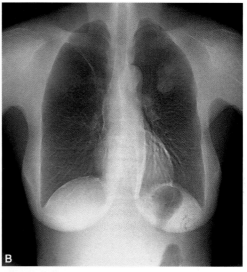
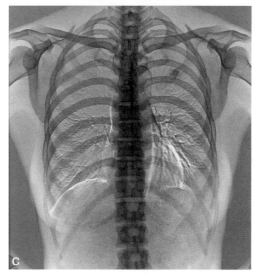

图2-3-21　胸部DR及双能量摄影图像

A. 胸部正位DR图像，显示左中肺野团块状软组织影，边缘光滑，内可见点片状钙化密度影；B. 双能量摄影软组织图像，去除了胸壁骨性结构的重叠遮挡，显示左中肺野团块状软组织影，下缘清晰，上缘较模糊；C. 双能量摄影骨组织图像，在显示胸壁骨性结构的同时，可见左中肺野肿块影所在部位片状钙化影（呈黑色），与第2前肋重叠

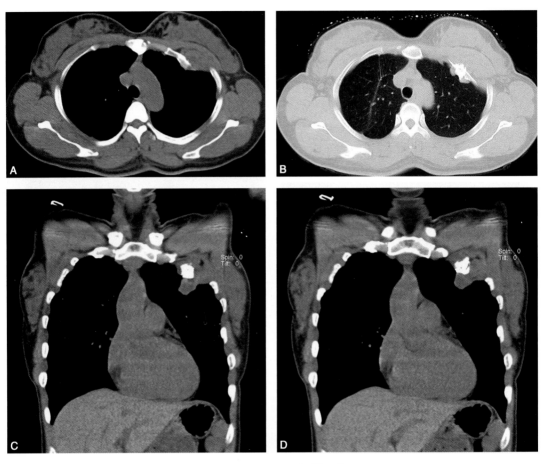

图 2-3-22　胸部 CT 扫描图像

A、B. CT 扫描轴位纵隔窗及肺窗图像,显示左前上胸壁第 2 肋骨形态失常,局部可见骨质破坏改变,并可见软组织影突向肺野内;C、D. 重组冠状位纵隔窗图像,显示左前上胸壁软组织肿块,局部突向肺野内,第 2 前肋形态失常

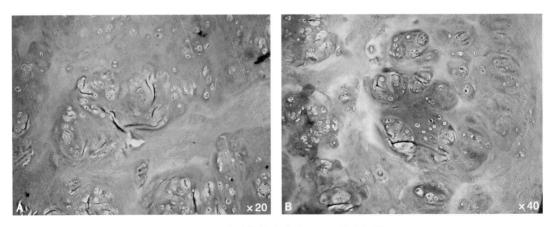

图 2-3-23　胸壁软骨肉瘤病理 HE 染色图像

病理诊断：左前胸壁高分化软骨肉瘤。

病例 2：

病历摘要：男性，55 岁，全身多发伤 3 天。

常规 DR 及双能量摄影图像见图 2-3-24。

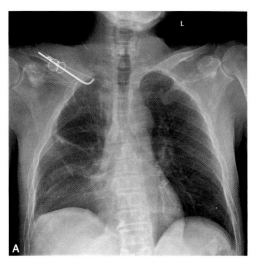
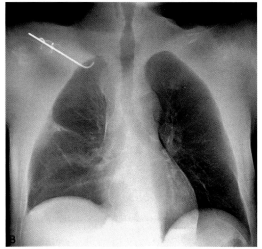
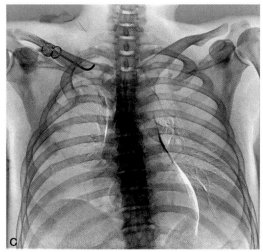

图 2-3-24　胸部 DR 及双能量摄影图像

A. 胸部正位 DR 图像，显示右肺野透亮度减低，可见条索状高密度影，右侧 1~4 后肋骨质连续性中断，可见骨折线，右 5~7 后肋局部形态失常，但未见骨折线显示，右锁骨内可见金属内固定影；B. 双能量摄影软组织图像，去除了胸壁骨性结构的重叠遮挡，显示左中肺野条带状高密度影，边缘较清晰；C. 双能量摄影骨组织图像，可以较清晰地显示胸壁骨性结构，右侧 1~4 及第 7 后肋骨折线清晰可见，右侧 5、6 后肋骨折线隐约可见

影像诊断：右侧多发肋骨骨折。

病例分析：肋骨骨折是临床上较为常见的骨折种类，但常规 X 线胸片往往漏诊或误诊，特别是对于一些隐匿性肋骨骨折。多层螺旋 CT 扫描是诊断肋骨骨折最好的方法。而通过实验回顾分析可知，胸部组织、器官繁杂多样，胸部的 DR 影像是肋骨、肩胛骨、锁骨、胸膜、

胸壁软组织、肺、肺纹理、纵隔等在平板探测器中的重叠性投影,当肋骨骨折后其形态变化不明显时,骨折线常被心、肺、纵隔等胸腔组织器官遮挡,影响肋骨骨折的检出。DES 是在常规 DR 摄影的基础上开展的 X 线检查技术,具有简单、快捷、经济及成像清晰的特点,同时可进行窗宽窗位调节、图像放大、黑白反转等技术手段来获取更为清晰、细节更好的肋骨影像。所以 DES 骨组织像对肋骨骨折,特别是隐匿性骨折具有较高的敏感性,能够清晰显示骨折线及骨形态的改变。

第四节　动态摄影技术

一、动态摄影检查方法

(一) 检查方法

动态摄影检查应用在身体各部位的方法不尽相同,本文简要介绍吞咽功能动态摄影及颈椎屈伸动态摄影的检查方法。

1. 吞咽功能动态摄影(videofluoroscopic swallowing study, VFSS)检查方法　受检者取端坐位于 X 线附带踏板上,正、侧对检测板,颈部纵轴与踏板垂直,可应用 X 线机缚带固定患者,检查过程中受试者尽量减小检测过程中头部活动。检查窗面至球管的平均距离为110cm。取侧位像,调整电压及电流,使图像能清晰观察唇、硬腭、软腭、咽后壁、环咽段、舌骨及部分颈椎。受检者分别吞咽 1ml、5ml 液态碘伏醇、10ml 液态稠钡、10ml 半固体钡食、10cm³固体钡食。液态碘伏醇经定量注射器送入口中,半固体状、固态钡食经由匙送入口中。按照稠液、半固态、固态、稀液的顺序进行检测,受检者在接到医师的口头命令后开始吞咽。视频信号由命令发出后开始记录至吞咽结束为止(以视频监视器上甲状软骨回到原位为标志)。

2. 颈椎动态摄影检查方法　受检者取立位或端坐位于 X 线附带踏板上,身体与检查窗面垂直,调整电压及电流,使透视图像能清晰地显示全部颈椎椎体及颅颈交界区骨性结构。先使受检者保持在颈椎最大过屈位,然后在透视下观察并记录颈椎最大过屈位至最大过伸位的运动全过程。

(二) 技术要求

1. 吞咽功能动态摄影技术要求　侧位像用于分析吞咽器官的功能,前后位像用于评估吞咽运动的对称性;一旦出现误吸,立即停止检查;应由经过吞咽困难诊治训练的神经科及放射科医师各 1 位共同分析透视录像,达成一致结论。VFSS 异常结果主要记录如下指标:口腔期口唇闭合差、舌肌无力、软腭上抬无力、分次吞咽、口内滞留、口期延迟(正常<1.5s);咽期:喉上抬差、吞咽延迟、重复吞咽、无效吞咽、咽下困难、咽部滞留、清嗓动作、环咽肌打开不全/不能、咽肌收缩无力、用力吞咽、喉入口关闭不全、喉穿透、误吸、咽通过时间(正常<1.0s)。对吞咽障碍的影像学表现加以描述并为口期、咽期、口‖咽期异常及正常者。

2. 颈椎动态摄影技术要求　所有患者均应在严格训练后进行检查,以尽量达到头颈屈伸运动速度接近,并且在运动过程中无头颈部的旋转及侧偏;应使受检者放松上肢,使其尽量下垂,以便更好的显示下颈椎;可应用缚带固定于患者胸腰部,使其在颈椎屈伸运动时保持静止。

二、动态摄影技术临床应用病例分析

（一）功能性吞咽困难

病例1：

病历摘要：女性,53岁,四肢活动不灵伴言语吞咽障碍1年。

吞咽功能钡餐造影图像见图2-4-1。

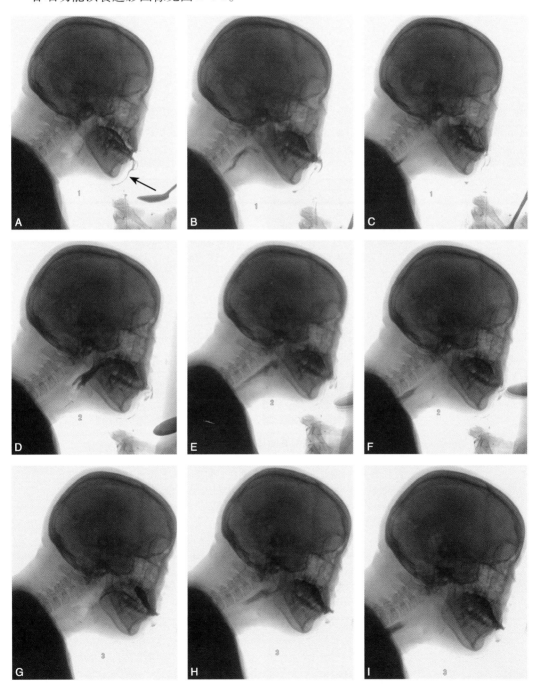

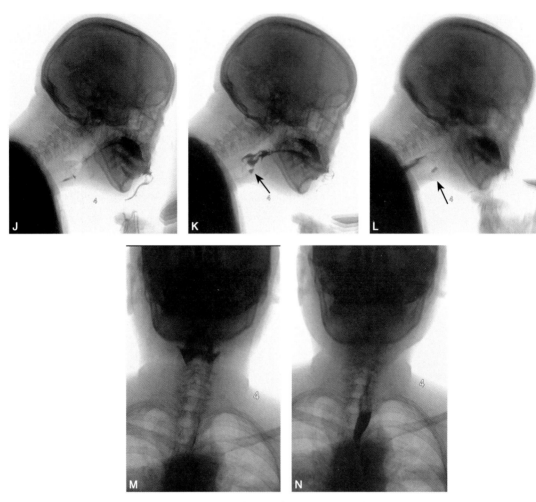

图 2-4-1 咽部吞咽功能动态摄影图像

A ~ C. 吞服 1 类半流质试剂侧位图像,可见口腔期患者口唇闭合差,部分经口角外溢(黑箭),舌肌无力,口期延长,部分进入咽腔,咽喉期喉上提可,咽部肌群协调,吞咽顺畅,环咽肌打开可,未见滞留,双侧梨状窝未见残留,喉入口关闭可,未见喉渗透,误吸;D ~ F. 吞服 2 类糊状试剂侧位图像,口腔期对比剂经口角外溢,口期延迟;G ~ I. 吞服 3 类固态试剂侧位图像,可见舌肌乏力,咀嚼功能差,软腭上抬无力,口内滞留,口期延迟,仅见少部分对比剂经重力作用入咽,咽喉期,吞咽顺畅,双侧梨状窝未见明显残留,余造影同前;J ~ L. 吞服 4 类流质试剂侧位图像,口腔期造影同前,口唇闭合差,部分经口角外溢,舌肌无力,口期延长,部分进入咽腔,咽喉期喉上提可,咽部肌群协调,吞咽顺畅,喉入口关闭不全,可见喉渗透(黑箭),少量对比剂位丁声门上方,可清除,无呛咳;M、N. 咽部正位图像,显示双侧梨状窝未见明显残留

MRI 检查图像见图 2-4-2。

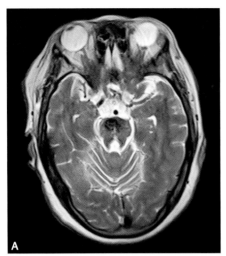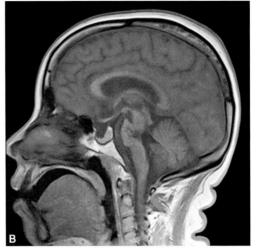

图 2-4-2　颅脑 MRI 平扫图像
A、B. MRI 检查图像,显示脑桥内不规则长 T_1 长 T_2 信号影,周边见环形长 T_1 短 T_2 信号影

影像诊断:轻度吞咽困难(口腔期为主);脑桥陈旧性出血灶。

病例 2:

病历摘要:男性,72 岁,吞咽困难 2 年,口下颌不自主运动 6 个月余,加重 3 个月。

吞咽功能钡餐造影图像见图 2-4-3。

MRI 检查图像见图 2-4-4。

影像诊断:中度吞咽困难(口腔期+咽喉区);双侧基底节区、右侧丘脑腔隙性脑梗死。

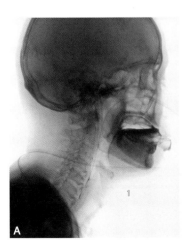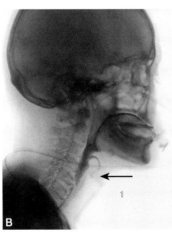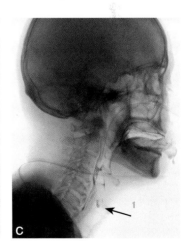

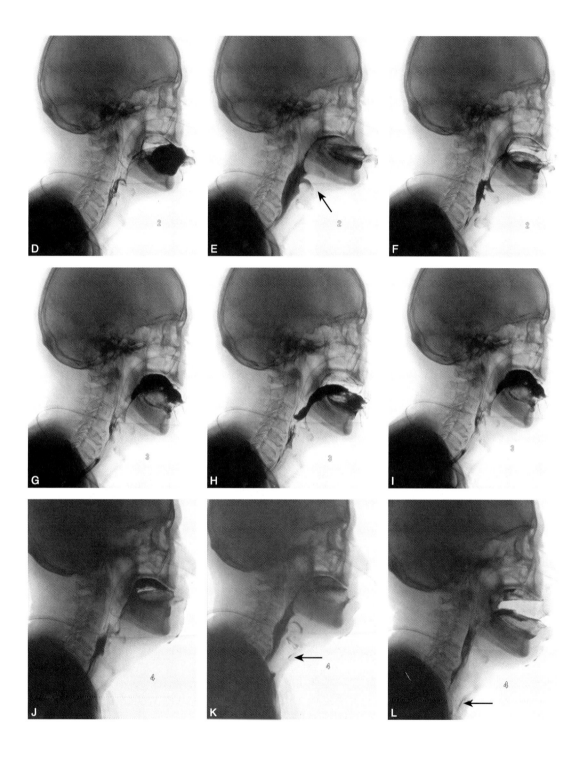

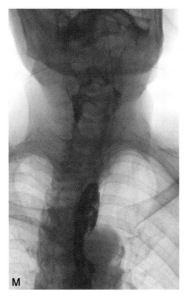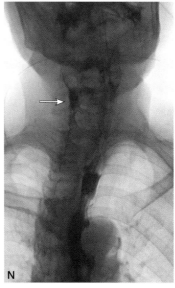

图 2-4-3　吞咽功能动态摄影图像

A ~ C. 吞服 1 类半流质试剂侧位图像,可见口腔期患者口唇闭合尚可,未见外溢,舌肌无力,口期稍延长,入咽尚可,咽喉期喉上提略显迟缓,咽部肌群收缩欠协调,吞咽延迟,环咽肌打开可,少量造影剂滞留,双侧梨状窝可见少量残留,喉入口关闭不全,可见喉渗透(黑箭),未见误吸,呛咳;D ~ F. 吞服 2 类糊状试剂侧位图像,口腔期造影显示同前,咽期咽部滞留较前明显,两侧梨状窝明显残留,喉入口关闭不全,可见喉渗透(黑箭),未见误吸,呛咳;G ~ I、M、N. 吞服 3 类固态试剂正侧位图像,舌肌乏力,咀嚼功能差,软腭上抬乏力,口腔内明显滞留,食团大部位于口腔前方,口期延迟,仅见少部分造影剂经重力作用入咽,咽喉期,咽部收缩前协调,吞咽延迟,双侧梨状窝可见残留,未见喉渗透、误吸,呛咳。右侧梨状窝较对侧残留明显(图 N 白箭);J ~ N. 吞服 4 类流质试剂图像,口腔期造影同半流质试剂,咽喉期喉上提迟缓,咽部收缩欠协调,吞咽延迟,咽部滞留,喉入口关闭不全,可见少量误吸(黑箭),呛咳

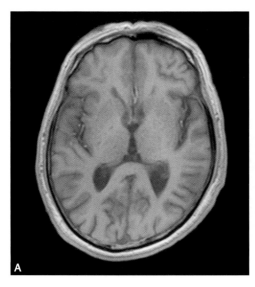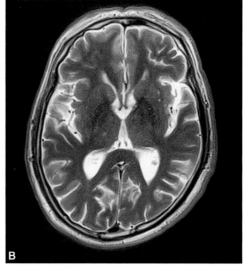

图 2-4-4　颅脑 MRI 平扫图像

A、B. MRI 平扫图像,显示双侧侧脑室旁、双侧基底节区、右侧丘脑点状长 T_1 长 T_2 信号影

病例3：

病历摘要：男性，55 岁，言语不清、饮水呛咳、吞咽困难 15 天。头颅 MRI+MRA 示：延髓左侧急性或亚急性期脑梗死；双侧基底节区、双侧侧脑室旁及右侧侧脑室三角区旁、脑桥左侧腔隙性脑梗死；脑动脉硬化改变。

吞咽功能钡餐造影图像见图 2-4-5。

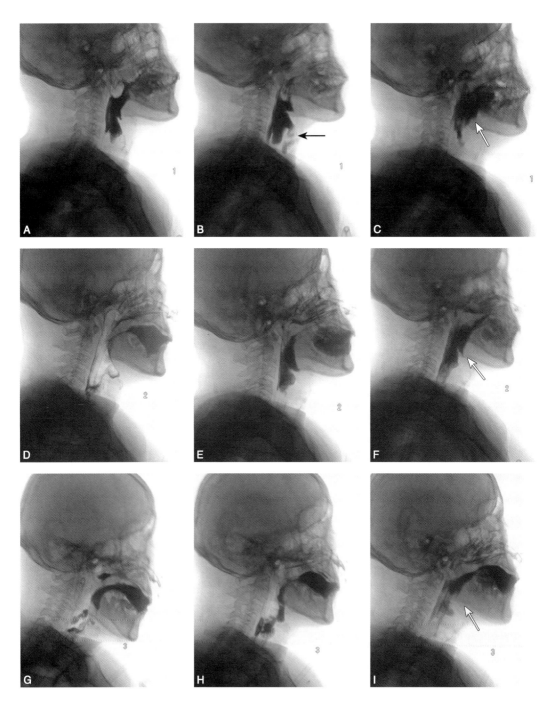

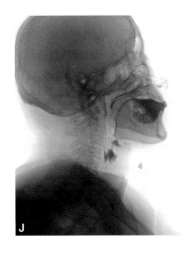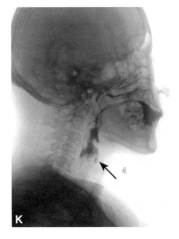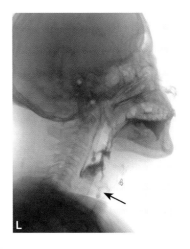

图 2-4-5 吞咽功能动态摄影图像

A~C. 吞服 1 类半流质试剂侧位图像,可见口腔期患者口唇闭合尚可,未见外溢,入咽尚可,咽喉期,咽部肌群收缩乏力,环咽肌开放不全,吞咽明显延迟,造影剂明显滞留,双侧梨状窝可见明显残留,可见清嗓动作(白箭),试剂反流口腔,喉入口关闭不全,可见喉渗透(黑箭),误吸,明显呛咳;D~F. 吞服 2 类糊状试剂侧位图像,口腔期造影显示同前,环咽肌开放不全,咽期咽部滞留明显,两侧梨状窝明显残留,可见清嗓动作(白箭),试剂反流口腔,未见明显误吸,呛咳;G~I. 吞服 3 类固态试剂侧位图像,舌肌乏力,咀嚼功能较差,口腔内明显滞留,口期延迟,软腭上抬乏力,分次吞咽,仅见部分入咽,咽喉期,咽部肌群收缩乏力,环咽肌开放不全,吞咽明显延迟,造影剂明显滞留,双侧梨状窝可见明显残留,可见清嗓动作(白箭),试剂反流口腔,未见喉渗透,误吸,呛咳;J~L. 吞服 4 类流质试剂图像,口腔期造影同半流质试剂,咽部肌群收缩乏力,环咽肌开放不全,吞咽明显延迟,造影剂明显滞留,双侧梨状窝可见明显残留,可见清嗓动作,试剂反流口腔,喉入口关闭不全,可见喉渗透(黑箭),误吸

MRI 检查图像见图 2-4-6。

影像诊断:重度吞咽困难(口腔期+咽喉期);双侧脑室旁及基底节区、脑桥左侧腔隙性梗死灶。

病例分析:吞咽是一种极其复杂的生理反射过程,是指食物经咀嚼而形成的食团由口腔运送入胃的动作或整个过程。吞咽不是一个随意活动,而是一种反射,必须有特定的刺激才

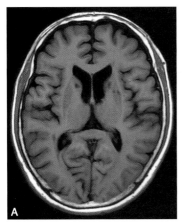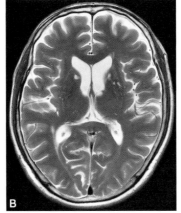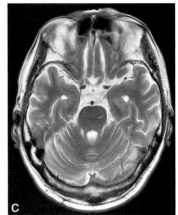

图 2-4-6 颅脑 MRI 平扫图像

A~C. MRI 检查图像,显示双侧侧脑室旁、双侧基底节区及脑桥左份点状长 T_1 长 T_2 信号影

219

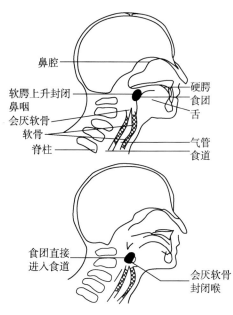

图 2-4-7 吞咽过程示意图

能引起。正常的吞咽运动可以分为 3 个重叠的阶段(图 2-4-7):①口腔期,首先把食物通过口唇置于口腔中,经过咀嚼与唾液混合、搅拌成丸状,接着是由于舌肌和颊肌的运动把食丸输送到咽喉,吞咽反射发生。②咽喉期,由于舌肌运动的推动,食丸向后到达咽部,软腭弓上提,把鼻咽腔封堵,防止食团进入鼻腔,接着食丸像活塞一样,推进到软腭弓和后咽壁之间,会厌皱襞上提,声带内收,保护气管不受食物污染,以及协调咽喉收缩和环状软骨及咽的反射,这促进食物输送到食管。③食管期,食丸通过环状软骨与咽部,在食管内蠕动推进,通过胃与食管的连接部进入胃。

吞咽困难是指食物从口腔至胃、贲门运送过程中受阻而产生咽部、胸骨后或食管部位的梗阻停滞感觉。对于吞咽困难患者临床医师必须重视,器质性疾病所致的吞咽困难必须与假性吞咽困难相区别,后者并无食管梗阻的基础病变,患者仅诉咽部、胸骨后有团块样堵塞感,但往往不能明确指出具体部位,且进食流质或固体食物均无困难,这类患者常伴有神经官能症的其他症状。吞咽困难的病因包括:①口咽部疾病:口咽炎(病毒性、细菌性)、口咽损伤(机械性、化学性)、咽白喉、咽结核、咽肿瘤、咽后壁脓肿等;②食管疾病:食管炎(细菌性、真菌性、化学性)、食管良性肿瘤(平滑肌瘤、脂肪瘤、血管瘤等)、食管癌、食管异物、食管肌功能失调(贲门失弛缓症、弥漫性食管痉挛等)、甲状腺极度肿大等。其中食管癌是重要病因;③神经肌肉疾病:延髓麻痹、重症肌无力、有机磷杀虫药中毒、多发性肌炎、皮肌炎、环咽失弛缓症等;④全身性疾病:狂犬病、破伤风、肉毒中毒、缺铁性吞咽困难(Plummer-Vinson 综合征)等。

吞咽困难按病因特征分类可分为机械性与运动性两类。①运动性吞咽困难:随意控制的吞咽运动发生困难,继之发生一系列吞咽反射运动障碍,甚至不能将食物从口腔输送到胃内;②机械性吞咽困难:正常的食管壁具有弹性,食物通过时可扩张,管腔直径可扩张至 4cm 以上。若各种原因使管腔直径扩张受限,扩张后直径达不到 2.5cm 时,食物通过障碍,则可出现吞咽困难。管腔直径扩张程度越小,吞咽困难越明显。

按定位特征分类:

1) 口咽吞咽困难:①舌运动异常,导致食物无法通过口腔运送至咽部,并影响食物的咀嚼;②咽部肌肉群运动异常:不协调的咽部肌肉群运动既无法形成推动食物的高压收缩,也无法关闭会厌,从而引起食物反流至食管和鼻腔;③咽下肌肉群运动异常:包括咽下肌肉群舒张障碍,咽部肌肉群和咽下肌肉群的不协调运动;④口咽梗阻,食物滞留于口腔,无法通过吞咽动作将食物通过咽部进入食管。

2) 食管性吞咽困难:①食管上段括约肌功能异常:食管上段括约肌压力增高、降低或松弛发生障碍;②食管下端括约肌功能异常:食管下段括约肌压力增高、降低、松弛不全或不松弛;③食管管腔狭窄:食管病变使食物通过障碍或不能通过。

　　X 线检查在吞咽困难诊断中的应用体现在：X 线胸部平片可了解纵隔有无占位性病变压迫食管及食管有无异物等；食管 X 线钡餐检查可观察钡剂有无滞留，以判断病变为梗阻性或肌蠕动失常性。必要时采用气钡双重造影了解食管黏膜皱襞改变。吞咽 X 线荧光透视检查（video fluoroscopic swallowing study，VFSS）是目前被公认的诊断运动性吞咽困难的理想方法和诊断金标准，能够准确评估吞咽障碍患者吞咽过程各时相的功能情况，找出问题，可为吞咽障碍患者制订针对性的康复训练及治疗方案，但并不是所有吞咽障碍患者都适合或有条件进行吞咽 X 线荧光透视检查。

　　VFSS 在检查吞咽困难可表现为：①口腔期：口唇闭合差，不能把口腔内的食物送入咽喉，从口唇流出，或者仅重力作用送入咽喉；舌肌无力、软腭上抬无力、不能形成食块流入咽喉，食物呈零散状流入咽喉，一次吞咽动作后，有部分食物残留在口腔内，形成口内滞留、造成口期延迟（正常<1.5s）；②咽喉期：不能引起咽喉上举，会厌的闭锁及软腭弓闭合，吞咽反射不充分；咽部肌肉收缩不协调，出现重复吞咽、无效吞咽，造成吞咽延迟，正常咽通过时间应小于 1.0s；环咽肌打开不全或不能，造成咽下困难、咽部明显滞留、在咽喉凹及梨状窝存有多量的残食，患者明显滞留，会清嗓动作食团反流入口腔；喉入口关闭不全，造成食团渗入喉腔、误吸进入气管，发生呛咳反应。

　　食团渗透或误吸是吞咽过程中的最严重障碍，它使患者罹患各种肺部并发症危险性加大。而肺炎是导致患者病情加重，甚至死亡的常见原因。VFSS 是辨明吞咽中渗透或误吸的最确切方法。渗透是指食物或液体侵入气管，但未进入到真声带以下的气管；误吸是指食物或液体侵入真声带以下气管，是吞咽障碍最重要的并发症。渗透与误吸均是食团侵入气道的表现，仅在程度上不同。误吸程度更重，引起肺部并发症的可能性也更大。在 VFSS 研究的初期主要是进行渗透或误吸的定性诊断，这种两元性诊断不能说明渗透或误吸严重程度及渗透或误吸后的机体保护性变化，对渗透或误吸的预后估计无确切价值。1996 年 Rosenbek 等根据食团侵入气道的深度及患者对渗透或误吸的反应制定了 VFSS 渗透—误吸量表。近年来人们逐渐注意到，有误吸的患者并不总伴发咳嗽反射，没有呛咳并不代表没有误吸。咳嗽是生理性的防御反射，其高级中枢在延髓，由咽喉部、气管及支气管黏膜感受刺激，经迷走神经传导冲动。疾病、创伤、手术、放疗等因素均有可能使咳嗽反射弧的完整性遭到破坏，导致咳嗽反射减弱或消失。此类患者即使存在误吸，也不一定发生呛咳，称为"隐匿性误吸"，是临床评估的盲点。

　　根据 Rosenbek 渗透-误吸量表对渗透-误吸的程度进行分级：①对比剂未进入气道内；②对比剂进入声襞以上的气道并排出；③对比剂进入声襞以上气道，未排出；④对比剂到达声襞，且排出；⑤对比剂到达声襞水平气道，未排出；⑥对比剂进入声襞以下气道，排入喉室或排出气道；⑦对比剂进入声襞以下气道，虽有咳嗽反射但未完全排出；⑧对比剂进入声襞以下气道，无咳嗽反射。2 级为轻度渗透，3~5 级为重度渗透，6~8 级为吸入，第 8 级即为隐匿性误吸。

　　鉴别诊断：

　　1）食管癌：多见于 40 岁以上的男性患者，其典型症状是进行性吞咽困难，多数患者可明确指出梗阻部位在胸骨后，可伴有吞咽疼痛；晚期患者可有食管反流，食管脱落细胞学检查对早期诊断有重要意义，食管镜或胃镜结合活组织检查可确定食管癌的诊断。

　　2）食管贲门失弛缓症：吞咽困难多呈间歇性发作，病程较长，食管下段（即狭窄上方）扩张明显，食管反流常见，反流量较大，不含血性黏液，尤其在夜间平卧可因呛咳而惊醒，甚至导致吸入性肺炎。X 线吞钡检查可见贲门梗阻呈梭形或漏斗状,边缘光滑,吸入亚硝酸异戊酯后贲门暂可舒张,可使钡剂通过;食管测压仅见非蠕动性小收缩波。

3) 胃-食管反流:病因食管下端括约肌功能失常,抗胃食管反流屏障功能丧失,而引起胃、十二指肠内容物经常反流入食管,在后期常并发良性食管狭窄,行食管下段 LES 压力测定、食管内 24 小时 pH 监测、Bilitee-2000 胆汁监测仪测定胆红素吸收值,对酸、碱反流的诊断有帮助。

4) 食管良性狭窄:狭窄多由腐蚀性因素、食管手术后、损伤、反流性食管炎引起。X 线吞钡检查可见管腔狭窄,但边缘整齐,无钡影残缺征象,食管镜或胃镜检查可确诊。

5) 弥漫性食管痉挛:多继发于反流性食管炎、腐蚀性食管炎等疾病,常易与心绞痛相混淆,主要症状是吞咽困难与吞咽疼痛,多由情绪激动等精神因素而诱发。吞咽疼痛可位于前胸,甚至放射至前臂,含化硝酸甘油也常能缓解疼痛。

6) 其他:食管旁性膈裂孔疝、纵隔肿瘤、食管周围淋巴结肿大、左心房明显增大、主动脉瘤等,如压迫了食管均会导致吞咽困难。但根据症状、体征、X 线、CT、MRI 等辅助检查可分别作出诊断。

(二) 下咽及食管病变

病例 1:

病历摘要:男性,60 岁,咽部不适 2 个月。

动态摄影图像见图 2-4-8。

CT 检查图像见图 2-4-9。

影像诊断:下咽癌。

病理学图像见图 2-4-10。

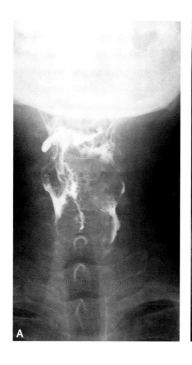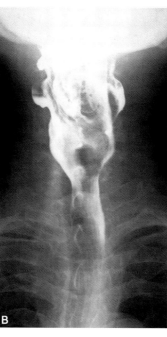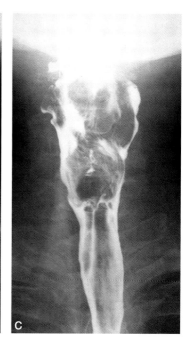

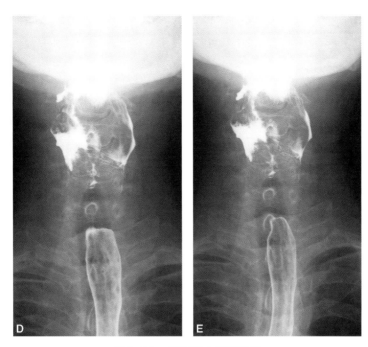

图 2-4-8　咽部动态摄影图像

A～E. 咽部动态摄影图像,显示下咽部结构紊乱,左侧梨状窝形态失常,可
见充盈缺损影,右侧梨状窝活动度差,可见钡剂残留,右侧梨状窝内侧壁
(杓会厌皱襞)欠光滑

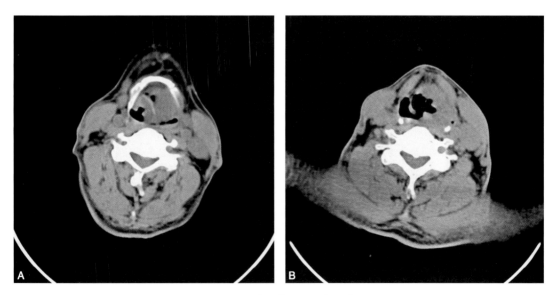

图 2-4-9　喉咽部 CT 平扫图像

A、B. 喉部 CT 扫描轴位图像,显示左侧梨状窝内软组织肿块影,梨状窝狭窄,右侧杓会厌皱襞增厚

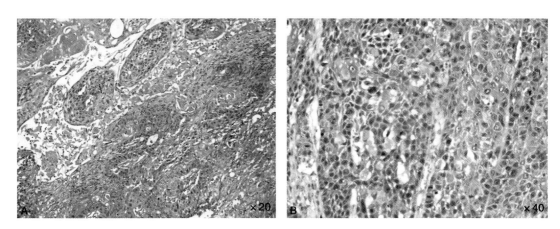

图 2-4-10 下咽癌病理 HE 染色图像

病理诊断: 下咽鳞状细胞癌。

病例 2:

病历摘要: 男性,29 岁,反复左颈部肿块,破溃流脓 10 年余,左颈部肿块切除术后 8 年,左颈部肿块复发 7 天。

动态摄影图像见图 2-4-11。

CT 检查图像见图 2-4-12。

影像诊断: 左侧梨状窝瘘伴左侧颈部脓肿形成。

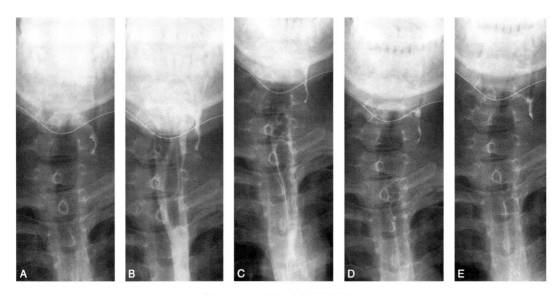

图 2-4-11 咽部动态摄影图像

A ~ E. 咽部动态连续摄影图像,可见左侧梨状窝下角处瘘道形成,内叮见对比剂进入并滞留,瘘管形态欠规则

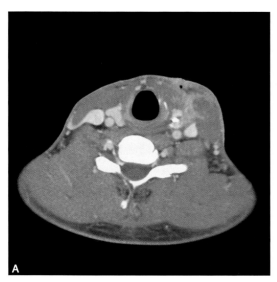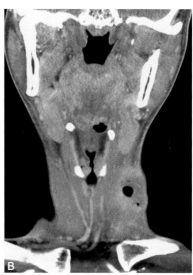

图 2-4-12　咽部 CT 增强扫描图像

A. 咽部 CT 增强扫描轴位图像,显示左侧颈部软组织肿胀,呈不均匀强化,脂肪间隙模糊,梨状窝下方甲状腺旁可见点状高密度影(窦道内对比剂残留);B. 咽部 CT 增强冠状位重组图像,显示左侧颈部软组织肿胀,呈不均匀环形强化,内可见含气影

病例 3:

病历摘要:男性,35 岁,误食鸡骨头,咽部不适 4 小时。

动态摄影图像见图 2-4-13。

影像诊断:食管上段异物。

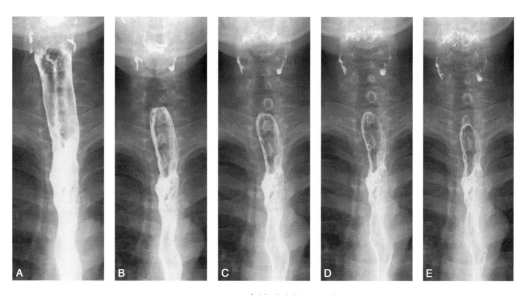

图 2-4-13　食管动态摄影图像

A～E. 食管钡餐检查动态摄影图像,显示食管上段不规则充盈缺损影,边界欠光整,钡剂通过略显迟缓,可见滞留表现,病变段黏膜粗乱

病例分析:造影下动态摄影是利用先进的直接转换型平板探测器,在透视模式下以 30 祯/秒或摄片模式下以 15 祯/秒的速度进行图像采集并存储,它是对连续透视及摄片功能的统称。所得图像在连续回放时就会较真实再现人体组织器官的运动过程,从而为运动功能性疾病和常规摄影难以采集病变的诊断提供客观依据。在临床造影中,咽部及食管中上段病变未造成明显梗阻表现时吞钡充盈时间较短(<1s),常规摄影较难抓住最佳拍摄时机或需多次摄片达到诊断要求,而动态摄影则能在一次吞咽动作中记录吞咽过程,观察咽部及食管的收缩及扩张,以了解管壁侵犯情况;同时观察咽部及食管的充盈相及黏膜相,使咽部及食管黏膜表面微小病变得到清晰显示,通过连续动态观察,可清晰显示下咽及食管病变的大小、形态、部位、表面特征及浸润深度。

钡餐造影正常情况下钡剂通过咽峡达舌根,会厌谿,梨状窝,经环咽部入食管仅需 1/4 秒,只有少许钡剂存留于会厌谿。咽部常规摄影需要医师丰富经验与患者密切配合,再能投照满意的咽部造影充盈相及黏膜相,而动态摄影可以简单,快速记录钡剂经过咽部时充盈相及黏膜相,对医师的经验及患者配合度要求较低。在下咽癌的诊断中,动态摄影能够清晰的显示下咽癌病变范围,充盈缺损的形态和黏膜破坏的程度,会厌是否变形或固定,咽部蠕动情况,钡剂是否滞留,排空不完全或误吸,呛咳,双侧梨状窝形态的改变,尤其对食管入口扩张是否受限,判定病变是否累及颈段食管帮助较大。在梨状窝瘘的诊断中,动态摄影在梨状窝的显示中也较常规摄影显示更为清晰,对判定梨状窝瘘的有无及瘘管的开口位置、形态、长度、走向及数量更为准确。对于 X 线下不显影的食管异物,动态摄影可以通过记录 1~2 次吞咽过程后反复回放,从而明确异物的位置、大小、形态,减轻以往检查需要患者进行多次吞咽的痛苦。

(三) 吻合口瘘

病例:

病历摘要:男性,54 岁,食管癌术后复查 10 天。

动态摄影图像见图 2-4-14。

影像诊断:食管癌术后吻合口瘘

病例分析:吻合口瘘是食管癌手术后最常见的严重并发症,也是死亡的主要原因。早期发现对后期治疗,如再手术、引流管的放置很重要。吻合口瘘发生的原因较多,主要与手术操作、吻合技术及吻合口情况等密切相关。危险因素,如术后频繁剧烈咳嗽,引起呼吸道压力的变化传导到消化道,致食管和胃腔内压力急剧变化产生冲击波;还有过量饮食致使胃自身重力牵拉等,均可使愈合过程中脆弱水肿的吻合口组织撕裂而形成吻合口瘘。在病情稳定后应首先明确吻合口瘘的大小,它可能从针尖大小到吻合口完全撕脱,可能在短期(1~2 天)内由小瘘发展成大瘘。吻合口瘘瘘口类型分为 3 类,即:盲端瘘、开放瘘和撕脱瘘。盲端瘘不与纵隔及胸膜腔相通,常无临床证据,可自愈,不能愈合者,因进食后感染加重,发展成开放瘘。而开放瘘虽与胸膜腔或纵隔相通,但经充分引流后,感染易于控制,保守治疗可在 5~14 天或更长时间后愈合。撕脱瘘的瘘口大,消化液大量溢入胸腔,感染严重,多需二次手术重新吻合,可致死亡。

口服对比剂行 X 线造影及 CT 扫描,可明确诊断瘘的位置、大小、分布。对于食管癌术后怀疑吻合口瘘的诊断,常规胃肠造影因投照无法抓住最佳拍摄时机,不能很好地显示瘘口的形态,而动态摄影因其为连续拍摄,可以清晰显示瘘口位置、大小、分布,提高了对吻合口

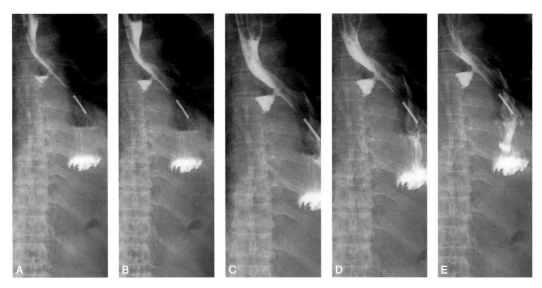

图 2-4-14　食管动态摄影图像

A~E. 食管碘对比剂造影动态摄影图像,显示对比剂通过食管胃吻合口顺利,但吻合口右侧壁可见对比剂外溢并滞留,局部可见气液平面

瘘诊断的阳性率,减少了漏诊及误诊,同时也减少对比剂的使用量。

（四）尿道狭窄

病例：

病历摘要：病史:男性,3 岁,骨盆骨折 3 个月,膀胱造瘘术后 2 个月。

动态摄影图像见图 2-4-15。

影像诊断：后尿道狭窄。

病例分析：输尿管镜、膀胱镜等在诊治尿道狭窄疾病中应用比较广泛,但传统的 X 线尿道造影目前仍然是尿道疾病诊断的重要方法之一。排泄性膀胱尿道造影是目前诊断膀胱输

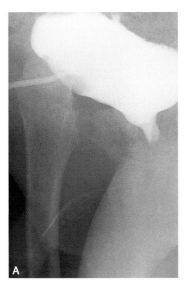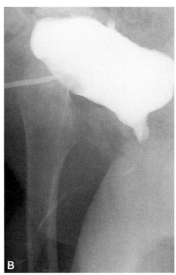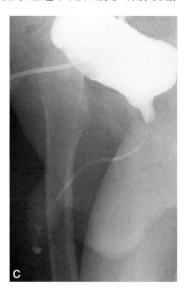

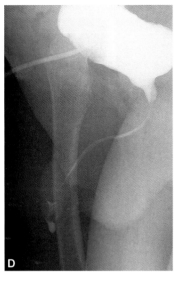
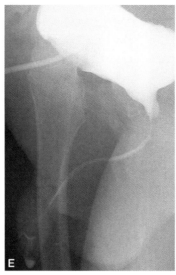
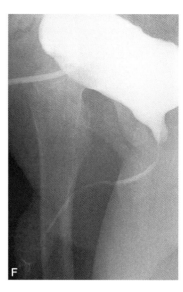

图 2-4-15 排泄性膀胱尿道造影动态摄影图像

A ~ F. 排尿期动态摄影图像,显示尿道膜部局限性狭窄,前列腺部轻度扩张,前尿道形态可,壁光滑

尿管反流及分级的金标准。以往的尿道造影常常根据操作者经验进行摄片,往往需要多次摄片及反复充盈膀胱尿道,才能得到明确反映病变部位及性质的图像。应用数字化胃肠造影设备后,在排尿期行动态摄影能完整记录膀胱尿道排泄全过程,一次排尿过程就能够获得满意的膀胱及尿道造影图像,对于膀胱输尿管反流的判定及分级、观察后尿道狭窄程度及范围更加直观清晰。动态摄影是泌尿系造影检查的有益补充,但因其投照剂量相对较大,应掌握其适应范围。

(五) 颈椎不稳

病例 1:

病历摘要: 女性,39 岁,颈肩部不适半年余。

颈椎动态摄影图像见图 2-4-16。

影像诊断: 颈椎退变,颈$_{5,6}$椎体失稳。

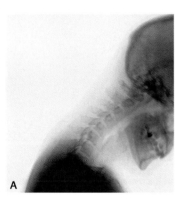
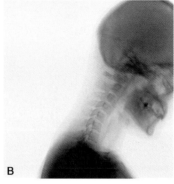
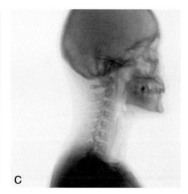

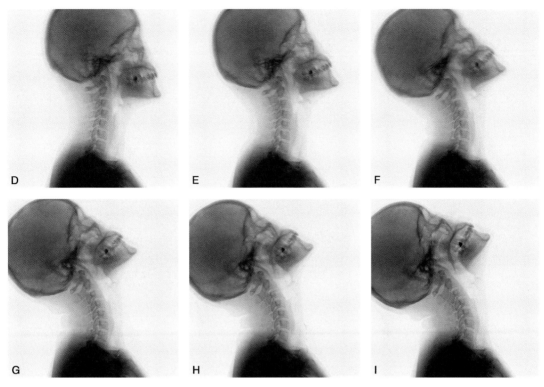

图 2-4-16 颈椎动态摄影图像

A ~ I. 透视模式下动态摄影所记录颈椎过屈至过伸运动过程部分静态图像,详细反映了每个颈椎椎体在屈伸运动过程中的位置,可以通过反复播放来观察及测量颈椎椎体屈伸运动任一角度时的角位移及水平位移,从而判断椎体的稳定性。在中立位时(E)时显示颈椎生理曲度趋直,过屈位椎体顺列未见异常,在过伸过程中颈$_{5、6}$椎体后缘逐渐出现阶梯样改变,在过伸位最明显,经测量后诊断为椎体失稳

病例 2:

病历摘要: 女性,51 岁,颈部外伤后不适 3 年余,近半年来出现双上肢无力。

颈椎动态摄影图像见图 2-4-17。

影像诊断: 游离齿状突畸形并寰枢关节脱位不稳。

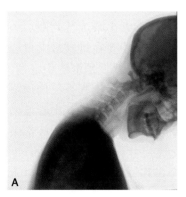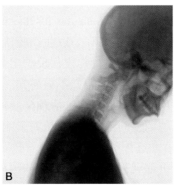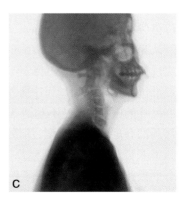

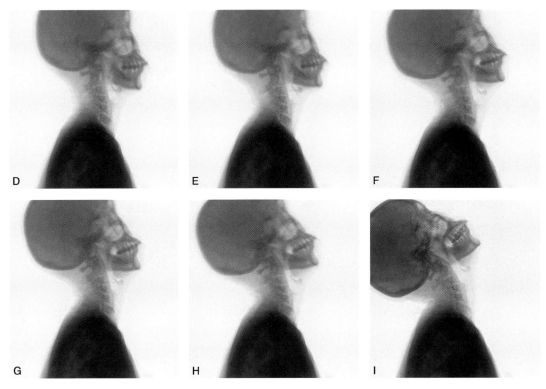

图 2-4-17 颈椎动态摄影图像

A ~ I. 透视模式下记录颈椎过屈过伸运动过程中部分静态图像。显示在过屈位(A)寰椎明显向前移位，齿状突显示不清，下颈椎顺列尚可。在过伸达中立位附近时(E)可见寰椎突然向后复位，寰枢椎位置恢复正常，但在继续过伸过程中，可见寰椎向后小幅度移位，寰枢椎顺列再次失常(I)

病例 3:

病历摘要: 女性,46 岁,双下肢无力伴行走不稳 10 月余,右腿为著,伴颈肩部、腰部不适,多次跌倒。

颈椎动态摄影图像见图 2-4-18。

影像诊断: 颅底凹陷、环枕融合并寰枢关节脱位不稳。

病例分析: 颈椎不稳的诊断主要依靠 DR 过伸过屈位颈椎摄片,通过测量椎体间的水平位移(horizontal displacement, HD) 或角位移(angular displacement, AD) 大小来进行判断。一般认为其 X 线表现是 HD≥3.5mm 或 AD≥11°。以往经验认为颈椎不稳要在颈椎最大过屈或过伸位上进行测量诊断,但是过伸过屈位摄片仅仅反映出某一静态位置下颈椎的稳定性,颈椎过伸过屈运动过程中各椎体间是否稳定我们不得而知。由于早期透视检查受影像增强器尺寸的限制(直径不超过 38.1cm),不能完整包括颈椎屈伸运动的全部轨迹;其次影像增强器没有足够的宽容度,图像自动调整的范围较小,从而影响对椎体结构的观察。这些都限制了 X 线透视检查在观察颈椎运动过程中的应用。随着数字化大尺寸(长宽均 43.2cm)动态平板探测器的出现,使得人们可以观察身体某些部位的运动全过程,并且作为影像资料永久保存下来。同时数字平板透视图像具有很好的宽容度,可以达到较好的组织均衡,可以用来观察颈椎的运动过程。

在使用动态平板透视观察下颈椎屈伸运动的过程中,可以发现小部分受检者椎体水平

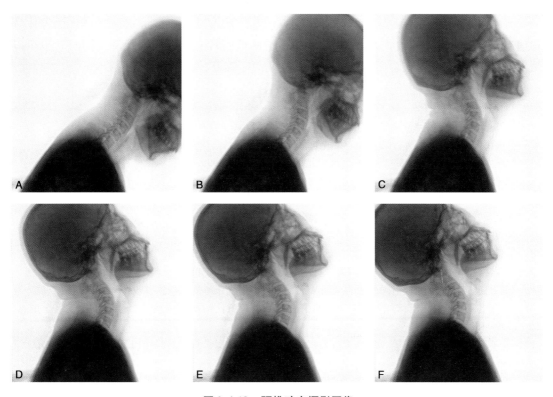

图 2-4-18 颈椎动态摄影图像

A~F. 透视模式下记录颈椎过屈过伸运动过程中部分静态图像,寰椎后弓未见显示,前弓与颅底融合,齿状突高位,部分突入枕骨大孔区。在过屈位(A)隐约见齿状突前缘与融合寰椎前弓间隙增宽,在过伸过程中可见齿状突前缘与寰椎前弓间隙逐渐缩窄,但在最大过伸位(F)亦未见两者间隙恢复到正常范围

位移/角移位的最大值并不是出现在最大过屈位或最大过伸位,而是出现在屈伸过程中间的某一位置上。分析原因可能是当颈椎某一节段发生不稳后,其上下节段的椎体要对这种不稳的状态进行代偿,在最大过伸或过屈位这些椎体的排列是多个节段代偿后的结果,而在过伸过屈运动中某一时刻出现的相邻两个椎体间的最大移位不能在静态 DR 片中观察到,这种情况下只有连续动态观察椎体间的相对移动,才能够准确诊断。

当寰枢关节不稳时,可以看到随着颈椎的屈伸运动,寰枢椎的相对位置发生移动,寰枢关节水平的骨性椎管宽度出现变化;当寰枢关节无脱位,或者有脱位但不伴随不稳时,在颈椎屈伸运动的过程中,就看不到寰枢椎体间的相对位置移动。

颅底凹陷伴随的颅颈交界区骨性结构畸形及其之间的连接结构异常可以不同程度的影响椎间关节的稳定性和活动范围,引起椎间关节脱位或不稳定。最常见的就是寰枢脱位。颈椎动态摄影时可以通过调节管电压及管电流来使颅底重叠的骨性结构显示出较清晰的轮廓,当受检者在进行颈部屈伸运动时,可以观察齿状突前缘距融合之寰椎前弓的距离是否发生变化,进而判断有无枕颈不稳或寰枢不稳。当两者之间的距离在某一位置突然发生变化时,尽管变化幅度很小(可能 2~3mm),颈椎动态摄影也可以很明确的观察到,而常规屈伸位 X 线片则很难发现。当两者间距逐渐发生变化时,如果变化幅度较大,动态及常规 X 线摄片都可以发现;如果变化幅度较小,两种检查方法都可能出现漏诊,此时只能进一步行屈伸位的合成体层成像进行精细测量。

颈椎动态摄影是对颈椎屈伸运动过程的全记录,能够反映出屈伸运动时更多的椎体位移信息。作为一种新的检查方法,它对颈椎不稳的诊断具有很高的阳性率。同时它也可以帮助解释临床症状、寻找合适的治疗方式并验证治疗效果。

参 考 文 献

[1] 吴恩惠.放射诊断学[M].北京:人民卫生出版社,1987.

[2] 荣独山.X 线诊断学[M].第 2 版.上海:上海科学技术出版社,1997.

[3] 周燕发.胸部 X 线、CT、MRI 诊断学[M].北京:科学出版社,1999.

[4] 吴恩惠.医学影像学[M].北京:人民卫生出版社,2001.

[5] 顾恺时.顾恺时胸心外科手术学[M].上海:上海科学技术出版社,2003.

[6] 李家顺,贾连顺.颈椎外科学[M].上海:上海科学技术出版社,2004.

[7] 张效公.胸外科主治医师 500 问[M].第 2 版.北京:中国协和医科大学出版社,2005.

[8] 丁建平,王溱,刘翠平.骨纤维异常增殖症[J].中华放射学杂志,1994.

[9] 王振常,燕飞,田其昌,等.423 例眼眶骨折的 CT 研究[J].中华放射学杂志,1995.

[10] 戴力扬.寰齿间距的放射学测量及其临床意义[J],中国临床解剖学杂志,1996.

[11] 聂开宝,蓝宁,高上凯,等.人工电子耳蜗语音信号处理方法的研究进展[J].生物医学工程学杂志,1999,03:730-732.

[12] 王冬青,倪才方,丁乙,等.螺旋 CT 三维和多平面重建在髋臼骨折中的应用[J].临床放射杂志,2000,19(8):508-509.

[13] 魏瑞理,程建敏,蔡志胜.额、筛窦黏液囊肿的 X 射线和 CT 诊断[J].CT 理论与应用研究,2000(4),9:112-114.

[14] 赵素岗,毛淑华,高咏红,等.螺旋 CT 诊断眼眶骨折的价值[J],中国误诊学杂志,2001,1(4):534-535.

[15] 方一鸣,陈伟建,谷志远.常规 X 线、二维和三维 CT 诊断颌面部骨折的对比研究[J].口腔医学纵横杂志,2001,17(1):50-51.

[16] 赵兴圣,杨春波.眼眶外伤的 CT 诊断及其临床意义[J].实用放射学杂志,2002,18(4):329-331.

[17] 赖志军,贾宁阳.X 线、多排螺旋 CT 及 MRI 在寰枢椎脱位或不稳的诊断价值[J],山西医科大学学报,2002,33(1):16-18.

[18] 林冬梅,吕宁,邹霜梅,等.肺炎性假瘤的临床病理分析[J].实用癌症杂志,2002,17(3):241-243.

[19] 杨仕明,张德秀,郗昕,等.多导人工耳蜗植入术后耳蜗 X 线显像[J].中华耳科学杂志,2003,02(1):50-53.

[20] 马大庆.肺内孤立结节的 CT 鉴别诊断[J].中华结核和呼吸杂志,2003,26(8):104-105.

[21] 王为岗,黄飚,梁长虹,等.骨纤维异常增殖症生长方式的影像研究[J].实用医学影像杂志,2003,7(1):15-17.

[22] 杨本涛,汪卫中,王振常,等.颅骨骨纤维异常增殖症 HRCT 研究[J].临床放射学杂志,2003,22(10):835-839.

[23] 仲武,陈益光,李跃明.多发性骨髓瘤的临床及影像分析[J].中国临床医学影像杂志,2004,15(1):35-37.

[24] 段少银,林清池,黄锡恩,等.CT 三维成像诊断寰枢关节不全脱位的临床价值(J).中华创伤杂志,2004,20(4):18-20.

[25] 宋沛松,韩伟,崔华中,等.动态 MRI 评估过伸性颈椎损伤发生过程中椎管内容、椎体及椎间盘相关变化的意义[J].中国临床康复,2004,8(26):5561-5563.

[26] 王巍,刘传亚,卢传友,等.数字合成 X 线体层成像原理与研究进展[J].医学影像学杂志,2005,15:

606-609.

[27] 黄德健,赵晓埝,邢光前,等.人工耳蜗植入术后的影像检查方法[J].实用放射学杂志,2005,21(6)：585-588.

[28] 权正学,欧云生,蒋电明,等.寰椎不稳及脱位的外科治疗[J].实用骨科杂志,2005,11:3-6.

[29] 韩邵军,杨承欢,邢宁,等.电子耳蜗直接数字摄影与常规X线摄影应用比较[J].实用放射学杂志,2006,11(1):1560.

[30] 罗清,张国华.数字化双能量减影技术在胸部肺结节及结节内钙化诊断中的应用价值[J].实用放射学杂志,2006,22(1):30-32.

[31] 邹玉坚,郑晓林,肖利华,等.纵隔型肺癌的影像学表现[J].医学影像学杂志,2006,16(2):182-184.

[32] 宫希军,刘斌,余永强,等.64层螺旋CT对成人茎突的测量及临床意义[J].中国医学影像技术,2007,23(9):1309-1312.

[33] 关晶,付蓉,阮二宝,等.84例多发性骨髓瘤骨病发病及其相关因素研究[J].中国肿瘤临床,2008,35(2):135-138.

[34] 叶峰,李亚明.小儿寰枢关节半脱位的诊断及治疗体会[J].实用骨科杂志,2008,14(12):742-743.

[35] 何强,黄军荣,陈星强.多层螺旋CT多平面重建及三维重建在骶尾骨骨折中的应用[J].河北医学,2008,14(6):665-667.

[36] 裴福兴,张晖.全髋关节置换术后影像学评估[J].中华骨科杂志,2008,28(9):784-788.

[37] 樊治钦.普通X线和CT检查在鼻骨骨折诊断价值上的比较[J].当代医学,2009,5(13):8-9.

[38] 敬永勇,马春.16层螺旋CT在茎突测量中的应用[J].实用医学影像杂志,2009,10(2):103-105.

[39] 陈晓丽,王振常,鲜军舫.颅骨骨纤维异常增殖症的CT和MRI诊断[J].放射学实践,2009,24(8):888-891.

[40] 许静,郑玲,徐莉,等.浅析岛津平板胃肠Safire II的断层融合摄影技术[J].中国医疗设备,2009,24(3):120-121.

[41] 翟健坤,麦卫国,张绍伟.儿童呼吸道异物的影像诊断[J].中国医学影像技术,2009,25(6):87-89.

[42] 郭建荣.数字X线摄影(DR)对胸腔积液成因诊断的价值[J].甘肃科技,2009,16(20):146-147.

[43] 赵艳娥,卢光明,孙志远,等.X线数字断层融合技术在骨折石膏固定摄影中的应用[J].中国临床医学影像杂志,2009,20(10):797-798.

[44] 王剑新,漆松涛,彭玉平,等.蝶鞍结构与垂体瘤生长方式关系的影像学研究[J].中国医师杂志,2010,12(11):163-165.

[45] 于凡.鼻骨骨折多层螺旋CT诊断与鉴别诊断[J].南方医科大学学报,2010,30(11):2605-2606.

[46] 李锋,刘克.真菌性鼻窦炎的CT表现及应用价值[J].广东医学,2010,31(16):2102-2103.

[47] 王鹏辉,张敏,魏世栋,等.耳蜗植入术后X线摄影位置的探讨[J].影像技术,2010,17(5):50-53.

[48] 曹新志,潘永泉.数字断层融合新技术在骨骼影像诊断中的应用[J].医疗卫生装备,2010,31(8):89-90.

[49] 何涌,邱维加,曾阳东,等.脊柱外伤的平片、CT和MRI诊断价值对比[J].广西医学,2009,38(8):1312-1316.

[50] 楼俭茹,阿迪娜尔·阿布力孜,郑田玲.MRU、IVU、CTU在泌尿系统疾病检查中的对照研究[J].新疆医科大学学报,2010,33(6):648-650.

[51] 武阳,汪卫中,周桂升,等.多层螺旋CT曲面重建在输尿管结石诊断中的应用[J].实用医学杂志,2010,30(16):2973-2974.

[52] 王秀河,陈立鹏,黄力,等.数字化双能量减影技术在胸部结节性病变诊断中的应用价值[J].临床放射学杂志,2010,29(3):387-390.

[53] 马宇航,沈月平,朱逸明,等.双能量减影技术对模拟肺间质性疾病检出能力的实验研究[J].临床医学,2010,36(11):1-3

[54] 葛合全,郑奎宏,王子军,等.X线数字断层融合技术在茎突综合征中的应用[J].军事医学,2011,35

(6):459-460.

[55] 田军,巩武贤,张殿星,等.数字断层融合技术在隐蔽骨折诊断中的应用[J],中华放射学杂志,2011,45(6):566-568.

[56] 张永红,张兴华,周杰,等.16 层螺旋 CT 对泌尿系结石的诊断价值[J].中国基层医药,2011,18(4):453-454.

[57] 傅强,石清磊,徐克,等.CT 尿路造影时患者的辐射剂量与风险评估[J].中华放射医学与防护杂志,2011,31(1):90-91.

[58] 汪军,李仁民,张宏,等.X 射线容积成像技术在骨折中的应用价值[J].安徽医学,2011,32(12):2061-2062.

[59] 朱健,张晓野,王青宏,等.改良的耳蜗后前位 X 线在耳蜗植入术中的临床应用[J].实用医学影像杂志,2011,15(1):12-13.

[60] 葛合全,郑奎宏,王子军,等.X 线数字断层融合技术在茎突综合征中的应用[J].军事医学,2011,33(6):459-461.

[61] 贾绪银,周轲.X 线数字断层融合技术显示颞骨茎突的方法及应用体会[J].安徽医学,2012,33(10):1363-1364.

[62] 刘焕珍,田军,张殿星,等.数字化断层融合对骨折诊断的应用价值[J].医学影像学杂志,2012,22(11):1930-1932.

[63] 张志田,闻建民,陈瑶,等.断层融合技术在泌尿系结石诊断中的应用价值[J].温州医学院学报,2012,42(3):286-287.

[64] 赖振辉,李晚君,崔东.多层螺旋 CT 泌尿系造影(MSCTU)对输尿管结石的临床应用价值[J].中国 CT 和 MRI 杂志,2012,10(2):99-101.

[65] 赵峰,曾勇明,彭盛坤,等.数字断层融合技术与多层 CT 胸部扫描病变检出及辐射剂量的体模研究[J].中华放射学杂志,2012,46(4):363-366.

[66] 张健,巴双.DR 胸侧壁脂肪线改变在气胸诊断中的应用价值[J].医学影像学杂志,2012,22(3):104-105.

[67] 吴礼胜,董丽伟,张小花,等.数字平板断层融合技术在人工耳蜗植入后定位中的应用研究[J].临床放射学杂志,2013,32(5):730-732.

[68] 梁红.X 线数字断层融合技术诊断支气管扩张症[J].中国医学影像技术,2013,29(8):1405-1406.

[69] 张永栋,杨蓉,傅瑜,等.颌骨骨纤维异常增殖症和骨化纤维瘤的临床及病理特征分析[J].口腔医学,2013,33(5):289-293.

[70] 张宏,李仁民,汪军,等.容积摄影技术在头颅颌面部中的应用[J].安徽医学,2013,34(9):1375-1377.

[71] 尹德奎,张红春.垂体瘤致蝶鞍骨质破坏的影像分析[J].中国医药指南,2013,11(5):231-232.

[72] 张龙江,卢光明.恶性胸腔积液与结核性胸腔积液的诊断进展[J].现代生物医学进展,2013,13(14):2780-2783.

[73] Ewald FC. The Knee Society total knee anhroplasty roentgenographic evalueation and scoring system[J]. Clin Orthop. 1989,248(11):9-12.

[74] Grillo HC,Mathisen DJ,Wain JC. Management of tumors of the trachea[J]. Oncology(WillistonPark),1992,6(2):61-67.

[75] Berry DJ, Wold LE, Rand JA. Extensive osteolysis around an aestic. stable, uncemented total knee replacement[J]. Clin Orthop. 1993,293(8):204-207.

[76] Woodring JH. Improved plain film criteria for the diagnosis of bronchiectasis[J]. J Ky Med Assoc,1994,92(1):8-13.

[77] Levy A,Lightman SL. Diagnosis and management of pituitary tumours[J]. BMJ,1994,308(6936):1087-1091.

[78] Kang EY,Miller RR,Müller NL. Bronchiectasis:comparison of preoperative thin-section CT and pathologic

findings in resected specimens[J]. Radiology,1995,195(3):649-654.

[79]　van der Bruggen-Bogaarts BA,van der Bruggen HM,van Waes PF,et al. Screening for bronchiectasis. A comparative study between chest radiography and high-resolution CT[J]. Chest,1996,109(3):608-611.

[80]　Cartier Y,Kavanagh PV,Johkoh T,et al. Bronchiectasis:accuracy of high-resolution CT in the differentiation of specific diseases[J]. AJR Am J Roentgenol,1999,173(1):47-52.

[81]　LcCouvet FE,Malghem J,Michaux L,et al. Skeletal survey inadvanced multiple myeloma:radiographic versus MR imagingsurvey[J]. Br J Haematol,1999,106(1):35-39.

[82]　Bansidhar BJ,Lagares-Garcia JA,Miller SL. Clinical rib fractures:are follow-up chest X-rays a waste of resources[J]? Am Surg,2002;68(5):449-453.

[83]　Bergeron E,Lavoie A,Clas D,et al. Elderly trauma patients with rib fractures are at greater risk of death and pneumonia[J]. J Trauma,2003,54(3):478-485.

[84]　Kara M,Dikmen E,Erdal HH,et al. Disclosure of unnoticed rib fractures with the use of ultrasonography in minor blunt chest trauma[J]. Eur J Cardiothorac Surg,2003,24(4):608-613.

[85]　Duryea J,Dubbins JT,Lynch JA. Digital Tomosynthesis of hand joints for arthritis assessment[J]. Med Phys,2003,30(3):325-333.

[86]　Fehring TK,Murphy JA,Hayes TD,et al. Factors innuencing wear and osteolysis in press-fit condylar modular total knee relacements[J]. Clin Orthop. 2004,428(11):40-50.

[87]　Alkadhi H,Wildermuth S,Marincek B,et al. Accuracy and time efficiency for the detection of thoracic cage fractures:volume rendering compared with transverse computed tomography images[J]. J Comput Assist Tomogr,2004,28(3):378-385.

[88]　Kuhlman JE,Collins J,Brooks GN,et al. Dual-energy subtraction chest radiography:what to look for beyond calcified nodule[J]? Radiographics,2006,26(1):79-92.

[89]　Eggesbø HB. Radiological imaging of inflammatory lesions in the nasal cavity and paranasal sinuses[J]. Eur Radiol. 2006,16(4):872-888.

[90]　Chuang WC,Short JH,McKinney AM,et al. Reversible left hemisphericischemia secondary to carotid compression in Eaglesyndrome:surgical and CT angiographic correlation[J]. Am J Neuroradiol. 2007,28(1):143-145.

[91]　Wagner IC,Guimaraes MJ,da Silva LK,et al. Evaluation of serum and pleural levels of the tumor markers CEA,CYFRA2l-l and CA 15-3 in patients with pleural effusion[J]. J Bras Pneumol,2007,33(2):185-191.

[92]　Mermuys K,Vanslambrouck L,Steyaert,et al. Use of digital tomosynthesis:case report of a suspected scaphoid fracture and technique[J]. SkeletalRadio,2008,37(6):569-572.

[93]　Gomi T,Hirano H. Clinical Potential of Digital Linear Tom o-synthesis Imaging of Total Joint Arthroplasty [J]. J Digit Imaging,2008,21(3):312-322.

[94]　Ren L,Zhang J,Thongphiew D,et al. A novel digit altomsis(DTS)reconstruction method using a deformation field map. Med phys,2008,35(7):3110-3115.

[95]　Yan H,Godfrey DJ,Yin FF. Fast reconstruction of digital tomosynthesis using on—board images[J]. Med phys,2008,35(5):2162-2169.

[96]　Mettler FA Jr,Huda W,Yoshizumi TT. et al. Effective doses in radiology and diagnostic nuclear medicine:A catalog[J]. Radiology. 2008,248(1):254-263.

[97]　Dobbins JT 3rd,McAdams HP,Godfrey DJ,et al. Digital tomosynthesis of the chest[J]. J Thorac Imaging. 2008,23(2):86-92.

[98]　Hansell DM,Bankier AA,MacMahon H,et al. Fleischner Society:glossary of terms for thoracic imaging[J]. Radiology,2008,246(3):697-722.

[99]　Menon B,Aggarwal B,Iqbal A. Mounier-Kuhn syndrome:report of 8 cases of tracheobronchomegaly with associated complications[J]. South Med J. 2008,101(1):83-87.

［100］ Martinez S,Heyneman LE,McAdams HP,et al. Mucoid impactions:finger-in-glove sign and other CT and radiographic features［J］. Radiographics,2008,28(5):1369-1382.

［101］ Sahol JM,A Monte Carlo estimation of effective dose in chest tomosynthesis［J］. Med Phys. 2009,36(12): 5480-5487.

［102］ Kashani H,Gang GJ,Shkumat NA,et al. Development of a high performance dual-energy chest imaging system:initial investigation of diagnostic performance［J］. Acad Radiol,2009,16(4):464-476.

［103］ Kwon MO,Kim KS. Headache induced by isolated sphenoid fungal sinusitis:sinus headache［J］? J Headache Pain,2009,10(6):473-476.

［104］ Elliott J,Pedler A,Beattie P,et al. Diffusion-weighted magnetic resonance imaging for the healthy cervical multifidus:a potential method for studying neck muscle physiology following spinal trauma［J］. Orthop Sports Phys Ther,2010,40(11):722-728

［105］ Svalkvist A,Mansson LG,Bath M. Monte Carlo simulations of the dosimetry of chest tomosynthesis［J］. Radiat Prot Dosimetry,2010. 139(1-3):144-152.

［106］ Mermuys K,De Geeter F,Bacher K,et al. Digital tomosynthesis in the detection of urolithiasis:Diagnostic performance and do—simetry compared with digital radiography with MDCT as the reference standard［J］. AJR Am J Roentqen. 2010,195(1):161-167.

［107］ Bath M,Svalkvist A,yon Wrangel A,et al. Effective dose to patients from chest examinations with tomosynthesis. Radiat Prot Dosimetry,2010,139(13):153-158.

［108］ Szucs FZ,Kaelin I,Flach PM. Detection of chest trauma with whole-body low-dose linear slit digital radiography:a multireader study［J］. American Journal of Roentgenology,2010,194(5):388-395.

［109］ Maehida H,Yuhara T,Tamura M,et al. Radiation dose of digitaI tomosynthesis for sinonasal examination: Comparison with multi-detector CT［J］. Eur J Radiol. 2011,81(6):1140-1145.

［110］ Wang X,Ling C,Bai Y,et al. MicroRNA-206 is associated with invasion and metastasis of lung cancer［J］. Anat Rec(Hoboken),2011,294(1):88-92.

［111］ Caimmi D,Marseglia A,Pieri G,et al. Nose and lungs:one way,one disease［J］. Ital J Pediatr,2012,38 (60):1-5.

［112］ oo JY,Chung MJ,Choi B,et al. Digital tomosynthesis for PNS evaluation:comparisons of patient exposure and image quality with plain radiography［J］. Korean J Radiol. 2012,13(2):136-143.

［113］ Poachanukoon O,Nanthapisal S. Chaumrattanakul U. Pediatric acute and chronic rhinosinusitis:comparison of clinical characteristics and outcome of treatment［J］. Asian Pac J Allergy Immunol. 2012,30(2): 146-151.

［114］ Kolo ES. The role of plain radiographs in the diagnosis of chronic maxillary rhinosinusitis in adults［J］. Afr Health Sci. 2012,12(4):459-463.

［115］ Thompson LD. Paranasal sinus mucocele［J］. Ear Nose Throat J. 2012,91(7):276-278.

第三章　X线数字合成体层成像设备造影功能临床应用

第一节　数字化胃肠道造影检查

一、胃肠道造影的方法及技术要求

胃肠道钡餐造影仍是胃肠道疾病理想的初选检查方法。利用数字体层合成设备所载平板探测器进行数字化胃肠道造影可以快速获取多幅清晰数字化图像,做到边检查、边对照、边诊断的目的,缩短了检查时间,减少了辐射剂量,极大地提高了对胃肠道病变的检出率。

(一)上消化道检查

1. 下咽部及食管钡餐造影检查

(1)检查方法:检查前常规进行胸腹部透视,以除外胃肠道穿孔及肠梗阻等并发症。注意纵隔形态的变化。受检者立位大口服下较稠钡剂(钡水比为 3~4∶1),跟随钡剂走行,逐段观察食管充盈扩张及收缩排空情况,分别于正位、左右前斜位观察食管充盈相及双对比相。因钡剂通过咽及咽食管连接部速度较快,可行连续摄影(7.5 帧/秒)记录其通过过程,后期可放慢播放速度仔细观察并记录下列情况:如吞咽动作是否正常,两侧梨状窝是否对称,喉上抬状况,吞咽是否延迟,咽部是否滞留,环咽肌打开状况及评估误吸等。

(2)技术要求:吞咽钡剂前认真询问患者有无误咽史及食管气管瘘,必要时换用含碘对比剂,防止钡剂误吸入肺内;钡剂浓度可依据患者吞咽困难的情况进行调整,如吞咽困难严重者,可用稀钡造影;钡剂通过咽部速度较快,应注意观察,防止遗漏咽部病变;要嘱患者进行大口吞咽,使食管充分扩张后进行摄片,便于观察食管黏膜早期病变;注意食管生理性收缩及压迹与病理性改变间的鉴别。

2. 胃及十二指肠气钡双重造影检查

(1)检查方法:对于没有禁忌证的受检者,于检查前 3~5 分钟给予肌注低张药物山莨菪碱(654-2)20mg。常规进行胸腹部透视,除外胃肠道穿孔及肠梗阻。受检者用 10ml 温开水口服产气粉 3~5g,吞服后约产气 300ml,可使胃腔充气扩张。透视观察胃泡相当于拳头大小。随机口服双对比剂造影专用硫酸钡混悬液 150ml 作用,最后含一满口于口中,站立于检查床前。嘱受检者将口中钡剂一次咽下后分别于左右前斜位观察食管充盈相及双对比剂像并摄片。将检查床转至水平位,请受检者在床上由左向右翻滚转动 2~3 周,然后正位仰卧,使钡剂在胃表面形成良好涂布。按照全面无遗漏原则,在透视下改变受检者体位,让钡液在胃腔内充分流动,使胃的各部分依次成为双对比区并适时摄片。

常规检查应包括以下体位:

1）立位右前斜位及左前斜位,观察食管。

2）仰卧正位观察胃体及胃窦双对比相。

3）仰卧右前斜位观察胃幽门前区双对比相。

4）仰卧左前斜位观察胃体上部及胃底双对比相。

5）仰卧右后斜位观察贲门正面像。

6）仰卧右后斜位观察胃窦前壁双对比相。必要时可使床面倾斜至头低足高,并借助棉垫垫压。

7）仰卧左后斜位观察胃体及胃窦充盈相及十二指肠充盈相。

8）仰卧右前斜位观察十二指肠双对比相。

9）立位观察胃窦及十二指肠球充盈加压像。受检者立位,使胃体下部及胃窦、十二指肠充盈钡剂。依次压迫球部、胃窦幽门前区及胃窦等处。

10）立位胃充盈相,加服浓度较低钡液 150ml 使胃体、胃窦及十二指肠呈充盈相,胃底部呈立位双对比相,在透视下转动体位,以充分显示胃角切迹及十二指肠曲。

检查者可根据情况灵活掌握顺序,重点部位可反复观察。每次检查时间以 10 ~ 15 分种为宜,时间太长可发生钡剂沉淀,涂布不佳。

(2）技术要求:造影前 3 天受检者不服用含有铁、铋、钙等不透 X 线的药物,造影前须禁食、禁水至少 6 小时,对于有幽门梗阻的受检者,应在检查前一天晚上置入胃管给予引流。造影时使胃肠道腔壁充分而适度扩张,黏膜皱襞基本展平;被检查器官有 2/3 以上面积为双对比区,低洼积钡或钡池不应占有过多面积;胃肠道腔壁线应连续无中断、清晰纤细(宽度小于 1mm);双对比区内应无或极少有气泡,钡液凝聚、皱裂等伪影。

（二）下消化道检查

1. 口服法小肠钡餐造影

（1）检查方法:造影前常规观察胸腹部。在进行上消化道造影后,立即让受检者口服 300ml 左右 40% ~ 50% 浓度稀钡,右侧卧位可加速钡剂进入小肠内。检查中须用压迫法仔细分开互相重叠的肠袢并顺序摄取各部位点片。必须观察到钡剂充盈回盲部,在末端回肠、盲肠及部分升结肠显影后,才可结束检查。

（2）技术要求:胃肠道穿孔为绝对禁忌证。急性肠梗阻、急性胃肠道出血在条件允许时可以行稀钡小肠造影或有机碘小肠造影。造影时由于钡剂通过小肠需要一定时间,可以间断(间隔 30 分钟左右)进行观察,从而减少患者的辐射剂量;注意通过小肠黏膜皱襞形态及肠管蠕动情况来判断病变位于空肠或回肠;瘦弱及老年患者的小肠常常位于盆腔内,且重叠较多,简单加压并不能使其分开,可以让受检者保持胸膝位并配合深呼吸动作来促使盆腔内小肠上移。

2. 插管法小肠气钡双重造影

（1）检查方法:插管前用凡士林涂抹导管外壁及导丝,并提前肌注山莨菪碱 20mg。受检者取卧位或斜立位,经鼻孔插入后,随受检者的吞咽动作将导管送过咽部进入食管到达贲门。导管过贲门后,让受检者改仰卧位,在透视下插入弯头导丝并调整其位置到达幽门前区,再让受检者取仰卧右前斜位或左侧卧位,将导丝换成直头。当导管端送达幽门时,将导丝向后撤 3 ~ 5cm,是导管头部柔软,易弯曲,将导管慢慢送过幽门,进入十二指肠内,此时边撤导丝,边向前送入导管,直到导管达 Treitz 韧带为止。除了在 X 线透视引导下插管外,还可以通过胃镜直视下插管,具有成功率高、插管时间短等优势。插管成功后按 100ml/min 的流量注入 35% 硫酸钡 600 ~ 800ml 然后注入气体约 800ml。在透视下连续观察各组小肠的充盈过程,直至整个小肠呈气钡双重对比相。

(2)技术要求:急性胃肠道出血、胃肠道穿孔、小肠坏死及十二指肠活动性溃疡是小肠插管造影的禁忌证。为避免盲肠充盈引起小肠内容物滞留于回肠,应按照结肠双对比造影要求进行肠道准备。在插管成功注入钡剂和气体的过程中,要实时观察各组小肠的充盈情况,转动受检者体位,必要时对可疑区域进行加压观察并摄片。

3. 大肠气钡双重造影造影

(1)检查方法:检查前肌注山莨菪碱20mg。受检者左侧卧位插入带有气囊的双腔导管,在透视下经压力灌注泵注入钡剂,待钡剂头端达横结肠中段时停止注钡,改为注入气体,通过气体驱使钡剂进入右半结肠,然后嘱受检者顺时针方向快速翻转身体4周,观察钡剂在结肠壁上的涂布情况,然后进行摄片。

(2)技术要求:为保证检查效果,受检者要进行严格的肠道清洁准备。检查前1天吃少渣饮食,下午口服50%硫酸镁50ml清肠导泻,尽量多次间断饮水,总量应达到1500~2000ml。晚餐流质饮食,睡前服用缓泻剂。检查当日早晨禁食,肛门内注入开塞露一支,尽量排净大便。钡剂浓度为70%~80%为好,太浓易引起龟裂,太稀不易显示结肠细微结构。钡液温度应控制在40℃左右,温度太低易造成肠管痉挛收缩,造成假象。注入气体及钡剂的量要适量,注入过多会造成受检者很强烈的便意,无法配合检查;同时还会造成钡剂进入小肠内,对结肠形成重叠遮挡;注入过少则不能使结肠很好地扩张,很难获得满意的气钡双重造影图像。在受检者翻转身体时应间断透视观察,可让受检者在某一体位停留时间延长,从而依靠重力作用,促使钡剂或气体涂布整个结肠。要在不同体位下摄片,保证结直肠各段间完全展开没有遮挡,必要时加压摄片。检查时间不宜过长,一般控制在15~20分钟,否则钡液中的水分被肠壁吸收后容易出现龟裂和钡剂絮凝,影响小病灶的显示。

二、数字化胃肠道造影临床病例分析

(一)咽部

1. 先天性及功能性病变

(1)吞咽困难

病例:

病历摘要:男性,55岁,言语不清、饮水呛咳、吞咽困难15天。头颅MRI+MRA示:延髓左侧急性或亚急性期脑梗死;双侧基底节区、双侧侧脑室旁及右侧侧脑室三角区旁、脑桥左侧腔隙性脑梗死;脑动脉硬化改变。

消化道钡餐造影图像见图3-1-1。

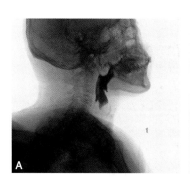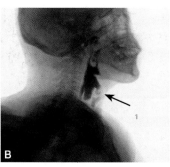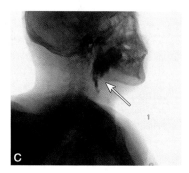

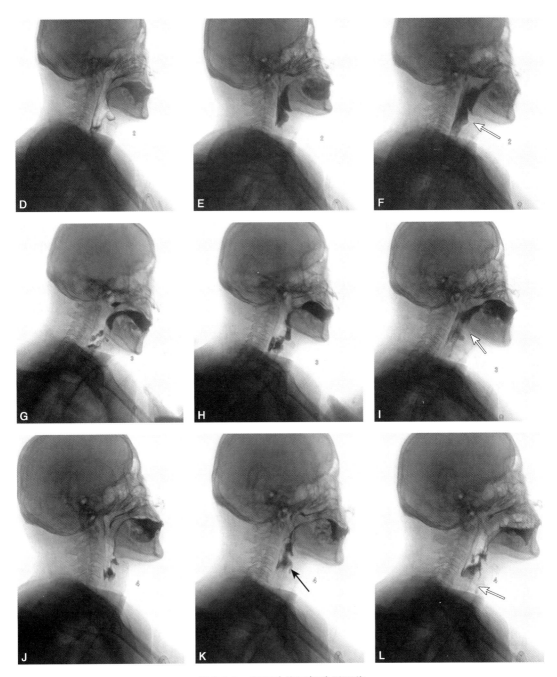

图 3-1-1 吞咽功能钡餐造影图像

A ~ C. 口服 1 类半流质试剂侧位图,可见口腔期患者口唇闭合尚可,未见外溢,入咽尚可,咽喉期,咽部肌群收缩乏力,环咽肌开放不全,吞咽明显延迟,造影剂明显滞留,双侧梨状窝可见明显残留,可见清嗓动作(白箭),试剂反流口腔,喉入口关闭不全,可见(黑箭)喉渗透,误吸,明显呛咳;D ~ F. 2 类糊状试剂,口腔期造影显示同前,环咽肌开放不全,咽期咽部滞留明显,两侧梨状窝明显残留,可见清嗓动作(白箭),试剂反流口腔,未见明显误吸,呛咳;G ~ I. 3 类固态试剂,舌肌乏力,咀嚼功能较差,口腔内明显滞留,口期延迟,软腭上抬乏力,分次吞咽,仅见部分入咽;咽喉期,咽部肌群收缩乏力,环咽肌开放不全,吞咽明显延迟,造影剂明显滞留,双侧梨状窝可见明显残留,可见清嗓动作(白箭),试剂反流口腔,未见喉渗透、误吸、呛咳;J ~ L. 4 类流质试剂,口腔期造影同半流质试剂,咽部肌群收缩乏力,环咽肌开放不全,吞咽明显延迟,造影剂明显滞留,双侧梨状窝可见明显残留,可见清嗓动作,试剂反流口腔,喉入口关闭不全,可见喉渗透(黑箭),误吸

MRI 检查图像见图 3-1-2。

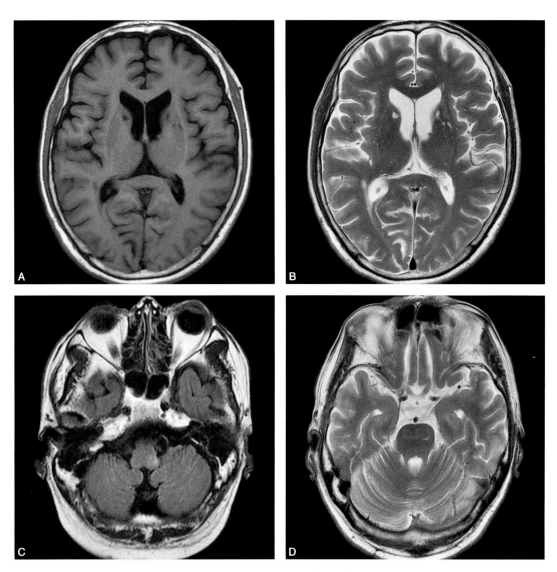

图 3-1-2　颅脑 MR 检查图像

A ~ D. MR 检查图像,显示延髓左侧小斑片状长 T_1 长 T_2 信号,FLAIR 呈高信号影,双侧侧脑室旁、双侧基底节区及脑桥左侧可见点状长 T_1 长 T_2 信号影,大部分 FLAIR 呈高信号

影像诊断: 重度吞咽困难(口腔期+咽喉期)。

病例分析: 参见第二章第四节。

(2) 梨状窝瘘

病例1:

病历摘要: 男性,8 岁,左侧颈部肿块切除术后 2 年。

消化道稀钡造影图像见图 3-1-3。

CT 扫描图像见图 3-1-4。

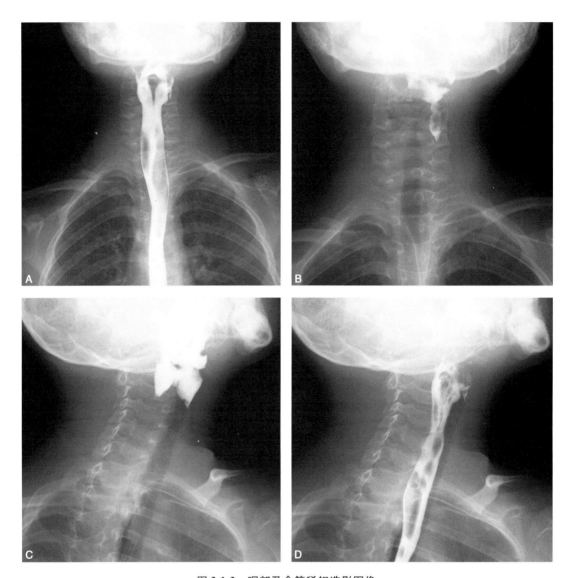

图 3-1-3　咽部及食管稀钡造影图像

A ~ D. 钡餐造影正位及左斜位,可见左侧梨状窝变形,加宽,下角处可见一短小瘘道,瘘道长约11mm,内可见少量钡剂残留,右侧梨状窝形态规则,壁光滑,食管各段未见异常

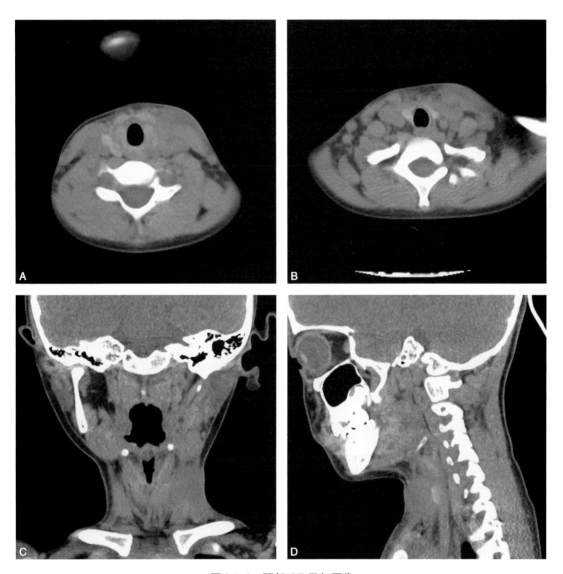

图 3-1-4　颈部 CT 平扫图像

A、B. 颈部 CT 轴位软组织图像,显示左侧胸锁乳突肌周围软组织密度影,边界不清,与胸锁乳突肌分界不清,肌肉周围脂肪间隙模糊;C、D. 冠状位及矢状位重组图像,显示左颈部软组织影上至左侧梨状窝下端,下达左侧颈根部

影像诊断:左侧梨状窝瘘并左颈部软组织肿胀。

病例 2:

病历摘要:男性,18 岁,发现左侧颈前肿块 3 年

消化道稀钡造影图像见图 3-1-5。

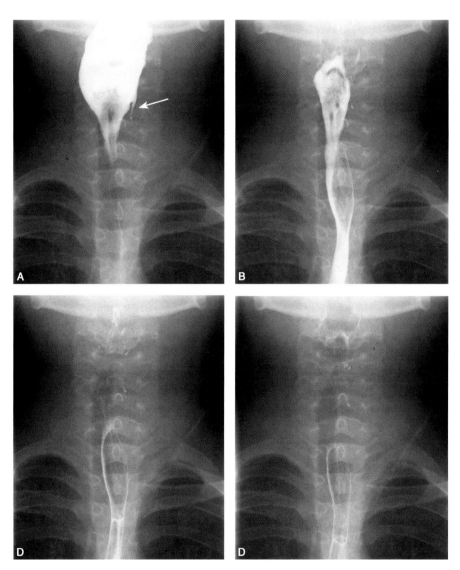

图 3-1-5　咽部及食管稀钡造影图像

A. 双侧梨状窝正位充盈图像,可见左侧梨状窝下角处外突尖状影(白箭),右侧梨状窝
边缘光滑,形态正常;B ~ D. 钡剂通过梨状窝及咽喉部粘膜相,显示左梨状窝下角下方,
食管上段左侧少量钡剂残留,为瘘道内钡剂存留

CT 扫描图像见图 3-1-6。

影像诊断:左侧梨状窝瘘。

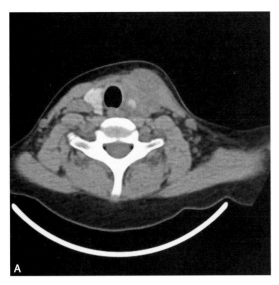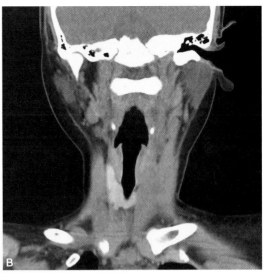

图 3-1-6　颈部 CT 扫描图像

A. 轴位平扫图像,显示甲状腺左叶及胸锁乳突肌周围软组织影,与甲状腺左叶及胸锁乳突肌分界不清;B. 冠状位重组图像,显示病变范围上起左梨状窝下角水平,下达锁骨近端上缘

病例 3:

病历摘要:男性,10 岁,颈部疼痛 3 天。

消化道稀钡造影图像见图 3-1-7。

CT 扫描图像见图 3-1-8。

影像诊断:左侧梨状窝瘘伴左侧颈部脓肿形成。

病例分析:先天性梨状窝瘘(congenital pyriform sinus fistula,CPSF)系发生于咽部梨状窝的鳃源性内瘘,好发于左侧颈部,常发生于婴幼儿或儿童,男女比例均等。梨状窝瘘的不同胚胎学起源(梨状窝基底部或尖端)与其由第 3 还是第 4 鳃囊演化相关联。原因是:①瘘管

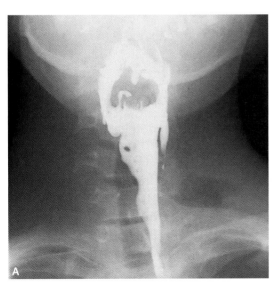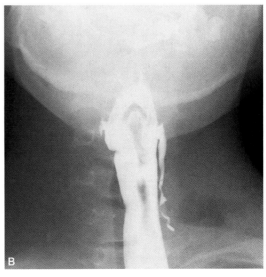

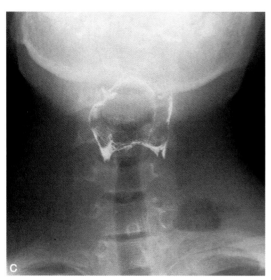
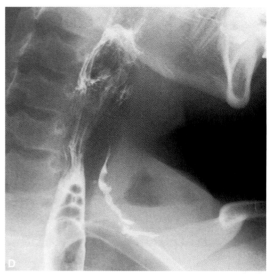

图 3-1-7 咽部及食管稀钡造影图像

A ~ D. 钡餐造影正位及斜位,可见左侧梨状窝变浅,下方可见瘘道形成,窦道开口于梨状窝下角,瘘道迂曲走行,形态不规则,向前下进入左侧颈根部含气液平面囊腔内

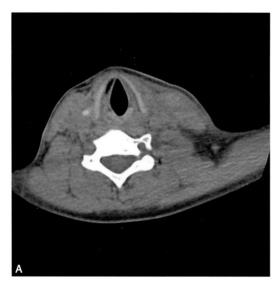
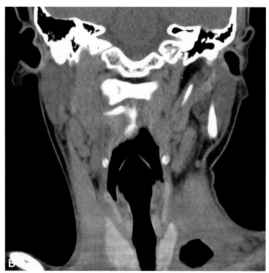

图 3-1-8 颈部 CT 平扫图像

A. 轴位扫描软组织窗图像,显示左侧胸锁乳突肌内缘模糊,颈部局部皮肤增厚;B. 冠状位重建图像,显示左侧颈根部软组织内含气囊腔影,与左侧甲状腺分界不清,周围脂肪间隙模糊,左侧胸锁乳突肌肿胀

壁内有甲状腺及胸腺组织;②瘘管在喉上神经外支和喉返神经之间走行;③好发于左侧。起源于第 3 鳃囊(或鳃裂)的梨状窝瘘瘘管起自梨状窝的基底部,喉上神经上方,向上走行,环绕舌下神经后转下行于一侧颈部;而起源于第 4 鳃囊(或鳃裂)者,瘘管自梨状窝底部,由甲状软骨下缘外侧斜行从咽下缩肌穿出,在喉返神经外侧沿气管旁下行,经内侧、或外侧、或贯穿甲状腺组织,终止于甲状腺上极,甚至贯穿甲状腺左叶后,继续下行,终止于左胸锁关节后方。瘘管外口可在沿胸锁乳突肌前缘的任一部位。

由于梨状窝瘘的解剖学特点,常会导致病变范围及程度的不确定,可表现为单纯的窦道形成、颈部蜂窝织炎性改变,严重者可表现为颈部脓肿,并可累及同侧甲状腺,因此常导致手术中切除病变范围不足,瘘道及病变残留,最终导致病变复发。目前外科手术是唯一有效的根治方法。

本病常急性起病,常因上呼吸道感染或口腔内感染而诱发,表现为一侧颈部(常位于颈前三角区)红肿疼痛,可伴颈部淋巴结肿大,临床出现发热、咽痛、吞咽困难,绝大多数局部皮温升高,红肿疼痛,压痛明显,偶可因炎症侵及局部喉返神经或喉上神经而出现声带麻痹和区域性交感神经受损的表现。炎症进展后局部形成脓肿,自行破溃或切开引流后症状缓解。局部感染也可形成咽后脓肿,甚至可扩展至纵隔,引起纵隔脓肿和脓胸。

食管钡餐造影是梨状窝瘘最常见的辅助检查,可以明确梨状窝瘘的有无以及瘘管的开口位置、形态、长度、走向及数量,是一种简便、经济、可靠的检查方法。有文献统计该检查的敏感性为50% ~ 80%,其认为在急性炎症期,内瘘管肿胀,钡剂不能顺利通过所致。有学者建议在急性感染症状消退后 6 ~ 8 周行该项检查最为适宜。食管钡餐造影还可以用于梨状窝瘘术后的复查。以食管吞钡造影所见一般分为 3 型:①不完全性外瘘管或外窦道,只有与皮肤相通的外瘘口,而无与咽内相通的内瘘口。②不完全性内瘘管或内窦道,有内瘘口而无外瘘口。③完全性瘘管,有内、外瘘口。同时行 CT 检查,可见颈部脓肿、蜂窝织炎或甲状腺脓肿的征象。由此可见,钡餐造影无法准确显示梨状窝瘘病变程度和侵犯范围,需要结合CT 尚可以做出准确诊断。

鉴别诊断:①鳃裂囊肿:为先天性疾病,一侧颈部肿块,伴有感染时可反复肿痛,查体见一侧胸锁乳突肌周围可触及肿块,质软,有蒂通向颈深部,破溃后可见颈部瘘管。钡餐检查梨状窝无瘘道形成。②甲舌囊肿:为先天性甲状舌管发育不全,可自幼发现肿物,也可偶然发现颈部肿物,渐增大,通常无疼痛,可质硬,表面光滑,界限清楚。CT 检查可明确。③甲状腺癌:表现为甲状腺增大较快,质硬,活动差,有时伴声音嘶哑或发声无力。颈部转移时可触及颈部多个肿大的固定淋巴结。结合病史,超声及实验室检查,可明确诊断。

2. 肿瘤性病变——下咽癌

病例 1:

病历摘要:男性,48 岁,声嘶 6 个月,加重 1 个月。支气管镜示:右侧喉咽及梨状窝溃疡型病变,病理诊断考虑中分化鳞状细胞癌。

消化道钡餐造影图像见图 3-1-9。

CT 扫描图像见图 3-1-10。

影像诊断:右侧下咽部占位,考虑喉咽癌。

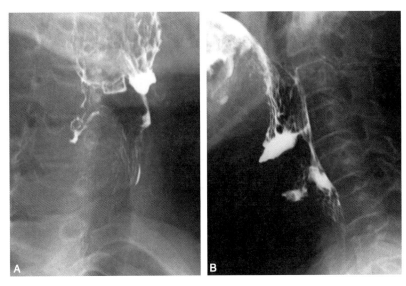

图 3-1-9 咽部及食管钡餐造影图像

A ~ B. 食管钡餐造影双斜位图像,显示右侧咽部结构略显紊乱,右侧梨状窝变浅,可见充盈缺损影,黏膜中断,双侧梨状窝呈非对称改变,钡剂通过咽食管连接处尚顺利,余食管各段通畅

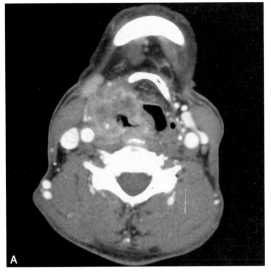

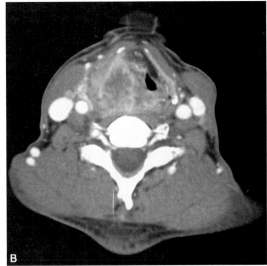

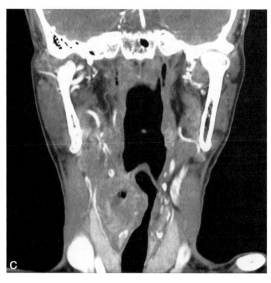
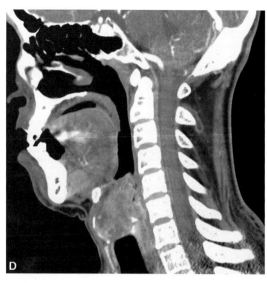

图 3-1-10　颈部 CT 增强扫描图像

A、B. 颈部增强轴位图像,显示右侧喉咽部软组织占位,强化不均匀,杓会厌皱襞增厚,梨状窝形态失常,甲状软骨包埋其中,肿块下缘达声门水平;C、D. 冠状位及矢状位重组图像,显示右侧梨状窝软组织肿块,增强呈不均匀环形强化,肿块所在咽腔明显狭窄

病例 2:

病历摘要: 男性,62 岁,声嘶 4 个月。

消化道钡餐造影图像见图 3-1-11。

CT 扫描图像见图 3-1-12。

影像诊断: 左侧下咽部占位,考虑喉咽癌。

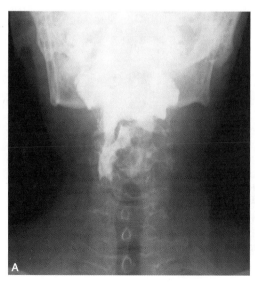
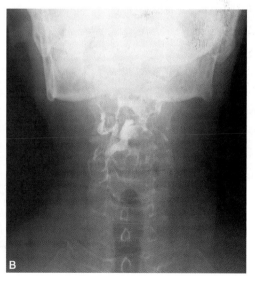

图 3-1-11　咽部稀钡造影图像

A、B. 咽部钡餐造影充盈相及粘膜相,显示喉咽部形态失常,左侧梨状窝结构消失,局部可见不规则充盈缺损,病变越过中线达右侧喉咽部

249

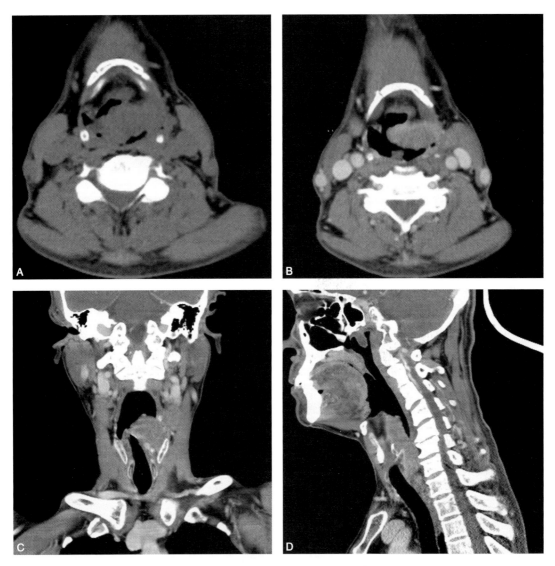

图 3-1-12　颈部 CT 平扫及增强图像

A、B. CT 平扫及增强轴位图像,显示左侧梨状窝内不规则充盈缺损,表面欠光滑,肿块部分进入右侧梨状窝内。增强后肿块呈轻度强化;C、D. 冠状位及矢状位重建图像,显示左侧梨状窝结构消失,局部软组织肿块越过中线达右侧喉咽部,局部咽腔狭窄

病例3：

病历摘要：男性，56岁，声嘶3个月，加重1个月。

消化道钡餐造影图像见图3-1-13。

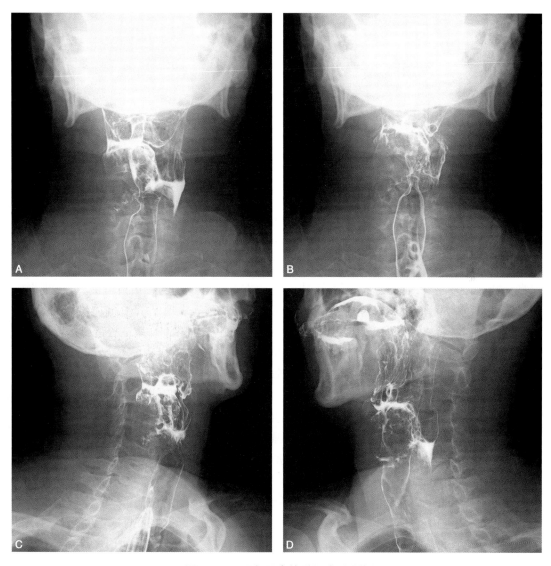

图3-1-13　咽部及食管稀钡造影图像

A～D. 咽部稀钡造影正位及双斜位图像，显示咽部形态轮廓失常，右侧梨状窝消失，可见充盈缺损，表面欠光滑，病变越过中线，左侧梨状窝变窄。动态观察钡剂通过受阻，咽食管连接部右侧壁扩张欠佳，壁欠光滑

CT扫描图像见图3-1-14。

影像诊断：右侧下咽部占位，考虑喉咽癌。

病例分析：喉咽癌也称下咽癌。喉咽部隐蔽，与喉和食管关系密切，在临床上分为3个解剖区，分别为梨状窝癌、环后癌及喉咽后壁癌，以梨状窝癌最多，喉咽后壁癌最少。梨状窝癌和喉咽后壁癌多发生在男性，而环后癌多发生在女性。喉咽癌的好发年龄为50～70岁。

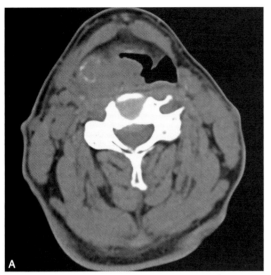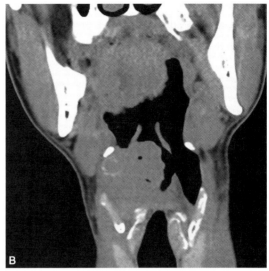

图 3-1-14　颈部 CT 扫描图像

A、B. 轴位及冠状位平扫图像,显示右侧梨状窝巨大软组织肿块,右侧杓会厌皱襞受侵犯,喉咽腔偏心性狭窄,左侧杓会厌皱襞尚光整

早期症状往往不明显,或有咽部异物感,或喉部后方有压迫感。随着病情发展,可出现吞咽困难、咽喉疼痛、声音嘶哑、颈部淋巴结肿大、晚期远处转移等表现。

咽喉部内窥镜检查是发现和诊断喉咽占位的重要方法。咽部 X 线钡餐造影可以作为无法配合咽喉部内窥镜检查人群或怀疑喉咽占位人员的初步检查。正常情况下钡剂通过咽峡达舌根、会厌谿、梨状窝、经环咽部部入食管仅需 1/4 秒,只有少许钡剂存留于会厌谿,随吞咽动作而排空。喉咽癌早期主要表现仅为黏膜异常改变,随着肿瘤进展,食管钡透下可见会厌变形或固定,有充盈缺损影向腔内生长;梨状窝不对称,出现充盈缺损,钡剂分流;皱襞消失或不规则;黏膜毛糙不整,蠕动减弱或消失;钡剂潴留,排空不完全或呛入气管。病变累及颈段食管时,可见食管入口扩张受限,管腔狭窄,管壁僵硬,有龛影或黏膜破坏等征象。

由于喉咽癌症状缺少特征,就诊时肿瘤不少已属晚期,范围往往较广,CT 能够清楚的显示肿瘤范围;向喉内侵犯可直接显示软组织肿块;向深部黏膜下扩展可见喉旁间隙及会厌前间隙内低密度区消失,而管壁内脂肪层消失和(或)肌肉层壁增厚可能为下咽癌黏膜下扩展的唯一信息;同时 CT 还可以发现颈部淋巴结转移及甲状软骨破坏情况,这些都是钡餐造影难以达到的,尤其 CT 增强扫描可使肿瘤边界显示较为清楚,对于肿瘤周围血管侵犯和淋巴结增大的诊断更有帮助。但 CT 扫描不能反映腔面黏膜的改变,钡餐造影显示黏膜纹更为清楚,钡餐造影显示梨状窝病变较 CT 直观。钡餐造影可从正、侧及斜位多向观察,减少重叠,同时还可以观察到在发声及吞咽运动时梨状窝、环后间隙及食管入口功能形态上的动态改变。

鉴别诊断:①咽炎及咽神经官能症:喉咽癌早期常表现为咽异物感和咽喉疼痛,同时由于喉咽部位隐蔽,原发灶较难发现。因而极易误诊为咽炎或咽神经官能症。故此,凡咽部症状持续,或出现进行性吞咽困难者,应常规做咽喉部内窥镜检查,必要时需做喉咽、食管 X 线造影,或行纤维或电子食管镜检查以排除喉咽或食管恶性肿瘤。②喉咽部良性肿瘤:甚少见,有血管瘤、脂肪瘤、神经纤维瘤及食管平滑肌瘤等。病理活检可鉴别。③颈淋巴结核:喉咽肿瘤以颈部肿块而作为首诊时常易误诊为颈淋巴结核。因此,以颈部肿块就诊时,应仔细检查鼻咽、口咽、下咽及食管等处,并常规行胸部X线拍片,并行结核菌素试验及病理活检以鉴别。

（二）食管

1. 先天性及功能性病变

（1）食管闭锁

病例:

病历摘要:男性,2 天,间断呕吐伴呼吸困难 2 天。

消化道造影图像见图 3-1-15。

食管闭锁分型图见图 3-1-16。

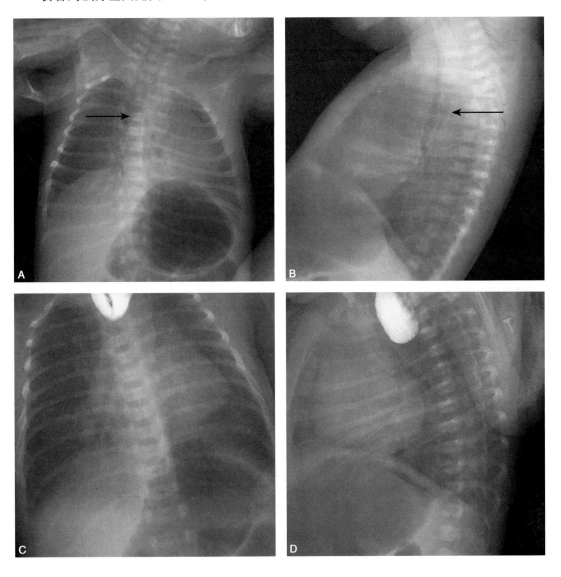

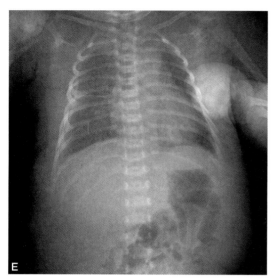
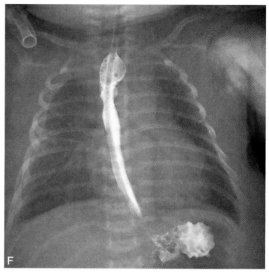

图 3-1-15 食管闭锁平片及造影图像

A. 胸部常规 DR 正位片,可见鼻饲管位于食管盲端腔内,约平胸$_3$椎体水平(黑箭),胃泡内可见气体影;B. 胸部右侧位,可见扩张的食管盲端推压气管;C、D. 经留置管注入含碘对比剂,可清楚显示食管盲端;E、F. 食管气管瘘钳夹+食管吻合术后复查图像,E 图为吞咽对比剂前摄片,可见鼻饲管位于胃内;F 图为吞咽含碘对比剂行食管造影图像,可见食管上段局部壁欠规则,对比剂未溢出食管轮廓外,胃内可见对比剂进入

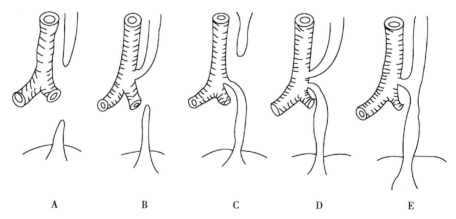

图 3-1-16 食管闭锁分型示意图

A. 食管上下两段各成盲端,中间无连接或以纤维索条连接,无食管气管瘘;B. 食管上段与气管相通,下段呈盲端;C. 食管上段为盲端,下段与气管相通;D. 可见食管上下段分别与气管相通连;E. 可见无食管闭锁,但有瘘与气管相通

影像诊断：食管闭锁Ⅲ型。

病例分析：食管闭锁及食管气管瘘占消化道发育畸形的第3位，仅次于肛门直肠畸形和先天性巨结肠。根据国内统计，其发生率约为1/4500~1/2000，与国外发病率近似（1/3000~1/2500）。男孩发病率略高于女孩。胚胎初期食管与气管均由原始前肠发生，二者共同一管。在5~6周时由中胚层生长一纵嵴，将食管气管分隔，腹侧为气管，背侧为食管。食管经过实变阶段，以后管内出现多数空泡，互相融合，将食管再行贯通成空心管。若发育过程受到阻碍，一部分未形成，则发生食管闭锁。若气管食管未完全分隔开或分隔上任何一点未接合，便形成气管食管瘘。根据食管闭锁盲端的位置及有无食管气管瘘及瘘口位置，将本病分为五型（图3-1-16）。

①Ⅰ型：食管上下两段各成盲端，中间无连接或以纤维索条连接，无食管气管瘘。此型较少见，占4%~8%。

②Ⅱ型：食管上段与气管相通，下段呈盲端。此型更少见，占0.5%~1%。

③Ⅲ型：食管上段为盲管，下段与气管相通，其相通点一般多在气管分叉处或其稍上处。两段间的距离超过2cm者称A型，不到2cm者称B型。此型最多见，占85%~90%或以上。

④Ⅳ型：食管上下段分别与气管相通连。也是极少见的一种类型，占1%。

⑤Ⅴ型：无食管闭锁，但有瘘与气管相通，又称H型，为单纯食管气管瘘，占2%~5%。

临床上，新生儿出生后即出现唾液增多，不断从口腔外溢白沫，每次喂奶或喂水时，咽下几口即开始呕吐，呛咳及青紫，甚至窒息，呼吸停止，但在迅速清除呕吐物后症状即消失，且伴有其他先天畸形或产妇有羊水过多史，均应考虑本病可能。

X线是本病的首选检查方法。胸腹部平片示：正位片上纵隔可见充气扩张的食管盲端呈囊袋状透亮影；侧位片示囊袋状透亮影将气管向前推移；两肺内带可伴吸入肺炎。若腹部胃肠道正常充气则提示食管闭锁伴食管气管瘘；胃肠道无气提示单纯食管闭锁。插管检查示：经鼻（或口）插入一X线能显影的、质地较软的鼻饲管，其后拍摄腹部立位片：若导管顺利插入胃腔则证实食管通畅，但不能排除食管气管瘘；若导管在闭锁食管的盲端反折，表明食管闭锁。经导管注入1~2ml含碘对比剂，可显示上段食管盲端及瘘口的位置及形态。但观察食管下端与气管的瘘口位置，常需采用头低足高位及左后斜位摄片，此时对比剂会反流至口咽部入气管，从而影响观察，流入肺内也会引起不良后果。所以食管造影时，要严格掌握对比剂的浓度，控制剂量，达到检查目的后及时将食管内对比剂抽出，防止意外发生。

本病经鼻（或口）插入鼻饲管后拍摄胸腹部正位片及造影检查，结合典型的临床表现，可明确诊断。

（2）贲门失弛缓症

病例1：

病历摘要：女，31岁，咽下困难，反酸、胃灼热4个月。

消化道钡餐造影图像见图3-1-17。

影像诊断：贲门失弛缓症（重度）。

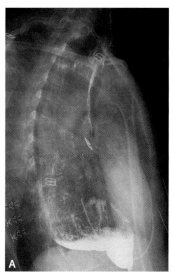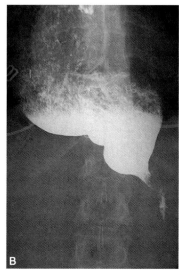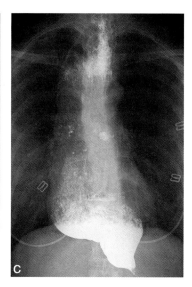

图 3-1-17　食管钡餐造影图像

A～C. 斜位和正位图像,显示食管下段近贲门处狭窄呈"萝卜根"样,钡剂通过受阻,仅可见少量钡剂间歇进入胃内;狭窄段边缘光滑,未见黏膜破坏,食管全程扩张,中下段为著,最宽处直径约 10cm。咽下钡剂后呈"落雪样"改变

病例 2:

病历摘要:女性,55 岁,吞咽困难十余年,伴反酸呕吐半年。

消化道钡餐造影图像见图 3-1-18。

影像诊断:贲门失弛缓症(中度)。

病例分析:贲门失弛缓症(achalesia,AC)是一种以食管下括约肌(LES)松弛功能受损、食管蠕动波减少或消失为特征的原发性食管动力障碍性疾病。病因迄今未明确,据认为是由于支配 LES 和远端食管壁的肌间神经丛抑制性神经元发生不可逆性丧失、肌间神经丛的炎性反应和乙酰胆碱酯酶活力降低等所致,以致贲门不能弛缓,食管扩张。本病发病率约为0.5/10 万～1/10 万,可发生于任何年龄,但好发年龄为 20～39 岁,儿童很少发病,男女发病大致相等,较多见于欧洲和北美。本病发病缓慢、隐匿,病程长,临床主要表现为无痛性吞咽困难并且逐渐加重、胸骨后疼痛、反流等,并可受精神波动与刺激性食物诱发,梗阻严重者可有呕吐。

食管钡餐造影是检查和诊断贲门失弛缓症的主要方法:早期,食管中下段轻度扩张,正常蠕动波减弱或消失,代之以许多无规律的紊乱的收缩运动,食管下端逐渐变细呈鸟嘴状,钡剂只能呈狭带状通过狭窄段而进入胃内。中期,食管中度扩张,食管中下段的不规则运动较前减少,食管下段呈漏斗状,狭窄段长短不一,边缘光滑,质地柔软,黏膜皱襞正常,食管内钡柱需达到一定高度,呈喷射状通过狭窄段进入胃内,由于梗阻,胃底常看不见气体。晚期,食管高度扩张伴迂曲延长,严重时食管可扩张至正常横径的 4～5 倍,形似巨食管,食管下段扩张呈袋状横卧于横膈上,状似横结肠。食管内有明显的潴留物,钡剂呈瀑布状、滴水状或溶冰状、雪片状下沉到食管下段囊袋内,并逐渐变淡模糊,可见气-液平面,食管中下段运动消失。

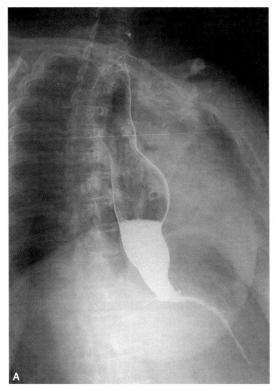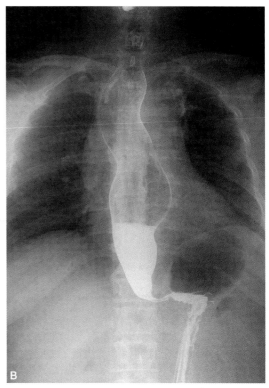

图 3-1-18　食管钡餐造影图像

A、B. 斜位和正位图像,显示食管全程扩张,下端入贲门处呈"鸟嘴样"狭窄,狭窄处局部管壁光滑,偶可见轻度舒张,钡剂间歇少量通过进入胃内

典型的 X 线表现结合临床特点不难诊断本病,同时常需与以下疾病进行鉴别。

①贲门区浸润性癌:亦造成鸟嘴样狭窄,其病理基础为癌瘤在黏膜下浸润或癌瘤侵犯神经节引起痉挛性改变。与贲门失弛缓症的鉴别主要是要根据前者其狭窄段僵硬,狭窄两端不对称,黏膜常有破坏中断,胃泡内常可见软组织肿块,钡餐通过和钡柱压力与解痉药的应用无关。而贲门失弛缓症与其相反。

②食管瘢痕狭窄:患者有吞服化学药品史、食管手术或食管炎史,继而出现胸骨后烧灼痛和吞咽困难,表现为边缘不规则,管腔狭窄,与正常食管交界呈逐渐过渡状,狭窄部位与贲门失弛缓症狭窄区局限在贲门管,借助食管镜可直接观察。

③先天性食管狭窄:其狭窄位于中下段,下段食管狭窄距膈肌孔均有一定的距离,狭窄近端扩张。而贲门失弛缓症狭窄位于膈下,应用解痉药有效。

2. 炎症性病变

(1) 反流性食管炎

病例 1：

病历摘要：男性,70 岁,反酸、胃灼热 10 余年。

消化道钡餐造影图像见图 3-1-19。

影像诊断：①食管裂孔疝(滑动型);②反流性食管炎。

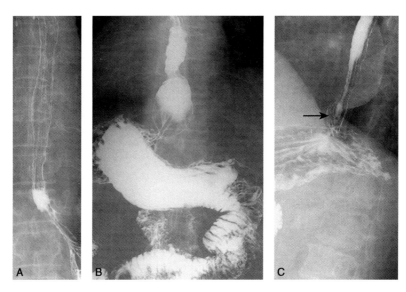

图 3-1-19　上消化道气钡双重造影图像

A. 食管钡餐黏膜相,显示食道各段黏膜增粗,欠规整,表面呈细颗粒样改变,管壁欠光滑,中下段可见呈"锯齿样"的第三收缩波;B. 俯卧头低位图像,显示膈肌上方囊袋状影,内可见胃黏膜进入,食管下段黏膜增粗,边缘呈波浪状改变,管腔内可见胃内反流之钡剂;C. 右侧卧位图像,显示食管下段近贲门处黏膜上小结节状充盈缺损,边界清楚(黑箭)

病例 2:

病历摘要:男性,63 岁。上腹胀、嗳气 2 月。

消化道钡餐造影图像见图 3-1-20。

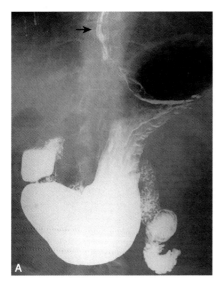
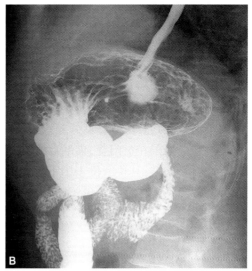

图 3-1-20　上消化道气钡双重造影图像

A. 立位图像,可见钡剂聚集在胃内,食管内钡已排空,食道下段黏膜增粗、紊乱(黑箭);

B. 右侧卧位图像,可见胃内钡剂反流入食管,使食管再度为钡剂充盈

影像诊断:反流性食管炎。

病例分析:反流性食管炎(reflux esophagitis,RE)是由于胃食管连接部的抗反流功能失调,胃、十二指肠内容物反流入食管,长期反复地刺激食管黏膜而引起的食管黏膜的炎症性病变。反流性食管炎属于胃食管反流病(gastroesophageal reflux disease,GERD)的范畴,约1/3 的 GERD 患者为 RE。RE 在临床上为多发病、常见病,国内曾有大样本研究显示普通人群RE 患病率为 15.7%。引起本病的主要原因为食管下端括约肌功能及膈肌裂孔钳闭作用减弱,食管胃之间锐角(His 角)变钝甚至消失,食管排空功能及食管黏膜防御机制下降等。由于反流物在食管下段停留时间较中上段为久,因此,反流性食管炎损害性病变也以食管下段为主,病变侵害的范围长短不一,可自数厘米至十多厘米。炎性病变早期黏膜无异常或弥漫充血、水肿;中期食管黏膜糜烂及多发小溃疡形成,此时常伴有食管下端痉挛收缩等功能性变化。晚期则可见单发或多发可融合食管溃疡,黏膜增厚,息肉样变,黏膜下纤维组织增生,纤维收缩,瘢痕形成,导致管腔变窄及食管纵向缩短,严重者并发短食管裂孔疝。临床表现为反酸、胃灼热、胸痛等,多发生于餐后 1～2 小时,常随体位改变(如仰卧、侧位)而加重。亦可出现咳嗽、咳痰、咽部异物感等食管外症状。实验室检查包括食管内 pH 值测定,食管压力测定,食管滴酸实验等。

食管气钡双重造影是诊断反流性食管炎既相对便宜又应用广泛的简易方法。胃食管反流早期及轻度患者造影可能为阴性,或仅见食管下段数厘米至数十厘米轻微痉挛性改变,狭窄段边缘光滑、病变部位局部狭窄,钡剂通过受阻,偶见锯齿状第三收缩波;炎症进展可见黏膜皱襞毛糙、食管下段弥漫分布的细颗粒和小结节样充盈缺损,可见纵行或三角形钡斑,边缘清楚,或表现为食管下端呈光秃树枝样的线样龛影,管壁轻度变形而欠规则;病变晚期瘢痕收缩,引起食管呈漏斗状或管状狭窄或局限性环状狭窄,其上段食管扩张,管壁毛糙,边缘呈毛刺状,与正常管交界处呈较长范围的移行改变。部分患者可见滑动型食管裂孔疝,特征为横膈上方有疝囊,疝囊上方见狭窄之食管。

本病特征性表现为胸骨后烧灼痛,并与体位有明显关系。若患者有胃切除病史,本病可能性更大。内镜检查可明确病理分期,并取活检。双对比造影检查早期不易发现异常,中晚期又难与其他食管炎鉴别,故常需结合病史、内镜及实验室检查。

反流性食管炎晚期引起管腔狭窄及缩短时应与硬化型食管癌鉴别,食管癌多以吞咽困难为就诊的主要原因,多表现为分界截然的狭窄,狭窄段较短,多小于 3cm,食管壁僵硬。而反流性食管炎多表现为胃灼热、反酸、胸骨后灼痛等临床症状,且病史较食管癌更长,狭窄的食管壁与正常部分分界不明显,呈渐进性,狭窄段常有小龛影。当反流性食管炎出现溃疡时,应与 Bareett 食管炎鉴别,后者溃疡较深,易引起出血或穿孔,内镜活检可确诊。

(2) 腐蚀性食管炎

病例:

病历摘要:女性,28 岁,患者 1 年前因生气口服汽车清洗剂后出现胸骨后疼痛、吞咽困难。

消化道造影图像见图 3-1-21。

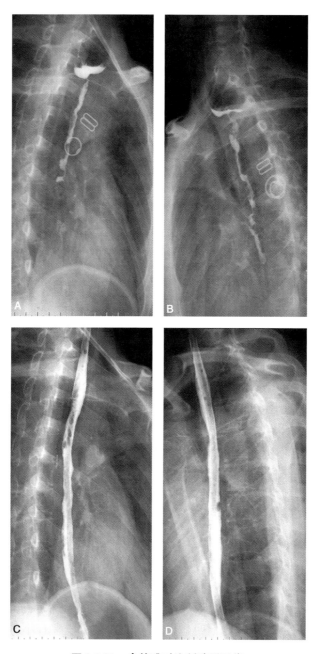

图 3-1-21　食管碘对比剂造影图像

A、B. 治疗前食管左右斜位造影图像,显示自食管上段达贲门处的长段狭窄,食管上段局部狭窄呈线状,其与正常食管交界处呈漏斗状,含碘对比剂通过缓慢,所见食管中下段黏膜增粗、紊乱,管壁欠规则;C、D. 食管及贲门扩张成形术后食管造影左右斜位图像,显示对比剂通过食道尚顺利,食管壁欠光滑,壁较僵硬,黏膜增粗

影像诊断: 腐蚀性食管炎。

病例分析: 腐蚀性食管炎(corrosive esophagitis)是由于患者吞服或误服强酸、强碱等化学腐蚀剂而造成的一种瘢痕性食管狭窄。病理改变表现为轻症者仅有食管黏膜充血、水肿,水肿多在 3 天后开始消退,愈后不遗留痕迹。较重者黏膜下层及肌层均受累,表面坏死组织脱落后,可形成溃疡。2~3 周后有纤维组织形成并替代食管黏膜及肌层,纤维组织收缩,瘢痕形成及挛缩,致食管腔变窄,形成许多袋状畸形,甚至食管腔完全闭塞。狭窄近段管腔不同程度扩张,管壁增厚。极重者整个食管壁均受损害,亦可穿破食管引起纵隔炎、心包炎或食管支气管瘘。临床早期表现为流涎、呕吐、发热及胸骨后和剑突下疼痛,后期出现吞咽困难,并有逐渐加重的趋势,出现部分或完全性食管梗阻。可并发咳嗽、气急及呼吸道吸入性肺水肿或感染等。

X 线检查应在急性炎症消退后,患者能吞服流食方可作食管造影检查。检查可采用稀钡进行。如疑有食管瘘或穿孔,对比剂可能反流入呼吸道时,宜采用含碘对比剂造影。依据病变发展的不同阶段及损伤程度不同,轻者,早期为食管下段水肿、痉挛造成的狭窄,黏膜纹理尚正常,也可轻度增粗、扭曲、后期瘢痕、狭窄不明显。中度,食管受累长度增加,继发性痉挛显著,黏膜纹理不规则呈锯齿状或串珠状。重症者,正常食管与狭窄交界处呈鼠尾状或漏斗状,狭窄段常起于主动脉弓下方,一般为向心性,可呈连续状或间断状,食管黏膜平坦消失或呈息肉样增粗形成充盈缺损,狭窄上段管腔扩张。并发食管穿孔时可见对比剂进入纵隔内,食管气管瘘者可见气管、支气管显影。

依据吞服腐蚀剂的病史与食管造影发现食管狭窄即可对本病做出诊断。食管造影可明确狭窄的部位、累及的范围及程度,并可显示食管镜无法了解狭窄段远端的食管及胃的情况。食管腐蚀性损伤后食管狭窄的患者发生食管鳞状上皮癌的风险明显增加,所以长期食管狭窄的患者如狭窄的症状发生变化,应注意食管癌的可能,对于中老年男性患者而言,尤以吞咽困难、消瘦等为主要表现,病情呈进行性加重时要注意鉴别。本病尚需与反流性食管炎鉴别,胃内容物反流或裂孔疝的存在均为鉴别依据。

3. 食管肿瘤

(1) 食管平滑肌瘤

病例 1:

病历摘要: 男 56 岁,反酸、胃灼热 40 余年,发现食管隆起 10 个月余。

消化道钡餐造影图像见图 3-1-22。

影像诊断: 食管上段平滑肌瘤。

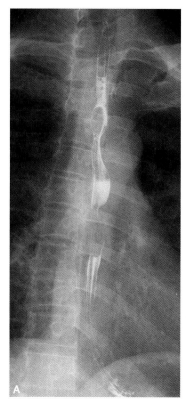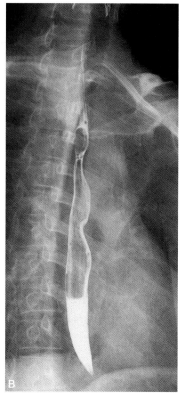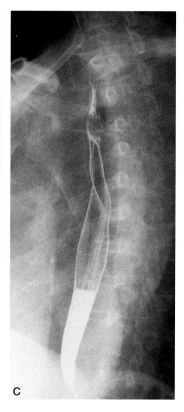

图 3-1-22　食管钡餐造影图像

A ~ C. 双斜位图像,显示食管中段向腔内突入的类圆形充盈缺损影,边缘光滑锐利,上下缘分界清楚,管腔呈偏心性狭窄,钡剂通过呈绕流表现,局部黏膜皱襞完整,管壁蠕动尚可

病例 2:

病历摘要: 女性,57 岁,进食哽咽感 5 年余,加重 20 余天。

消化道钡餐造影图像见图 3-1-23。

影像诊断: 食管下段平滑肌瘤。

病例分析: 食管平滑肌瘤(leiomyoma of esophagus)是食管良性肿瘤中最常见者,约占全部食管良性肿瘤的 70%,常见于中年人,男性与女性发病率比例约为 2:1。食管平滑肌瘤为黏膜下壁内的肿瘤,大多起源于管壁的平滑肌,偶来自黏膜或血管的平滑肌,多数位于食管下 1/3,其次为中段。肿瘤为实质性肿块,绝大多数为壁内生长,向腔内或同时向腔外生长。多为单发,仅约 2% ~3% 的患者为多发,多发患者的肌瘤数量由 2 个到 10 多个不等。肿瘤大小不一,临床上以直径 1 ~6cm 最常见。形态多为圆形、卵圆形。肿瘤外有薄膜,表面光滑、可呈结节或分叶状。罕见溃疡和出血。

食管平滑肌瘤一般病程较长,肿瘤较小时多无症状。发生症状时多表现为胸骨后不适或喉部异物感,偶表现为吞咽困难。

影像学表现: 造影以双对比造影为好,拍摄病灶的正位和切线位点片,显示出黏膜下壁内肿瘤的特点:食管腔内边缘锐利的充盈缺损,切线位为凸向腔内的半圆形或带分叶的充盈

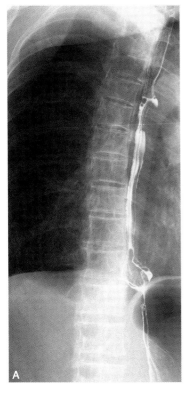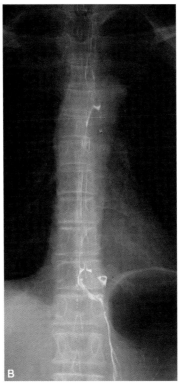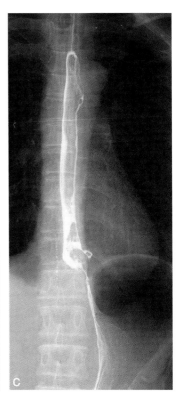

图 3-1-23　食管平滑肌瘤钡餐造影图像

A～C. 斜位黏膜相、正位黏膜相和正位充盈相,显示食管下段近贲门处一椭圆形充盈缺损影,表面
光滑,局部黏膜未见破坏,局部管壁蠕动尚可,钡剂通过轻度受阻

缺损,病变位置较局限,其上下端与正常食管壁分界清,正面观肿瘤表现为类圆形充盈缺损,有清楚的轮廓线环形围绕肿瘤,或在肿瘤上下缘呈弓状积钡;钡餐流经肿瘤区可见钡柱分流,管腔发生偏心性狭窄。由于肿瘤周围食管壁能扩张,虽钡餐停滞但没有明显的梗阻;平滑肌瘤表面黏膜完整无破坏,但皱襞的距离可增宽,肿瘤达到一定程度时,皱襞可消失。蠕动在肿瘤较小时可正常,当肿物增大时,可消失;肿瘤可同时向壁外生长,较大肿瘤可见纵隔内软组织密度增高或肿块影,此块影与食管腔内充盈缺损的长度、大小向符合。因肿瘤在壁内无周围粘连,在透视下可随呼吸或吞咽动作而移动。

　　鉴别诊断:食管癌:主要鉴别点为不规则充盈缺损,管壁僵硬,表面黏膜破坏、中断,常伴不规则龛影;食管外压性改变:一般压迹上下方与食管分界呈斜形过渡状,且不出现轮廓清楚的充盈缺损。

　　(2) 食管神经鞘瘤

　　病例:

　　病历摘要:女性,72 岁,体检发现食管隆起半个月。

　　消化道钡餐造影图像见图 3-1-24。

　　影像诊断:食管下段黏膜下占位(神经鞘瘤)。

　　病例分析:神经鞘瘤又名许旺瘤,是一种起源于胚胎期原始神经嵴的施万细胞的肿瘤,

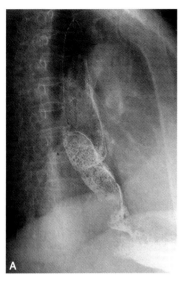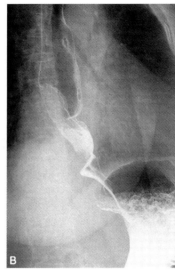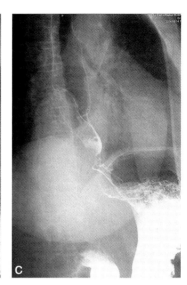

图 3-1-24　食管钡餐造影图像

A ～ C. 食管造影斜位图像,显示食管下段侧后壁突入腔内生长的长椭圆形充盈缺损影,表面光滑,局部食管黏膜完整,管腔呈偏心性狭窄

主要发生于颅内神经根、椎管内神经根及周围神经,发生于消化道者少见,而发生于食管的更为罕见。食管神经来自于迷走神经及 1 ～ 5 胸交感神经节联合形成的肌层间及黏膜下的神经丛,均可产生神经鞘瘤,以迷走神经最常见。

食管神经鞘瘤早期可无症状,随肿瘤增大,开始表现为吞咽不适,逐步发展为间歇性或非进行性的吞咽困难,甚则伴吞咽时疼痛。吞咽困难的程度与瘤体大小并无平行关系,而与该肿瘤向食管腔内或腔外的生长方式有关。

X 线钡餐检查常表现为圆形或椭圆形充盈缺损,边缘光滑,表面黏膜完整无破坏;CT 表现为向腔外或腔内凸出的圆形或椭圆形软组织肿块,边界清楚,邻近食管壁正常,增强后呈进行性延迟强化。

食管黏膜下的神经鞘瘤与平滑肌瘤在影像上表现相似,鉴别困难,有赖于病理学及免疫组织化学检查做出明确诊断。

（3）食管癌

病例 1:

病历摘要:女性,51 岁,进食哽咽感,胸骨后疼痛半个月余。

消化道钡餐造影图像见图 3-1-25。

影像诊断:蕈伞型食管癌。

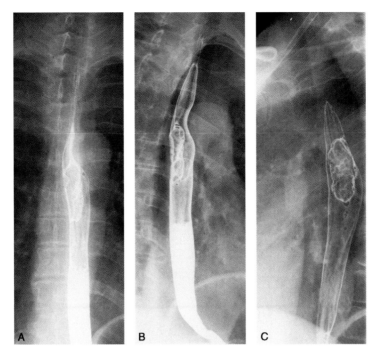

图 3-1-25　食管钡餐造影图像

A ~ C. 充盈相和黏膜相,显示食管中段主动脉弓下水平后壁不规则充盈缺损影,表面欠光整,病变段黏膜破坏、中断,壁僵硬,管腔呈偏心性狭窄

病例 2:

病历摘要:男性,56 岁,进食哽咽感 1 个月余

消化道钡餐造影图像见图 3-1-26。

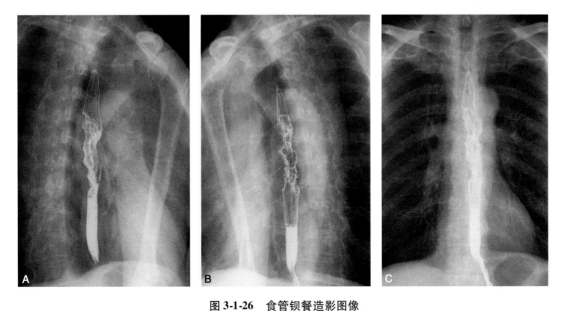

图 3-1-26　食管钡餐造影图像

A ~ C. 双斜位图像和正位图像,显示食管中段较长范围的充盈缺损伴病变段食管腔不规则狭窄,局部黏膜破坏,管壁僵硬,管腔狭窄

影像诊断:髓质型食管癌。

病例 3:

病历摘要:女性,55 岁,咽下困难 2 个月

消化道钡餐造影图像见图 3-1-27。

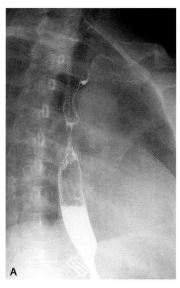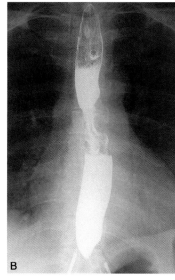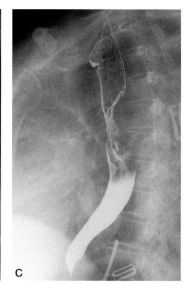

图 3-1-27　食管钡餐造影图像

A ~ C. 双斜位图像和正位图像,显示食管中段后壁见突向腔内充盈缺损影,表面可见较大龛影形成,龛影位于食管轮廓之内。病变段管腔偏心性狭窄,管壁僵硬,黏膜破坏。食管上段前壁可见直径约 1.5cm 囊袋状影突出于食管轮廓外

影像诊断:①溃疡型食管癌;②食管上段憩室。

病例 4:

病历摘要:女性,88 岁,进行性吞咽困难 2 个月。

消化道钡餐造影图像见图 3-1-28。

影像诊断:缩窄型食管癌。

病例分析:食管癌(carcinoma of esophagus)是我国常见的恶性肿瘤之一,也是食管最常见的疾病,发病率北方高于南方,河南、山西为高发地区,男性多于女性,好发于 40 岁以上人群。食管癌最常发生于胸中段,其次为胸下段,颈段和胸上段最少见。早期食管癌临床症状不明显,待肿瘤逐渐长大后出现症状,主要为进行性和持续性吞咽困难,开始为进干食时有不适或堵塞感,数月后逐渐发展为食物通过受阻,只能进流食,最后甚至不能进食;若肿瘤侵犯喉返神经可出现声音嘶哑;若侵犯气管,形成食管气管瘘,则出现进食时呛咳;晚期有贫血、消瘦、恶病质等现象。

早期食管癌:癌肿位于食管黏膜及黏膜下层,无转移。病灶多呈糜烂性小缺损,糜烂处呈细颗粒状,与周围分界清。有的病变呈小乳头状突起,瘤体一般在 3cm 以下。有的早期癌肿黏膜表面有轻度充血或黏膜轻度紊乱、增粗,肉眼不易看出,镜下检查可找到癌细胞。

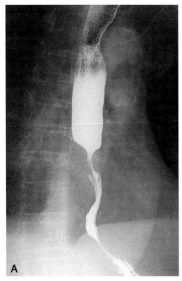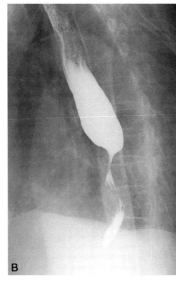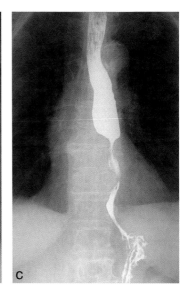

图 3-1-28　食管钡餐造影图像

A～C. 双斜位图像和正位图像,显示食管中下段管腔环形狭窄,最窄处呈线状,狭窄段管壁僵硬,黏膜面尚光整,未见明确龛影形成

中晚期食管癌:癌肿侵及肌层,达浆膜或食管外周,有局部或远处淋巴结转移。可分为以下几型:

①髓质型:肿瘤同时向腔内外发展,使管壁增厚,上下侵犯较长,表面常有深浅不一的溃疡,切面呈灰白色,如脑髓样。

②蕈伞型:肿瘤主要向腔内生长凸出,瘤体呈圆形或椭圆形,表面可形成浅溃疡。

③缩窄型:肿瘤沿管壁浸润生长,形成明显的环形狭窄,狭窄长度约 3～5cm,侵及食管全周,近段食管扩张。

④溃疡型:肿瘤表面形成深溃疡,底部凹凸不平,深达肌层或穿透肌层,溃疡周边稍隆起,病变常侵犯周径的一部分。

影像学表现:

食管造影:早期食管癌,对于早期或可疑食管癌,应仔细观察食管黏膜的改变,了解食管充盈相及功能变化,对于可疑的病变区,还应连续摄片分析,若临床症状明显,而 X 线又无发现者,应 2～4 周后复查,以免延误治疗。早期食管癌的 X 线征象:黏膜改变,双对比相显示黏膜面粗糙,黏膜相见局部黏膜增粗、迂曲、紊乱甚至中断。隆起型可见小息肉状或小结状充盈缺损,凹陷型可见单个或数个不规则浅钡斑,其外周可见数个颗粒状隆起或黏膜皱襞集中现象。轮廓改变,病变切线位时局部管壁轮廓轻微不规则或毛糙,略僵硬,有时伴轻度痉挛。

中晚期食管癌可见以下典型 X 线征象:黏膜皱襞的改变,食管黏膜皱襞紊乱、粗糙或有中断现象;管腔狭窄,由于癌肿呈环状或短管状的增殖性改变,使食管显著增厚,食管向心性环状狭窄,狭窄近段食管有不同程度的扩张。病变区管壁僵硬,扩张受限,蠕动减弱甚至消失;腔内充盈缺损:当癌肿呈扁平小结节状增厚时,管腔可出现广泛不规则的小结节状或条索状充盈缺损。当癌肿较大时,凸入管腔生长,则表现为管腔轮廓不规则,伴腔内充盈缺损,管腔不规则狭窄。各种病理类型食管癌的 X 线表现:髓质型,表现为腔内不规则充盈缺损,伴有表面大小不等的龛影,管腔变窄,病灶上下缘与正常食管分界欠清,呈移行性。蕈伞型,表现为腔内偏心性的菜花状或蘑菇状充盈缺损,病灶上下缘与正常食管分界清楚,肿瘤表面黏膜破坏,可有糜烂和不规则龛影。缩窄型,管腔呈环状狭窄,病变长约 3 ~ 5cm,狭窄严重时呈漏斗状,局部黏膜平坦、消失,钡剂通过受阻,以上食管扩张。溃疡型:主要表现为溃疡龛影,常与食管纵轴一致,呈卵圆形或不规则,多位于食管轮廓之内,在龛影周围还可见到一环状透亮充盈缺损区,类似环堤。局部管壁扩张受限,常无明显梗阻。

食管癌并发症的 X 线表现:食管瘘穿孔和瘘道形成:癌可穿入气管、纵隔、胸腔和肺,食管气管瘘最常见,多发生于气管和左主支气管,吞入对比剂可见支气管显影;并伴呼吸道和肺的继发感染,肺脓肿等;穿入纵隔引起纵隔炎及纵隔脓肿,使纵隔影增宽并伴液平;食管癌淋巴结转移:淋巴结肿大到一定程度可见纵隔影增宽。

食管癌常需与下列疾病鉴别:①食管静脉曲张,患者常有肝硬化病史及门脉高压症的其他体征,X 线检查可见食管下段黏膜皱襞增粗,迂曲,或呈串珠样、蚯蚓状充盈缺损,但黏膜无破坏、中断;管壁柔软,无局部狭窄或阻塞,食管镜检查可进一步鉴别。②贲门失弛缓症,一般病程较长,好发于 20 ~ 39 岁,X 线检查食管下段近贲门部呈鸟嘴状或漏斗状狭窄,边缘光滑,近端食管扩张较均匀,服用解痉药可缓解。③食管炎,食管裂孔疝并发反流性食管炎,常有反酸、胃灼热的症状,炎症常发生在食管下 1/3,X 线检查黏膜纹理粗乱,但无破坏,晚期可见管腔轻度狭窄,但仍可舒张。④食管良性狭窄,有吞服或误服强酸、强碱等化学腐蚀剂的病史,X 线可见食管狭窄,管壁僵硬,狭窄与正常食管段逐渐过渡,无肿块状充盈缺损。临床上要警惕在长期炎症基础上发生癌变的可能。⑤食管良性肿瘤,蕈伞型较圆整时,须与良性肿瘤鉴别,良性肿瘤一般病程较长,进展慢,症状轻。典型病例吞咽困难症状轻,X 线可见轮廓光整、锐利,无黏膜破坏、中断。⑥食管外压性改变,多由甲状腺肿大、纵隔内肿瘤、纵隔肿大淋巴结或血管异常压迫所致,X 线可见食管边缘有光滑压迹,局部黏膜规整,食管常局限性向对侧移位,特别是向腔内生长的增殖型癌,有时不易与外压性病变区别,必须结合临床资料分析。

（4）食管间质瘤

病例:

病历摘要:男性,45 岁,咽食不畅伴疼痛 3 月,可进流食,无进行性加重表现。

消化道钡餐造影图像见图 3-1-29。

影像诊断:食管上段间质瘤。

病例分析:食管间质瘤是原发于食管内除平滑肌瘤或神经源性肿瘤之外的另一类间叶源性肿瘤,其起源目前仍未统一。有人认为食管间质瘤起源于原始的多能干细胞,具有多向分化潜能,但多数作者认为该肿瘤起源于间质细胞中具有调节内脏运动功能的 Cajal 细胞。典型症状表现为吞咽痛、吞咽障碍或吞咽困难,但一般不表现为进行性加重。食管间质瘤除具有胃肠道间质瘤某些相似生物学和形态学特征外,还具有其独立特征:①发病率低,占食

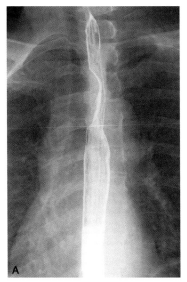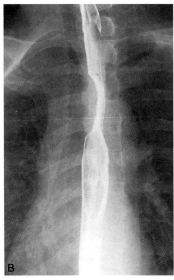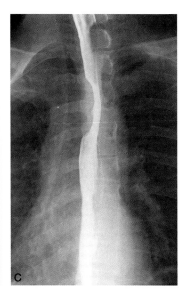

图 3-1-29　食管钡餐造影图像

A ~ C. 病变段食管黏膜相和充盈相图像,显示食管上段右侧壁丘状充盈缺损,表面尚光滑,但中心区可见小龛影形成。病变与正常食管壁分界清晰,局部食管腔偏心性狭窄

管间叶源性肿瘤 25% 左右。②多为良性,生物学行为较发生于胃肠道的间质瘤好。③瘤体积小,由于早期出现吞咽困难而及时就诊。④缺乏神经分化,S-100 均阴性表达,组织学上不存在丝团样纤维。⑤GIST 表达 CD117 及 CD34 通常阴性,仅少数部分可局灶阳性,食管间质瘤 CD34 阳性率达 85.7%。

X 线钡餐示食管腔内边缘整齐、圆形或椭圆形充盈缺损,中央可有"脐样"溃疡龛影,或仅表现为食管外压性改变,局部食管腔狭窄,黏膜无破坏表现,病变与正常食管壁分界清晰。

CT 平扫发现肿瘤多呈圆形或类圆形,少数呈不规则形。良性肿瘤多小于 5cm,密度均匀,边缘锐利,极少侵犯邻近器官,可以有钙化表现。恶性肿瘤多大于 6cm,边界不清,与邻近器官粘连,可呈分叶状,密度不均匀,中央极易出现坏死、囊变和出血,肿瘤可出现高、低密度混杂,钙化很少见。增强 CT 可见均匀等密度者多呈均匀中度或明显强化,尤以静脉期显示明显。这种强化方式多见于低度恶性胃肠道间质肿瘤,坏死、囊变者常表现肿瘤周边强化明显。

本病主要需与食管平滑肌瘤进行鉴别,免疫组织化学技术是目前诊断食管间质瘤的最有效的手段。

4. 其他食管疾病

（1）食管静脉曲张

病例 1：

病历摘要：男性,55 岁,腹胀、乏力 4 年,间断便血 3 年

消化道钡餐造影图像见图 3-1-30。

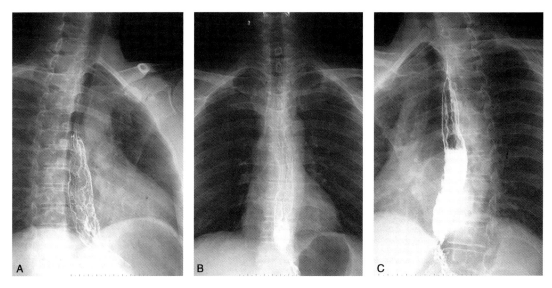

图 3-1-30　食管钡餐造影图像

A～C. 双斜位图像和正位图像,显示食管中下段黏膜增粗、迂曲,呈蚯蚓状改变,局部食管壁欠光整,管壁柔软,食管张力减低,管腔轻度扩张

影像诊断:食管中下段黏膜下静脉曲张。

病例 2:

病历摘要:男性,65 岁,发现乙肝标志物阳性 1 个月,双下肢水肿 1 周。

消化道钡餐造影图像见图 3-1-31。

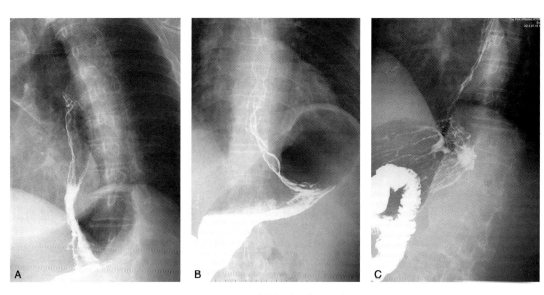

图 3-1-31　食管钡餐造影图像

A、B. 斜位和正位图像,显示食管下段黏膜增粗、紊乱,呈蚯蚓状改变,管壁尚柔软,蠕动存在;C. 右侧卧位贲门轴位像,显示贲门及胃底粗大的黏膜皱襞,为黏膜下静脉曲张所致

影像诊断：食管-胃底静脉曲张。

病例分析：食管静脉曲张（esophageal varices）系由食管任何部位的静脉血流量增加和（或）回流障碍所致的疾病。最常见为由门静脉高压形成的下端食管静脉曲张，病变向上蔓延又称上行性食管静脉曲张。另由纵隔及颈部疾病压迫上腔静脉及上段食管静脉使回流受阻，病变逐渐向下蔓延，称下行性食管静脉曲张，比较少见。

临床与病理：正常食管下半段的静脉网与门静脉系统的胃冠状静脉和胃短静脉之间存在吻合，当肝脏病变如肝硬化、门静脉阻塞等致门静脉高压时，来自消化器官的静脉血不能进入肝内，大量血液通过胃冠状静脉和胃短静脉进入食管黏膜下静脉和食管周围静脉丛，再经奇静脉进入上腔静脉，形成食管静脉曲张。上述曲张静脉由松散的黏膜下结缔组织所支持，在某些因素如粗糙食物或化学刺激及腹内压增高作用下，静脉可破裂出血。临床表现早期可无症状，中晚期表现为门脉高压所致的脾大、脾功能亢进、腹水等。当静脉破裂时发生出血时，可出现呕血和柏油样大便。

钡餐造影表现：食管静脉曲张影像学诊断目前仍以钡剂造影为主。①轻度，静脉曲张局限于食管下段，表现为黏膜皱襞增宽或迂曲，管腔边缘稍不平整，呈浅锯齿状，管壁尚柔软，钡剂通过可。②中度，随着静脉曲张进展，病变可累及到食管中段，静脉迂曲增粗凸向管腔，黏膜皱襞消失，表现为纵行走向粗大结节或蚯蚓状充盈缺损，最后表现为串珠状充盈缺损。食管边缘凹凸不平，食管腔略增宽，排空稍延迟。③重度，静脉曲张扩展至中上段甚至食管全长。严重的静脉曲张累及食管全壁，并使肌层受压而退变，食管明显扩张，不易收缩，管壁蠕动明显减弱，钡剂排空迟缓，但无梗阻现象。食管静脉曲张常与胃底静脉曲张合并出现，亦可单独存在。后者表现为胃底和贲门部呈葡萄状、皂泡样充盈缺损。严重时，可成分叶状软组织肿块影，胃壁无浸润表现。

食管静脉曲张应与以下情况鉴别：①食管裂孔疝：裂孔疝疝囊内的胃黏膜可误为静脉曲张，但当食管下段充盈良好后较易区别。②食管下端静脉曲张样癌或淋巴瘤的浸润可与食管静脉曲张表现相似，鉴别要点为恶性病变管壁僵硬，不能扩张，病变范围短并与正常食管分界清楚，钡剂通过狭窄段受阻，其上端食管扩张。而食管静脉曲张管壁凹凸不平，柔软可扩张。钡剂通过食管延缓，但无梗阻。

（2）食管裂孔疝

病例1：

病历摘要：女性，70岁，上腹痛20年，反酸、胃灼热半个月。

消化道钡餐造影图像见图3-1-32。

影像诊断：短食管型食管裂孔疝。

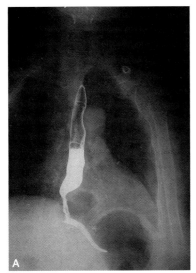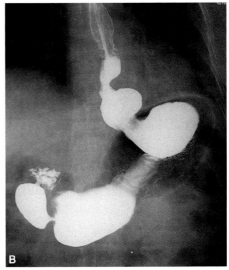

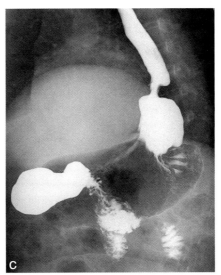

图 3-1-32　食管钡餐造影图像

A. 食管斜位图像,显示食管下段左旁,膈上心影重叠处含气囊状影;B、C. 水平仰卧位和右侧卧位图像,显示贲门及部分胃组织通过食管裂孔进入膈上并与食管下段相连,囊袋内可见钡剂逆向充盈,并可见钡剂反流入食管内

病例 2:

病历摘要:男性,70 岁,胸骨后烧灼感半个月。

消化道钡餐造影图像见图 3-1-33。

影像诊断:滑动型食管裂孔疝。

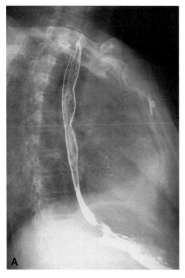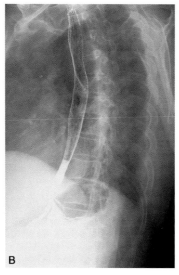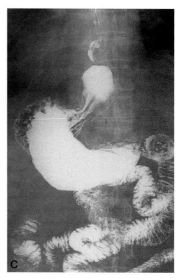

图 3-1-33　食管钡餐造影图像

A、B. 站立食管双斜位图像,显示食管各段壁光滑,膈上未见明确疝囊影;C. 俯卧头低位图像,可见膈上囊袋状影,内可见胃黏膜进入

病例 3:

病历摘要: 女性,6 个月,彩超发现左膈下强回声。

消化道钡餐造影图像见图 3-1-34。

影像诊断: 混合型食管裂孔疝。

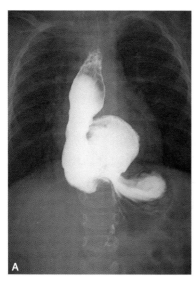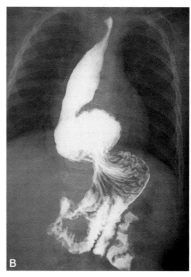

图 3-1-34　食管钡餐造影图像

A、B. 卧位食管钡餐造影图像,显示贲门及胃底通过食管裂孔进入膈上,膈上疝囊及膈下胃腔内同时见对比剂充填。食管稍扩张并可见反流

病例 4：

病历摘要：男性，20 岁，体检发现左侧胸腔胃影半年。

消化道钡餐造影图像见图 3-1-35。

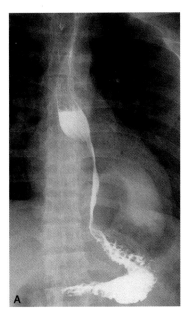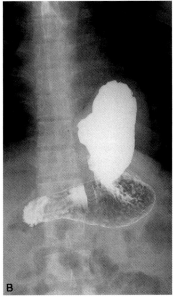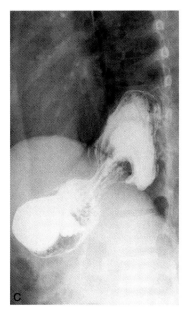

图 3-1-35　食管钡餐造影图像

A. 食管正位造影图像，显示心影重叠处含气囊袋影，食管下段管腔外压改变，贲门位于膈上，位置正常；B、C. 卧位图像，显示部分胃底通过食管裂孔进入左侧胸腔，在膈上形成较大疝囊

影像诊断：食管旁型食管裂孔疝。

病例分析：食管裂孔疝（hiatal hernias）是指腹腔脏器通过膈食管裂孔进入胸腔的疾病。疝内容物以胃底最为常见，食管裂孔疝是膈疝中最常见者，达 90% 以上。食管裂孔疝按病因分先天性和后天性。大多数食管裂孔疝都是后天性的。后天性食管裂孔疝的发病随年龄增长而递增，常在中年以后发病，发病原因主要包括：膈食管膜松弛；食管裂孔扩大；食管变短；腹压增加；食管胃角增大。先天性食管裂孔疝少见，主要见于幼儿，发病原因为胚胎发育横膈下降过程中发育过短的食管将胃固定在胸腔内所致。食管裂孔疝常合并胃食管反流，二者互为因果，临床常表现为反酸、嗳气、胸骨后烧灼痛等，多由反流性食管炎引起。

食管裂孔疝根据形态分为 4 型：①短食管型；②滑动型；③食管旁型；④混合型。

X 线检查表现：①平片可见以下表现：心后区发现水气囊影；膈上空洞影或软组织肿块影；心膈角模糊甚至闭塞；左肺中下野大片高密度影。②钡餐造影检查，直接征象为膈上疝囊，疝囊内可见粗而迂曲的胃黏膜皱襞与膈下胃黏膜皱襞相连。疝囊的上界可见一较宽的环形收缩，即上升的下食管括约肌形成的环（A 环）；疝囊的下界为食管裂孔形成的环形缩窄，该缩窄区的宽度常超过 2cm。当胃及食管前庭段上升至膈上，当其处于舒张状态时，由于原食管环处相对舒张较差，于是在疝囊上方可出现深浅不一、单侧或双侧的切迹，通常位于 A 环下方 2cm 处，称为食管胃环（B 环）。间接征象可见食管裂孔明显松弛，食管胃角变钝,胃泡缩小变形,贲门管上移,贲门管增宽>15mm。

不同类型的食管裂孔疝表现不同。①短食管型,表现为较短的食管下方与扩大的膈上疝囊相接,两者之间可见 A 环,由于胃及食管前庭段上升至膈上,其疝囊的单侧或双侧可出现 B 环。②滑动型,发病率最高,膈上疝囊多在俯卧位,右前斜位进行 Valsalva 试验时显示,立位消失。③食管旁型,显示疝囊位于食管旁,疝囊上方无 A 环,贲门仍位于膈下,钡剂先沿食管贲门进入胃腔,而后进入膈上之疝囊。④混合型,显示贲门位于膈上,钡剂沿食管进入贲门后,同时进入膈上之疝囊与膈下之胃腔内,疝囊可压迫食管。

食管裂孔疝常需与食管膈壶腹鉴别,食管膈壶腹为深吸气时,膈肌下降,食管裂孔收缩致膈肌上方 4~5cm 长食管段呈一过性膨大呈壶腹状,边缘光滑,随其上方食管蠕动到达而收缩变小,其上方直接与食管相连而无收缩环。而食管裂孔疝疝囊大小不一,边缘不光整,囊壁收缩与食管蠕动无关及有胃黏膜皱襞的显示,加之 A 环与 B 环的存在,均与之不同。此外,也应与食管下段憩室鉴别,其与食管有一狭颈形成,且憩室与胃之间有一段正常食管相隔。

（3）食管憩室

病例1：

病历摘要： 女性,56 岁,间断上腹部不适一年余。

消化道造影检查图例见图 3-1-36。

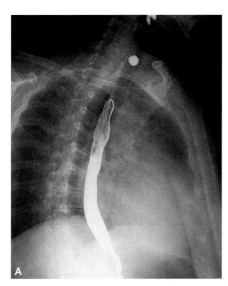
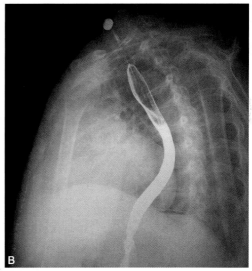

图 3-1-36　食管钡餐造影图像

A、B. 食管造影斜位图像,显示食管入口处下方、食管前壁一小囊袋影突出于食管轮廓外,边缘光滑,内见钡剂填充,不易排空

影像诊断： 食管上段憩室。

病例2：

病历摘要： 女性,86 岁,嗳气,反酸 2 个月余。

消化道造影检查见图 3-1-37。

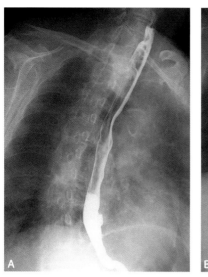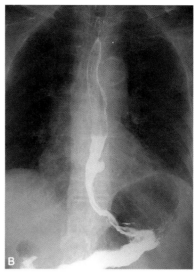

图 3-1-37　食管憩室钡餐造影图像
A、B. 食管造影斜位及正位图像,显示食管下段左前壁可见囊袋状影突出于
食管轮廓外,边缘光滑

影像诊断:食管下段憩室。

病例分析:食管憩室(esophageal diverticulum)指食管局部较固定的向食管外膨出的囊袋状病变。其分类比较繁杂。按发生原因可分为先天性憩室和后天性憩室。先天性憩室极少见,系由支气管性、胃源性或肠源性小囊肿与食管交通而成,需依靠组织学才能确定诊断。后天性憩室占绝大多数。根据其发病机制不同又分为牵引性、内压性、牵引内压性憩室。根据憩室壁的构成可分为真性憩室(含有食管壁全层)和假性憩室(缺少食管壁的肌层)。按发病部位可分为咽食管憩室、食管中段憩室和膈上食管憩室,胸段多,约占 90% 左右,颈段约占 10% 左右。大多数患者无症状,少数患者可有咽下不适或咽下梗阻感,大的憩室可有食物滞留和反流等症状,咽食管憩室较大时可在颈部触及软囊袋,压之食物可自口返出。

①内压性憩室:较少见,多发生在咽食管后壁或食管下段后壁,咽食管交界处后壁正中央是斜形的咽下缩肌和横行的环咽肌之间的一个缺少肌层的薄弱区。再加上某些因素使腔内压增加致局部管壁逐渐膨出形成憩室。其中以咽食管交界处后壁憩室较为常见,即Zenker 憩室。膈上憩室一般位于膈上 5 ~ 6cm 处,常发生于食管右后壁,因局部肌纤维缺少和内压增高所致,多伴有食管裂孔疝和食管痉挛。

②牵引性憩室多见于食管中段,气管分叉平面的食管前壁或右后壁,由于食管外周组织例如淋巴结炎和食管壁粘连,瘢痕收缩而形成。憩室壁包括食管壁的全程,为真性憩室。

X 线表现:牵引性憩室一般较小,底较宽、尖端指向前或前外方的囊袋状影,不潴留食物;牵引内压性憩室较大,呈囊状,也有带蒂者,造影时可见钡餐潴留,较大憩室内可见气液钡分层现象。咽食管憩室位于第 6 颈椎水平,从点状突出逐渐发展成囊袋状,并往下垂,致其长轴与食管平行,食管边缘光滑整齐,憩室内可有气液平,钡剂可短时潴留。膈上憩室较少见,多为内压性,呈边缘光滑的圆形突出,当憩室增大时,可下垂至膈上,常可见钡餐滞留其中。食管多发憩室较少见,表现为多个囊袋状影突出于食管壁外,边缘光滑整齐,部分可见蒂存在。

（4）食管外压改变

病例1：

病历摘要：女性,50岁。发现颈部包块半年,体格检查示:右侧甲状腺可触及一大小约5cm×4.5cm大小结节,质硬,边界不清,活动度差,有轻压痛。

消化道钡餐造影图像见图3-1-38。

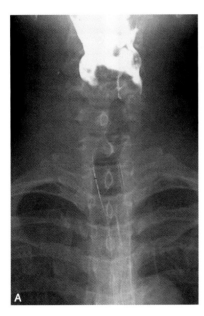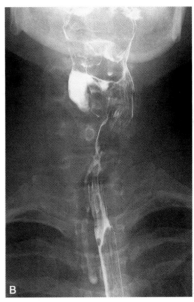

图3-1-38　食管外压钡餐造影图像

A、B. 咽部及食管钡餐造影正位图像,显示咽食管入口下方食管、气管受压左移,局部食管黏膜完整,轮廓光滑

影像诊断：食管上段外压改变(肿大甲状腺压迫)。

病例2：

病历摘要：女性,8岁。颈部活动受限2年。

消化道钡餐造影图像见图3-1-39。

影像诊断：食管中段外压改变(后纵隔神经源性肿瘤压迫)。

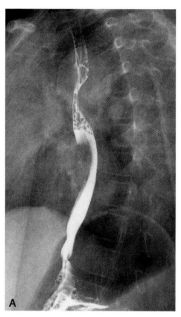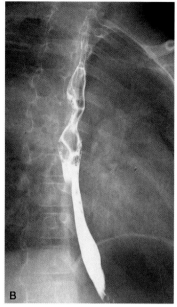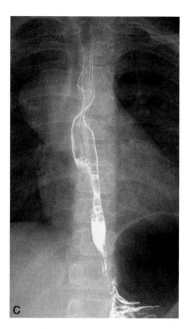

图 3-1-39　食管外压钡餐造影图像

A ~ C. 食管造影斜位、正位图像,显示食道黏膜完整,轮廓光滑,食管中段右后方可见一类圆形软组织影,对食管后壁形成外压性切迹,将食管推向左前方

病例 3:

病历摘要: 女性,65 岁。彩超提示:左房增大。

消化道钡餐造影图像见图 3-1-40。

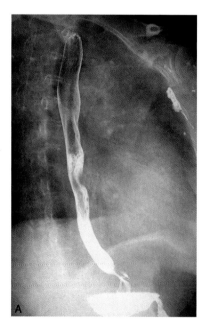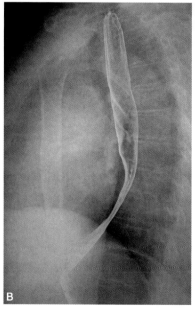

图 3-1-40　食管外压钡餐造影图像

A、B. 双斜位造影图像,显示食管中下段前缘较长范围外压性切迹,局部食管壁光滑,黏膜规则

278

影像诊断：食管下段外压改变(左心房压迫)。

病例分析：食管四周紧邻许多器官和组织：颈部，食管前方为气管，两侧有甲状腺侧叶；胸部，相当于第4胸椎水平，主动脉跨越其左前，压迫食管左前壁；第6胸椎水平，主支气管横过其前，压迫食管左侧壁；下方可见左心房压迫食管前壁。当食管四周的脏器发生病变时，可导致食管行径改变或局部的推压或移位，出现食管正常压迹的变大或出现异常压迹。临床主要表现为吞咽不适或吞咽困难。

①甲状腺肿大引起的食管病变：甲状腺位于颈前部，气管上端的前面及两侧。分为左、右两叶及连接两叶的峡部，左、右两叶的内侧面与喉、气管、食管相接触。因此，甲状腺肿大使食管受压移位。一侧甲状腺明显肿大，可使食管向对侧移位。

②纵隔病变：纵隔病变对食管的影响，尤其中纵隔和后纵隔的肿瘤或肿大淋巴结等常见。X线平片可见纵隔肿瘤阴影，吞钡后可见食管弧形受压或移位，食管黏膜皱襞正常。食管局限受压变窄，边缘光滑整齐，钡剂通过稍迟缓，管壁柔软。根据食管受压的方向和形状，可协助判断纵隔肿瘤的位置。

③心血管病变：食管中下段与大血管根部及心脏后方紧密相邻，故有心脏和大血管病变时，检查食管颇为重要。主动脉瘤可发生于主动脉的各个部位，多发生于升主动脉及主动脉弓，根据动脉瘤的部位及大小不同，对食管产生不同方向的压迹。升主动脉动脉瘤使食管向左后移位；而主动脉弓的动脉瘤则可压迫食管，使之向右后移位。动脉硬化可使主动脉伸长迂曲，由于食管和降主动脉间有纤维组织相连，故食管随着迂曲的降主动脉弯曲移位。食管的改变极有助于心室肥大的诊断。左心房增大时，主要使主动脉弓下段相当于左房区之食管被压迫向后、向右移位，黏膜皱襞显示正常；心脏普遍增大心包积液时，主要使食管中下段均匀向后受压移位，较左房增大之局限压迹要广泛得多。此外，一些先天性血管畸形，如右位主动脉、双侧主动脉弓、异常右锁骨下动脉和心包积液等均可引起食管受压或移位。

④肺及胸膜病变引起的食管改变：胸段食管为纵隔内脏器，凡能造成纵隔移位的肺及胸膜病变也可以引起食管移位。例如一侧胸腔的占位性病变、大量胸腔积液、高压气胸、巨大膈疝和肿瘤，可使纵隔和食管向健侧移位；一侧肺不张、重度胸膜肥厚时可使纵隔和食管向患侧偏移。肺部的慢性炎症，如肺结核和慢性肺化脓症，可累及纵隔胸膜并引起肺组织纤维化，使食管向纤维收缩的部分牵拉移位。

⑤脊柱病变：脊椎畸形，如胸椎后突、侧突畸形使食管不同程度向后、向左或向右移位，食管可扭曲。明显的颈椎肥大性骨关节病，骨赘可压迫颈段食管引起吞咽困难，吞钡时于相应食管后壁，可见一个至数个局限压迹，一般不阻塞食管，只有当病变显著时才出现不全梗阻，食管黏膜正常。

(三) 胃

1. 先天性及功能性病变

(1) 先天性幽门肥厚梗阻

病例1：

病历摘要：男性，3个月，间断呕吐3个月余，呕吐呈非喷射性，不含胆汁样液，偶尔伴咳嗽。

消化道钡餐造影图像见图3-1-41。

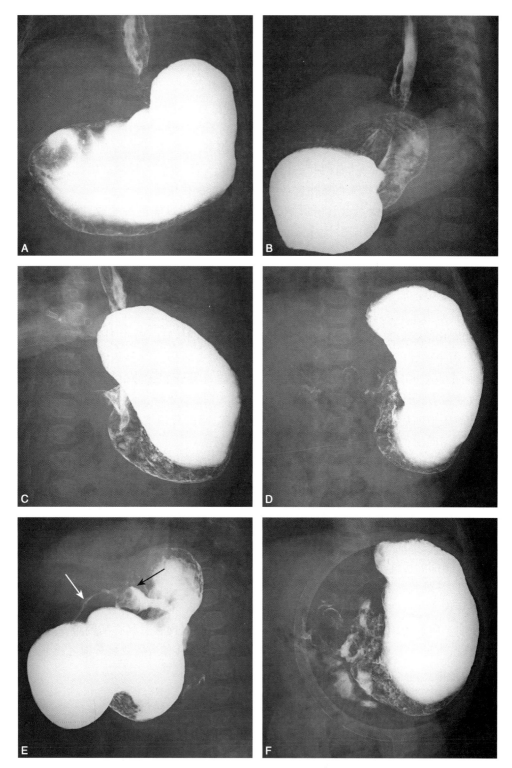

图 3-1-41 上消化道稀钡造影图像

A. 刚引入钡剂后仰卧位图像,显示胃潴留扩张;B. 右侧卧位图像,胃窦为充盈相,可见幽门前区狭窄,局部呈"肩样"征;C. 左前斜位图像,胃窦为气钡双重相,显示狭窄的幽门管,局部呈细线状;D~F. 间隔 10 分钟后检查图像,可见少量钡剂通过肥厚狭窄之幽门管进入十二指肠内(黑箭),清晰显示了狭窄的长度及程度(白箭)

消化道造影诊断:先天性幽门肥厚狭窄并胃潴留。

病例2:

病历摘要: 男性,1个月,饮食后呕吐一周余,非喷射性,呕吐物为胃内容物。

消化道钡餐造影图像见图3-1-42。

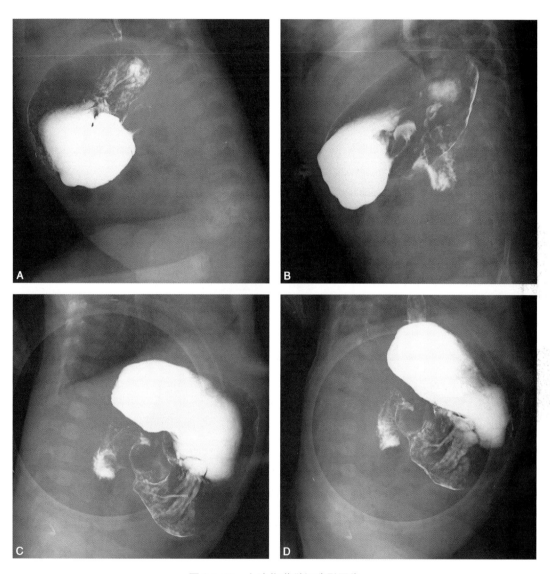

图3-1-42 上消化道稀钡造影图像

A、B. 患儿左前斜位稀钡造影图像,显示钡剂缓慢通过狭窄幽门管;C、D. 同一患儿右前斜位加压摄片,显示胃窦及幽门前区气钡双重相,更加清晰直观显示幽门狭窄的长度及程度

消化道造影诊断:先天性幽门肥厚狭窄。

病例3:

病历摘要: 女性,2个月,哺乳后吐奶,近一个月加重。

消化道钡餐造影图像见图3-1-43。

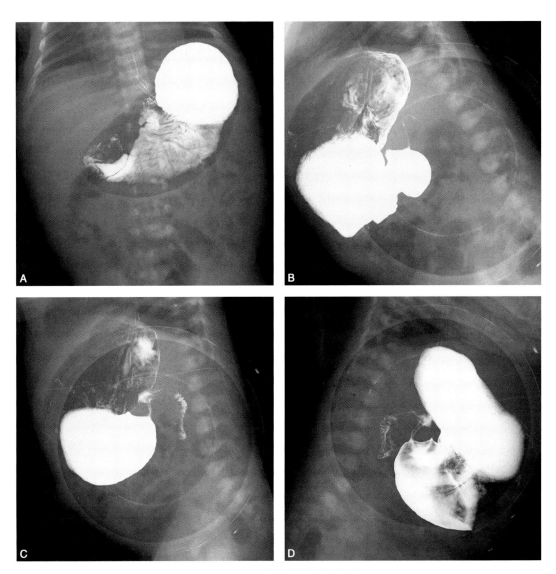

图 3-1-43　上消化道稀钡造影图像
A. 患儿仰卧位稀钡造影图像,显示胃胀气;B、C. 同一左前斜位加压摄片,显示钡剂缓慢通过狭窄幽门管,十二指肠球部形态正常;D. 右前斜位加压摄片,清晰直观显示幽门狭窄的长度及程度,狭窄的幽门管呈细管状

消化道造影诊断:先天性幽门肥厚狭窄。

病例分析:先天性肥厚性幽门狭窄是新生儿期常见疾病。依据地理、时令和种族,有不同的发病率。欧美国家较高,约为 2.5‰ ~ 8.8‰,亚洲地区相对较低,我国发病率为3‰。以男性居多,男女之比约 4 ~ 5:1,甚至高达 9:1。多见于第一胎,占总病例数的40% ~ 60%。

主要病理改变是幽门肌层肥厚,尤以环肌为著,但亦同样表现在纵肌和弹力纤维。幽门部呈橄榄形,质硬有弹性。当肌肉痉挛时则更为坚硬。一般长 2 ~ 2.5cm,直径 0.5 ~ 1cm,肌层厚 0.4 ~ 0.6cm,在年长儿肿块还要大些。但大小与症状严重程度和病程长短无关。肿块表面覆有腹膜且甚光滑,但由于血供受压力影响而部分受阻,因此色泽显得苍白。狭细的幽门管向胃窦部移行时腔隙呈锥形逐渐变宽,肥厚的肌层则逐渐变薄,二者之间无精确的分界。但在十二指肠侧界限明显,因胃壁肌层与十二指肠肌层不相连续,肥厚的幽门肿块突然终止且凸向十二指肠腔内,形似子宫颈样结构。组织学检查见肌层增生、肥厚,肌纤维排列紊乱,黏膜水肿、充血。由于幽门梗阻,近侧胃扩张,壁增厚,黏膜皱襞增多且水肿,并因胃内容物滞留,常导致黏膜炎症和糜烂,甚至有溃疡。

　　症状出现于生后 3~6 周时,亦有更早的,极少数发生在 4 个月之后。呕吐是主要症状,最初仅是回奶,接着为喷射性呕吐。开始时偶有呕吐,随着梗阻加重,几乎每次喂奶后都要呕吐,呕吐物为黏液或乳汁,在胃内潴留时间较长则吐出凝乳,不含胆汁。少数病例由于刺激性胃炎,吐物含有新鲜或变性的血液,有报道幽门狭窄病例在新生儿高胃酸期中,发生胃溃疡的大量呕血者,亦有报道发生十二指肠溃疡者。在呕吐之后婴儿仍有很强的求食欲,如再喂奶仍能用力吸吮。

　　消化道钡餐检查征象:主要表现是幽门管腔增长(>1cm)和狭细(<0.2cm)。另可见胃扩张,胃蠕动增强,幽门口关闭呈"鸟喙状"或"肩样征",胃排空延迟等征象。有人随访复查幽门肌切开术后的病例,这种征象尚见持续数天,以后幽门管逐渐变短而宽。如果患儿有留置胃管,可以通过胃管引入稀钡后检查。如果患儿没有留置胃管,可以通过奶瓶引入钡剂。根据胃潴留程度的不同,需注意引入钡剂的量及浓度,必要时行胃管引流后进行检查,以防在检查过程中发生呕吐造成误吸。检查结束后须经胃管吸出残留钡剂,并用温盐水洗胃,以免呕吐而发生吸入性肺炎。

　　婴儿呕吐有各种病因,应与下列各种疾病相鉴别,如喂养不当、全身性或局部性感染、增加颅内压的中枢神经系统疾病、感染性胃肠炎、各种肠梗阻、内分泌疾病以及胃食管反流和食管裂孔疝等。根据典型的病史,必要时结合消化道造影及超声检查多可以做出明确诊断。

　　(2) 胃下垂

病例:

病历摘要:女性,70 岁,腹胀,腹痛 3 个月,无恶心、呕吐。

消化道钡餐造影图像见图 3-1-44。

消化道造影诊断:中度胃下垂。

病例分析:胃下垂是指站立时,胃的下缘达盆腔,胃小弯弧线最低点降至髂嵴连线以下,称为胃下垂。本病的发生多是由于膈肌悬吊力不足,肝胃、膈胃韧带功能减退而松弛,腹内压下降及腹肌松弛等因素,加上体形或体质等因素,使胃呈极底低张的鱼钩状,即为胃下垂所见的无张力型胃。

　　轻度下垂者一般无症状,下垂明显者有上腹不适,饱胀,饭后明显,伴恶心、嗳气、厌食、便秘等,有时腹部有深部隐痛感,常于餐后,站立及劳累后加重。长期胃下垂者常有消瘦、乏力、站立性昏厥、低血压、心悸、失眠、头痛等症状。上腹压痛不固定,可随体位改变,某些患者触诊时可听到脐下振水声,也有少数下垂明显者同时有肝、右肾及结肠下垂征象。

　　钡餐造影检查为胃下垂最可靠诊断方法。胃下垂程度以胃小弯角切迹低于髂嵴连线水平 1~5cm 为轻度,6~10cm 为中度,11cm 以上为重度。

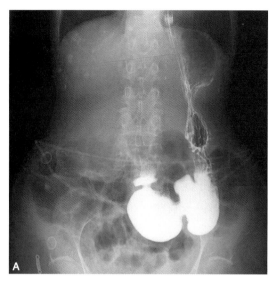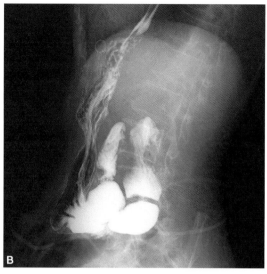

图 3-1-44 上消化道气钡双重造影图像

A. 立位钡餐造影图像,显示胃小弯角切迹低于髂嵴连线下约 8cm,提示中度胃下垂;B. 左前斜位摄片,胃窦及十二指肠充盈相,显示幽门管及十二指肠球部形态规则

（3）胃内异位胰腺

病例:

病历摘要:男性,35 岁,间断性上腹痛 4 年余,夜间发作。无腹胀、腹泻。

消化道钡餐造影图像见图 3-1-45。

CT 增强扫描图像见图 3-1-46。

影像诊断:胃窦部占位,来源于黏膜下(考虑神经鞘瘤或平滑肌瘤)。

病理学图像见图 3-1-47。

病理学诊断:胃窦异位胰腺。

病例分析:异位胰腺又称迷路胰腺或副胰,它是存在于正常胰腺位置以外的孤立胰腺组织,与正常胰腺之间无解剖学联系。约 90% 的异位胰腺位于上消化道,主要是胃(通常位于距幽门 5cm 以内的大弯侧)、十二指肠、空肠。少见部位有胆总管、十二指肠乳头部、肝、回肠、肠系膜、大网膜、肺、Meckel 憩室、结肠、阑尾、横膈、肺及食管。大多数为单发、多发者少见。形状可为圆形或不规则形,直径约 2 ~4mm,75% 位于黏膜下层,少数可位于肌层或浆膜下。当位于胃或十二指肠黏膜下时,其顶部常见胰管开口。

异位胰腺大多在手术和尸解时被意外发现,大多数病例可终身无症状或无明显症状。当并发炎症、溃疡、肿瘤时出现症状,因所在部位而不同。可出现上腹部疼痛、嗳气、反酸、食欲缺乏、呕吐等非特异的消化系统症状。异位胰腺位于胃和十二指肠时,可以并发溃疡出血,是上消化道大出血的少见原因之一。位于幽门处的带蒂的异位胰腺脱落可嵌顿在幽门引起幽门梗阻,位于空回肠的异位胰腺炎引起肠套叠和坏死性肠穿孔。

上消化道钡餐造影检查时可见胃或十二指肠壁处一圆形充盈缺损,表面光滑,局部胃肠壁蠕动存在,黏膜无破坏,有时可发现充盈缺损中央存钡呈脐状凹陷及开口,这一中央导管征为有意义的征象。发生于胃者,大都位于胃窦幽门前区大弯侧。

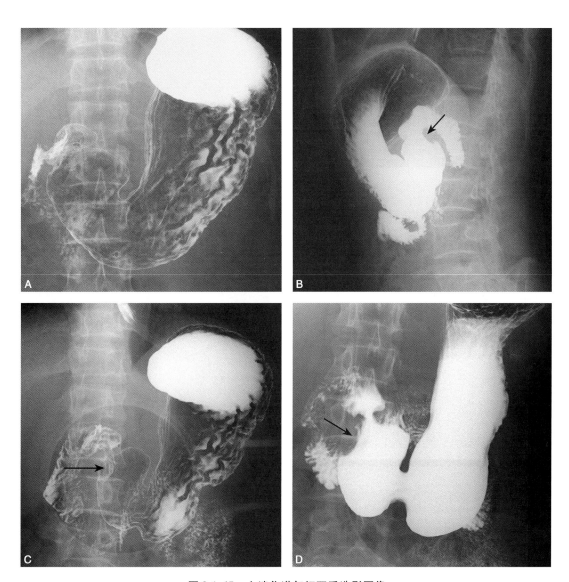

图 3-1-45　上消化道气钡双重造影图像

A. 胃体胃窦气钡双重像,示幽门前区大弯侧欠规则,局部与十二指肠球部有重叠;B. 胃窦及十二指肠球部充盈相,显示胃窦幽门前区大弯侧扁平状充盈缺损(黑箭),表面尚光滑;C. 胃窦及十二指肠气钡双重像,显示幽门前区大弯侧充盈缺损(黑箭),局部可见"双边征",充盈缺损表面光滑,未见中心存钡征象,幽门管形态规则;D. 立位加压摄片,胃窦充盈,大弯侧可见椭圆形充盈缺损(黑箭),动态观察局部胃壁可见蠕动波

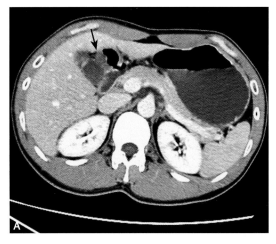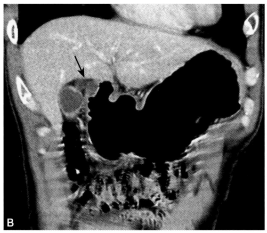

图 3-1-46　上腹部 CT 增强扫描图像

A、B. 横断位和冠状位 CT 增强扫描图像,黑箭所指胃窦大弯侧局限性增厚的胃壁(异位胰腺),轻度均匀强化,病灶处胃壁浆膜面光滑

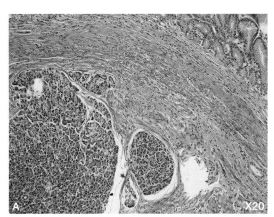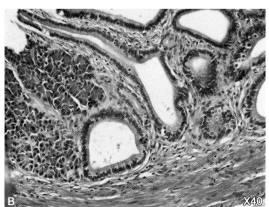

图 3-1-47　胃窦异位胰腺病理 HE 染色图像

临床上常常需要与以下疾病进行鉴别。

1)胃息肉:由黏膜上皮增生所致。一般无临床症状。形态上分为无蒂、亚蒂和有蒂息肉。为自黏膜向腔内的局限性隆起,表面一般光滑或桑葚样,少数呈分叶状,或表面发红、糜烂、出血。病理上分为增生性或再生性息肉、腺瘤性息肉、错构瘤性息肉。消化道造影时常常表现为表面光滑的充盈缺损,如为带蒂息肉则容易鉴别;如为无蒂息肉,且发生于胃窦幽门前区,则造影检查不易鉴别。

2)平滑肌瘤:起源于平滑肌组织的肿瘤,可向黏膜面生长突向腔内,也可向浆膜面生长向腔内外同时突出。大多数无症状,内镜下见黏膜下肿物,圆形或鸭蛋形,无蒂,有时顶端伴有糜烂、坏死或溃疡。平滑肌瘤好发于胃底及体部大弯侧,表面一般来说较光滑,大部分平滑肌瘤发现时体积都较大,这些特征可用于与异位胰腺鉴别。

3)淋巴瘤:有继发和原发之分,胃淋巴瘤发生于胃黏膜下淋巴组织。大体结构分为结节型和弥漫型。临床表现以上腹痛和消瘦最多见。钡餐检查表现为息肉样、溃疡样或浸润性病变。胃黏膜皱襞增厚,胃腔无明显狭窄。有学者提出,病变范围大于 15cm 以上基本为淋巴瘤。内镜下病变呈息肉状或结节状隆起,溃疡或散在糜烂,黏膜皱襞增粗僵硬感,病灶常为多发和大小不等。借助 B 超和 CT 观察胃壁厚度和估计病变的范围及有无淋巴结转移有帮助。

2. 炎症性病变

（1）慢性胃炎

病例1:

病历摘要:男性,63 岁,腹痛 8 小时余。

消化道钡餐造影图像见图 3-1-48。

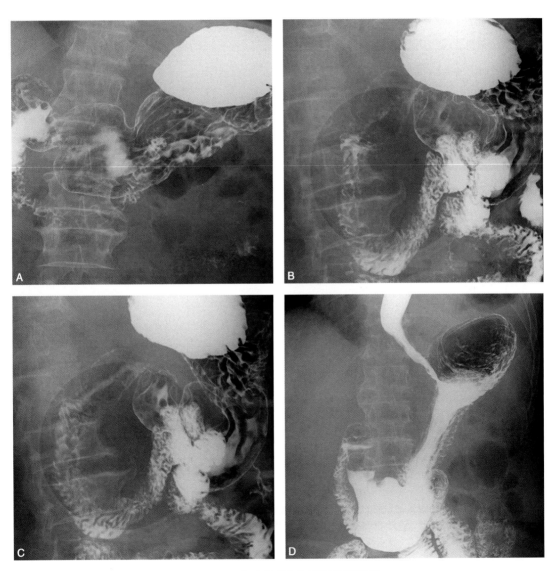

图 3-1-48　上消化道气钡双重造影图像

A. 仰卧位摄片,显示胃体气钡双重像,胃窦可见少量钡剂存留,隐约可见胃窦区多发小圆形充盈缺损;B、C. 右前斜位加压摄片,显示胃窦黏膜增粗,幽门前区多发大小不等充盈缺损,直径 3～7mm,边缘光滑、表面光整;D. 立位全胃摄片,显示钩型胃,胃窦壁张力较好,扩张欠佳影像诊断：胃窦炎（疣状胃炎）。

病例 2：

病历摘要：男性，53 岁，间断腹痛半年余。

消化道钡餐造影图像见图 3-1-49。

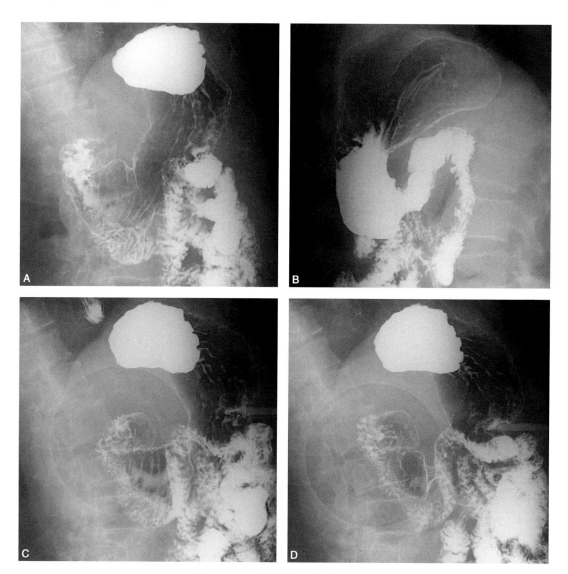

图 3-1-49　上消化道钡餐造影图像
A. 仰卧为胃体气钡双重像，显示胃窦区多个小圆形充盈缺损，但局部与十二指肠重叠，显示欠佳；
B. 侧卧左前斜位摄片，显示胃窦及十二指肠充盈相，胃窦壁张力较高，扩张不佳，窦壁欠光滑；
C、D. 侧卧右前斜位摄片，显示胃窦及十二指肠气钡双重像，胃窦多发大小不等小充盈缺损清晰可见，胃窦黏膜增粗，胃窦壁蠕动存在

影像诊断：胃窦炎（疣状胃炎）。

病例 3：

病历摘要：男性，40 岁，间断腹胀 2 年余。

消化道钡餐造影图像见图 3-1-50。

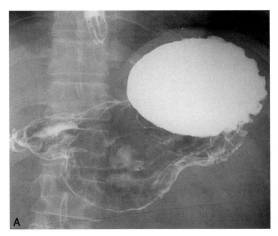
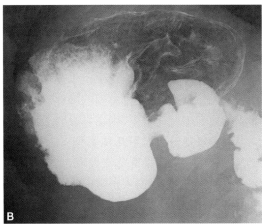
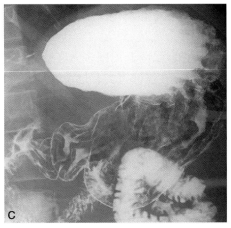

图 3-1-50　上消化道钡餐造影图像

A. 仰卧位胃体气钡双重像,显示胃体黏膜粗大,胃窦壁张力较高;B. 侧卧右前斜位摄片,显示胃窦及十二指肠充盈相,显示胃体大弯侧黏膜增粗;C. 侧卧右前斜位摄片,显示胃体及胃窦黏膜增粗,胃壁尚光滑

影像诊断: 胃黏膜增粗(肥厚性胃炎)。

病例分析: 慢性胃炎(chronic gestritis)系指不同病因引起的胃黏膜的慢性炎症或萎缩性病变,其实质是胃黏膜上皮遭受反复损害后,由于黏膜特异的再生能力,以致黏膜发生改建,且最终导致不可逆的固有胃腺体的萎缩,甚至消失。本病十分常见,约占接受胃镜检查患者的 80% ~90% ,男性多于女性,随年龄增长发病率逐渐增高。本病的诊断主要有赖于胃镜检查和直视下胃黏膜活组织检查。

病理分类:

1) 慢性浅表性胃炎:以胃小凹之间的固有膜内有炎性细胞浸润为特征,炎症细胞主要是浆细胞、淋巴细胞,偶有嗜酸性粒细胞。固有膜常见水肿、充血、甚至灶性出血。胃腺体正常,没有破坏或腺体减少,有时可见糜烂,即固有膜坏死(病变不涉及黏膜肌)。表层上皮细胞变扁平,其排列常不规则。按炎症程度,浅表性胃炎可分为轻度、中度和重度。炎性细胞浸润仅限于胃黏膜的上 1/3 者为轻度,炎性细胞超过黏膜的 1/3,但不超过全层的 2/3 者为中度;炎症细胞浸润达全层者为重度。

2）慢性萎缩性胃炎:除见慢性浅表性胃炎的病变外,病损还累及腺体,腺体萎缩,数目减少,黏膜肌常见增厚,由于腺体萎缩或消失,胃黏膜有不同程度的变薄。在慢性萎缩性胃炎的胃黏膜中,常见有幽门腺化生(假幽门腺)和肠腺化生。胃体部和胃底部黏膜的腺体含有壁细胞和主细胞。一旦此类细胞消失,腺体成为黏液腺而与幽门腺相似,则称为幽门腺化生。在慢性胃炎中,肠腺化生也十分常见,慢性浅表胃炎时,黏膜浅层可出现肠上皮化生,而在萎缩时,则可能所有胃黏膜的腺体均为肠腺化生所取代。在萎缩性病变中,如伴有腺体颈部或肠化上皮过度增生,则在胃黏膜表面形成颗粒样病变,称为萎缩-增生性胃炎

胃镜表现分为以下几种类型:①浅表性胃炎:黏膜充血、水肿、呈花斑状红白相间的改变,且以红为主,或呈麻疹样表现,有灰白或黄白色分泌物附着,可有局限性糜烂和出血点。②萎缩性胃炎:黏膜失去正常的桔红色,可呈淡红色、灰色、灰黄色或灰绿色,重度萎缩呈灰白色,色泽深浅不一,皱襞变细、平坦,黏膜下血管透见如树枝状或网状。有时在萎缩黏膜上见到上皮细胞增生而成的颗粒。萎缩的黏膜脆性增加,易出血,可有糜烂灶。③慢性糜烂性胃炎:又称疣状胃炎或痘疹状胃炎,它常和消化性溃疡、浅表性或萎缩性胃炎等伴发,亦可单独发生。主要表现为胃黏膜出现多个疣状、膨大皱襞状或丘疹样隆起,直径 5～10mm,顶端可见黏膜缺损或脐样凹陷,中心有糜烂,隆起周围多无红晕,但常伴有大小相仿的红斑,以胃窦部多见,可分为持续型及消失型。在慢性胃炎悉尼系统分类中它属于特殊类型胃炎,内镜分型为隆起糜烂型胃炎和扁平糜烂型胃炎。

消化道造影对胃炎的诊断能力有限,常常需要内镜的进一步检查印证。良好的气钡双重造影图像是作出诊断的必要前提条件,特别是胃窦区的气钡双重像。对于典型的疣状胃炎,常常可以在胃窦区看到多发大小不等小充盈缺损,同时伴随有胃窦区黏膜不规则增粗,胃窦壁张力高等炎性表现。

（2）胃黏膜脱垂

病例1:

病历摘要:男性,75 岁,皮肤、巩膜黄染 2 个月余,发现肝占位一周。

消化道钡餐造影图像见图 3-1-51。

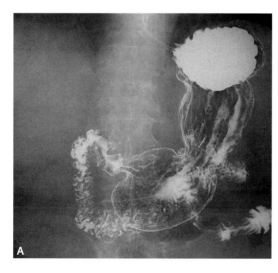
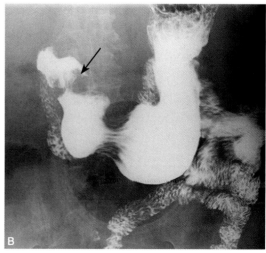

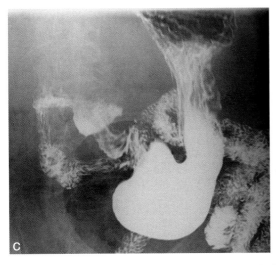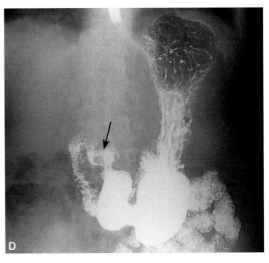

图 3-1-51　上消化道气钡双重造影图像

A. 仰卧位摄片,显示胃体及胃窦气钡双重像,可见胃窦壁张力高,胃窦黏膜增粗紊乱,胃窦壁蠕动存在;B~D. 立位加压摄片,显示胃窦及十二指肠球部充盈相,可见胃窦扩张后壁尚光滑,幽门管增宽,部分胃黏膜通过幽门管进入十二指肠球底部,在十二指肠球底部形成"蕈伞样"充盈缺损(黑箭)

影像诊断:胃窦黏膜脱垂,胃窦炎。

病例 2:

病历摘要:男性,62 岁,确诊食管癌 1 个月余。

消化道钡餐造影图像见图 3-1-52。

影像诊断:胃窦黏膜脱垂,胃窦及十二指肠球炎。

病例分析:胃黏膜脱垂症(prolapse of gastric mucosa)是由于异常松弛的胃黏膜逆行突入食管或向前通过幽门管脱入十二指肠球部所致,临床上以后者多见。

其发生主要与胃窦部炎症有关。当胃窦部炎症时,黏膜下结缔组织较松,胃黏膜和黏膜下层增生,如胃窦蠕动增强,则黏膜皱襞很易被送入幽门,形成胃黏膜脱垂。一切能引起胃剧烈蠕动的因素,如精神紧张、烟酒、咖啡刺激等均为本病的诱因。由于绝大多数胃黏膜脱垂是可复性的,所以手术时或尸体解剖时未必能证实其存在。严重脱垂的黏膜表面充血、水肿,并可有糜烂、溃疡或息肉状增生,幽门部增厚和幽门口变宽。显微镜下可见幽门部黏膜及黏膜下层充血、水肿和腺体增生,并有不同程度的淋巴细胞、浆细胞及嗜酸性粒细胞浸润。

临床上,该病多见于 30~60 岁男性。轻症患者可无症状,或仅有腹胀、嗳气等非特异性症状。部分胃黏膜脱入幽门而不能立即复位者,可有中上腹隐痛、烧灼痛甚至绞痛,并可向后背部放射,常伴恶心、呕吐。症状的出现常与患者体位有关。如右侧卧位时容易发生,左侧卧位时则较少,甚至不发生。因进食可促进胃的蠕动,有利于胃黏膜脱垂的发生,故症状常与进食有明显的关系,但缺乏明显的周期性与节律性。服用碱性药物有时亦可使疼痛缓解,但其效果远不如消化性溃疡显著。上腹部压痛可能是本症唯一的阳性体征。当脱垂的黏膜阻塞幽门管而发生嵌顿或绞窄时,上腹部可扪到柔软而有压痛的肿块,并出现幽门梗阻症状,伴或不伴消化道出血。

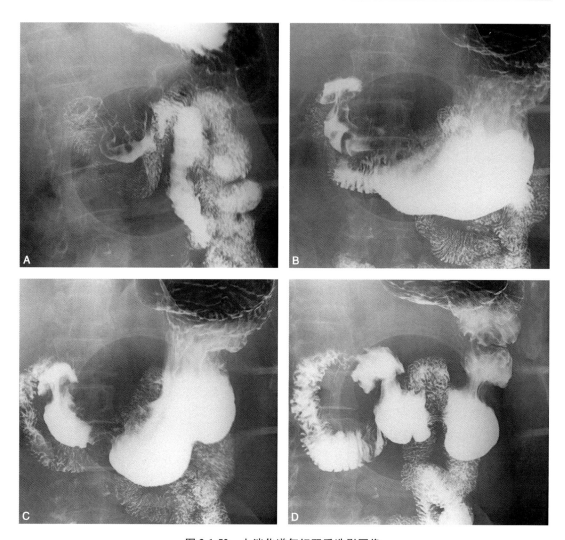

图 3-1-52　上消化道气钡双重造影图像

A. 右前斜位加压摄片,显示胃窦及十二指肠球气钡双重像,可见胃窦扩张欠佳,胃窦黏膜粗乱,幽门管增宽;B～D. 立位加压摄片,显示胃窦及十二指肠球部充盈相,可见粗大胃黏膜通过增粗幽门管进入十二指肠球内,在其底部形成充盈缺损。同时可见十二指肠球壁欠光滑,黏膜增粗

　　本病在临床上缺乏特征性症状和体征,内镜检查价值有限,确诊主要依靠 X 线钡餐检查。钡餐造影时患者取俯卧位及右侧卧位时,可见十二指肠球底部中心性充盈缺损,典型病例可见幽门管增宽,胃黏膜皱襞通过幽门管进入十二指肠球部,使十二指肠球部呈"蕈状"或"降落伞"状变形,如图例中所示。本病尚需与消化性溃疡及慢性胃炎鉴别。前者腹痛呈周期性、节律性,疼痛与体位无关。X 线钡餐检查可见到龛影。后者胃镜检查有助于诊断。

　　（3）胃良性溃疡

病例 1:

病历摘要:男性,62 岁,间断上腹部疼痛 1 个月余。

消化道钡餐造影图像见图 3-1-53。

影像诊断:胃体小弯侧良性溃疡。

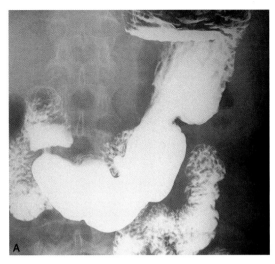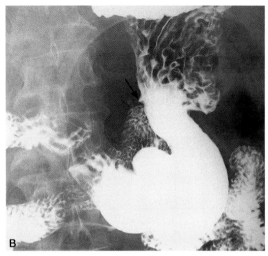

图 3-1-53　上消化道气钡双重造影图像

A. 立位摄片,显示胃体、胃窦及十二指肠球部充盈相,可见胃体小弯侧小尖状龛影,对应胃体大弯侧可见痉挛性切迹;B. 立位加压摄片,显示胃体小弯侧尖状龛影更加清晰,可见小龛影突出于胃轮廓外,边界比较整齐光滑

病例2:

病历摘要:男性,53 岁,间断饱餐后腹痛 2 月余,大便发黑 1 周。

消化道钡餐造影图像见图 3-1-54。

影像诊断:胃角处溃疡,考虑良性。

病例分析:消化性溃疡(peptic ulcer)主要指发生于胃和十二指肠的慢性溃疡,是一多发病、常见病。溃疡的形成有各种因素,其中酸性胃液对黏膜的消化作用是溃疡形成的基本因素,因此得名。绝大多数的溃疡发生于十二指肠和胃,故又称胃、十二指肠溃疡。在大多数国家和地区,十二指肠溃疡比胃溃疡多见。男性多见,男女之比为 5.23~6.5:1。本病可见于任何年龄,但以青壮年发病者居多。胃溃疡的发病年龄一般较十二指肠溃疡约晚 10 年,但 60~70 岁以上初次发病者也不在少数,女性患者的平均年龄比男性患者为高。

胃溃疡多发生于胃小弯,尤其是胃小弯最低处-胃角。也可见于胃窦或高位胃体,胃大弯和胃底甚少见。胃大部分切除术后发生的吻合口溃疡,则多见于吻合口空肠侧。消化性溃疡绝大多数是单个发生,少数可有 2~3 个溃疡并存,称多发性溃疡。十二指肠溃疡的直径一般<1cm;胃溃疡的直径一般<2.5cm,但直径>4cm 的巨大溃疡并非罕见。典型的溃疡呈圆形或卵圆形,深而壁硬,呈"打洞"或"漏斗"形,溃疡边缘常有增厚而充血水肿,溃疡基底光滑、清洁,表面常覆以纤维素膜或纤维脓性膜而呈灰白或灰黄色(苔膜)。

特征性临床表现为周期性节律性的上腹部疼痛,尤以十二指肠溃疡更为突出。中上腹疼痛发作可持续几天、几周或更长,继以较长时间的缓解。全年都可发作,但以春、秋季节发作者多见。溃疡疼痛与饮食之间的关系具有明显的相关性和节律性。在一天中,凌晨 3 点至早餐的一段时间,胃酸分泌最低,故在此时间内很少发生疼痛。十二指肠溃疡的疼痛好在二餐之间发生,持续不减直至下餐进食或服制酸药物后缓解。一部分十二指肠溃疡患者,由于夜间的胃酸较高,尤其在睡前曾进餐者,可发生半夜疼痛。胃溃疡疼痛的发生较不规则,

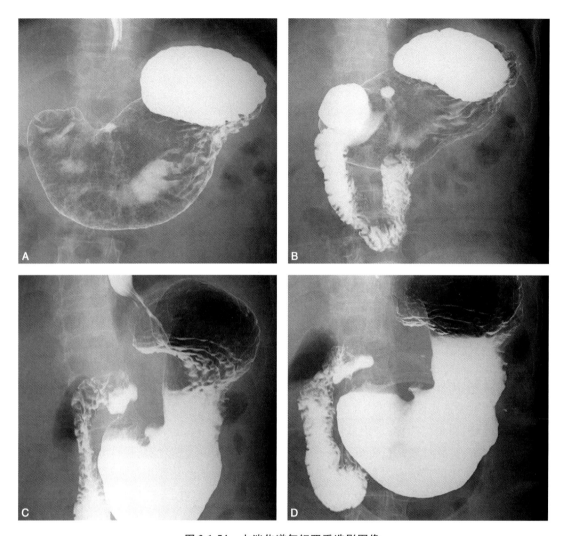

图 3-1-54　上消化道气钡双重造影图像

A、B. 仰卧位摄片,显示胃体气钡双重像,可见胃角部小圆形钡斑,形态较规则,边缘较光滑,龛影周围黏膜水肿增粗;C、D. 立位摄片,显示胃体及胃窦充盈相,胃角处乳突状龛影形态显示更加清晰,龛影底部平坦,突出于胃轮廓外,龛影口部可见"项圈征及狭颈征"

常在餐后 1 小时内发生,经 1~2 小时后逐渐缓解,直至下餐进食后再复出现上述节律。十二指肠溃疡的疼痛多出现于中上腹部,或在脐上方,或在脐上方偏右处;胃溃疡疼痛的位置也多在中上腹,但稍偏高处,或在剑突下和剑突下偏左处。疼痛范围约数厘米直径大小。疼痛多呈钝痛、灼痛或饥饿样痛,一般较轻而能耐受,持续性剧痛提示溃疡穿透或穿孔。除了典型的腹痛以外,本病尚可有唾液分泌增多、胃灼热、反胃、嗳酸、嗳气、恶心、呕吐等其他胃肠道症状。食欲多保持正常,但偶可因食后疼痛发作而惧食,以致体重减轻。全身症状可有失眠等神经官能症的表现,或有缓脉、多汗等自主神经系统不平衡的症状。

　　内镜检查是确诊消化性溃疡的主要方法。在内镜直视下,消化性溃疡通常呈圆形、椭圆形或线形,边缘锐利,基本光滑,为灰白色或灰黄色苔膜所覆盖,周围黏膜充血、水肿,略隆起。

　　X 线钡餐造影检查时,消化性溃疡的主要 X 线征象是壁龛或龛影,指钡悬液填充溃疡的凹陷部分所造成。在正面观,龛影呈圆形或椭圆形,边缘整齐。因溃疡周围的炎性水肿而形成环形透亮区。胃溃疡的龛影多见于胃小弯,且常在溃疡对侧见到痉挛性胃切迹。十二指肠溃疡的龛影常见于球部,通常比胃的龛影小。龛影是溃疡存在的直接征象。由于溃疡周围组织的炎症和局部痉挛等,X线钡餐造影检查可发现局部压痛与激惹现象。溃疡愈合和瘢痕收缩,可使局部发生变形,尤多见于十二指肠球部溃疡,后者可呈三叶草形、花瓣样等变形。

本病应与下列疾病作鉴别:

1)胃癌:胃良性溃疡与恶性溃疡的鉴别十分重要,其鉴别要点见表3-1-1。两者的鉴别有时比较困难。临床上,对胃溃疡患者应在内科积极治疗下,定期进行内镜检查随访,密切观察直到溃疡愈合。

2)慢性胃炎:本病亦有慢性上腹部不适或疼痛,其症状可类似消化性溃疡,但发作的周期性与节律性一般不典型。胃镜检查是主要的鉴别方法。

表 3-1-1　胃良性溃疡与恶性溃疡的鉴别要点

		良性溃疡	恶性溃疡
临床表现	年龄	青中年居多	多见于中年以上
	病史	周期性间歇发作	进行性持续性发展
	病程	较长,多以年计	较短,多以月计
	全身表现	轻	多明显,消瘦显著
	制酸药	可缓解腹痛	效果不佳
胃镜检查	溃疡形状	圆或椭圆形,规则	呈不规则形
	溃疡边缘	呈钻凿样,锐而光整,充血	凹凸不平,肿瘤状突起,较硬而脆,可糜烂出血
	基底苔色	平滑、洁净,呈灰白或灰黄色苔	凹凸不平,污秽苔,出血,岛屿状残存
	周围黏膜	柔软,皱襞常向溃疡集中	呈癌性浸润、增厚,常见结节状隆起,皱襞中断
	胃壁蠕动	正常	减弱或消失
X线检查	龛影直径	多<2.5cm	多>2.5cm
	龛影形状	常呈圆或椭圆形	常呈三角形或不规则形
	溃疡边缘	光滑	不整齐
	龛影位置	胃腔外	胃腔内
	周围黏膜	黏膜纹粗细一致、柔软、龛影四周有炎症性水肿引起的密度较低透明带,溃疡口部常显示1～2mm的透亮细影,即Hampton线	胃癌性浸润而隆起成结节状或息肉状,黏膜变厚而不规则、僵硬、皱襞中断,断端杵状、变尖、边缘毛糙、龛影无透亮区,也无Hampton线
	胃壁蠕动	正常	减弱或消失
其他检查	粪便匿血	活动期可阳性,治疗后转阴	多持续阳性
	胃液分析	胃酸正常或偏低,无真性缺酸	缺酸者较多

③胃神经官能症：本病可有上腹部不适、恶心呕吐，或者酷似消化性溃疡，但常伴有明显的全身神经官能症状，情绪波动与发病有密切关系。内镜检查与 X 线检查未发现明显异常。

④胆囊炎胆石病：多见于中年女性，常呈间隙性、发作性右上腹痛，常放射到右肩胛区，可有胆绞痛、发热、黄疸、Murphy 征。进食油腻食物常可诱发。B 超检查可以作出诊断。

⑤胃泌素瘤：本病又称 Zollinger-Ellison 综合征，有顽固性多发性溃疡，或有异位性溃疡，胃次全切除术后容易复发，多伴有腹泻和明显消瘦。患者胰腺有非 β 细胞瘤或胃窦 G 细胞增生，血清胃泌素水平增高，胃液和胃酸分泌显著增多。

（4）胃潴留

病例：

病历摘要：男性，51 岁，腹痛、呕吐 2 个月余，右上腹隐痛，与进食无关。

消化道钡餐造影图像见图 3-1-55。

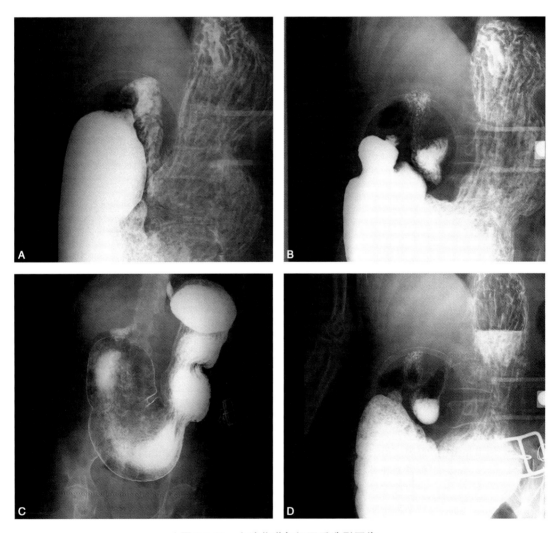

图 3-1-55　上消化道气钡双重造影图像
A. 仰卧位摄片，显示胃体及胃窦气钡双重像，可见胃扩张，内较多潴留物，胃蠕动减弱；B ~ D. 立位局部加压摄片，显示胃窦充盈相，可见胃窦幽门前区形态失常，管腔狭窄明显，局部尚可见黏膜皱襞显示，少量钡剂进入十二指肠，大部分钡剂滞留于胃内。十二指肠球部充盈不佳，形态显示不清

影像诊断:幽门前区狭窄并胃潴留。

胃镜诊断:1. 慢性非萎缩性胃炎;2. 幽门管狭窄(黏膜慢性炎症)。

病例分析:胃潴留(gastric retention)或称胃排空延迟(delayed gastric emptying)是指胃内容物积贮而未及时排空。凡呕吐出 4 ~ 6 小时以前摄入的食物,或空腹 8 小时以上,胃内残留量>200ml 者,表示有胃潴留存在。

本病分为器质性与功能性两种,前者包括消化性溃疡所致的幽门梗阻,及胃窦部及其邻近器官的原发或继发的癌瘤压迫、阻塞所致的幽门梗阻。功能性胃潴留多由于胃张力缺乏所致。此外,胃部或其他腹部手术引起的胃动力障碍、中枢神经系疾病、糖尿病所致的神经病变,以及迷走神经切断术等均可引起本病。

呕吐为本病的主要表现,日夜均可发生,一天 1 至数次。呕吐物常为宿食,一般不含胆汁。上腹饱胀和疼痛亦多见。腹痛可为钝痛、绞痛或烧灼痛。呕吐后症状可以暂时获得缓解。急性患者可致脱水和电解质代谢紊乱;慢性患者则可有营养不良和体重减轻。严重或长期呕吐者,因胃酸和钾离子的大量丢失,可引起碱中毒,并致手足抽搐。

对于初诊患者,X 线消化道造影可以对功能性或器质性胃潴留做出初步诊断,个别情况下可发现比较明确的病因(如胃窦或十二指肠球部占位等)。如诊断仍不能明确,可以进一步内镜活检证实。目前临床上开展的 X 线胃肠道造影下的腔道扩张及内支架植入,对于缓解临床症状,提高近期患者生存质量都起到了良好的作用。

3. 胃肿瘤

(1) 胃间质瘤

病例1:

病历摘要:女性,68 岁。左上腹不适 20 天,伴恶心、呕血。胃镜示胃底部大弯球形隆起。

消化道钡餐造影图像见图 3-1-56。

影像诊断:胃底占位,考虑间质瘤可能。

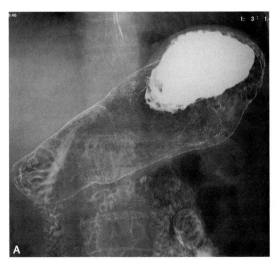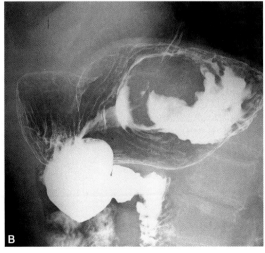

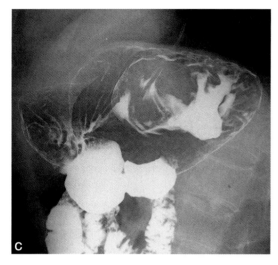
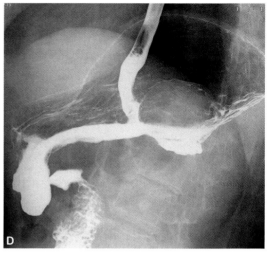

图 3-1-56　上消化道气钡双重造影图像

A. 仰卧位摄片,显示胃体及胃窦气钡双重像,钡剂存留于胃底,遮盖了胃底肿块的显示;B ~ D. 侧卧不同角度下左前斜位摄片,显示胃窦及十二指肠球充盈相,同时也是贲门口的轴位像,可见贲门口后方巨大类圆形充盈缺损,形态欠规则,表面尚光滑,钡剂通过时呈绕流表现

病例 2:

病历摘要: 女性,43 岁。上腹部不适 2 个月余,无恶心呕吐。

消化道钡餐造影图像见图 3-1-57。

CT 增强检查图像见图 3-1-58。

影像诊断: 胃底及胃体占位,考虑间质瘤可能。

病理学图像见图 3-1-59。

病理诊断: 胃肠间质瘤,高度危险潜能。

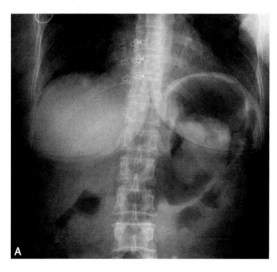
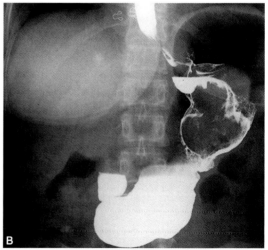

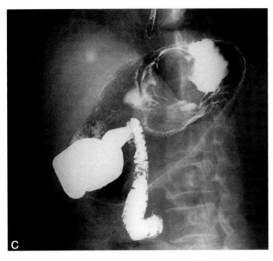
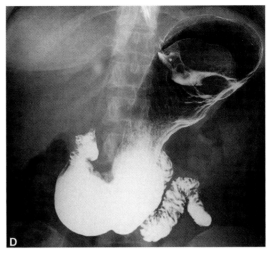

图 3-1-57　上消化道气钡双重造影图像
A. 服用产气粉后立位摄片,可见胀气胃影内软组织团块影;B、C. 肿瘤大部分位于胃体部,钡剂通过充盈缺损受到阻挡,表现出绕流征象;D. 立位摄片,显示胃内充盈缺损上缘位于贲门水平以上,充盈缺损表面尚光滑

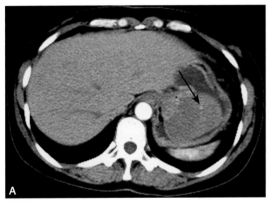
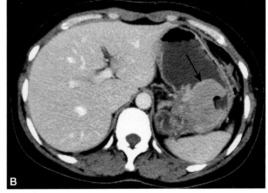

图 3-1-58　上腹部 CT 增强扫描图像
A、B. CT 增强扫描横断位动脉期和静脉期图像,黑箭所示为胃底体部肿块,向胃腔内生长为主,肿块表面欠光滑,轻中度强化

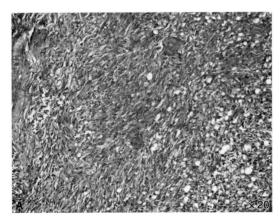
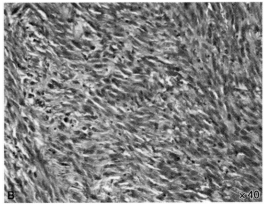

图 3-1-59　胃间质瘤病理 HE 染色图像

病例 3:

病历摘要:女性,51 岁,间断黑便 5 个月,加重 10 天。

消化道钡餐造影图像见图 3-1-60。

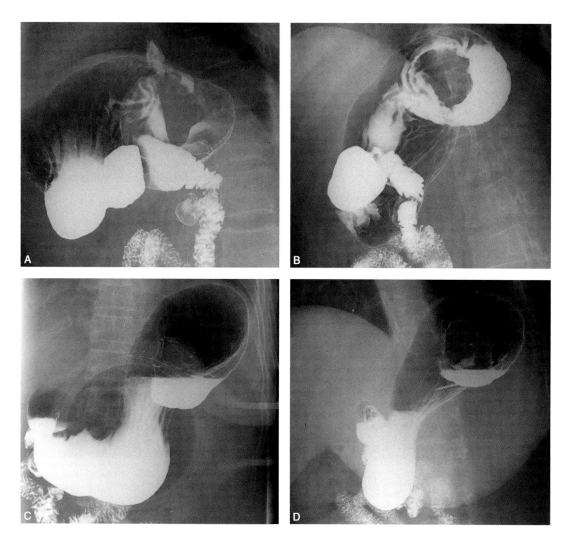

图 3-1-60 上消化道气钡双重造影图像

A、B. 侧卧左前斜位摄片,显示胃窦及十二指肠球部充盈像及贲门口轴位像,可见胃底贲门口旁巨大充盈缺损,表面尚光滑,十二指肠降部可见憩室一枚;C、D. 立位不同转体角度摄片,显示胃底气钡双重像,可见胃底巨大充盈缺损,部分钡剂残留在胃底(瀑布型胃)

CT 增强检查图像见图 3-1-61。

影像诊断:胃底占位,考虑间质瘤可能。

病理学图像见图 3-1-62。

病理诊断:胃肠间质瘤,中等危险度。

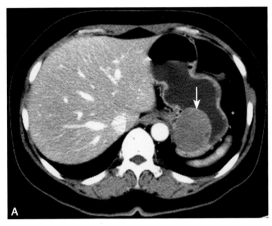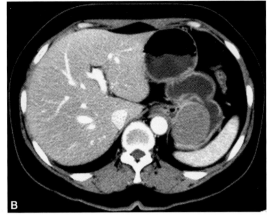

图3-1-61　上腹部CT增强扫描图像

A、B. CT增强扫描静脉期横断位图像,显示贲门水平胃腔内类圆形软组织肿块(白箭),中度均匀强化,表面光滑,肿瘤大部位于胃腔内

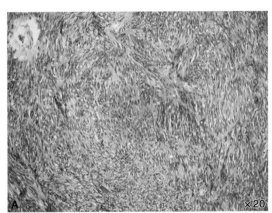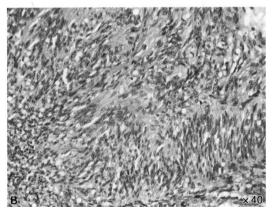

图3-1-62　胃间质瘤病理HE染色图像

病例4:

病历摘要:女性,42岁,间断腹胀、腹痛10天,伴后背部酸胀感。

消化道钡餐造影图像见图3-1-63。

影像诊断:胃窦幽门前区占位,考虑间质瘤可能。

病理学图像见图3-1-64。

病理诊断:胃肠间质瘤,中等危险度。

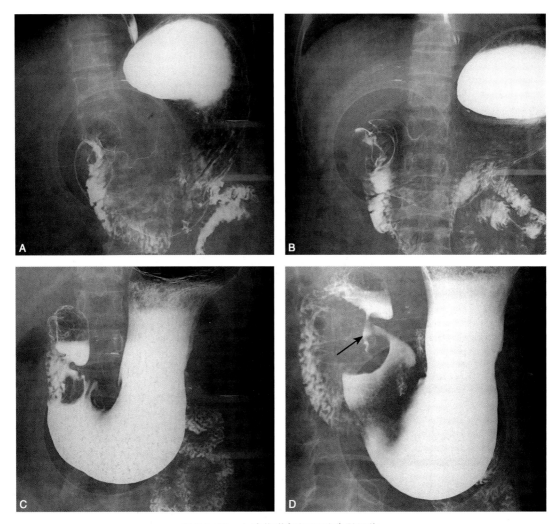

图 3-1-63 上消化道气钡双重造影图像
A、B. 侧卧右前斜位加压摄片,显示胃窦及十二指肠球部气钡双重像,可见幽门前区大弯侧类圆形充盈缺损,边缘光滑;C、D. 立位加压摄片,显示胃窦及胃体充盈相,可见幽门前区偏大弯侧类圆形充盈缺损,充盈缺损表面小龛影形成(黑箭)。幽门管结构显示清晰,钡剂通过幽门管通畅

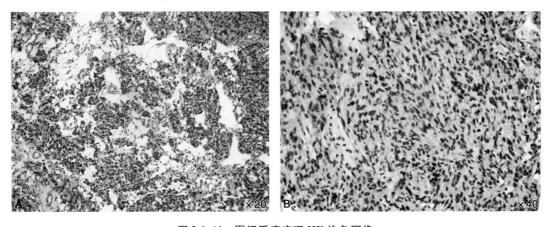

图 3-1-64 胃间质瘤病理 HE 染色图像

病例5：

病历摘要：男性,34 岁,间断黑便 1 个月余。

消化道钡餐造影图像见图 3-1-65。

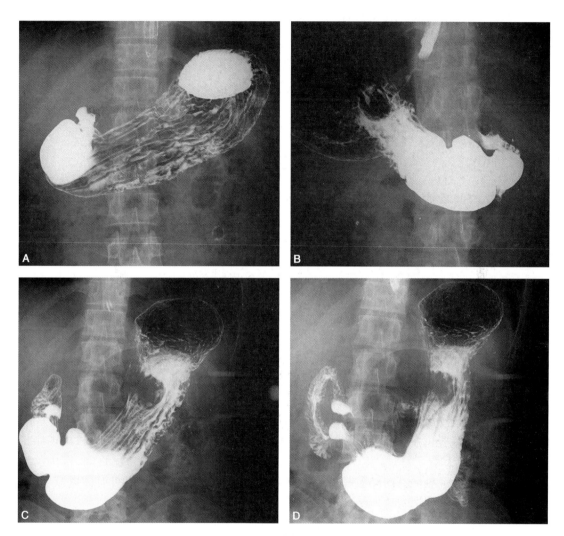

图 3-1-65　上消化道气钡双重造影图像

A. 仰卧位摄片,显示胃体气钡双重像,可见胃体上部近贲门处类圆形充盈缺损;B. 近俯卧位摄片,
显示胃窦及十二指肠球部充盈相,可见胃体前壁上部充盈缺损影,边缘较光滑;C、D. 立位不同转体
角度加压摄片,显示胃底气钡双重像,可见胃体上部近小弯充盈缺损影

影像诊断：胃体占位,考虑间质瘤可能。

病理学图像见图 3-1-66。

病理诊断：胃肠间质瘤,中等危险度。

病例分析：胃肠道间质瘤(gastrointestinal stromal tumors,GIST)是一类起源于胃肠道间叶
组织的肿瘤,占消化道间叶肿瘤的大部分。胃肠道间叶源性肿瘤虽在胃肠道肿瘤中只占少
数,但却种类繁多,形态复杂。过去,由于病理学技术的限制,胃肠道许多混有平滑肌纤维或
神经束的梭形细胞肿瘤,常被诊断为平滑肌源性肿瘤或神经源性肿瘤。现在的研究认为其

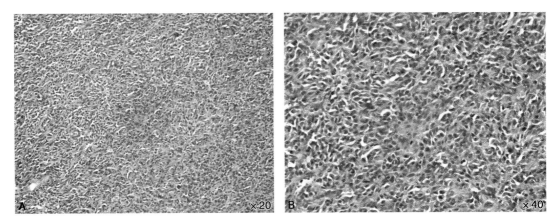

图 3-1-66　胃间质瘤病理 HE 染色图像

中大多数为 c-kit 阳性或 CD34 阳性的间叶性肿瘤,即目前定义的胃肠道间质瘤,而平滑肌源性或神经源性肿瘤只占极少数。

发病男性稍多于女性,或男女相等。好发年龄范围 55 ~ 65 岁(已报道年龄 17 ~ 84 岁不等)。GIST 发生部位:胃 60% ~70% 最常见,小肠 20% ~30% ,结直肠<5% ,食管<5% ,3% ~4% 发生于胃肠道外腹腔内网膜,肠系膜或腹膜,后者又称胃肠道外间质瘤。肿瘤大小不等,直径 0.8 ~20cm,可单发或多发。肿瘤多位于胃肠黏膜下层(60%),浆膜下层(30%)和肌壁层(10%)。境界清楚,无包膜,向腔内生长呈息肉样肿块常伴发溃疡形成,向浆膜外生长形成浆膜下肿块。肿瘤大体形态呈结节状或分叶状,切面呈灰白色、红色,均匀一致,质地硬韧,黏膜面溃疡形成,可见出血、坏死、黏液变及囊性变。GIST 基本有两种细胞类型:多数(70%)由梭形细胞,少数(15%)由上皮样细胞组成,两种细胞混合型(15%)。从两种细胞成分占有比例多少不同,分梭形细胞型、上皮样细胞型和两种细胞混合型。三种类型以梭形细胞型居多(60% ~80%),上皮样细胞型次之(10% ~30%),混合型最少。不同细胞类型与肿瘤恶性程度无相关关系。

临床表现:病程可短至数天,长至 20 年,常见症状有腹痛、包块及消化道出血,出现症状还与肿瘤部位及大小有关。发生于食管者出现吞咽困难。胃肠道者除常见疼痛、包块及出血外,还可发生胃肠梗阻、穿孔、腹膜炎。腹腔播散可出现腹水,恶性 GIST 可有体重减轻、发热等症状。

X 线钡餐造影检查可见胃肠道壁上基底较宽的类圆形充盈缺损、表面光滑或不光滑,可以出现大小不等龛影、周围黏膜皱襞未见中断,呈现环圈征或桥征。如果发生于胃内,则充盈缺损常常位于胃底及胃体,胃窦区较少见,且充盈缺损的直径常常较大。X 线消化道造影可帮助诊断肿瘤在胃肠道的确切位置及大致范围,但临床诊断不足以确诊 GIST,GIST 的确诊最终需病理切片及免疫组化的结果,典型的 GIST 免疫组化表型为 CD117 和 CD34 阳性,近 30% 病例中 SMA 阳性,少部分病例 S-100 和 Desmin 肌间蛋白阳性,但少数病例(<5%)CD117 阴性,且存在一些 CD117 阳性的非 GIST 肿瘤,因此,GIST 的免疫组化诊断也并非绝对的,尚需结合临床和一般病理结果,有时需通过免疫组化排除其他肿瘤。

GIST 常常需要与以下病变进行鉴别:

①平滑肌瘤:仅多见于食管,贲门、胃、小肠、结直肠少见。过去仅从影像与内镜发现胃肠道黏膜下肿物即做出平滑肌瘤临床诊断,实质上大多数是 GIST。病理形态瘤细胞稀疏,呈长梭形,富含酸性原纤维,免疫组化肌动蛋白(MSA)、SMA、Desmin 强阳性,CD34 及 CD117 阴性。

②平滑肌肉瘤:食管、胃、小肠、结直肠均少见,大多数是 GIST。从临床诊断方法难以区分平滑肌肉瘤或 GIST。病理形态有平滑肌瘤特征并伴有核异型或核分裂象增多则为平滑肌肉瘤,免疫组化表型呈平滑肌肿瘤特点。

③神经鞘瘤:消化道神经鞘瘤极少见,仅占消化道间叶源肿瘤之 3%~4%。其中发生于胃及结肠较多,起源于固有肌层,无包膜,瘤细胞呈梭形或上皮样,富含淋巴细胞,浆细胞浸润,S-100 强阳性,Desmin、CD34、CD117、SMA 均阴性。

（2）胃癌

病例1:

病历摘要:男性,66 岁,吞咽困难两个月。

消化道钡餐造影图像见图 3-1-67。

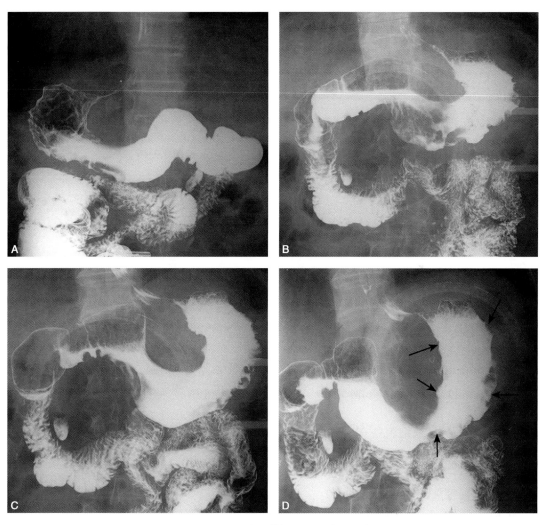

图 3-1-67 上消化道气钡双重造影图像

A. 俯卧左后斜位摄片,显示胃窦充盈相,可见胃底及胃体壁欠光滑,胃腔缩窄;B~D. 仰卧位加压摄片,显示胃窦及十二指肠球部气钡双重像及胃底胃体充盈相,可见胃窦幽门前区壁尚光整,胃角处胃壁僵硬。胃底及胃体大小弯可见不规则充盈缺损,局部胃壁僵硬,黏膜破坏。十二指肠降部内侧可见憩室一枚

CT 增强检查图像见图 3-1-68。

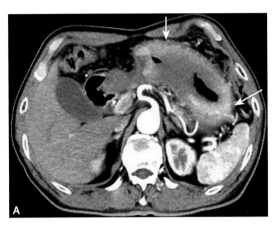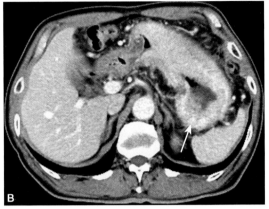

图 3-1-68　上腹部 CT 增强扫描图像

A、B. CT 增强扫描横断位动脉期和静脉期图像,白箭所指为胃体大小弯明显增厚胃壁,病变胃壁明显强化,胃周可见杂乱增粗血管

　　影像诊断:胃底及胃体占位并侵犯胃角,考虑胃癌可能。

　　病理学图像见图 3-1-69。

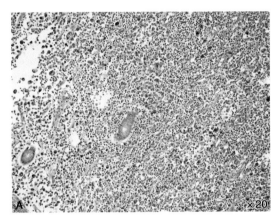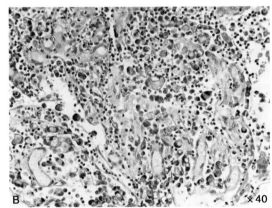

图 3-1-69　胃癌病理 HE 染色图像

　　病理诊断:胃印戒细胞癌,浸润全层。

　　病例 2:

　　病历摘要:男性,50 岁,腹胀、恶心 4 个月余,无呕吐、腹痛、无发热。

　　消化道钡餐造影图像见图 3-1-70。

　　CT 增强检查图像见图 3-1-71。

　　影像诊断:1. 胃窦占位并侵犯幽门管,考虑胃癌可能;2. 胃潴留。

　　病理学图像见图 3-1-72。

　　病理诊断:胃中低分化腺癌,浸润全层。

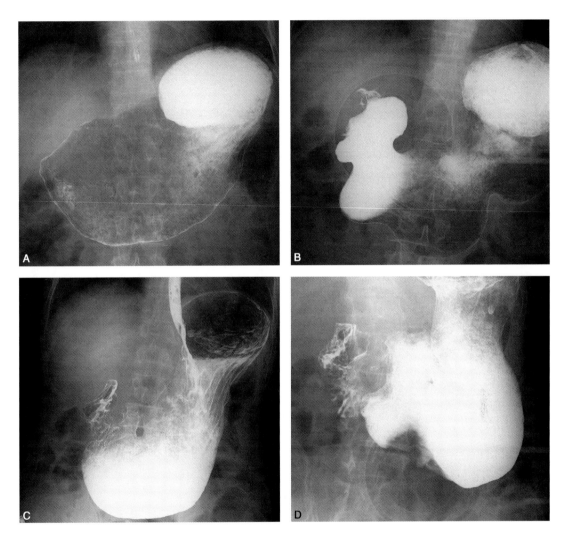

图 3-1-70　上消化道气钡双重造影图像

A. 仰卧位摄片,显示胃体气钡双重像,可见胃窦幽门前区形态欠规则;B. 半仰卧位胃窦加压摄片,显示胃窦幽门前区不规则充盈缺损,表面欠光滑,幽门管狭窄。另可见胃内较多潴留物;C. 立位摄片,显示胃底气钡双重像,可见胃窦幽门前区胃壁欠光整,幽门管结构显示不清,胃内潴留明显;D. 立位胃窦加压摄片,显示胃窦充盈相,可见胃窦幽门前区不规则充盈缺损并侵犯幽门管

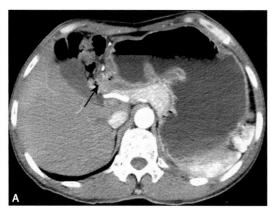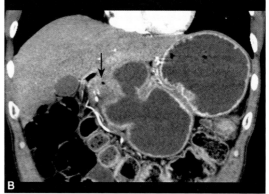

图 3-1-71　上腹部 CT 增强扫描图像

A、B. CT 增强扫描横断位和冠状位重建图像,黑箭所指为增厚的胃窦远端胃壁,轻度强化

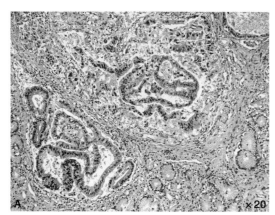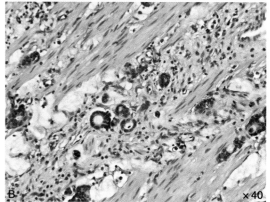

图 3-1-72　胃癌病理 HE 染色图像

病例 3:

病历摘要:男性,59 岁,进行性吞咽不适 1 个月余。

消化道钡餐造影图像见图 3-1-73。

影像诊断:贲门占位,考虑胃癌。

病理学图像见图 3-1-74。

病理诊断:胃印戒细胞癌,浸润全层。

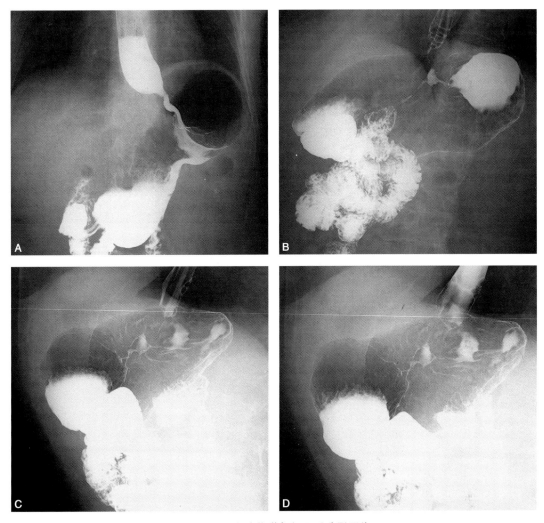

图 3-1-73 上消化道气钡双重造影图像
A. 立位摄片,显示钡剂通过贲门充盈相,可见贲门狭窄,食管下段稍扩张;B~D. 不同角度半立过度
左前斜摄片,显示胃底贲门区双对比相及贲门正位观,可见贲门区不规则充盈缺损,表面龛影形成,
局部黏膜中断破坏

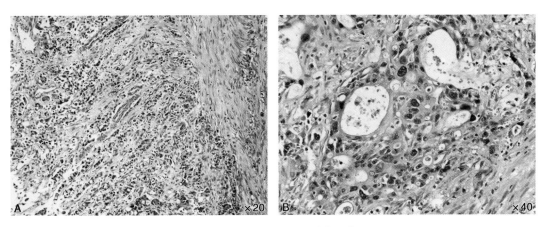

图 3-1-74 胃癌病理 HE 染色图像

病例 4：

病历摘要：男性，59 岁，间断黑便 3 个月余。

消化道钡餐造影图像见图 3-1-75。

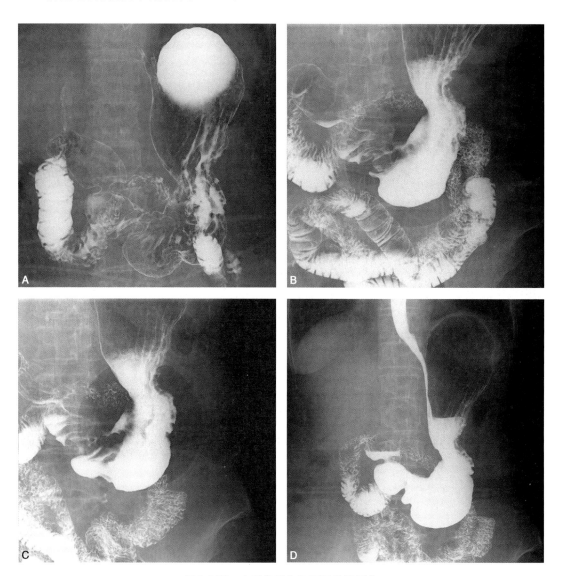

图 3-1-75　上消化道气钡双重造影图像

A. 仰卧水平位摄片，显示胃体及胃窦气钡双重像，可见胃角处不规则充盈缺损，局部黏膜中断破坏，胃壁僵硬；B、C. 半立位胃窦加压摄片，显示胃体及胃窦充盈相，可见胃角处不规则充盈缺损伴龛影，加压后呈典型"半月综合征"；D. 立位摄片，显示胃底气钡双重像及胃体胃窦充盈相，可见胃角处充盈缺损，胃壁欠光整

影像诊断：胃角占位，考虑胃癌。

病例 5：

病历摘要：男性，63 岁，上腹部疼痛 3 个月余，疼痛为烧灼样，伴胃灼热、反酸。

消化道钡餐造影图像见图 3-1-76。

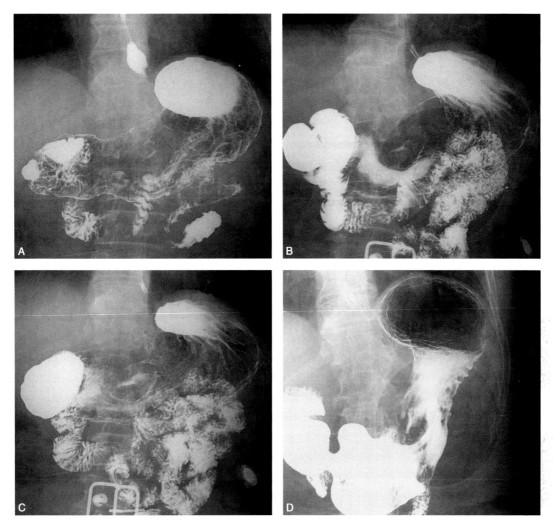

图 3-1-76　上消化道气钡双重造影图像

A. 仰卧水平位摄片,显示胃体及胃窦气钡双重像,可见胃体后壁不规则充盈缺损;B、C. 检查床不同角度下仰卧位图像,显示病变位于胃体后壁,钡剂绕流征象,肿块表面欠光滑,可见线状溃疡形成;D. 立位加压摄片,显示胃体后壁近小弯侧充盈缺损,局部黏膜中断破坏

　影像诊断:胃体癌。

　病理学图像见图 3-1-77。

　病理诊断:胃低分化腺癌,浸润全层。

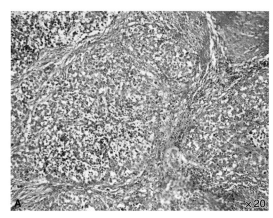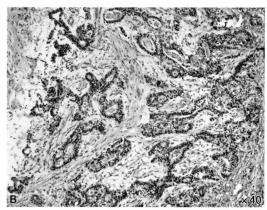

图 3-1-77　胃癌病理 HE 染色图像

病例 6:

病历摘要:女性,43 岁,餐后饥饿感 2 个月余,发现腹水 1 个月,伴反酸、嗳气。

消化道钡餐造影图像见图 3-1-78。

CT 扫描图像见图 3-1-79。

影像诊断:皮革胃。

病理学图像见图 3-1-80。

病理诊断:大网膜结节活检,提示腺癌浸润或转移,免疫组化提示消化道来源。

病例分析:胃癌是源自胃黏膜上皮细胞的恶性肿瘤。占胃恶性肿瘤的 95%。胃癌在我国发病率很高,男性高于女性,男:女约 3:1。发病年龄高峰为 50～60 岁。世界范围内日本、丹麦等国发病率高,而美国及澳洲则较低,在我国以山东、浙江、上海、福建等沿海地区为高发区。

胃癌可发生于胃的任何部位,半数以上发生于胃窦部、胃小弯及前后壁,其次在贲门部,胃体区相对较少。不论范围大小,早期胃癌指病变仅限于黏膜及黏膜下层,可分隆起型(息肉型)、浅表型(胃炎型)和凹陷型(溃疡型)三型。Ⅱ型中又分Ⅱa(隆起表浅型),Ⅱb(平坦表浅型)及Ⅱc(凹陷表浅型)三个亚型。以上各型可有不同的组合。如Ⅱc+Ⅱa,Ⅱc+Ⅲ等。早期胃癌中直径在 5～10mm 者称小胃癌,直径<5mm 称微小胃癌。

进展型胃癌指癌性病变侵及肌层或全层,常有转移,可以分为以下几种类型:①蕈伞型(或息肉样型):约占晚期胃癌的 1/4,癌肿局限,主要向腔内生长,呈结节状、息肉状,表面粗糙如菜花,中央有糜烂、溃疡,亦称结节蕈伞型。癌肿呈盘状,边缘高起,中央有溃疡者称盘状蕈伞型。②溃疡型:约占晚期胃癌的 1/4。又分为局限溃疡型和浸润溃疡型,前者的特征为癌肿局限,呈盘状,中央坏死。常有较大而深的溃疡;溃疡底一般不平,边缘隆起呈堤状或火山口状,癌肿向深层浸润,常伴出血、穿孔。浸润溃疡型的特征为癌肿呈浸润性生长,常形成明显向周围及深部浸润的肿块,中央坏死形成溃疡,常较早侵及浆膜或发生淋巴结转移。③浸润型:此型也分为两种,一种为局限浸润型,癌组织浸润胃壁各层,多限于胃窦部,浸润的胃壁增厚变硬,皱襞消失,多无明显溃疡和结节。浸润局限于胃的一部分者,称"局限浸润型"。另一种是弥漫浸润型,又称皮革胃,癌组织在黏膜下扩展,侵及各层,范围广,使胃腔变

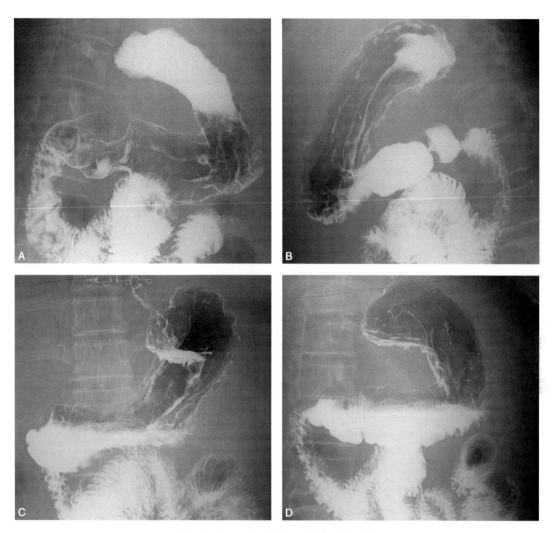

图 3-1-78　上消化道气钡双重造影图像

A. 右前斜位摄片,显示胃体及胃窦气钡双重像,显示胃体及胃窦腔狭窄,胃体黏膜皱襞明显增粗;
B. 左前斜位图像,显示明显增粗的胃体小弯侧黏膜皱襞,胃壁较僵硬;C、D. 立位摄片,显示胃底及
胃体大弯侧壁欠光整,黏膜粗大,胃壁蠕动消失

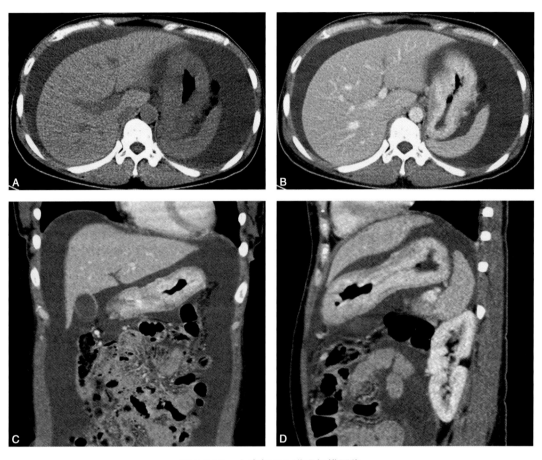

图 3-1-79　上腹部 CT 增强扫描图像

A、B. 平扫及增强静脉期轴位图像,显示胃体部胃壁明显增厚,增强后明显强化,强化尚均匀,腹腔内可见大量积液;C、D. 增强冠状位及矢状位重组图像,显示胃体及胃窦壁均匀增厚,胃腔狭窄,胃壁浆膜面尚光滑

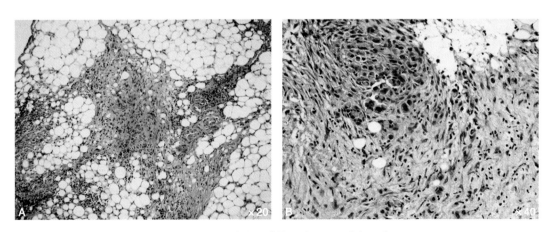

图 3-1-80　胃癌大网膜转移病理 HE 染色图像

小,胃壁厚而僵硬,黏膜仍可存在,可有充血水肿而无溃疡。④混合型:同时并存上述类型的两种或两种以上病变者。⑤多发癌:癌组织呈多灶性,互不相连。如在萎缩性胃炎基础上发生的胃癌即可能属于此型,且多在胃体上部。

根据组织结构可分为 4 型。①腺癌:包括乳头状腺癌、管状腺癌与黏液腺癌,根据其分化程度分为高分化、中分化与低分化 3 种;②未分化癌;③黏液癌(即印戒细胞癌);④特殊类型癌:包括腺鳞癌、鳞状细胞癌、类癌等。

根据组织发生方面可分为两型。①肠型:癌起源于肠腺化生的上皮,癌组织分化较好,形态多为蕈伞型;②胃型:癌起源于胃固有黏膜,包括未分化癌与黏液癌,癌组织分化较差,形态多为溃疡型和弥漫浸润型。

早期表现为上腹不适,约为 80% 患者有此表现,将近 50% 胃癌患者有明显食欲减退或食欲缺乏。晚期可出现乏力,腰背疼及梗阻后出现恶心、呕吐、进食困难。肿瘤表面溃疡时出现呕血、黑便。

早期胃癌的 X 线钡餐造影表现:在适当加压或双重对比下,隆起型常显示小的充盈缺损,表面多不光整,基部稍宽,附近黏膜增粗、紊乱,可与良性息肉鉴别;浅表型表现为黏膜平坦,表面可见颗粒状增生或轻微盘状隆起。部分患者可见小片钡剂积聚,或于充盈相呈微小的突出。病变部位一般蠕动仍存在,但胃壁较正常略僵。凹陷型可见浅龛影,底部大多毛糙不齐,胃壁可较正常略僵,但蠕动及收缩仍存在。加压或双重对比时,可见凹陷区有钡剂积聚,影较淡,形态不规则,邻近的黏膜纹常呈杵状中断。

进展期胃癌的 X 线钡餐造影表现:蕈伞型为突出于胃腔内的充盈缺损,一般较大,轮廓不规则或呈分叶状,基底广阔,表面常因溃疡而在充盈缺损中有不规则龛影,充盈缺损周围的胃黏膜纹中断或消失,胃壁稍僵硬;溃疡型主要表现为龛影,溃疡口不规则,有指压迹征与环堤征,周围皱襞呈结节状增生,有时至环堤处突然中断。混合型者常见以溃疡为主,伴有增生、浸润性改变,如发生在胃小弯侧,经常出现"半月综合征";局限浸润型者表现为黏膜纹异常增粗或消失,局限性胃壁僵硬,胃腔固定狭窄,在同一位置不同时期摄片,胃壁可出现双重阴影,说明正常蠕动的胃壁和僵硬胃壁轮廓相重。广泛浸润型的黏膜皱襞平坦或消失,胃腔明显缩小,整个胃壁僵硬,无蠕动波可见。

胃癌须与胃溃疡、胃内单纯性息肉、良性肿瘤、肉瘤、胃内慢性炎症相鉴别。有时尚需与胃皱襞肥厚、巨大皱襞症、胃黏膜脱垂症、幽门肌肥厚和严重胃底静脉曲张等相鉴别。鉴别诊断主要依靠 X 线钡餐造影、胃镜和活组织病理检查。

(3) 胃淋巴瘤

病例:

病历摘要:男性,65 岁,腹胀 1 年余,食欲缺乏 3 月。伴腹部隐痛,无呕吐、恶心、腹泻及发热。

消化道钡餐造影图像见图 3-1-81。

CT 增强检查图像见图 3-1-82。

影像诊断:胃底体及胃窦占位,考虑 1. 淋巴瘤;2. 皮革胃。

病理学图像见图 3-1-83。

病理诊断:胃套细胞淋巴瘤。

病例分析:胃恶性淋巴瘤(gastric malignant lymphoma)是胃非癌恶性肿瘤中最常见的类

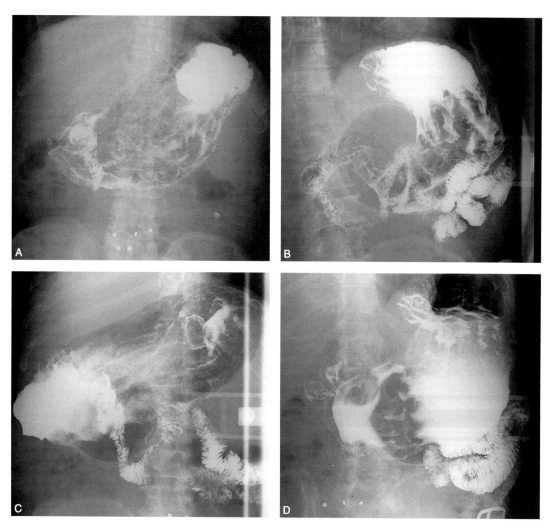

图 3-1-81 上消化道气钡双重造影图像

A. 仰卧水平位摄片,显示胃体及胃窦气钡双重像,可见胃体及胃窦大小弯侧胃壁欠光整,呈波浪状改变;B. 半立位摄片,显示胃体及胃底充盈相,可见胃底及胃体大弯侧黏膜不规则增粗紊乱;C. 俯卧左后斜位,显示胃体、胃窦及十二指肠球部充盈相,可见胃窦大小弯及胃体大弯侧胃壁不光整。幽门管及十二指肠球部形态正常;D. 立位胃体加压摄片,显示全胃充盈相,可见胃体及胃窦壁不光整,大弯侧为著

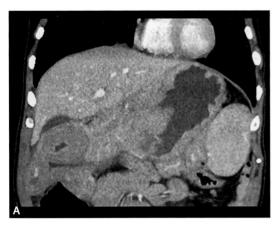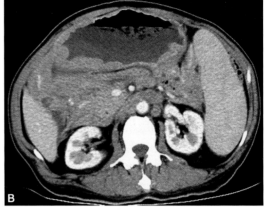

图 3-1-82　上腹部 CT 增强扫描图像

A、B. 冠状面重组和横断面图像,显示胃体及胃窦壁不均匀增厚并中度均匀强化,胃窦部胃壁呈环形增厚,胃体可见突向胃腔内结节状软组织影。胃内无明显潴留表现

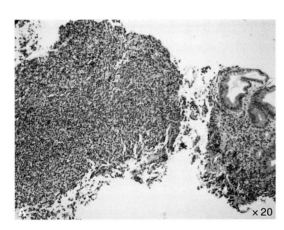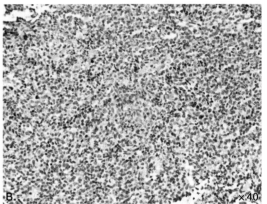

图 3-1-83　胃淋巴瘤病理 HE 染色图像

型,占胃部恶性肿瘤的 3% ~5% 。大多数原发性胃淋巴瘤为非霍奇金淋巴瘤,B 细胞性、T细胞性淋巴瘤少见,霍奇金病则属罕见。本病多见于 50 ~60 岁年龄组,近年来有年轻化趋势,性别中以男性多见。常见的临床表现有上腹痛、恶心、呕吐、厌食、上胃肠道出血及上腹部扪及肿块。而继发的胃淋巴瘤则可出现发热、体重减轻、肝脾肿大等全身症状。

　　从大体形态分为溃疡型、浸润型、多发性结节型、息肉型和混合型,与胃癌难以区别。晚期病例表现为巨大的脑回状改变,类似肥大性胃炎。①溃疡型:最为常见,此型有时与溃疡型胃癌难以区别,淋巴瘤可以呈多发溃疡,但胃癌通常为单个溃疡。②浸润型:与胃硬癌相似,胃壁表现为局限性或弥漫性的浸润肥厚,皱襞变粗隆起,胃小区增大呈颗粒状,黏膜和黏膜下层极度增厚成为灰白色,肌层常被浸润分离甚至破坏,浆膜下层亦常被累及。③结节型:胃黏膜内有多数散在的小结节,直径半厘米至数厘米,其黏膜面通常有浅表或较深的溃疡产生。结节间的胃黏膜皱襞常增厚,结节位于黏膜和黏膜下层,常扩展至浆膜面,呈灰白色,境界不清、变粗甚至可形成巨大皱襞。④息肉型:较少见。在胃黏膜下形成局限性肿块,向胃腔内突起呈息肉状或蕈状,有的则呈扁盘状,病变质地较软,其黏膜常有溃疡形成。

⑤混合型:在一个病例标本中,同时有以上 2 ~ 3 种类型的病变形式存在。

钡餐 X 线表现:①浸润型:多数侵犯胃体及胃窦部,胃腔正常或变小,胃轮廓光滑或不规则,有的如浸润型胃癌的"皮革胃",但胃腔有一定扩张能力,与胃癌不同。黏膜较巨大,走行紊乱,类似慢性胃炎,但加压后黏膜皱襞的形态固定不变。②充盈缺损型:其表现与蕈伞型胃癌相似,以菜花状充盈缺损为主,边缘清楚,黏膜皱襞粗大、扭曲、交叉,胃的轮廓较光滑完整。③溃疡型:巨大溃疡常见,多位于中心,周围环堤光滑整齐,酷似溃疡型胃癌,但后者的环堤周围有明显的指压迹,黏膜中断、不规则。

CT 表现:胃壁广泛性或节段性浸润增厚。胃壁浸润增厚平均可达 4 ~ 5cm。胃壁的不规则增厚使胃壁内、外缘均不整齐,内缘受侵使胃腔变形、变小,但在胃不同的充盈情况下,其大小、形态可有改变,提示胃壁尚具有一定的柔软性。增厚的胃壁密度均匀,增强后强化一致,其强化程度较皮革样胃癌 CT 值低 10 ~ 20HU。继发性胃淋巴瘤还可发现有肠系膜、后腹膜淋巴结肿大,肝、脾肿大等。

总之,当出现以下临床和 X 线表现存在时,提示病变可能为恶性淋巴瘤:①病变广泛,但蠕动和收缩存在;②胃部充盈缺损病变,类似蕈伞型胃癌,但临床一般情况较好;③类似浸润型胃癌的"皮革胃",但胃腔并不缩小,而有一定的扩张能力;④胃黏膜皱襞广泛增粗、扭曲,类似慢性胃炎,但加压后黏膜皱襞形态固定不变;⑤胃内多发或广泛肿块,可伴有溃疡,临床上有其他部位的恶性淋巴瘤。

临床上经常需与浸润型胃癌鉴别:胃原发性恶性淋巴瘤占胃恶性肿瘤 0.5% ~ 8%,多见于青壮年,好发胃窦部,临床表现与胃癌相似,约 30% ~ 50% 的该病患者呈持续性或间歇性发热,钡餐检查可见弥漫胃黏膜皱襞不规则增厚,有不规则地图形多发性溃疡,溃疡边缘黏膜形成大皱襞,单个或多发的圆形充盈缺损,呈"鹅卵石样"改变。胃镜见到巨大的胃黏膜皱襞,单个或多发息肉样结节,表面溃疡或糜烂时应首先考虑为胃淋巴瘤,活检多能鉴别。

(4)残胃癌

病例:

病历摘要:男性,65 岁,胃癌术后 2 年余,进食后腹胀恶心 3 个月,伴恶心呕吐。

消化道钡餐造影图像见图 3-1-84。

CT 增强检查图像见图 3-1-85。

影像诊断:远端胃大部切除术后,残胃癌。

病例分析:残胃癌(cancer of gastric remnant)亦称胃手术后胃癌。因其既可发生于胃大部切除后的残胃内,亦可发生于单纯胃肠吻合,单纯穿孔修补或迷走神经切断后的全胃内。一般认为应限于胃非癌瘤性病变手术后发生的胃癌,若因恶性病变而做手术者则应指手术后 20 年以上发生的胃癌。残胃癌占胃癌的 0.4% ~ 5.5%。发生率各家报道不一,一般认为在 1% ~ 5% 之间。男女之比为 5.4:1,平均发病年龄为 65 岁。从胃手术至残胃癌发生的间隔时间文献报道不一,平均为 13 ~ 19 年,最长间隔为 40 年,少数病例短于 10 年。一般认为,胃手术后 15 年内,残胃癌的发生率较一般人群的胃癌为低,而术后 15 年以上,发生率逐渐增高,至术后 20 年以上,其发生率则较一般人群高出 6 ~ 7 倍。因此,过去认为早期胃切除可以防止消化性胃溃疡恶变的观点,现已被否定。胃与十二指肠手术切除后残胃癌的发生率两者大致相仿。残胃癌的发生率与首次手术方式有关。胃次全切除术后作毕氏 Ⅱ 式和单纯胃空肠吻合术者比毕氏 Ⅰ 式者更易发生残胃癌。残胃癌的好发部位是吻合口,但亦可

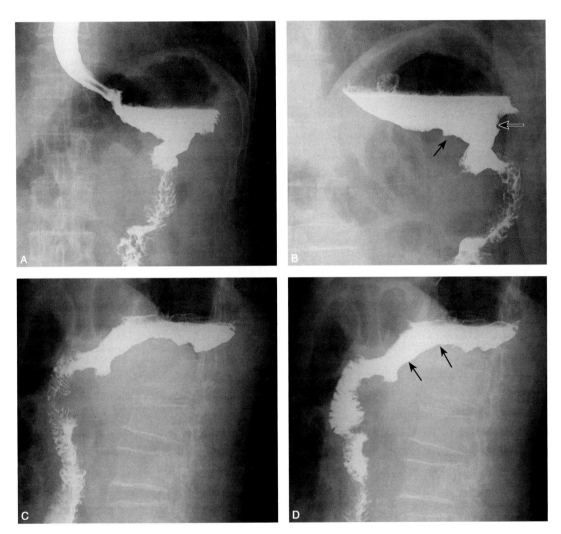

图 3-1-84　上消化道钡餐造影图像

A、B. 立位不同转体角度摄片,可见远端胃大部切除,胃体与空肠端端吻合,吻合口上方胃壁可见不规则充盈缺损(黑箭);C、D. 立位不同转体角度摄片,显示胃空肠吻合口,可见残胃壁不规则充盈缺损(黑箭),向上达胃底,向下侵犯吻合口,吻合口壁僵硬,局部未见明显狭窄

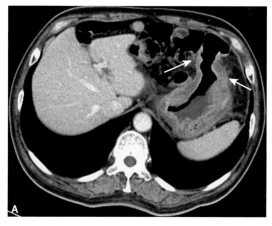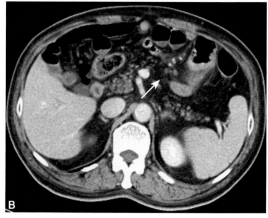

图 3-1-85　上腹部 CT 增强扫描图像

A、B. CT 增强扫描静脉期横断位图像,显示吻合口旁残胃壁明显增厚(图 A 白箭),胃周肿大淋巴结(图 B 白箭)

弥漫发生于整个残胃。

胃大部切除或迷走神经切断后,胃呈低酸或无酸状态,加以胃泌素分泌下降使保护性黏液减少,胃黏膜逐步萎缩。而胃手术后的胆汁、胰液和肠液的反流更损害胃黏膜,形成慢性萎缩性胃炎、肠上皮化生和不典型增生,乃是残胃癌发生的重要原因。

胃切除术后 10 年以上时突然发生胃纳减退、体重减轻、粪便隐血,以及中上腹持续性疼痛且不能被制酸解痉药物缓解等症状,为本病的常见临床表现。

X 线钡餐造影检查常可遗漏较小的病灶,故确诊率为 50% 左右。因胃大部切除术后患者胃容纳能力明显减少,在进行检查时应酌情使用产气剂,避免加重患者不适。对于可疑患者应多体位观察,嘱患者尽量咽下较多空气以达到气钡双重造影效果,便于观察残胃及吻合口黏膜。胃镜检查并作可疑部位的黏膜活检,是诊断本病的主要方法,其确诊率在 90% 以上。

4. 其他胃疾病

(1) 胃石症

病例:

病历摘要: 男性,57 岁,间断上腹部疼痛 20 年,加重半个月,腹痛呈钝痛,伴反酸。

消化道钡餐造影图像见图 3-1-86。

CT 增强检查图像见图 3-1-87。

影像诊断: 1. 胃体小弯上部占位,考虑浸润溃疡型胃癌;2. 胃石症;3. 胃潴留。

病理学图像见图 3-1-88。

病理诊断: 胃体早期癌。

病例分析: 摄入某种植物成分或吞入毛发或某些矿物质如碳酸钙、钡剂、铋剂等在胃内凝结而形成的异物,称为胃石症(gastric bezoar)。按胃石症的组成内容物可分为植物石、毛石、乳酸石、医源性胃石等类型,其中以植物石最为常见。

植物性胃石: 柿子中含有鞣质(phlobatannin)及树胶、果胶,在胃酸作用下鞣质与蛋白质

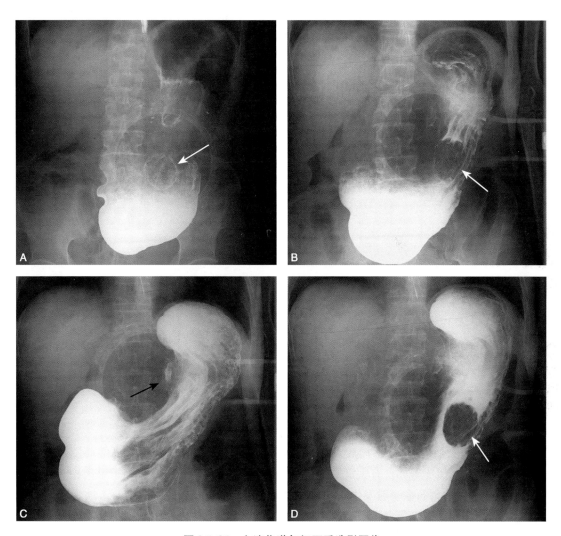

图 3-1-86　上消化道气钡双重造影图像

A. 立位摄片,显示胃窦充盈相,可见胃潴留明显,位于最底部,其上方可见液钡平面,液体内可见环状影(白箭);B ~ D. 直立位向仰卧位变换中不同角度下加压摄片,显示胃窦内钡剂逐渐流向胃底,胃体部可见类圆形充盈缺损(白箭),且随着体位变化及压迫器位置变化而变化,另贲门下方胃体小弯可见一巨大腔内龛影(黑箭),边缘不规则,周围可见充盈缺损

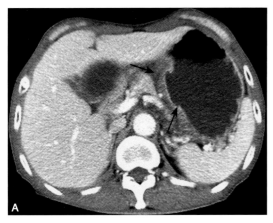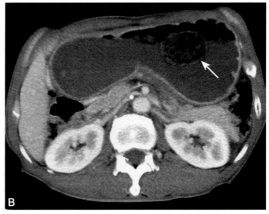

图 3-1-87　上腹部 CT 增强扫描图像

A、B. CT 增强扫描静脉期横断位图像,显示胃体小弯侧巨大龛影(黑箭),漂浮于胃内之类圆形混杂密度胃石(白箭)

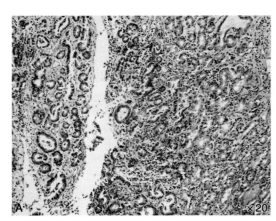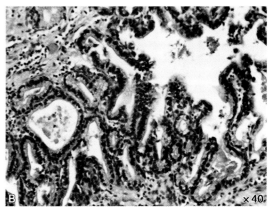

图 3-1-88　胃癌病理 HE 染色图像

结合成鞣酸蛋白,后者与果胶、树胶及纤维素粘合在一起而形成胃柿石。高酸环境是胃石发生的条件。山楂、黑枣等亦含有大量果胶与鞣质,常可形成胃石。南方产柿子果肉松、多汁,不易形成柿石。残胃胃石症一般发生于残胃伴胃动力障碍者,多为植物性结石。饮食纤维成分高,术后输出口引流减少及食物咀嚼少等原因使植物的根、叶、皮在胃内与黏液凝结成结石。

毛石:毛发进入胃内附着于黏膜而不易排出,反复食入,因互相交织缠绕而形成发球。毛发石多呈 J 形、U 形,表面粗糙不平,附有黏液并有腐败臭味。对胃长期刺激可发生溃疡或穿孔。

乳酸石:多见于高浓度奶喂养的低体重新生儿,低体重新生儿胃运动功能弱,高浓度奶可在胃内形成乳酸胃石。虫胶石常见于有吸吮虫胶酒精习惯的油漆工人,有些药物成分如碳酸钙、铋剂及一些坚硬的中药丸、造影用硫酸钡偶尔也可在胃内形成胃石。

胃石的性质不同,对胃刺激程度及有无并发症如溃疡、梗阻等也因而有所不同。不少病例可以长久没有症状。典型的症状则表现为上腹部的肿块,伴有不同程度的疼痛、恶心、呕吐、食欲缺乏及消瘦等现象。

X线钡餐透视或气钡双重造影,可发现钡剂在胃内产生分流现象,并显示浮于钡剂上层游离性、团块状、圆形或椭圆形充盈缺损区,而胃黏膜结构光整,胃壁柔软。当胃内钡剂排空后仍可见团块影上有条索状、网状或片状钡斑黏附。按压团块阴影无明显压痛,并可随力度而改变轮廓形态及位置,提示结块有一定压缩性、游走性。

（2）胃外压改变

病例 1：

病历摘要： 女性,46 岁,间断腹胀 6 个月余,伴颜面水肿,食欲缺乏,乏力,头晕,乙肝标志物阳性。

消化道钡餐造影图像见图 3-1-89。

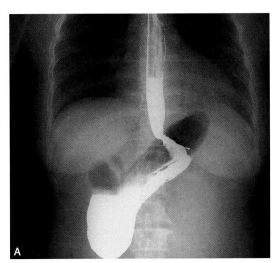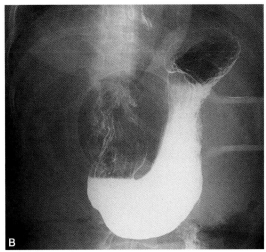

图 3-1-89　上消化道气钡双重造影图像

A、B. 立位和右前斜局部加压摄片,显示全胃充盈相,可见左中上腹密实,结肠脾曲下移;胃向中线区移位,大部分位于脊柱右侧,胃壁光整柔软,黏膜规则,蠕动减弱

影像诊断： 胃外压改变(脾大压迫)并蠕动减弱。

病例 2：

病历摘要： 女性,5 岁。12 天前进食冷饮后出现恶心,呕吐,伴有白色粘条样物,呕吐非喷射性,进食后明显。

消化道钡餐造影图像见图 3-1-90。

CT 增强检查图像见图 3-1-91。

影像诊断： 食管下段及胃外压(右中下纵隔及左上腹占位)。

病例分析： 胃毗邻器官很多,由于它们生理变异或病理改变而压迫,推挤胃壁,从而导致在消化道造影时出现胃的外压改变。胃后壁作为小网膜前壁的一部分,与脾、左肾上极、左肾上腺、胰腺、横结肠等结构相邻,胃右侧与胆囊相邻,其中胰腺与胃后壁关系最为密切。知道了胃周的这些毗邻关系,对于判断胃外压病变的来源很有帮助。

胃外压改变的造影表现与来源于胃黏膜下的病变造影表现非常相似,临床上常常需要进行鉴别。一般来说,两者都表现为向胃腔内突出的充盈缺损影,表面较光滑,如果黏膜面因其他因素破溃,则可以在充盈缺损表面出现大小不等的龛影,而黏膜下病变出现黏膜破溃

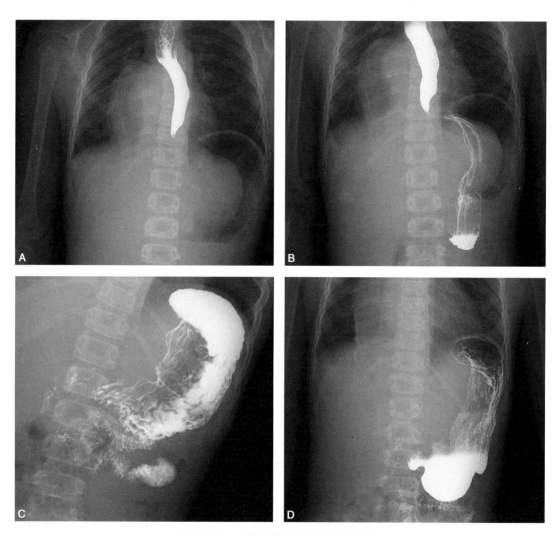

图 3-1-90 上消化道气钡双重造影图像

A、B. 立位摄片,可见右中下纵隔增宽,中上腹密实,食管中下段受压左移,胃泡向左侧移位,胃泡内可见软组织影,钡剂通过胃体小弯呈绕流征象;C. 仰卧水平位摄片,显示胃体及胃窦气钡双重像,可见胃体及胃窦黏膜尚规则,未见破坏征象;D. 立位摄片,显示全胃充盈相,可见胃整体向左侧移位,贴近左侧腹壁,胃体小弯呈外压表现,局部胃壁尚光滑

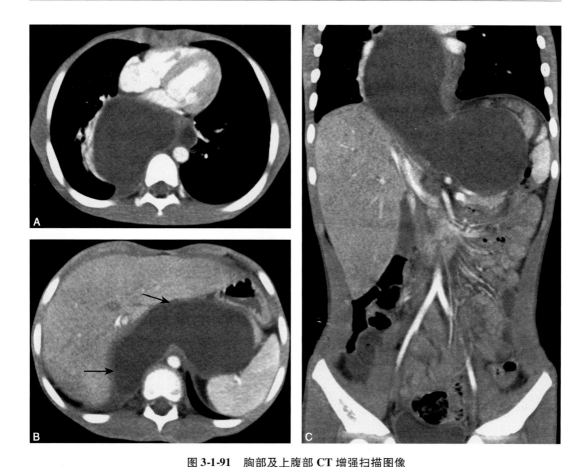

图 3-1-91　胸部及上腹部 CT 增强扫描图像

A、B. CT 增强扫描静脉期横断图像，显示造成胃受压之巨大囊性占位（黑箭），向左前方移位之胃；
C. 冠状面重建图像，可清晰显示自后纵隔向下延伸进入腹腔的囊性占位

的几率要高于胃外疾病外压；当黏膜下病变体积较大且主要向黏膜面生长时，常常表现为局限性突向腔内的充盈缺损，病变的大部分都在胃腔内，而胃外病变外压所致充盈缺损常常表现为基底较宽、高度较小、外压切迹可以随体位的变化而变化；胃周脏器体积增大造成的胃外压改变，临床上首先出现胃部不适的症状，与病变脏器有关的一些临床表现常常首先出现，这一点也有利于两者的鉴别。如果胃黏膜下病变主要向腔外生长，则与一些胃部的外压改变鉴别困难，此时需要进一步进行其他影像学检查，比如 CT、超声内镜、MRI 等。

（3）胃扭转

病例 1：

病历摘要：女性，56 岁，食欲缺乏、乏力 1 个月余，加重 3 天，伴反酸、胃灼热。

消化道钡餐造影图像见图 3-1-92。

影像诊断：胃扭转（器官轴位型）。

病例分析：胃扭转（volvulus of stomach）是指胃的大弯及小弯在相互位置关系上发生了变化，根据扭转方式不同，可分为三型：①器官轴位型或纵轴型扭转，即以贲门与幽门连续为轴心，向上翻转，以致小弯向下，大弯向上；②网膜轴位型或横轴型扭转，即以与长轴垂直的方向，向左或向右翻转；③混合型扭转，兼有上述两型不同程度的扭转。在这三型中，以器官

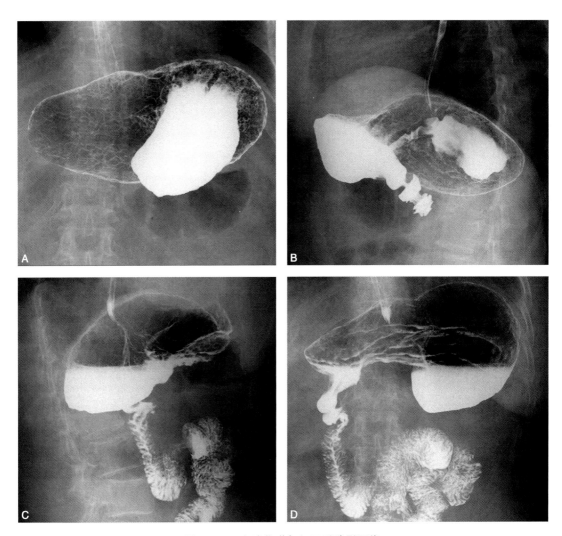

图 3-1-92　上消化道气钡双重造影图像

A. 仰卧水平位摄片,显示胃体及胃窦气钡双重像,可见胃体及胃窦壁光整,胃小沟交错呈细网格状;
B. 半立过度左前斜摄片,显示胃底贲门区双对比相及胃窦十二指肠充盈相,可见胃窦充盈后壁光滑,幽门管结构清晰,十二指肠球部形态规则;C. 左侧立位摄片,可见胃体及胃窦向上翻转,胃呈水平位;
D. 立位前后摄片,显示胃大弯在上,小弯朝下,胃窦向下与十二指肠球部相连。钡剂大部分存于胃底

轴位型扭转最常见,网膜轴位型次之,混合型最少见。

　　新生儿胃扭转是一种先天性畸形,可能与小肠旋转不良有关,使胃脾韧带或胃结肠韧带松弛而致胃固定不良。多数可随婴儿生长发育而自行矫正。成人胃扭转多数存在解剖学因素,在不同的诱因激发下而致病。胃的正常位置主要依靠食管下端和幽门部的固定,肝胃韧带和胃结肠韧带、胃脾韧带也对胃大、小弯起了一定的固定作用。较大的食管裂孔疝、膈疝、隔膨出以及十二指肠降段外侧腹膜过度松弛,使食管裂孔处的食管下端和幽门部不易固定。此外,胃下垂和胃大、小弯侧的韧带松弛或过长等,均是胃扭转发病的解剖学因素。

　　急性胃扭转起病较突然,发展迅速,其临床表现与溃疡病急性穿孔、急性胰腺炎、急性肠梗阻等急腹症颇为相似,与急性胃扩张有时不易鉴别。起病时均有骤发的上腹部疼痛,程度剧烈,并牵涉至背部。常伴频繁呕吐和嗳气,呕吐物中不含胆汁。由于不能服下钡剂,胃肠

X线造影检查在急性期帮助不大。

慢性胃扭转多无梗阻,可无明显症状,或其症状较为轻微,类似溃疡病或慢性胆囊炎等慢性病变。胃肠X线造影检查是重要的诊断方法:系膜轴扭转型的X线钡餐造影表现为胃底移向右下,胃窦移至左上,形成双峰形胃腔,即胃腔有两个液平面,幽门和贲门处在相近平面。器官轴扭转型的X线钡餐造影表现为:贲门端下降,食管腹段延长,胃远端位置升高,两者甚至在同一水平;胃大、小弯倒置和胃底液平面不与胃体相连;粘膜相和双对比相可见黏膜皱襞呈螺旋状或倒"V"字形扭曲。

(四) 十二指肠

1. 先天性及功能性病变

(1) 先天性十二指肠狭窄及闭锁

病例1:

病历摘要:男孩,1天,出生后呕吐1天,胎粪少量排出,腹部膨隆。

消化道造影图像见图3-1-93。

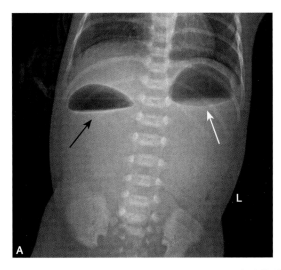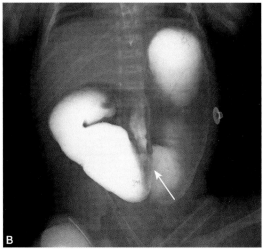

图 3-1-93　上消化道碘对比剂造影图像

A. 腹部立位图像,显示上腹部两宽大气液平面(白箭所示为胃内液平面,黑箭所示为十二指肠球部内液平面);B. 经胃内留置管注入适量含碘对比剂后仰卧位图像,显示十二指肠球部明显扩张,对比剂受阻于十二指肠降部远段,局部呈盲端状(白箭),小肠内未见气体影

影像诊断:先天性十二指肠降部闭锁。

病例2:

病历摘要:女孩,1天,出生后呕吐1天,为黄色黏液,大便为白色糊状,腹部膨隆,孕28周彩超示十二指肠闭锁并部分扩张。

消化道造影图像见图3-1-94。

影像诊断:先天性十二指肠水平部远段闭锁。

病案分析:先天性十二指肠闭锁(congenital duodenal)是胚胎时期肠管空泡化不全所引致,属肠管发育障碍性疾病。本病多见于早产儿,可伴有其他发育畸形,如21号染色体三体畸形。患儿生后不久(数小时~2天)即发生呕吐,且呕吐频繁、量多、有力,有时呈喷射性,

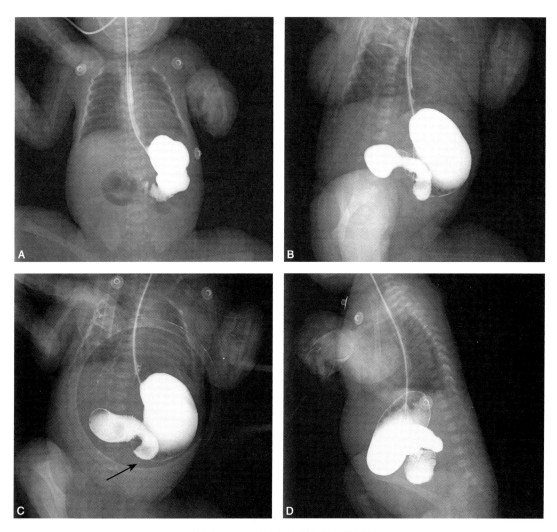

图 3-1-94　上消化道碘对比剂造影图像

A～D. 经胃内留置管注入适量碘对比剂后不同翻转体位图像,显示胃充盈尚好,幽门开放尚自如,十
二指肠球部扩张,对比剂通过十二指肠水平部远段受阻(图 C 黑箭),局部呈盲端。小肠内未见气体影

排便异常、有腹胀现象。

正常肠道发育过程分三个阶段:管腔开通阶段,在胚胎初期小肠已形成一个贯通的肠
管;上皮细胞增殖阶段,胚胎 5～10 周时上皮细胞增生繁殖,使肠腔闭塞,形成暂时充实期;
再度腔化阶段,胚胎 11～12 周时完成,闭塞肠管内出现很多空泡,彼此相互融合,使管腔再
度沟通。如果胚胎肠管发育在第 2 或第 3 个月中发生障碍,某段没有出现空泡,停留于实质
期,或出现空泡但未彼此融合,或融合不全,将形成肠管的闭锁或狭窄。有人认为胎儿时期
肠管血循环障碍,阻碍了小肠正常发育也可产生闭锁。

影像学表现: 在十二指肠闭锁时,胃和十二指肠球充气扩张,各形成一个明显的大气泡,
其他肠内无气体,称“双泡征”。双泡间由增宽的幽门影相连,双泡的大小可因体位变换而发
生明显变化。空肠上段高位闭锁时,空肠也可以充气扩张形成第三个气泡,称“三泡征”。闭
锁的部位越靠下,积气积液的肠袢越多,在腹腔内广泛分布,对闭锁部位的准确判断越加困

难。在肠闭锁时通常禁止作钡餐检查,可经胃管注入含碘造影剂。造影剂在闭锁处截断或呈"袋状"盲端,闭锁近端肠管显著扩张,蠕动减弱或增强。

先天性十二指肠闭锁应与以下疾病鉴别:

幽门闭锁和隔膜:呕吐物不含胆汁。腹部立位 X 线平片只见胃扩张伴液平。造影检查可见梗阻部位在幽门窦部。

先天性肥厚性幽门狭窄:呕吐物不含胆汁,且发病在生后 2~3 周。右上腹可触及橄榄形肿块。钡餐及超声均显示幽门管狭窄且延长。

环形胰腺:本病也表现为十二指肠第二段梗阻,有时与十二指肠闭锁或狭窄合并发生,因此从临床检查不易鉴别,需经手术确诊。

先天性肠旋转不良:主要症状之一为十二指肠第二段梗阻。钡灌肠检查显示盲肠位置异常,多位于上腹部可作为诊断依据

（2）十二指肠淤滞

病例1:

病历摘要:女性,68 岁,呕吐、腹泻 3 年,餐后饱胀、憋气半个月余。

消化道造影图像见图 3-1-95。

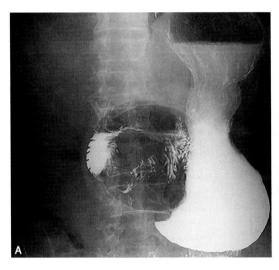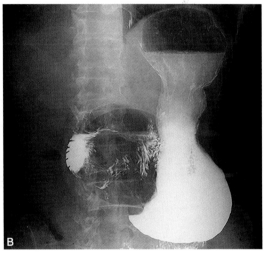

图 3-1-95　上消化道气钡双重钡餐造影图像

A、B. 上消化道气钡双重造影局部加压图像,显示十二指肠降部轻度扩张,内可见钡剂及气体潴留,钡剂通过十二指肠缓慢,水平部未见明显外压切迹。胃扩张,内可见较多潴留液

影像诊断:十二指肠水平段淤滞

病例2:

病历摘要:女性,63 岁,餐后腹胀 3 个月余,呕吐后缓解,呕吐物内偶有胆汁。

消化道造影图像见图 3-1-96。

CT 扫描图像见图 3-1-97。

影像诊断:肠系膜上动脉压迫综合征。

病例分析:十二指肠淤滞症(duodenal stasis)是指各种原因引起的十二指肠阻塞,以致十二指肠阻塞部位的近端扩张、食糜壅积而产生的临床综合征。主要是由于 Treitz 韧带短,十

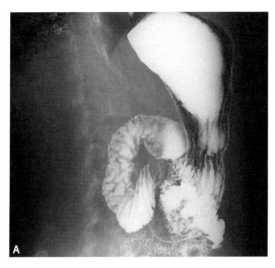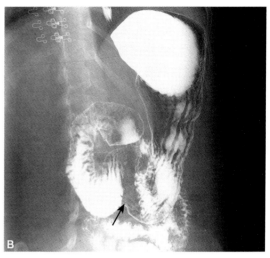

图 3-1-96　上消化道气钡双重造影图像

A、B. 上消化道气钡双重造影图像,显示十二指肠降部及水平部近端肠管轻度扩张,水平部远段可见一纵向"笔杆样"压迹(黑箭),钡剂通过缓慢,近端肠管频发"钟摆样"逆蠕动

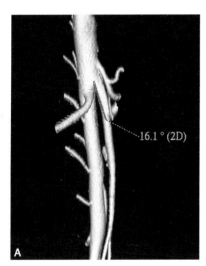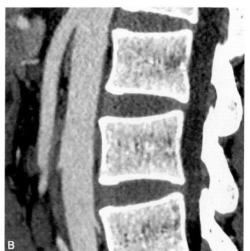

图 3-1-97　肠系膜上动脉 CT 血管重建图像

A. 血管 VR 像,测量肠系膜上动脉与腹主动脉夹角为 16.1°;B. 矢状位重组图像,显示肠系膜上动脉与腹主动脉夹角明显缩小

二指肠位置较高,肠系膜上动脉根部淋巴结肿大,或肠系膜纤维组织增生肥厚粘连,或内脏下垂牵拉肠系膜所引起的肠系膜上动脉压迫十二指肠横部造成十二指肠梗阻。

可发生于任何年龄,但以消瘦的中青年女性或长时卧床者多见。呈慢性间歇性发病,持续数天后可自行缓解,也偶见急性发病者。主要的临床表现为十二指肠梗阻的表现,进食后上腹部饱胀、疼痛,随后出现恶心呕吐,呕吐量较大,类似于幽门梗阻,本病突出的特点为症状与体位有关,仰卧位时由于向后压迫症状加重,而俯卧位,膝胸位,左侧位时可使症状缓解。梗阻严重时可伴有脱水和电解质失衡。反复发作患者可有消瘦、贫血等营养不良表现。还有一部分出现神经官能症表现。

影像学表现：在缓解期多无异常发现，在发作期可见十二指肠压迫征象，于第三段的(水平端)中心处呈纵形"笔杆样"压迹或呈瀑布状下落，钡剂通过缓慢。其近端肠管扩张壅积，蠕动增强，并有频繁的逆蠕动。常在十数分钟后，方见钡剂少量通过狭窄处进入空肠，而钡剂可在十二指肠停留 6 小时以上，近端有肠管扩张，并与体位改变有关，20% 可伴有胃扩张。

2. 炎症性病变

(1) 十二指肠球部炎症

病例：

病历摘要：男性，34 岁，上腹痛 3 个月，空腹疼痛明显，餐后缓解。

消化道造影图像见图 3-1-98。

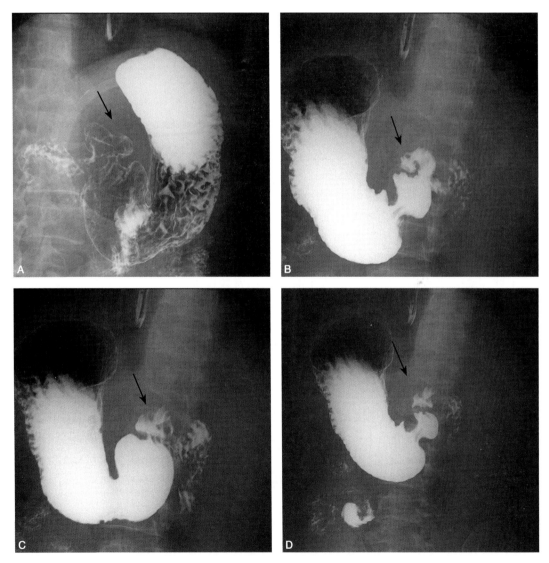

图 3-1-98　上消化道气钡双重造影图像

A. 仰卧左前斜位气钡双重造影图像，显示胃窦及十二指肠黏膜相，可见十二指肠球部形态欠规则（黑箭），黏膜粗大，未见明确龛影形成；B ~ D. 俯卧位图像，显示胃窦及十二指肠球部充盈相，同样见十二指肠球部充盈后形态失常，球部壁张力高，钡剂通过迅速

影像诊断：十二指肠球部炎症。

病例分析：十二脂肠炎为非特异性感染，多发生在球部（十二指肠球部炎）。病理可分为表浅型、间质型及萎缩型。与胃炎相似，以表浅型居多，炎症限于黏膜层。本病临床症状缺乏特征性，主要表现为上腹部疼痛、恶心、呕吐、常伴有其他消化不良症状，如腹胀、嗳气、反酸等。有时酷似十二指肠球溃疡，呈周期性、节律性上腹部疼痛，空腹胃痛，食物或抑酸药可缓解，并反复有黑便或呕吐咖啡样液，但多可自动止血。也有部分患者可无任何症状。本病常与慢性胃炎、慢性肝炎、肝硬化、胆道疾患或慢性胰腺炎并存。目前认为其病因可能与服用刺激性食物、酒精、药物如阿司匹林等有关，过去有人认为胃酸过多是十二指肠球部炎的原因，也有人认为本病是十二指肠溃疡的前期病变。

十二指肠球部炎症钡餐造影表现为：十二指肠球部张力较高，不容易充分扩张；十二指肠球壁欠光滑或球部变形，但无明确龛影形成，球部黏膜皱襞增粗；钡剂通过球部迅速，呈明显激惹征象。

（2）十二指肠球部溃疡

病例：

病历摘要：男性，50 岁，上腹痛 6 个月余。

消化道造影图像见图 3-1-99。

影像诊断：十二指肠球部溃疡。

病案分析：十二指肠溃疡（duodenal ulcer，DU）是临床常见病、多发病，是消化性溃疡的常见类型。好发于气候变化较大的冬春两季。男性发病率明显高于女性。与胃酸分泌异常、幽门螺杆菌感染、非甾体抗炎药、生活及饮食不规律、工作及外界压力、吸烟、饮酒以及精神心理因素密切相关。十二指肠溃疡多发生在十二指肠球部（95%），以前壁居多，其次为后壁、下壁、上壁。常呈圆形或椭圆形，大小深浅不一，常较胃溃疡小，直径多在 4～12mm，溃疡周围有炎性浸润、水肿及纤维组织增生。由于痉挛与瘢痕收缩可使球部变形，也可见黏膜向溃疡纠集。溃疡可以多发，若与胃溃疡同时存在称复合溃疡。十二指肠溃疡愈合时，溃疡变浅、变小，若原溃疡浅小，黏膜可恢复正常，若原溃疡较深大时可遗留瘢痕，肠壁增厚或球部变形。

临床主要表现为上腹部疼痛，可为钝痛、灼痛、胀痛或剧痛，也可表现为仅在饥饿时隐痛不适。典型者表现为轻度或中度剑突下持续性疼痛，可被制酸剂或进食缓解。临床上约有 2/3 的疼痛呈节律性：早餐后 1～3 小时开始出现上腹痛，如不服药或进食则要持续至午餐后才缓解。食后 2～4 小时又痛，进餐后可缓解。约半数患者有午夜痛，患者常可痛醒。节律性疼痛大多持续几周，随着缓解数月，可反复发生。伴有反酸、嗳气，当有并发症时可呕吐咖啡样物、黑便、梗阻、穿孔等相应的临床表现。

消化道钡餐检查征象：十二指肠溃疡的直接征象为龛影，通常使用加压法可显示为类圆形或米粒状钡斑，边缘大多光滑整齐，周围有一圈透明带，或有放射状黏膜皱襞纠集，可以是单个亦可以是多个。

球部变形也是球部溃疡常见而重要的征象，常为球部一侧壁的切迹样凹陷，以大弯侧多见，也可为山字形、三叶形或葫芦形等。许多球部溃疡不易显出龛影，若有恒久的如上述球

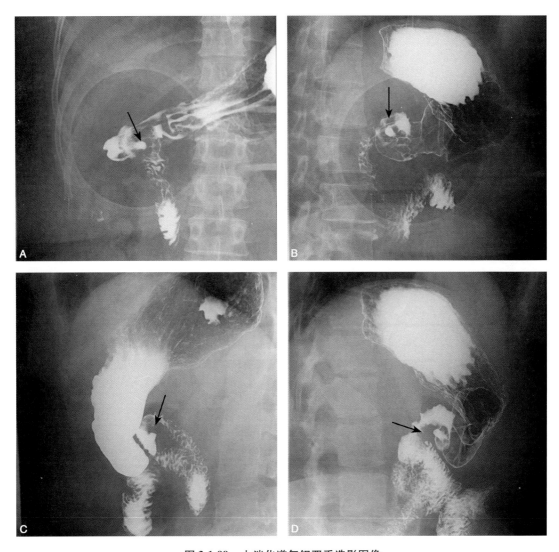

图 3-1-99　上消化道气钡双重造影图像

A. 气钡双重造影仰卧位图像,显示十二指肠球部乳头状龛影形成;B、D. 仰卧右前斜位图像,显示胃窦及十二指肠球部黏膜相,可见十二指肠球部形态失常,黏膜粗大,并龛影形成;C. 右侧卧位图像,显示胃窦及十二指肠球部充盈相,显示十二指肠球部充盈不佳,钡剂通过迅速,可见龛影形成。图中黑箭所示为龛影

部变形,也可诊断。

此外,球部溃疡也有表现为钡剂到达球部后不易停留迅速排出的激惹征,幽门痉挛,开放延迟及胃分泌液增多,球部固定的压痛等征象。

造影诊断十二指肠球部溃疡时,以下情况需要知道:①只要十二指肠球部失去正常锥形,即可诊断球部溃疡;②有龛影存在,说明溃疡有活动性;③若无龛影,但球部变形且无临床症状,说明溃疡已愈合(无活动性)。

3. 十二指肠肿瘤性病变

(1) 十二指肠良性肿瘤

病例1：

病历摘要：女性，58 岁，1 个月前无明显诱因出现腹部疼痛，间断性，伴后坠感，便后减轻。

消化道造影图像见图 3-1-100。

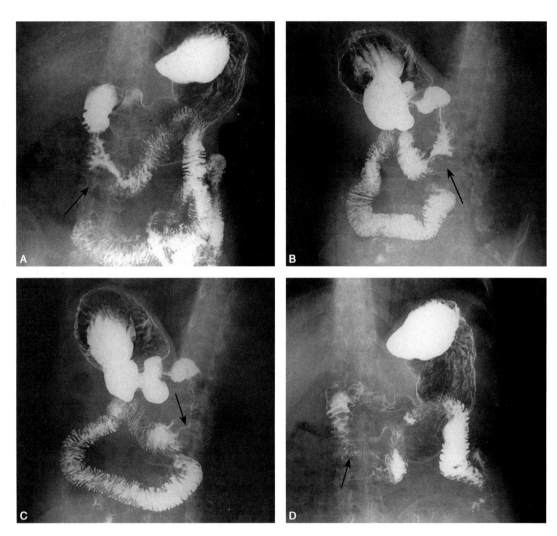

图 3-1-100 上消化道气钡双重造影图像

A、D. 气钡双重造影仰卧位图像，显示十二指肠降部下段外侧壁充盈缺损，表面尚光滑，局部管腔狭窄，近端肠管未见扩张；B、C. 右侧卧位图像，从不同角度显示十二指肠降部充盈缺损，局部肠壁蠕动减弱。图中黑箭所示为充盈缺损

CT 扫描图像见图 3-1-101。

影像诊断：十二指肠占位，间质瘤可能。

病理学图像见图 3-1-102。

病理诊断：十二指肠间质瘤。

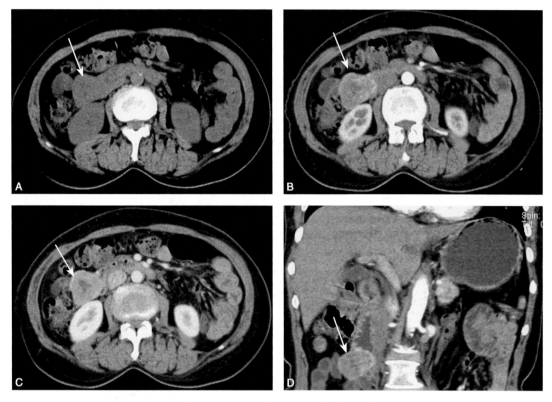

图 3-1-101　上腹部 CT 平扫及增强图像

A ~ C. CT 平扫、增强动脉期及静脉期图像,显示十二指肠降部类圆形软组织影(图中白箭)并中度不均匀强化,中心可见低密度坏死区,肿块边缘尚清晰;D. 冠状位重组图像,显示十二指肠降部肿块大部分突向十二指肠腔外,边界较清晰

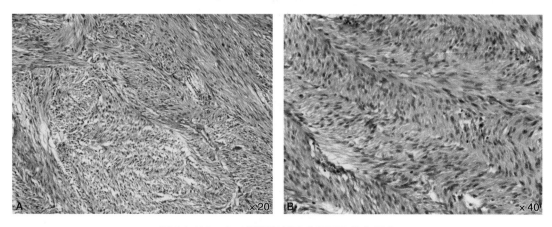

图 3-1-102　十二指肠间质瘤病理 HE 染色图像

病例 2:

病历摘要:女性,47 岁,因胆囊结石复查彩超时无意发现十二指肠肿块占位 1 周。

消化道造影图像见图 3-1-103。

影像诊断:十二指肠降部占位(CT 显示为脂肪瘤)。

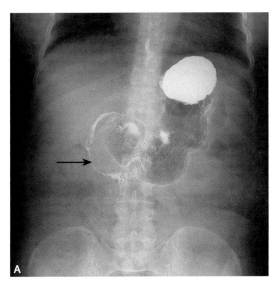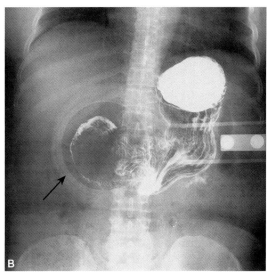

图 3-1-103 上消化道气钡双重造影图像

A、B. 气钡双重造影仰卧位图像,显示十二指肠肠圈扩大,降部及水平部肠管呈外压改变(黑箭),肠腔狭窄,黏膜未见破坏,十二指肠球部及胃未见扩张潴留表现

病例 3：

病历摘要：男性,61 岁。胃部不适 20 年,偶伴腹泻。发现十二指肠息肉 2 天。

消化道造影图像见图 3-1-104。

CT 扫描图像见图 3-1-105。

影像诊断：十二指肠降部占位,考虑息肉可能。

病理学图像见图 3-1-106。

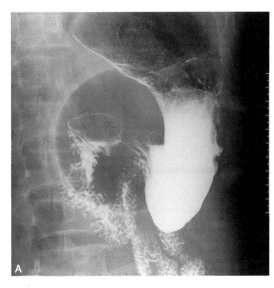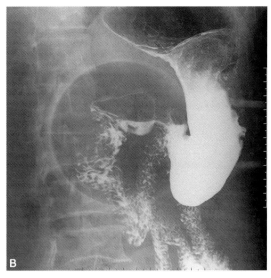

图 3-1-104 上消化道气钡双重造影图像

A、B. 气钡双重造影立位加压图像,显示十二指肠降部上段内类圆形充盈缺损,表面尚光滑,周围黏膜未见破坏改变

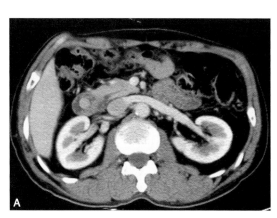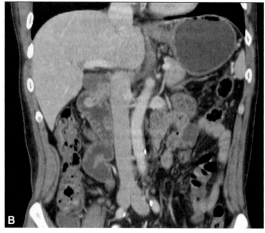

图 3-1-105　上腹部 CT 增强扫描图像

A. 横断面 CT 增强扫描图像,显示十二指肠降部上段内圆形中度强化结节影,结节表面光滑,强化均匀;B. 冠状位重组图像,同样显示十二指肠降部上段内侧壁的结节样病变,局部肠壁未见增厚

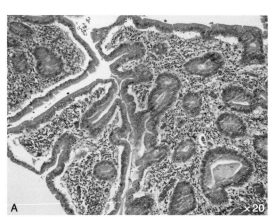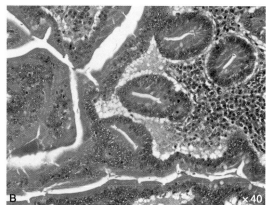

图 3-1-106　十二指肠腺瘤病理 HE 染色图像

病理诊断:十二指肠降部绒毛-管状腺瘤。

病例分析:十二指肠良性肿瘤(benign tumor of duodenum)约占全部小肠肿瘤的 20% ~ 30%,比较少见。由于检查方法的进步,近年来报告多见,上皮性肿瘤主要有腺瘤样息肉和 Brunner 腺瘤,以前者多见。在非上皮性肿瘤中,以间质瘤、脂肪瘤较为多见,神经性肿瘤、纤维瘤、淋巴管瘤、血管瘤等更为少见。

十二指肠良性肿瘤的临床症状,主要来自三方面原因:一是局部刺激症状:表现为上腹痛、重压感或胀满感等,无特异性;二是肿瘤阻塞症状:因肿瘤占位所致通过障碍,可有疼痛、恶性和呕吐等,尤其肿瘤较大时,出现率较高;三是出血症状:因上皮性肿瘤的表面糜烂或非上皮性肿瘤的中心坏死,溃疡形成,多有间歇性出血,便血较呕血多见,长期可导致贫血。

影像学表现：上消化道造影良性肿瘤的一般表现为圆形或椭圆形充盈缺损，边缘锐利；表面光滑，可有小的糜烂或溃疡；邻近肠壁无浸润僵硬表现，蠕动正常；肿瘤周围的环形皱襞正常，无破坏。

鉴别诊断：十二指肠腺瘤性息肉多为单发，以十二指肠降段多见，单发带蒂腺瘤易产生幽门梗阻，多发腺瘤很少见。肠腔内可见圆形或椭圆形充盈缺损，直径多在 3cm 以下，轮廓清楚，边缘锐利，少数呈波浪状。带蒂腺瘤可引起梗阻或套叠。肠壁柔软无浸润，肿瘤区黏膜皱襞撑平消失，周围黏膜皱襞正常。

十二指肠腺瘤与十二指肠布氏腺增生鉴别：十二指肠腺瘤多为单发，而十二指肠布氏腺增生为多发性病变；卵石状充盈缺损为十二指肠布氏腺增生的典型表现，而十二指肠腺瘤则为单发的充盈缺损；带蒂腺瘤易并发肠梗阻，而十二指肠布氏腺增生无此表现。

十二指肠间质瘤基底部宽，有时可见桥性皱襞。有向腔外生长趋向。发现时多较大，可压迫周围器官移位，局部蠕动消失。有恶变的可能性，若肿瘤和溃疡较大，应考虑恶变可能。

十二指肠脂肪瘤常为大而光滑的充盈缺损，加压检查肿块柔软可变形。CT 扫描显示为负值，有重要鉴别价值，血管造影无肿瘤染色。

（2）十二指肠恶性肿瘤

病例 1：

病历摘要：女性，20 岁，7 个月前无诱因出现乏力，上腹部不适、脸色苍白，进食后轻度饱胀感，加重 10 天。

消化道钡餐造影图像见图 3-1-107。

CT 平扫+增强扫描图像见图 3-1-108。

影像诊断：十二指肠降部癌。

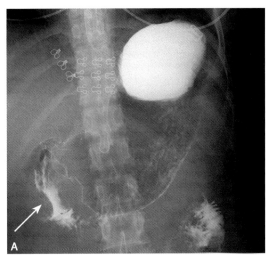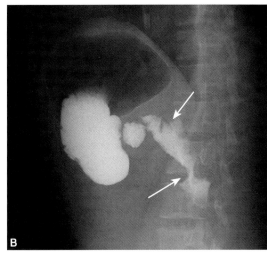

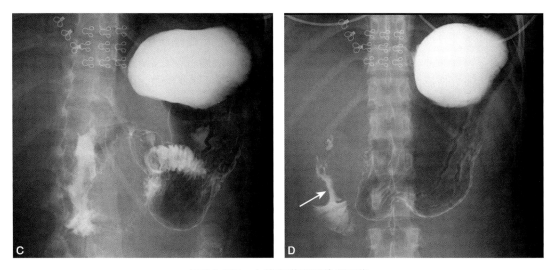

图 3-1-107　上消化道双重造影图像

A、D. 双重造影仰卧位图像,所用对比剂为碘剂,显示十二指肠降部不规则充盈缺损,表面欠光整,局部管腔不规则狭窄,黏膜破坏;B、C. 右侧卧位及左侧卧位图像,从不同角度显示十二指肠降部充盈缺损(白箭),局部肠壁蠕动消失

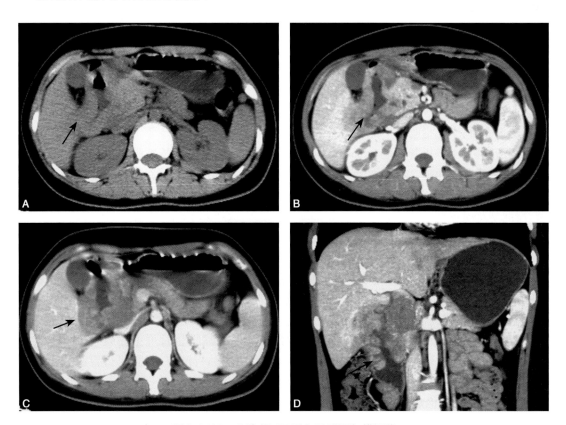

图 3-1-108　上腹部 CT 平扫及增强扫描图像

A ~ C. CT 平扫、增强动脉期及静脉期图像,显示十二指肠降部肠壁环形不规则增厚(黑箭)并轻中度强化,肿块边缘尚清晰;D. 冠状位重组图像,显示十二指肠降部肠腔狭窄

病例2：

病历摘要：男性,59 岁,1 个月前无明显诱因突发饮食后腹痛腹胀,肠鸣音亢进,伴乏力,呕吐胃内容物及胆汁,呕吐物呈酸臭味。吐后症状明显缓解；偶有夜间疼醒。

消化道钡餐造影图像见图 3-1-109。

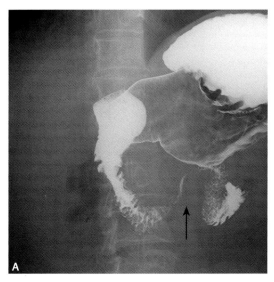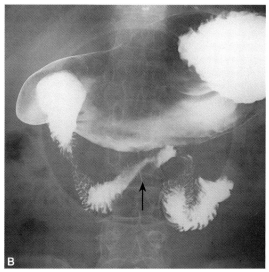

图 3-1-109　上消化道气钡双重造影图像

A、B. 气钡双重造影仰卧位图像,显示十二指肠水平部节段性肠腔狭窄,局部可见不规则充盈缺损（黑箭）,肠黏膜破坏,肠壁僵硬

影像诊断：十二指肠水平部癌。

病例分析：十二指肠腺癌（duodenal cancer）指起源于十二指肠黏膜上皮的癌。多为单发,可由腺瘤恶变而来。组织学上可见腺瘤-腺癌转化及腺癌中的残存腺瘤组织。十二指肠腺癌多发生于降部乳头周围,约占 60%,其次为壶腹下段,球部最少见。肿瘤可表现为息肉型、浸润型及溃疡型。

本病早期症状一般不明显,常表现为上腹部不适或钝痛,进食后疼痛不缓解,有时疼痛可向背部放射；厌食、恶心、呕吐；贫血、黑便或呕血；黄疸及体重减轻等,部分病例可扪及右上腹包块。

上消化道气钡双重造影或十二指肠低张造影是较好的影像学检查方法。其 X 线表现为：①以溃疡为主的不规则龛影或钡斑,周围隆起伴有充盈缺损,肠壁僵硬；②以息肉为主的多发不规则息肉样充盈缺损,伴有肠腔变窄；③浸润型表现的局限性环形狭窄,肠壁僵硬,不能扩张及狭窄近端十二指肠扩张或伴有胃扩张与潴留。黏膜相时可见黏膜紊乱、破坏、中断、消失。摄片时常常需要局部加压,患者如有伴有明显的胃潴留,则需要行胃肠减压清除胃内容物后再行检查,否则不易显示病变部位的黏膜情况。

4. 十二指肠其他病变

（1）十二指肠憩室

病例1：

病历摘要：男性,56 岁,常规体检。

消化道钡餐造影图像见图 3-1-110。

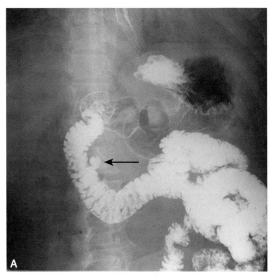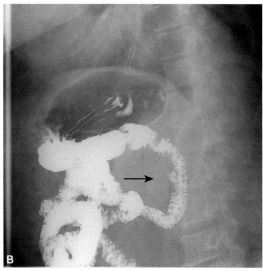

图 3-1-110　上消化道气钡双重造影图像

A、B. 气钡双重造影仰卧位、右侧卧位图像,显示十二指肠降部中段内侧小囊袋状影突出于十二指肠轮廓外,其内可见十二指肠黏膜进入

影像诊断:十二指肠降部憩室。

病例2:

病历摘要:女性,45 岁,间断性上腹痛 1 个月余。

消化道钡餐造影图像见图 3-1-111。

影像诊断:十二指肠降部及水平部憩室。

病例分析:十二指肠憩室(duodenal diverticulum)主要是先天性发育不佳,造成十二指肠肠壁局限性向外呈囊状突出(原发性憩室)或由胃十二指肠溃疡所形成的瘢痕牵拉所引起

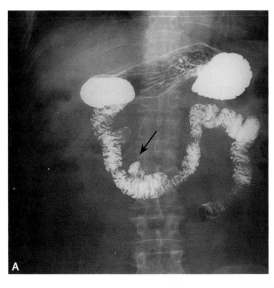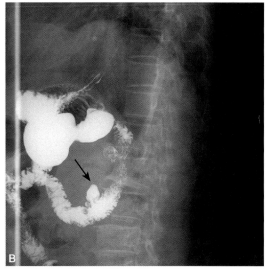

图 3-1-111　上消化道气钡双重造影图像

A、B. 气钡双重造影仰卧位、右侧卧位图像,显示十二指肠降部中段内侧及水平部近段小囊袋状影突出于肠轮廓外,其内可见十二指肠黏膜进入

341

(继发性憩室)。本病多发生于 40 岁～60 岁中年人,男性略多于女性。多数憩室并不产生症状而于 X 线钡餐检查或胃镜检查时发现。十二指肠憩室多发生在十二指肠降部的内后壁,尤其是壶腹周围,其次是十二指肠空肠曲交界处,可以单发或多发。

根据发生原因分为三种:①先天性憩室,少见,是先天性发育异常出生时即存在。憩室壁的结构包括肠黏膜下层及肌层,与正常肠壁完全相同,又称为真性憩室。②原发性憩室,因部分肠壁有先天性解剖上的缺陷,由于肠内压增高而使该处肠黏膜及黏膜下层组织向外脱出形成憩室。此种憩室壁的肌层组织多是缺如或薄弱。③继发性憩室,多是因为十二指肠溃疡瘢痕收缩或慢性胆囊炎粘连牵拉所致,均发生在十二指肠的第一部,又称为假性憩室。

十二指肠憩室没有典型的临床表现,所发生的症状多是因并发症而引起。上腹部饱胀是较常见的症状,系憩室炎所致。伴有嗳气和隐痛。疼痛无规律性,制酸药物也不能使之缓解。恶心或呕吐也常见。当憩室内充满食物而呈膨胀时,可压迫十二指肠而出现部分梗阻症状。呕吐物初为胃内容物,其后为胆汁,甚至可混有血液,呕吐后症状可缓解。憩室并发溃疡或出血时,则分别出现类似溃疡病的症状或便血。憩室压迫胆总管或胰腺管开口时,更可引起胆管炎、胰腺炎或梗阻性黄疸。憩室穿孔后,呈现腹膜炎症状。

消化道钡餐检查征象:消化道钡餐检查时的仰卧位或右前斜位可较好显示十二指肠环,从而容易发现憩室。十二指肠憩室表现为突出于肠壁轮廓外的袋状龛影,通常呈圆形或卵圆形,轮廓整齐清晰,边缘光滑,大小不一。也可见一窄颈与肠腔相连,加压后可见龛影中有黏膜纹理延续到十二指肠,有的龛影在钡剂排空后,见到为憩室腔内残留的钡剂阴影较大的憩室,颈部较宽,在憩室内有时可见气液面。

(2) 十二指肠胆囊外压改变

病例:

病历摘要:男性,55 岁,餐后腹胀半年余,呕吐后缓解,呕吐物内偶有胆汁。

消化道钡餐造影图像见图 3-1-112。

影像诊断:十二指肠外压(胆囊压迫)。

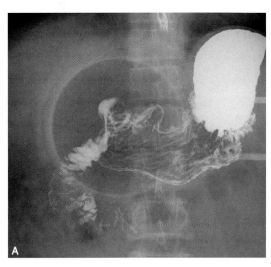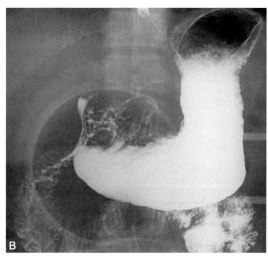

图 3-1-112 上消化道气钡双重造影图像

A、B. 气钡双重造影仰卧位、立位加压图像,显示十二指肠球部及降部上段右侧壁边缘光滑的弧形压迹,局部肠黏膜未见破坏,肠壁蠕动正常,胃内未见潴留

病例分析:胆囊位于十二指肠球部到降部的外侧。若胆囊增大可在其外上方形成压迹。除病理的胆囊增大外,有时也见于正常情况。胆总管通常走行在十二指肠球部与降部移行处后方,当各种因素引起胆总管扩张后,均可在此处见到压迹。

（3）十二指肠多发息肉

病例:

病历摘要:男性,16岁,间断脓血便半个月余,伴胃胀,食欲差。自述母亲、舅舅、哥哥均患有"遗传性黑斑息肉病"。

消化道钡餐造影图像见图 3-1-113。

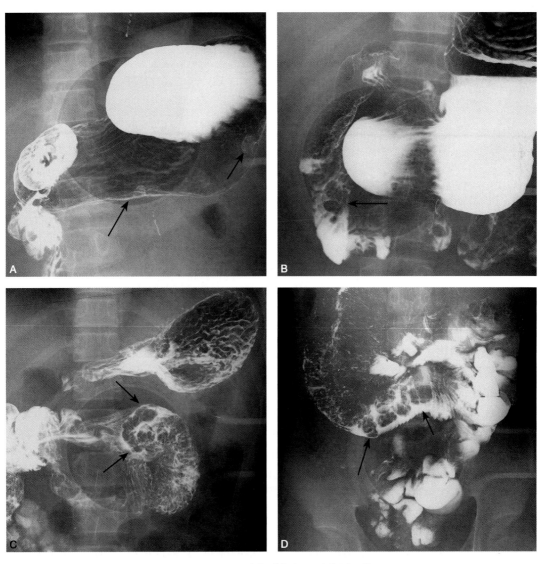

图 3-1-113　上消化道气钡双重造影图像

A. 仰卧水平为气钡双重造影图像,显示胃体大弯两枚结节状充盈缺损(黑箭),直径接近10mm,表面欠光滑;B. 立位十二指肠局部加压图像,显示十二指肠降部多发类圆形充盈缺损(黑箭),形态欠规则;C. 空肠近段局部加压图像,显示局部肠管内团块状充盈缺损(黑箭),表面呈多发结节状,局部肠腔扩张,黏膜紊乱;D. 空肠远端加压图像,仍可见空肠内多发结节状充盈缺损(黑箭),患者合并小肠套叠

CT 扫描图像见图 3-1-114。

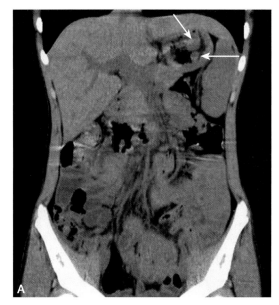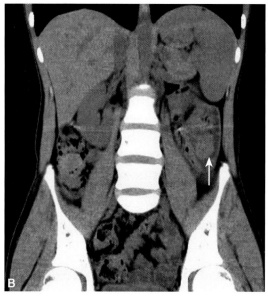

图 3-1-114　全腹部 CT 扫描图像
A. CT 平扫冠状位重组图像,显示胃体部多发结节状软组织影(白箭),表面尚光滑,胃腔充盈欠佳;
B. 不同层面图像,显示左中腹部小肠内结节状软组织影(白箭),局部肠腔扩张

影像诊断:P-J 综合征。

病例分析:P-J 综合征又称黑斑息肉病,是指皮肤黏膜黑斑合并消化道息肉,是一种少见的常染色体显性遗传病,有很高的外显率,男女均可携带因子,约有 30% ~50% 患者有明显的家族史。息肉分布的广泛性与遗传并不一定有直接的关系,但黑斑的发生部位常较一致。该病由 1921 年 Peutz 首先描述,1949 年 Jeghers 对本病进行了详细的系统的介绍。本病临床表现不一,个体差异很大。病情轻者可无自觉症状,严重者可出现腹痛、腹泻、黏液便、便血、便秘、呕血等消化道症状。本病有色素沉着、胃肠道息肉 2 大特征性表现:

色素沉着:①部位:色素斑主要发生于面部、口唇周围、颊黏膜、指和趾,以及手掌、足底部皮肤等处;②色泽:多数患者发生在上下唇和颊黏膜的色素斑为黑色,其余部位多为棕色或黑褐色;③出现时间:可出现于任何年龄,斑点多在婴幼儿时发生,至青春期明显,部分患者在 30 岁后可逐渐减退或消失;④与息肉关系:绝大多数病例为两者同时存在,约 5% 的患者仅有胃肠道多发性息肉或色素沉着。两者在出现顺序上,临床多为先有色素斑点,然后才发生息肉,但色素斑的数目和深浅与息肉的数目无相关性;⑤色素斑的特征:其外形为圆形、椭圆形、梭形等多种形态,一般界限清楚,以口唇及颊黏膜最明显,下唇尤为突出。色素斑常紧密相连,不高出于皮肤及黏膜表面。

胃肠道息肉:常呈多发性,息肉可发生在整个胃肠道,以小肠多见,在胃、大肠、阑尾腔也有生长。这些息肉大小不定,小者仅为针头般大小的隆起,大者直径可达 10cm,多为 0.2 ~0.5cm,表面光滑,质硬,蒂的长短、粗细不一,也可无蒂。较大息肉可呈菜花样。胃肠道息肉所引起的长期腹泻和便血可导致贫血;当息肉发展成大型息肉时,可发生肠梗阻;也可因息肉过多或息肉牵拉引起肠套叠,有时还可并发直肠脱垂。肠套叠大多数可自行复位,如不能及时复位,延误较久可引起肠坏死。

X 线检查:因为息肉可散在地分布整个消化道,所以,对发现皮肤黏膜有色素斑的可疑患者,必须做胃肠钡餐造影和钡剂灌肠双重对比造影,以了解是否有息肉存在。典型息肉大小在 1cm 左右,多见于小肠内;息肉较小时,表面光滑,息肉体积较大时,表面常常不光滑。

(五) 小肠

1. 先天性及功能性病变

(1) 肠旋转不良

病例 1:

病历摘要:男性,14 岁,腹痛 7 年,复发 30 天。

消化道钡餐造影图像见图 3-1-115。

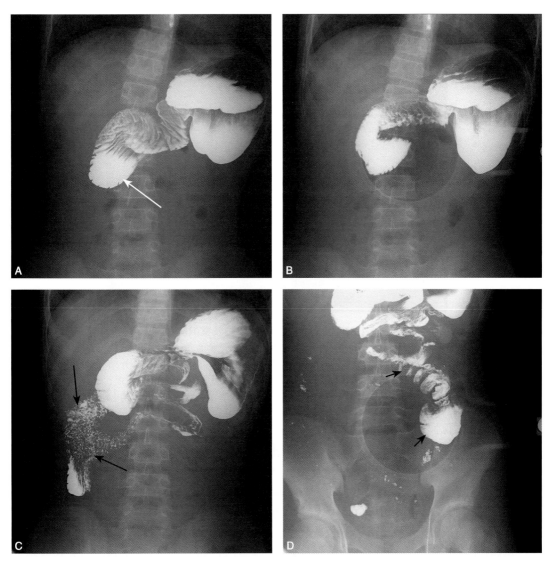

图 3-1-115　全消化道钡餐造影图像

A. 钡餐造影仰卧位图像,显示十二指肠降部迂曲走行(长白箭),并伴有肠管扩张;B. 仰卧位加压图像,局部加压后见十二指肠内钡剂通过缓慢;C. 仰卧位图像,显示十二指肠扩张,十二指肠空肠交界结构不清,空肠(长黑箭)主要位于右侧腹部;D. 仰卧位图像,显示回盲部及升结肠(短黑箭)位于左中下腹,偏离正常位置

CT 扫描图像见图 3-1-116。

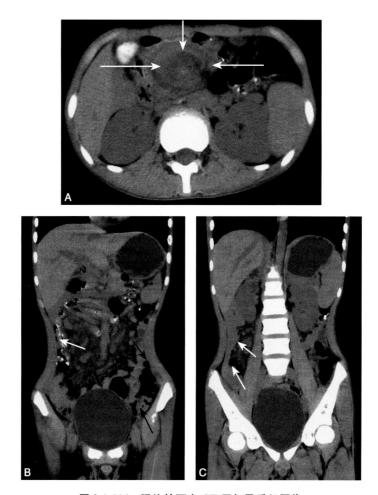

图 3-1-116　肠旋转不良 CT 平扫及重组图像
A. CT 平扫轴位图像,显示小肠肠袢及系膜盘绕聚集、肠壁、系膜水肿,形成典型"漩涡征"表现(白箭);B. 冠状位重组图像,显示回盲部及升结肠位于左侧(黑箭),右侧腹腔见小肠结构(白箭);C. 冠状位重组图像,显示右侧腹腔升结肠区始终未见大肠结构,仅见小肠及其肠系膜(白箭)

影像诊断:肠管分布异常,考虑肠旋转不良或肠扭转;十二指肠淤滞。

手术记录摘要:术中见盲肠、阑尾、升结肠位于左中上腹部,小肠系膜水肿增厚,十二指肠水平部卡压,降部肠腔扩张明显。

病例分析:先天性肠旋转不良(intestinal malrotation),也称肠旋转异常,是复杂的消化道发育畸形,指胚胎发育过程中,中肠(十二指肠至横结肠中部肠段,由肠系膜上动脉供血)的正常旋转运动发生障碍,导致肠道解剖位置异常。因肠道位置发生变异,肠系膜附着不全,导致十二指肠梗阻、中肠扭转、空肠梗阻、游动盲肠、盲肠高(低)位等,亦可发生肠反向旋转或不旋转。本病发病率约 0.03% ~0.2%,是新生儿急性肠梗阻的重要病因,儿童及成人发病时容易误诊。约 64% ~80% 患者在新生儿期就已发病,非新生小儿及成人肠旋转不良均较罕见。

在胚胎发育过程中,中肠发生一系列复杂的旋转,肠管近段(十二指肠空肠段)和远段

（盲肠结肠段）并不同时旋转,肠管旋转异常可累及近段和(或)远段,而以两段都累及为常见。胚胎发育过程中的任一环节中断均可导致肠旋转异常。肠旋转不良可伴十二指肠降部前方 Ladd 索带压迫引起的十二指肠梗阻或中肠扭转。另外,肠系膜固定不良,肠系膜基底缩短及根部狭小,小肠易沿着肠系膜根部扭转,这种扭转可为间歇性或持久性,后者可引起肠梗阻甚至缩窄而致中肠坏死。肠扭转亦可自行复位或减少扭转度数。

本病临床表现有较大差别,发病于新生儿期的典型症状是:含胆汁呕吐和不完全性、间歇性的高位肠梗阻,偶尔梗阻为完全性不能缓解。出生后有正常胎粪排出,生后 3~5 天出现间歇性呕吐,呕吐物含有胆汁,腹部不胀,无阳性特征。十二指肠梗阻多为慢性不完全性,发生时上腹膨隆,有时可见胃蠕动波,剧烈呕吐后即平坦萎陷,常能自行缓解,病儿有消瘦、脱水、贫血、营养发育差、体重下降。梗阻常反复发生,时轻时重。当梗阻完全时,呕吐持续且频繁,伴有脱水、消瘦、便秘,如并发肠扭转,主要表现为阵发性腹痛和频繁呕吐。轻度扭转可因改变体位等自动复位缓解,如不能复位而扭转加重,肠管坏死后出现全腹膨隆,满腹压痛,腹肌紧张,血便及严重中毒、休克等症状。

钡餐造影表现:十二指肠不完全性梗阻者近端肠腔有不同程度扩张,钡剂通过缓慢,排空延迟;完全梗阻者近端肠段扩张,蠕动增强,充满钡剂和气体。十二指肠、空肠曲位置异常,呈螺旋形游离者,提示扭转;十二指肠、空肠曲位置正常,其余小肠位于右侧腹部,或者反之;空肠位于腹腔右侧,结肠位于腹腔左侧。

CT 扫描征象:肠系膜上动、静脉位置"互换征"是肠旋转不良的常见表现。正常情况下肠系膜上静脉位于肠系膜上动脉右侧,旋转不良时两者互换位置。中肠扭转时小肠肠袢及系膜以肠系膜上动脉根部为轴心盘绕聚集,形成肠旋转不良伴扭转典型"漩涡征"表现,"漩涡"内常可见肠壁水肿、系膜水肿及静脉淤血征象。在冠状位重组图像上常能观察到小肠结构位于腹腔右侧,原来相当于盲升结肠走行区内无大肠肠管,大肠结构位于腹腔左侧。

（2）小肠重复畸形

病例:

病历摘要:男性,3 岁,代诉排便次数增多,大便不成形 2 年余。体格检查:无明显异常。钡剂灌肠造影图像见图 3-1-117。

影像诊断:小肠(回肠末端)重复畸形。

病例分析:小肠重复畸形(duplication of intestine)是一种少见的先天性消化道畸形,又称巨大憩室、肠囊肿、重复回肠等。可发生在消化道的任何部位,以回肠最多见,其次为食管、十二指肠。

病理组织上该病主要有三大特征:①附着于消化道;②腔内壁衬有消化道上皮,其黏膜类型多与邻近部位消化道相同,也可有异位的其他消化道黏膜;③壁内有发育良好的平滑肌结构。消化道重复畸形的形态常为球形、椭圆形或管状,与消化道相通或不通。与肠管相通的位置及形式各异,可以是近、远端都与肠管相通,或仅有一端相通如憩室一般。当两端都不与消化道相通时,呈一闭合囊肿,或呈管状与肠管并行。畸形可位于肠腔内、外,附着于肠壁上或位于肠系膜内,畸形多数与邻近肠管共用供血血管,少数可独有血供及神经支配。

临床症状多为腹痛及肠梗阻症状,位于肠腔内的重复畸形可诱发肠套叠。

小肠造影表现:不与消化道相通的畸形术前诊断困难,造影检查仅能发现较大占位对消化道的推移压迫或肠梗阻表现。肠腔内的重复畸形表现为肠腔内的充盈缺损,与其他良性

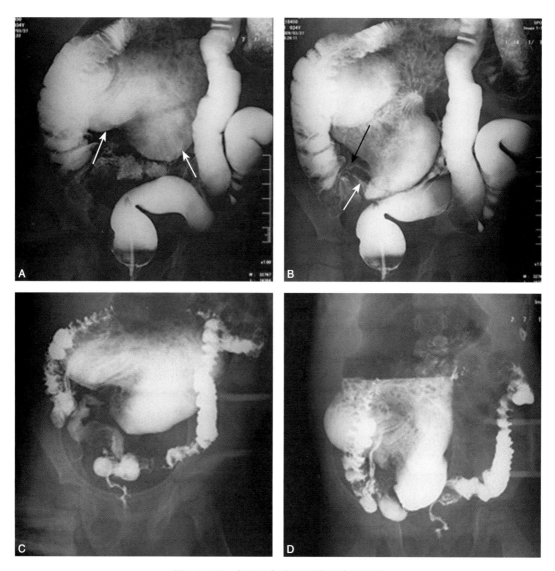

图 3-1-117　小肠重复畸形钡灌肠造影图像

A、B. 卧位钡灌肠图像,可见结肠各段充气充钡后形态正常,未见明确狭窄及扩张,腹部可见一巨大囊袋状钡剂潴留区(图 A 中白箭),大小约 170mm×90mm,内可见肠黏膜显示,其下端见一窄蒂(图 B 中黑箭)与紧贴回盲瓣的回肠相通,黏膜与回肠末端黏膜相续,并可见蠕动存在。所见回肠末端(图 B 中白箭)形态未见明确异常;C. 拔出灌肠管排便后卧位图像,显示结肠各段形态可,腹部巨大囊袋影未见明显变化,内可见钡剂残留,回肠末端未见扩张;D. 排便后立位图像,显示囊袋影向上达膈肌水平,内可见宽大气液平面

肿瘤难以鉴别。少数与肠腔相通的重复畸形,立位透视可见气液平面,造影后对比剂常进入囊内显影,如有穿孔,可见对比剂溢出。

CT 检查征象:CT 平扫扫描能全面显示重复畸形的位置、大小、形态、内容物性质等特征,口服对比剂后行 CT 检查,能了解是否与肠道相通,若相通可见气体及对比剂。重复畸形通常与正常肠管关系密切,囊内容物多为无色或淡黄色黏液,CT 显示为低密度,CT 值介于水和软组织之间,若合并出血则密度增加,有时见液-液平面。

增强扫描可见囊壁有均匀或不均匀强化,仔细观察可见"双环晕轮征",内环为囊壁水肿

克罗恩病肠腔狭窄与变形以系膜侧为重,系膜侧肠壁短缩,对侧肠壁呈假憩室样突出,肠壁增厚表现为以系膜侧为重的非对称性,肠结核由于横行带状溃疡所致常呈环形对称狭窄。

克罗恩病溃疡容易穿透肠壁形成瘘管、肠管外炎性肿块和脓肿,肠结核的这些并发症少见。

（2）小肠克罗恩病

病例:

病历摘要:男性,55 岁,间断性右下腹疼痛 6 年,加重 5 天;体格检查:无异常。

消化道钡餐造影图像见图 3-1-122。

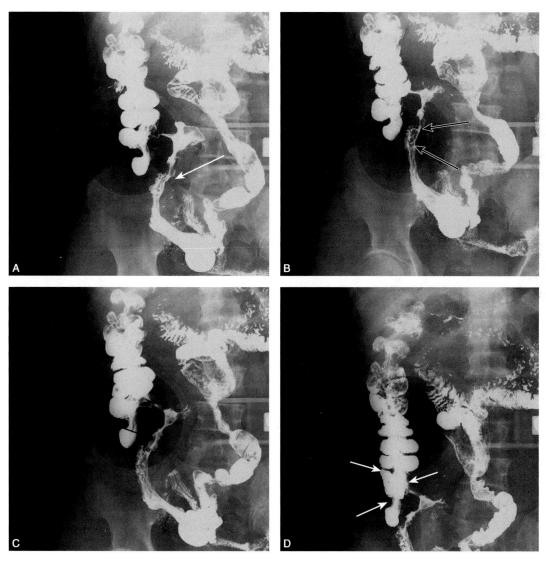

图 3-1-122　口服法全消化道钡餐造影图像
A. 正位加压像示回肠末端形态失常,壁欠光滑,管腔狭窄(白箭);B、C. 回肠末端管腔呈假憩室样改变(黑箭);D. 回盲瓣形态欠佳,但盲肠及升结肠未见变形,缩短(白箭)

CT 扫描图像见图 3-1-123。

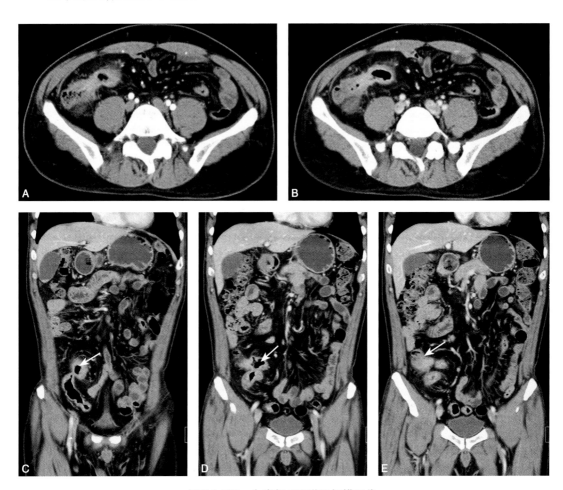

图 3-1-123 全腹部 CT 增强扫描图像

A、B. CT 轴位动脉期及门静脉期图像,显示回肠末段肠壁不均增厚,增强扫描呈中度均匀强化,以门静脉期明显,相应肠腔狭窄,浆膜面毛糙,肠管周围脂肪密度增高;C~E. 冠状位重组增强门脉期图像,显示病变段肠管壁不规则增厚(图 C、D 白箭),肠壁周围未见肿大淋巴结,回盲瓣受累显示不清(图 E 白箭)

影像诊断:回肠末段炎性病变,考虑克罗恩病可能。

病理学图像见图 3-1-124。

病理诊断:(回盲部)黏膜炎症并局部糜烂。

病例分析:克罗恩病(Crohn's disease,Crohn 病),又名局限性肠炎、节段性肠炎,病因至今仍不明确。病理特点为伴有溃疡和纤维化的肉芽肿性非特异性炎,是一种缓解与复发交替发生的慢性疾病。可发于全消化道任何部位,但最多见于回肠远段,回肠受累占 60% 以上,其次为右半结肠,结肠受累者有 80% 伴有回肠的病变。病变常常呈节段性分布,病变肠段之间为正常肠段。本病亦属系统性疾病,除消化道病变外,还可累及关节、眼、肝、肾及皮肤、黏膜等组织器官。本病多见于青年人,起病隐匿,早期无症状或症状轻微。常见的消化道表现以间歇腹痛最常见,多位于右下腹,当病变发展出现肠梗阻、脓肿和内瘘时,疼痛加剧

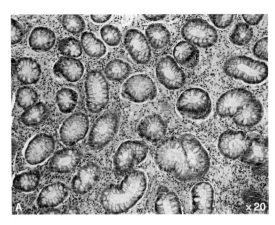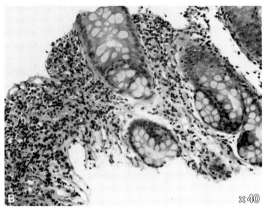

图 3-1-124　小肠克罗恩病病理 HE 染色图像

并持续。腹泻每日二或三次,亦多为间歇发作,为软便或稀便,结肠受累时可有黏液脓血便。肠梗阻只有当肠壁增厚明显、肠腔狭窄时出现,部分患者以肠梗阻为首发症状,而无其他病史。肛门或直肠周围常见脓肿、窦道和瘘管,此外还可有腹腔脓肿、肠管与肠管、膀胱、阴道、腹壁间瘘管形成等。全身症状多有发热,多为中度,后期出现贫血、消瘦,可伴有多发性关节炎及肾、眼、皮肤黏膜等损害。

病理学改变主要为:早期表现为肠壁水肿,黏膜面溃疡形成,早期为微小的鹅口疮样溃疡,继而发展形成纵行裂隙状、刀切样深溃疡。溃疡可深达黏膜下层及肌层,长者可达数厘米,位于肠管的肠系膜侧。纵横交错的溃疡间可见肠黏膜隆起形成"卵石征"。克罗恩病反复迁延不愈引起肠壁纤维化,继而导致肠壁增厚,肠腔狭窄、肠梗阻。溃疡穿透肠壁还可引起腹腔脓肿或内瘘形成。肠系膜由于炎症增厚而变短。病变组织学上以非干酪性肉芽肿为特征,由上皮样细胞和巨细胞构成。

小肠钡剂造影表现:功能性改变为早期主要表现。受炎症刺激,肠道分泌增多,钡剂涂布不良,分散呈斑片状、油滴状,黏膜皱襞增粗、变平。鹅口疮样溃疡:正面观呈周围绕以透亮带的钡点,直径 1～2mm,称为"靶征",或表现为肠壁边缘的尖刺状影,但可见于其他炎症性病变,无特异性。

病变进一步发展,可形成深而长的线状溃疡,纵行溃疡是本病的特征性表现,长度不等,长轴与肠管纵轴一致,多在肠系膜侧的肠壁,常伴有横行的深溃疡,还可伴有星状溃疡和多边形溃疡,周围黏膜皱襞可向溃疡集中。穿透性溃疡穿透肠壁呈盲管状时形成窦道,穿透肠壁与邻近小肠或结肠相通时形成相应的瘘管,与体表、膀胱、阴道相通均可以形成瘘管,小肠造影时可见对比剂通过瘘管进入另外的肠管或膀胱、阴道,与皮肤形成瘘管时可见对比剂漏出到体表,这种瘘管难以愈合,常常需手术治疗。溃疡穿透肠壁也可形成腹腔脓肿、肠管周围蜂窝织炎和炎性肿块,钡剂造影表现为肠管间距增宽,肠管变形或移位。

"卵石"征:早期由于黏膜和黏膜下层水肿,淋巴滤泡增生,黏膜面可呈小颗粒状及结节状隆起,随着病变进展,溃疡纵横交错,其间水肿隆起的黏膜表现为形状不一、大小不等的结节状影,边缘光滑锐利,似鹅卵石样,称为"卵石"征。

由于肠系膜侧肠管病变严重,肠壁增厚明显,肠管呈非对称性狭窄,该侧肠管挛缩、变短,对侧肠管病变较轻或无病变而呈囊袋样或假憩室样突出。狭窄段长短不一,多呈节段性,短的或严重的狭窄可呈对称性环形狭窄。

小肠克罗恩病常呈多节段分布,病变肠段之间隔以正常肠管,又称跳跃性病变。

CT 扫描征象:①肠壁增厚:可与周围蜂窝织炎粘连、融合,而边界不清。严重的肠壁增厚导致肠腔狭窄,甚至肠梗阻。增厚肠壁多位于回肠,并且呈节段性,少数呈单个节段病变。②肠壁强化明显增高:克罗恩病的活动期增强后动脉期和静脉期肠壁均较邻近正常肠壁强化增加,以静脉期更明显。如果黏膜下层严重水肿则强化较差,增强后肠壁的黏膜层、肌层和浆膜层因充血强化增加而黏膜下层强化减弱,肠壁呈分层状,称为"靶征"。炎症初期,部分肠壁炎性充血明显,水肿、渗出较少时,肠壁厚度可以正常,而增强后强化却较邻近正常肠壁明显增加,因此,增强扫描可更加敏感地发现肠壁厚度正常的炎性肠壁,对病的诊断起着重要作用。

克罗恩病的溃疡和炎症容易穿透肠壁形成肠管周围蜂窝织炎,CT 表现为增厚肠壁周围的脂肪密度增加,边缘模糊,增强后可有强化。治疗后或炎症的慢性期,蜂窝织炎局限形成边界清楚、强化明显的炎性肿块。当炎症穿透另一侧肠管、腹壁、膀胱或阴道时,可形成相应的瘘管。瘘管之间的肠管常常粘连成团,容易引起肠梗阻,并且周围常常形成大片蜂窝织炎,CT 多平面重组技术可清楚显示肠管与体表之间索条状的瘘管,增强后瘘管内壁及周围的炎症组织明显强化。肠管膀胱瘘或肠管阴道瘘时,膀胱或阴道可见肠道对比剂及气体,临床出现相应肠瘘表现。

鉴别诊断:最需要与小肠结核进行鉴别(前已述)。

小肠淋巴瘤:发病年龄及部位与克罗恩病相近,小肠淋巴瘤的充盈缺损多较大,可大于 5cm,肠壁可见多发指压状改变,管腔狭窄不明显,部分肠管甚至有扩张,无纵行的线形溃疡,患者无反复发作缓解病史,病情呈进行性加重。

缺血性肠病:缺血性肠病也可见多发的肠壁增厚和肠管狭窄,或小肠结肠均受累。但缺血性肠病多发于中老年患者,起病突然,腹痛剧烈,常伴有血便,钡剂小肠造影无卵石征和线形溃疡;血管炎引起者,十二指肠、直肠可同时累及,腹水、胸腔积液、泌尿系病变多见,临床自身免疫检查异常。

3. 肿瘤性病变

(1) 小肠间质瘤

病例:

病历摘要:女性,44 岁,间断便血 4 年,再发 3 天。体格检查:无明显异常。

消化道造影图像见图 3-1-125。

CT 扫描图像见图 3-1-126。

影像诊断:空肠间质瘤。

病理学图像见图 3-1-127。

病理诊断:小肠胃肠间质瘤,中度危险度。

病例分析:小肠间质瘤与胃间质瘤相似,病理上给予相同的名称,即胃肠道间质瘤,它是一种较少见的肿瘤,因其多发生于空腔脏器的肌层,曾被命名为平滑肌瘤、上皮平滑肌肉瘤等,包含了所有来源于间质的肿瘤,也包括平滑肌瘤和施万细胞瘤等分化程度不一的非上皮性肿瘤。肿块体积可大可小,以体积大者多见,可向腔内生长,使黏膜隆起,常继发黏膜溃疡形成,也可向外侧浆膜生长;或肿瘤主体在壁外,有蒂与肠壁相连;或腔内外生长呈哑铃状,

CT 扫描图像见图 3-1-132。

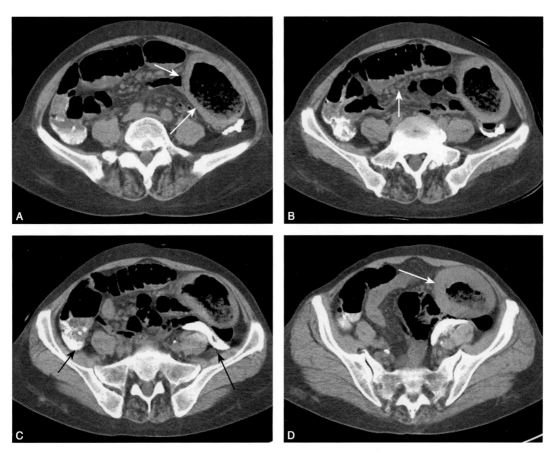

图 3-1-132　全腹部 CT 平扫图像

A～D. 平扫轴位图像,显示空肠局部肠壁环形增厚,管腔扩张,肠壁浆膜面尚光滑(图 A、D 白箭所示),肠系膜上可见多发小淋巴结(图 B 白箭所示),结肠内可见钡剂残留(图 C 黑箭所示)

影像诊断:空肠远段占位,考虑淋巴瘤。

病理学图像见图 3-1-133。

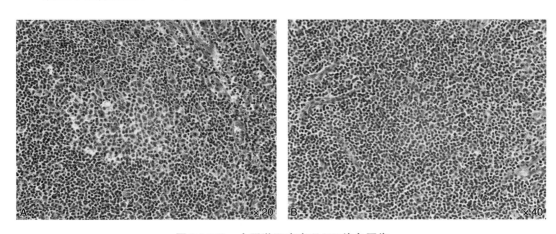

图 3-1-133　小肠淋巴瘤病理 HE 染色图像

病理诊断:弥漫大 B 细胞淋巴瘤,间变型(结合免疫组化)。

病例 2:

病历摘要:男性,53 岁,间断便血 5 天,伴大便不成形,无腹痛、腹胀。

消化道造影图像见图 3-1-134。

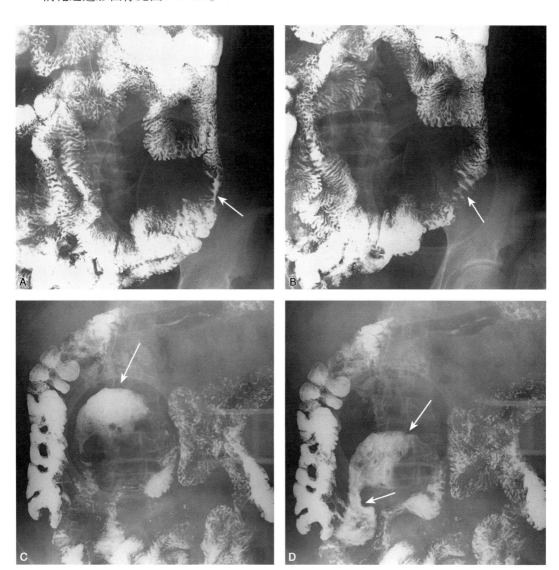

图 3-1-134　口服法全消化道钡餐造影图像

A、B. 小肠钡餐造影局部加压图像,显示空肠局部肠黏膜增粗,肠腔稍狭窄,黏膜未见破坏改变(白箭);C、D. 空肠局部肠腔狭窄及扩张并存,病变段肠壁稍欠光滑,黏膜皱襞消失(白箭),病变近端肠管无明显梗阻性扩张

CT 增强扫描图像见图 3-1-135。

影像诊断:空肠及回肠占位,淋巴瘤可能。

病理学图像见图 3-1-136。

病理诊断:黏膜相关淋巴组织结外边缘区淋巴瘤。

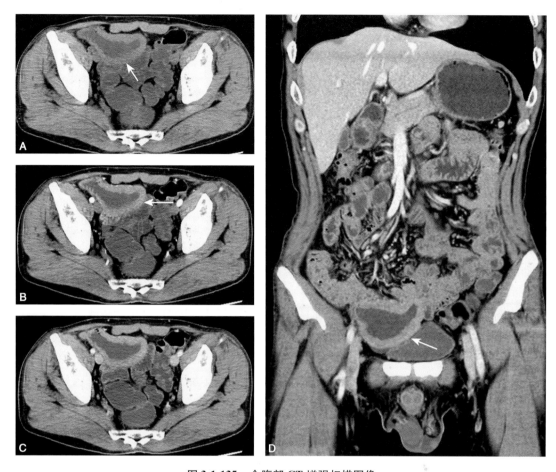

图 3-1-135　全腹部 CT 增强扫描图像

A ~ D. 同层面 CT 平扫、动脉期及静脉期轴位图像,显示局部小肠肠壁环形增厚,管腔扩张,肠壁浆膜面尚光滑(白箭)

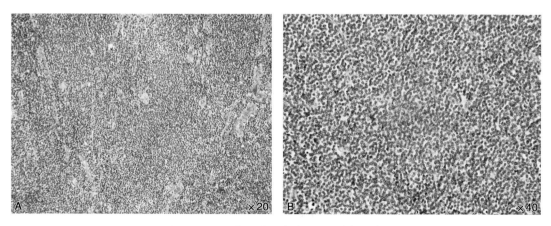

图 3-1-136　小肠淋巴瘤病理 HE 染色图像

病例分析:小肠原发性恶性淋巴瘤(primary malignant lymphoma of small intestine)起源于小肠黏膜下的淋巴滤泡。因小肠淋巴组织较为丰富,所以常常是结外淋巴瘤的好发部位。在全部原发性胃肠道淋巴瘤中,以胃淋巴瘤最多,小肠其次,大肠淋巴瘤少见。本病的发病年龄有两个高峰期,即 15 岁以前和 40 ~ 60 岁之间。男性多发,男女之比为 2∶1,在中国以成人型常见。绝大多数属于 B 淋巴细胞来源,一般认为与免疫紊乱及病毒感染有关。

本病病程较短,多在半年以内,无特异的临床症状。70% ~ 80% 有不典型的腹痛,伴有低热、体重急剧下降、乏力、消化道出血,多数病例出血量少,伴贫血。腹部可触及肿块,肿块大小不一,质硬、结节状、有压痛、活动度差。较多数病例因并发穿孔、梗阻、肠套叠而急症入院。

小肠原发性淋巴瘤可发生于小肠任何部位,但由于远端小肠有较丰富的淋巴组织,故恶性淋巴瘤多见于回肠(约 50%),其次是空肠(30%),十二指肠最少(10% ~ 15%),绝大部分属非霍奇金淋巴瘤,常见类型是黏膜相关组织淋巴瘤(mucosa-associated lymphoid tissue lymphoma,MATL)。

小肠淋巴瘤大体所见可分为 4 型,即息肉型、溃疡型、动脉瘤型、浸润缩窄型。

1)动脉瘤型:最常见,沿肠壁黏膜下浸润生长,肠壁肌层及肠壁内神经丛受到损害,使肠壁增厚变硬,失去弹性而呈动脉瘤样扩张,故又叫囊样扩张型淋巴瘤。外观可见肿瘤环绕肠管,管壁僵硬呈皮革状,表面为暗红色或灰白色,黏膜常有多个结节样隆起,管腔呈扩张状态,由于肠壁高度增厚,可形成较大肿块。

2)浸润缩窄型:亦较常见,浸润肠壁引起增厚僵硬,蠕动消失,肠腔变窄,最后缩窄成很小内径。主要见于网状细胞肉瘤的病例,这种类型往往引起肠梗阻。

3)溃疡型:较少见,溃疡位于浸润性肿瘤的中心部位,常为多发性,病变范围较小,但亦可是围绕肠腔的大溃疡,常易发生出血和穿孔。

4)息肉型:最少见,主要病变在黏膜下层,呈息肉状突入肠腔内,使黏膜皱襞消失,常为多发性病灶,最易发生肠套叠。

X 线钡餐检查,尤其是小肠气钡双重造影是最重要的辅助检查。术前诊断率达 30% ~ 70%,一般可分为以下几种表现,这些表现可以交错出现。

1)弥漫性病变:病变范围广泛,全部小肠都可不正常。小肠正常黏膜皱襞大部分或全部消失,肠腔内可见到无数小的息肉样充盈缺损,由绿豆大至豌豆大,其直径约 0.5 ~ 1cm。肠腔宽窄不一,沿肠壁可见到锯齿状切迹。胃内可见息肉或其他病变。

2)多发性结节状充盈缺损:病变边缘清楚,黏膜紊乱、破坏或消失。

3)狭窄性病变:中心性狭窄,其边缘僵硬,黏膜皱襞细如线条,狭窄的范围一般较长。偏心性狭窄,狭窄的一侧呈大块状充盈缺损突入肠腔使之变细,病变比较局限。外压性狭窄,肠腔变细并有外压现象,狭窄部位的黏膜皱襞仍然正常,病变范围较长,与正常小肠分界不清。狭窄近端肠腔扩张。

4)扩张性病变:表现为肠腔不规则扩张,远超过肿瘤的范围,扩张段常与狭窄段相同,黏膜破坏、蠕动消失,肠壁僵硬,呈现动脉瘤样改变,小肠运动力减弱,数小时后,扩张肠管仍可见钡剂潴留。

5）肠套叠：呈现典型肠套叠 X 线表现，多由息肉样病变所致，套叠部位多位于小肠远端，最常见于回肠末端。

CT 检查可以帮助了解其位置、大小、与周围脏器的关系及有无淋巴结转移、肝转移、腹水等有参考意义。CT 检查在肠腔内对比剂的对比下，可显示肠腔有不规则的扩张或狭窄改变，病变一般较广泛。但早期病变，难以确定其性质。

主要是与肠道炎性疾病中的克罗恩病、肠结核以及小肠癌相鉴别。

1）克罗恩病：可有节段性狭窄、卵石征或假息肉的征象，有时难与恶性淋巴瘤相鉴别。但克罗恩病一般病史较长、常有复发史及肛周脓肿，可有腹部肿块，往往因局部炎症穿孔形成内瘘，钡剂检查可见内瘘病变，节段性狭窄较光滑，近段扩张较明显，线性溃疡靠肠系膜侧，并有黏膜集中，肠祥可聚拢，呈车轮样改变。小肠恶性淋巴瘤一般无内瘘形成，X 线下狭窄段不呈节段性分布，边缘不光滑，结节大小不一，溃疡和空腔较大而不规则。

2）肠结核或腹膜结核：一般都有结核病史，有低热、盗汗及血沉加快，腹部触诊有揉面感，周身情况一般不出现进行性恶化，小肠结核 X 线呈增殖型者表现为单发或多发的局限性肠腔狭窄，边缘较恶性淋巴瘤光滑，近端扩张亦较明显；溃疡型者龛影一般与肠管纵轴垂直，而恶性淋巴瘤的溃疡部位不定，龛影较大而不规则。

3）小肠癌：病变往往局限，很少能触及包块，即使有亦是较小的局限的包块，X 线钡餐检查仅为一处局限性肠管狭窄、黏膜破坏。

4）免疫增生性小肠疾病（immunoproliferative small intestinal disease，IPSID）：是一种独特的小肠淋巴瘤，最初报道见于东方犹太人和阿拉伯人，又称为地中海淋巴瘤或 α-重链疾病。典型的症状包括慢性腹泻、脂肪泻，同时伴有呕吐和腹部痉挛性疼痛，亦可见杵状指。许多 IPSID 患者的一个少见的特点是，在血液和肠分泌物中，有一种异常的 IgA，其 α-重链缩短，且不含轻链。IPSID 多发生于有肠内细菌及寄生虫感染的地区，有人认为，其病因可能由小肠内 B 淋巴细胞受肠内微生物抗原的长期反复刺激，引起细胞突变及恶变所致，异常的 α-链是由小肠的浆细胞产生的。IPSID 患者往往死于进行性营养不良和衰竭，或死于侵袭性淋巴瘤。

（六）结直肠及阑尾

1. 先天性及功能性病变

（1）小肠闭锁后大肠发育不良

病例 1：

病历摘要：男性患儿，3 天，出生后持续呕吐，未排胎便。

碘对比剂灌肠造影图像见图 3-1-137。

影像诊断：小肠闭锁后大肠发育不良。

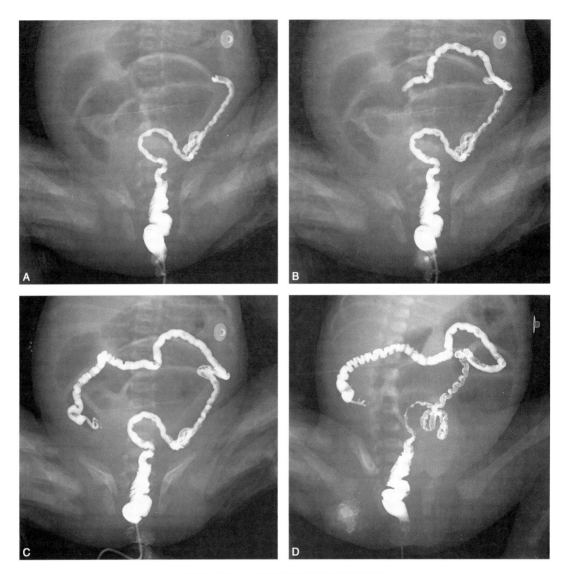

图 3-1-137　大肠碘对比剂灌肠造影图像

A～D. 经肛门插管引入碘对比剂后不同时期仰卧位图像,显示腹部肠管内气体较少,直肠、乙状结肠、降结肠、横结肠及升结肠肠腔纤细,内可见少量胎粪,未见结肠袋显示,可见阑尾显示

病例 2 :

病历摘要: 男性患儿,7 天,出生后未排大便,伴腹胀、呕吐。产前彩超提示小肠纤细。碘对比剂灌肠造影图像见图 3-1-138。

影像诊断: 小肠闭锁后大肠发育不良。

病例分析: 小肠闭锁后大肠发育不良又名先天性细小结肠症,属于一种少见的新生儿先天性肠道畸形。细小结肠症分继发性和原发性,常见的临床症状为新生儿生后出现呕吐并进行性加重,伴有不排胎便、腹胀。继发性细小结肠多因结肠近端肠道阻塞,胎粪甚至气体不能通过结肠,肠壁缺乏刺激致结肠继发性广泛发育细小废用萎缩,常见原因有先天性肠闭

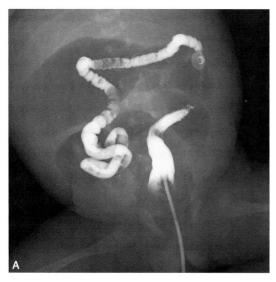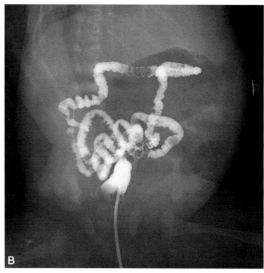

图 3-1-138　大肠碘对比剂灌肠造影图像

A、B. 经肛门插管引入碘对比剂后不同时期仰卧位图像,显示腹部肠管内气体较少,升结肠、横结肠、降结肠及乙状结肠管腔纤细,右半结肠内可见类圆形胎粪块残留。部分对比剂进入回肠远段,可见回肠远段肠管亦较纤细

锁、胎粪性肠梗阻等;原发性细小结肠一般认为胚胎时期尾肠及部分中肠发育不良所致,结肠壁组织活检示严重肠神经发育异常,如全结肠型无神经节细胞症等。

胎粪于胎龄 4 个月时到达盲肠,5 个月时到达直肠,若早于此阶段发生小肠闭锁则阻止胎粪通过结肠,患儿不能排出正常胎粪,致结肠纤细。低位小肠闭锁在胎儿期发生的早的病例,结肠的管径通常纤细。高位小肠闭锁或在胎儿期发生的晚的病例,因闭锁以下肠分泌物多或曾有肠内容物通过结肠以致管径多不太细。腹部平片显示完全性肠梗阻,梗阻远端肠内基本没有气体或少许气体。全结肠型无神经节细胞症时细小结肠并不十分严重,但结肠短缩,结肠袋消失,肠壁光滑,钡剂往往容易进入扩张的远端小肠,但排空时间明显延长。胎粪性肠梗阻所致细小结肠,管径多在 0.5cm 以内,对比剂进入结肠阻力较大,全结肠充盈后结肠亦不扩张。

新生儿细小结肠症的常用检查方法是腹部平片和结肠造影检查,典型影像学征象为对比剂灌肠显示结肠细小,直径不足 1.0cm(正常为 1.5~2.0cm)。继发性细小结肠症的结肠管壁柔软,呈蚯蚓样改变,拔管后对比剂即可排空;原发性细小结肠症结肠管壁僵硬,拔管后对比剂不能及时排空,患者可排少量正常粪便。新生儿细小结肠症是放射学的一个诊断,对比剂灌肠可通过一些细微差别来鉴别细小结肠的原发性和继发性。但在临床工作中,应该注意灌肠时的操作手法及对比剂的选择。插管时要选择较细的导管,如果是双腔导管,不用注水使其头端的固定球囊扩张;插管深度应适度,不能使用猛力插管,如遇阻挡,应注入少量对比剂观察肠管走行后继续插管;注入对比剂的量也要适量,以能使结肠显影为佳,不要求结肠充分扩张,防止因注入对比剂过多,造成肠管破裂;在对比剂选择上应尽量选用含碘对比剂,非离子型对比剂是首选,这样可以减轻检查过程中肠管破裂后对比剂溢入腹腔造成的不良后果。

（2）先天性巨结肠

病例 1：

病历摘要： 男性患儿，3 个月，发热腹泻 3 天，伴腹胀，无呕吐。

钡灌肠造影图像见图 3-1-139。

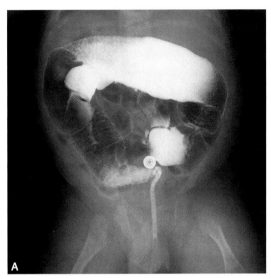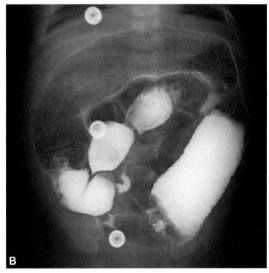

图 3-1-139　大肠稀钡灌肠造影图像

A、B. 经肛门插管引入钡剂俯卧位及仰卧位图像，显示直肠近端呈漏斗样改变，直肠远段狭窄，乙状结肠、降结肠、横结肠及升结肠明显扩张，部分对比剂进入回肠内，可见回肠末端肠管亦扩张

影像诊断： 先天性巨结肠。

病例 2：

病历摘要： 男性患儿，3 天，出生后未排大便，腹胀，未进食。

钡灌肠造影图像见图 3-1-140。

影像诊断： 先天性巨结肠。

病例分析： 先天性巨结肠占新生儿胃肠畸形的第 2 位，每 2000～5000 名出生的婴儿中就有 1 例患病。男婴较女婴为多，男女之比为 3～4：1，且有家族性发病倾向。先天性巨结肠是由于肠壁神经丛中的神经节细胞在胚胎发育过程中出现了异常，造成肠壁神经节细胞完全缺乏或减少。90% 以上病变发生在直肠和乙状结肠的远端部分。其临床表现主要为出生后不排便或排便延迟、腹胀、呕吐及肠梗阻表现等。部分症状较轻的患儿，发育可以接近正常婴幼儿，导致其诊断延后。

先天性巨结肠的受累肠段可以见到典型的改变，即明显的狭窄段和扩张段，以及两者间的移行段。狭窄段位于扩张段远端，一般位于直肠乙状结肠交界处以远，距肛门 7～10cm 以内，狭窄肠管细小，与扩大肠管直径相差悬殊，其表面结构无其差异，但它是真正发生病变的肠段。狭窄段与扩大结肠连接部形成漏斗状的移行区（即扩张段远端移行区），此区原属狭窄段，由于近端肠管的蠕动，推挤肠内容物向前移动，长期的挤压促使狭窄段近端肠管扩大成漏斗形，扩张段多位于乙状结肠，严重者可波及横结肠，该肠管异常扩大，其直径较正常增大 2～3 倍，最大者可达 10cm 以上，肠壁肥厚，质地坚韧如皮革状，肠管表面失去红润光泽，

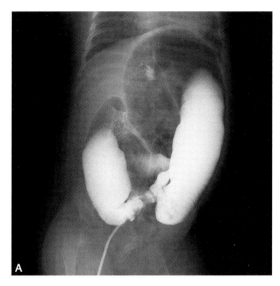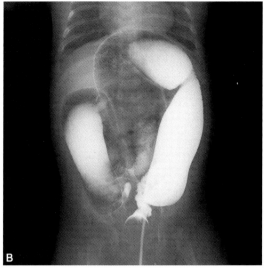

图 3-1-140 大肠稀钡灌肠造影图像

A、B. 经肛门插管引入钡剂仰卧斜位及仰卧位图像,显示直肠及乙状结肠狭窄,降结肠、横结肠及升结肠明显扩张

略呈苍白,结肠带变宽而肌纹呈纵行条状被分裂,结肠袋消失,肠蠕动极少,肠腔内含有大量积粪,偶能触及粪石。先天性巨结肠的分型如下:

1)短段型:病变位于直肠近、中段,相当于第 2 骶椎以下,距肛门距离不超过 6cm。

2)常见型:无神经节细胞区自肛门开始向上延至第 1 骶椎以上,距肛门约 9cm,病变位于直肠近端或直肠乙状结肠交界处,甚至达乙状结肠远端。

3)长段型:病变延至乙状结肠或降结肠。

4)全结肠型:病变波及全部结肠及回肠,距回盲瓣 30cm 以内。

以上各型中常见型占 75% 左右,其次是短段型,全结肠型占 3% ~ 5%,亦有报道高达 10%。

先天性巨结肠的确诊主要依靠病变肠段的黏膜活检。X 线钡剂灌肠是判定病变范围和选择术式的重要依据。钡剂灌肠目的是显示狭窄段及其上方的扩张段,因此确认扩张段即可,不要过多灌入钡剂继续向上检查,以免加重病儿腹胀及其他危险。狭窄段范围在降结肠以下者,侧位显示最清,故一般仅摄带肛门标记的侧位 X 线片,但狭窄段达乙状结肠时从正位观察才能全面。X 线钡剂灌肠的诊断率,目前仍徘徊在 90% 左右,其原因主要有 3 个:①新生儿巨结肠确诊困难,一般认为新生儿巨结肠的形态学改变,生后 2 周才形成,有的需要 3 ~ 4 周甚至几个月,尽管开展了灌肠后 24 ~ 48 小时动态观察钡剂潴留或排泄的功能性改变,但梗阻症状很重时,钡剂灌肠后必须洗肠或手术,不允许延迟观察;并发肠炎时,难于保留钡剂达 24 小时以上;②对短段型先天性巨结肠,尤其是超短段型先天性巨结肠,难与特发性巨结肠鉴别;③对特殊型先天性巨结肠易于漏诊或误诊。

临床上需要与新生儿胎粪性便秘、新生儿肠闭锁、继发性巨结肠、先天性结肠冗长症等疾病鉴别。

（3）先天性肛门闭锁

病例：

病历摘要： 女性患儿，33 天，出生后发现大便从阴道口排出。

经阴道瘘口插管钡灌肠造影图像见图 3-1-141。

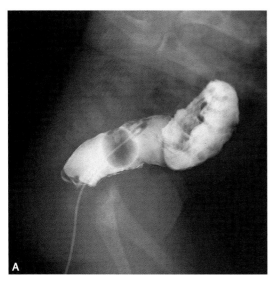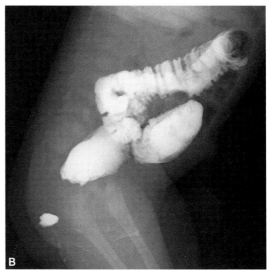

图 3-1-141　先天性肛门闭锁钡剂灌肠造影图像

A. 经患儿阴道瘘口插管注入钡剂后侧位图像，显示直肠上段及乙状结肠轻度扩张，直肠远段未见显示；B. 拔管后于肛门窝留置标记物侧位图像，可以用来观察闭锁直肠远段的形态，并测量其于肛门窝标记间的距离（闭锁长度）

影像诊断： 先天性肛门闭锁伴直肠阴道瘘。

病例分析： 先天性肛门闭锁是小儿、特别是新生儿最常见的畸形，男性较多见，约 60% 是低位无肛，40% 是高位无肛，75% 肛门闭锁合并瘘管。主要表现为新生儿出生 24 小时后仍无胎粪排出，或仅在尿道口、尿布上沾染极少量胎粪，腹胀逐渐加重，甚至可影响呼吸，并伴呕吐，后期由于结肠、小肠过度膨胀，可造成肠坏死或穿孔。

本病的病因不清，婴儿出生后即肛门、肛管、直肠下端闭锁，外观看不见肛门在何位置，肛区为皮肤覆盖，哭闹时肛区有冲击感一般可诊断为本病。由于原始肛发育障碍，未向内凹入形成肛管。直肠发育基本正常，其盲端在尿道球海绵肌边缘，或阴道下端附近，耻骨直肠肌包绕直肠远端。会阴往往发育不良，呈平坦状，肛区为完整皮肤覆盖。可合并尿道球部、阴道下段或前庭瘘管。

倒置位 X 线侧位片上，直肠末端正位于耻尾线或其稍下方，可在肛门区放置标记，测量闭锁段的长短。如果进行手术，则可以在手术前经会阴部的瘘道外口注入适量对比剂来显示闭锁远端，并同时观察近端结肠形态，以指导手术治疗。

2. 炎性病变

（1）克罗恩病

病例 1：

病历摘要： 女性，70 岁，腹部持续性钝痛半年余，伴发热。

钡灌肠造影图像见图 3-1-142。

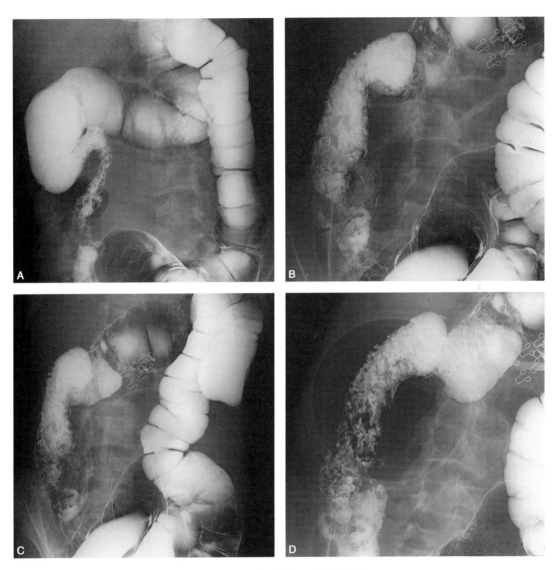

图 3-1-142　大肠气钡双重造影图像
A. 结肠气钡双重造影图像,显示升结肠中下段肠管痉挛改变,黏膜皱襞欠光滑;B ~ D. 气钡双重造影图像,显示升结肠肠袋结构消失,管壁欠光整,可见多个"领扣状"或"T 字型"龛影形成,黏膜表面粗糙欠光滑,局部可见多发小充盈缺损,呈"铺路石"样改变

影像诊断:右半结肠炎性病变,考虑克罗恩病。

病例 2:

病历摘要:男性,33 岁,下腹部间断隐痛 3 年余,无脓血便,伴发热。

钡灌肠造影图像见图 3-1-143。

影像诊断:升结肠克罗恩病。

病例分析:结肠 Crohn 病是一种原因不明的肠道炎症性疾病,在胃肠道的任何部位均可发生,但好发于末端回肠和右半结肠。本病和慢性非特异性溃疡性结肠炎,两者统称为炎症

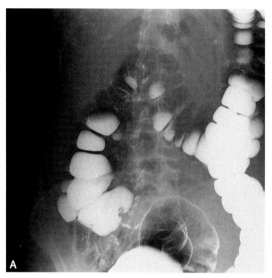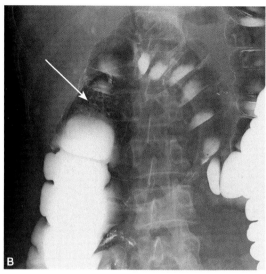

图 3-1-143　大肠气钡双重造影图像

A、B. 结肠气钡双重造影图像,显示升结肠近肝曲处多发不规则小充盈缺损,局部加压图像显示充盈缺损呈"铺路石"状表现(白箭)

性肠病(inflammatory bowel disease,IBD)。临床表现多为腹痛、腹泻、肠梗阻,伴有发热、营养障碍等肠外表现。病程多迁延,反复发作,不易根治。

结肠 Crohn 病病因复杂,确切病因尚不清楚。Crohn 病属慢性肉芽肿性炎症,早期影像学改变是阿弗他溃疡,它是一种黏膜淋巴滤泡的溃疡。随着病变进展,阿弗他溃疡逐渐发展成纵横交错的裂隙状和透壁性溃疡,以纵行溃疡为其特征。黏膜水肿和增生的肉芽组织与纵横交错的裂隙状溃疡间形成卵石样隆起。

Crohn 病的肠壁炎症为透壁性,透壁性溃疡如继发感染可形成肠壁内脓肿。溃疡及肠壁内脓肿易穿透肠壁形成肠管周围蜂窝织炎、腹腔脓肿、瘘管。病变肠管周围纤维脂肪组织增生是 Crohn 病较为特征性的病理改变,另外病变肠段周围系膜淋巴结可见肿大。

目前诊断结肠 Crohn 病没有单一的金标准,需结合临床、影像、内镜、组织病理和生化检查结果确诊。结肠 Crohn 病的影像学特征以及与溃疡性结肠炎的鉴别点有:

1)多节段性、跳跃性病变。表现为间隔正常肠段的多处肠壁病变。

2)近段结肠好发。结肠 Crohn 病好累及盲升结肠,累及横结肠、降结肠、乙状结肠相对较少,直肠累及更少。而溃疡性结肠炎往往病变以直肠、乙状结肠为重。易累及近段结肠也是 Crohn 病与溃疡性结肠炎的不同点之一。

3)肠壁病变。包括肠壁增厚、强化增加、肠壁分层、肠腔狭窄、壁内脓肿。肠壁增厚为最常见的表现。

(2)溃疡性结肠炎

病例:

病历摘要:男性,33 岁,下腹部间断隐痛 3 年余,偶伴脓血便。

钡灌肠造影图像见图 3-1-144。

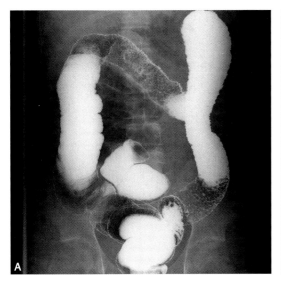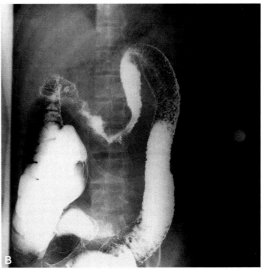

图 3-1-144　大肠气钡双重造影图像

A、B. 结肠气钡双重造影,显示乙状结肠、降结肠、横结肠及部分升结肠肠壁欠光整,呈"锯齿样"改变,盲肠及升结肠中下段未见明确异常。病变段肠袋结构消失,黏膜面欠光滑,可见多发大小不等充盈缺损影,肠腔无明显狭窄

影像诊断:溃疡性结肠炎。

病例分析:溃疡性结肠炎是一种病因尚不十分清楚的结肠和直肠慢性非特异性炎症性疾病,病变局限于大肠黏膜及黏膜下层。多位于乙状结肠和直肠,也可延伸至降结肠,甚至整个结肠。病程漫长,常反复发作。本病见于任何年龄,以 20～30 岁最多见。除少数患者起病急骤外,一般起病缓慢,病情轻重不一。症状以腹泻为主,排出含有血、脓和黏液的粪便,常伴有阵发性结肠痉挛性疼痛,并里急后重,排便后可获缓解。

溃疡性结肠炎的病因至今仍不明。目前认为炎性肠病的发病是外源物质引起宿主反应、基因和免疫影响三者相互作用的结果。

病变多位于乙状结肠和直肠,X 线气钡灌肠造影检查特别有助于确定病变范围和严重程度。早期表现为肠管的张力及动力亢进,见钡剂中断,黏膜皱襞紊乱,对于急性病变的稳定期和慢性期的病例,多可见到锯齿样肠管与铁轨样皱襞,此征象的成因是由于肠黏膜水肿,黏膜皱襞粗大,纵行排列,伸展有力,状如铁轨;黏膜水肿严重者,肠管边缘模糊;加之连续性表浅溃疡及分泌物的影响,肠管边缘呈现连续均匀的锯齿样改变。假息肉形成者,可见到数目较多的圆形充盈缺损。少数病例,因肠壁纤维化及息肉增生,可致肠腔更窄。由于黏膜水肿、溃疡形成、肠壁炎性浸润、肠管痉挛,钡剂造影可见结肠袋消失,结肠缩短、僵直、重者如水管状,如横结肠袋消失,则病变多属后期。

主要与以下疾病相鉴别:

1)结肠 Crohn 病:此病与溃疡性结肠炎的不同点在于 Crohn 病是节段性的而非连续性的,病变的分布不对称,一般直肠不受累。溃疡性结肠炎病变是连续的,对称的,直肠和乙状结肠经常受累。Crohn 病的溃疡多为纵行的,炎症改变的黏膜上有多数"卵石状"表现,在晚期窦道形成是其显著特点,而溃疡性结肠炎几乎见不到此种改变。

2）肠结核:肠结核好发部位为回盲部,左侧结肠尤其是直肠与乙状结肠很少受累。溃疡性结肠炎的好发部位为直肠、乙状结肠、左侧结肠,虽右侧结肠也可受累,但是较为少见。病变的发展趋向二者也不相同,肠结核是自回盲肠-盲肠往升结肠向下发展,而溃疡性结肠炎是自直肠-乙状结肠往降结肠向上发展。病变范围在肠结核是不连续的,在溃疡性结肠炎则是连续的。黏膜上的改变在前者为不规则的浅糜烂,没有假性息肉改变,在后者龛影微小,呈斑点状改变。

3）家族性息肉综合征:溃疡性结肠炎常有多数的假性息肉形成,因此有时可与家族性息肉综合征相混淆。溃疡性结肠炎的主要特点是炎症改变,如黏膜上颗粒状变、溃疡形成、结肠袋变不规则或消失、管腔变细变窄、纵行变成一细直僵硬的管道等。在临床上溃疡性结肠炎有脓血便、腹泻、全身症状等;家族性息肉征则无结肠炎性改变,便血为主要症状,除可见无数大小不一的息肉外,结肠管径、结肠袋、结肠外形均正常,与溃疡性结肠炎不同。前者为遗传性疾病,后者不是。

（3）结肠结核

病例:

病历摘要:男性,47 岁,脐周隐痛约 2 个月,食欲可,无饥饿感。

消化道钡餐造影图像见图 3-1-145。

影像诊断:回盲部、盲肠及升结肠结核。

病例分析:肠结核多见于 40 岁以下女性,其好发部位为回盲部,其次为回肠、空肠,严重者可累及升结肠。感染途径为:①肠源性,吞食痰液或污染物,为主要感染途径;②血源性,肺结核的血行播散;③周围脏器结核蔓延。常见的症状如腹痛多在右下腹,并有不伴里急后重的腹泻或腹泻与便秘交替现象,也可在右下腹能触及包块,少数患者可有肠梗阻与腹腔感染的症状。

结肠结核同小肠结核一样,可分为溃疡型与增殖型两种,以溃疡型多见,也可混合并存。

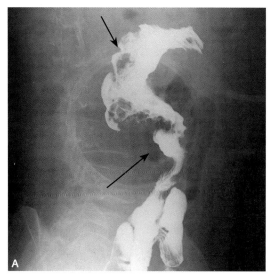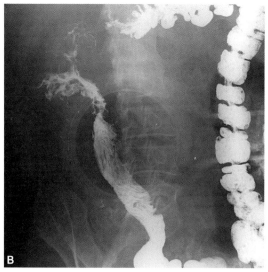

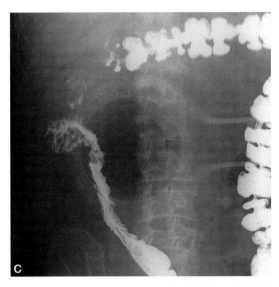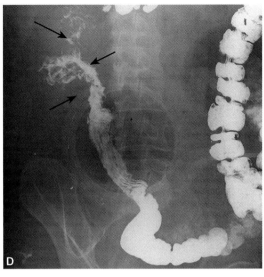

图 3-1-145　肠结核全消化道钡餐造影图像

A~D. 同一患者的消化道钡餐造影图像,显示回盲部结构变形,见小充盈缺损影及小"尖角"状溃疡(图 A 黑箭),待钡剂达结肠后,见盲肠、升结肠肠袋消失,回盲部变形、上提,回肠远端肠壁见小溃疡影,并见肠腔变窄(图 D 黑箭)

结肠结核消化道钡餐造影表现与小肠结核有较多重叠之处。溃疡型:钡剂通过时激惹征象明显,病变段无钡剂存留,故也有"跳跃征"之称。病变处黏膜皱襞不规则增粗、紊乱,有时可见斑点状龛影,充盈的肠管也可为边缘不规则的锯齿状,病变发展至后期,由于瘢痕组织收缩,纤维组织增生,管壁增厚可见管腔变窄、变形。增殖型:以肠管不规则变形狭窄为主,可伴有黏膜粗糙紊乱及多发小息肉样或占位样充盈缺损。因肠结核首先好发于回肠末端,所以待结肠出现病变时,一般都能发现回肠末端的形态改变。特别是病变容易侵犯至回盲瓣,造成其变形,同时由于结肠肠壁的组织收缩,造影回盲部的上移,这对于回盲部结核的诊断具有重要的鉴别意义。

(4) 阑尾炎

病例 1:

病历摘要:女,40 岁,间断转移性右下腹疼 1 年余。

钡灌肠造影图像见图 3-1-146。

影像诊断:慢性阑尾炎。

病理学图像见图 3-1-147。

病理诊断:慢性阑尾炎

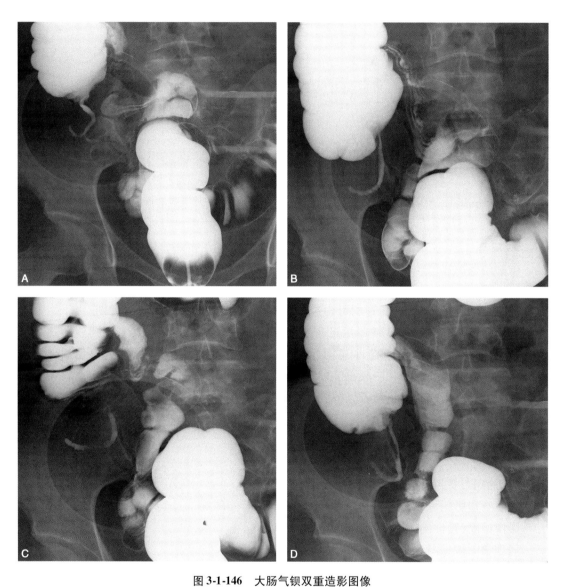

图 3-1-146　大肠气钡双重造影图像
A ~ D. 同一患者的大肠气钡双重造影图像,结肠充气充钡满意后可见阑尾显影,阑尾粗细不均,壁不光滑,其内局部见小充盈缺损影,检查过程中按压右下腹阑尾区有压痛,阑尾活动度减低

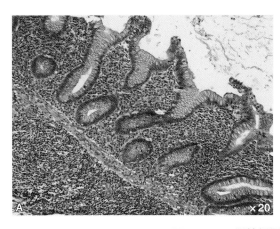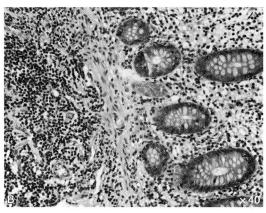

图 3-1-147　慢性阑尾炎病理 HE 染色图像

病例 2：

病历摘要：男性,61 岁,间断性下腹疼 1 个月。

钡灌肠造影图像见图 3-1-148。

影像诊断：慢性盲肠炎,慢性阑尾炎。

病例分析：阑尾位于盲肠尖端内后侧,为回盲瓣下方 2.5cm 处的一条盲管。一般长约 5～7cm,直径约 0.5cm,其腔甚窄仅 0.2～0.3cm,但其变异较大。其组织结构类似于结肠,黏膜为结肠型上皮,肌层在某些部位可缺如。

慢性阑尾炎可由急性阑尾炎转化而来,或由于腔内粪石、异物、寄生虫等所致管腔梗阻和机械刺激引起。在病理上可见阑尾有不同程度的肉芽组织增生及纤维化,阑尾腔常有局部或全长的狭窄,甚至完全闭塞,形如一条僵硬的细管。主要症状为右下腹痛,间歇性轻度疼痛或持续性隐痛,体检右下腹有局限性压痛。

消化道钡餐检查征象：当阑尾充盈钡剂后,透视下压迫阑尾有压痛,压痛点随阑尾位置变化而异,是诊断慢性阑尾炎较可靠的 X 线征象之一。另外,阑尾腔边缘粗糙不规则或多处

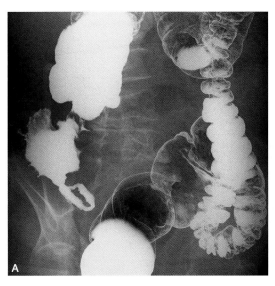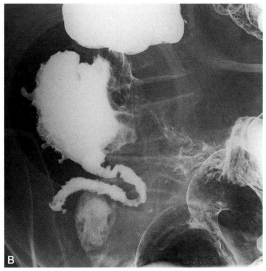

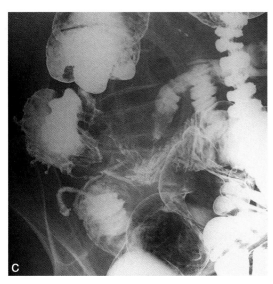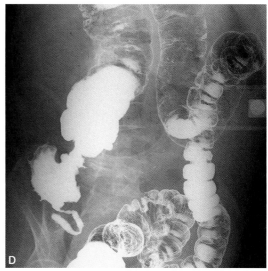

图 3-1-148　大肠气钡双重造影图像

A ~ D. 同一患者的大肠气钡双重造影图像,全结肠充盈完全后可见阑尾显影,综合观察可见盲肠形态失常,肠壁欠光滑,阑尾粗细不均,壁欠光滑,可见小腔外龛影形成

狭窄,也同样可提示慢性阑尾炎的诊断,说明阑尾与周围器官存在粘连。有时钡剂会停留在阑尾达 2 ~ 3 日以上不排空。阑尾部分显影或完全不显影或合并有粪石形成的充盈缺损不能作为诊断慢性阑尾炎可靠的征象。

3. 大肠肿瘤性病变

(1) 大肠腺瘤

病例 1：

病历摘要：57 岁,男性,下腹痛 10 天

钡灌肠造影图像见图 3-1-149。

CT 扫描图像见图 3-1-150。

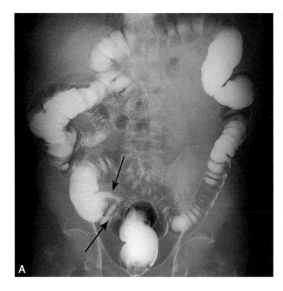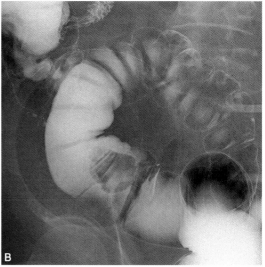

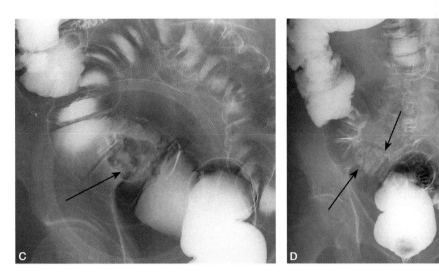

图 3-1-149 大肠气钡双重造影图像

A. 气钡双重造影全结肠显影图像,可见乙状结肠处类圆形充盈缺损影,边界欠清晰(黑箭);
B ~ C. 气钡双重造影充盈相图像,采用局部加压摄片,可清晰观察病变范围,显示此充盈缺损边界清晰,呈分叶状;D. 黏膜相,乙状结肠处可见一软组织肿块影,位于肠腔内

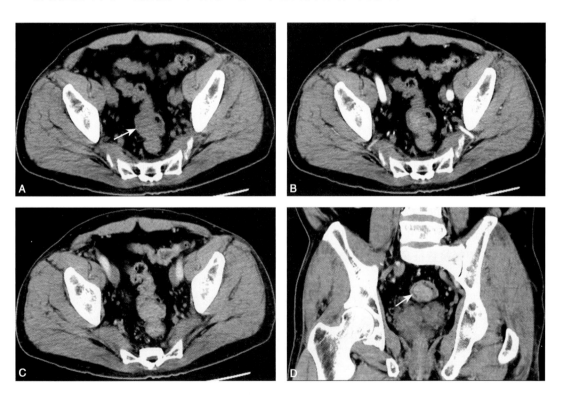

图 3-1-150 下腹部 CT 平扫及增强扫描图像

A. CT 平扫图像,乙状结肠管腔内见一类圆形软组织肿块影,边界清晰,与乙状结肠肠壁相连(白箭),凸向肠腔内;B. 增强动脉期图像,可见软组织块影轻度强化,强化欠均匀;C. 增强静脉期图像,软组织块影进一步强化,强化相对均匀;D. 增强静脉期冠状位重建图像,可清晰观察到乙状结肠肠腔内一轻中度均匀强化的软组织肿块影,边界清晰(白箭)

影像诊断:乙状结肠占位,考虑良性(腺瘤)。

病理学图像见图 3-1-151。

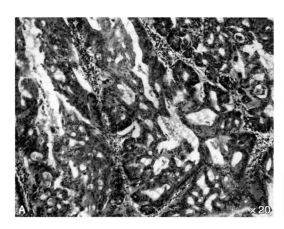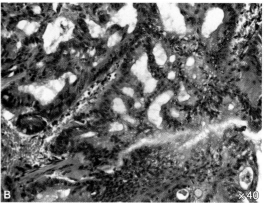

图 3-1-151　乙状结肠腺瘤病理 HE 染色图像

病理诊断:(乙状结肠)绒毛管状腺瘤,部分腺体轻-中度不典型增生。

病例 2:

病历摘要:男性,32 岁,腹痛、腹泻、便血 3 个月余

钡灌肠造影图像见图 3-1-152。

CT 扫描图像见图 3-1-153。

影像诊断:横结肠占位,考虑腺瘤。

病理学图像见图 3-1-154。

病理诊断:结肠绒毛管状腺瘤。

病例分析:结直肠腺瘤(colorectal adenoma)好发于直肠与乙状结肠,大多数的结肠息肉为腺瘤。在病理学上腺瘤可分为腺管腺瘤、腺管绒毛腺瘤、绒毛腺瘤。绒毛腺瘤直径多大于2cm,为扁平或广基的隆起,表现呈绒毛菜花状,由于该腺瘤含有较多的杯状细胞,能分泌黏液,当黏液分泌过量时可引起腹泻和电解质紊乱。

消化道钡餐检查征象:结肠腺瘤在 X 线上表现为境界清晰的息肉状隆起,可分为有蒂和无蒂两种状态。

对于有蒂息肉,检查时应注意充分显示头部与蒂部的形态,注意观察头部大小和蒂的粗细及长短。虽然压迫法是观察隆起性病变的首选方法,但在结肠由于部位的关系常不能用压迫法进行观察,因此获得良好的双对比就显得很有意义,利用体位的变换,可更好地展示息肉的形态,特别是蒂的形态。

对于无蒂息肉应注意显示有无隆起中央的凹陷和切线位像肠壁边缘的改变。一般认为,当无蒂隆起的中央出现凹陷和肠壁出现切迹时,可认为恶性的征象,而不具备上述表现者为腺瘤。双对比造影时,应利用薄层法,使钡剂在瘤体的表面流动,借以显示有无隆起中央的凹陷。

绒毛腺瘤呈广基的隆起性病变,表面呈伴有细小颗粒的菜花状。X 线上可见肿瘤周围

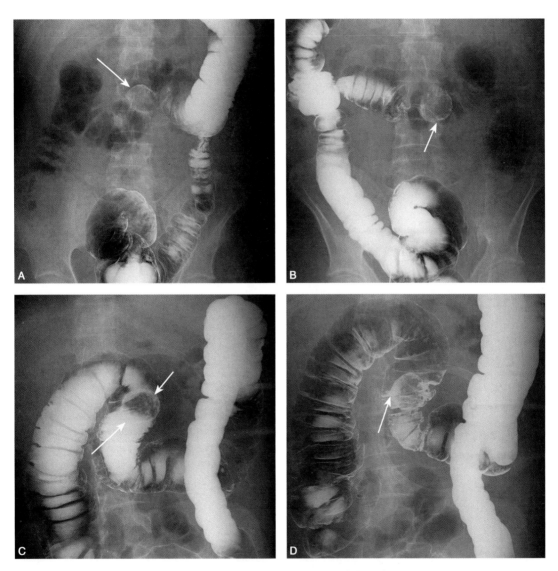

图 3-1-152　横结肠腺瘤气钡双重造影图像

A、B、D. 气钡双重造影结肠黏膜相图像,结肠完全充盈后,整体观察横结肠近结肠肝曲可见一类圆形充盈缺损影,凸向结肠肠腔内,有蒂,按压后可稍有移动,边界清晰、光滑;C. 结肠充盈相,可见一充盈缺损影,表面尚光滑

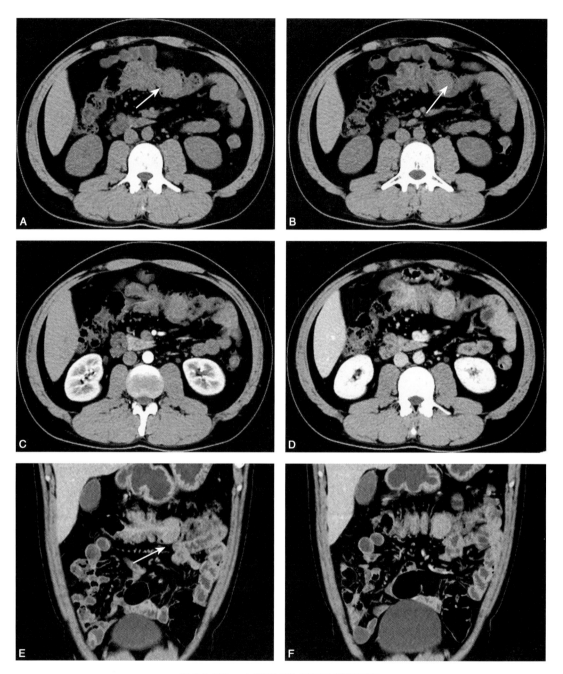

图 3-1-153 中腹部 CT 平扫及增强图像
A、B. CT 平扫图像,横结肠管腔内见一类圆形软组织肿块影,边界清晰,与肠壁相连(白箭),凸向肠
腔内;C. 增强动脉期图像,可见软组织块影轻度强化,强化均匀;D. 增强静脉期图像,软组织块影进
一步强化,强化均匀;E、F. 增强静脉期冠状位重建图像,可清晰观察到横结肠肠腔内一轻中度均匀
强化的软组织肿块影,边界清晰(白箭)

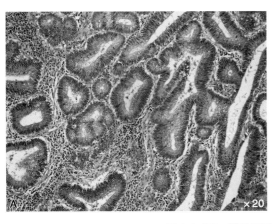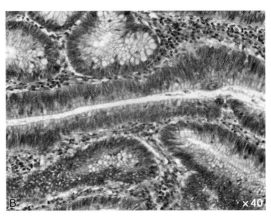

图 3-1-154 横结肠腺瘤病理 HE 染色图像

的黏膜有轻度的不光滑,与一般的腺瘤相比,绒毛腺瘤的边界常显得不太清晰锐利。由于绒毛腺瘤可由于切除时残留而造成复发,故在检查时应仔细显示病变范围,这对于决定切除的范围是很重要的。

（2）结直肠癌

病例 1：

病历摘要： 男性,55 岁,便血 1 年,加重 3 个月。

钡灌肠造影图像见图 3-1-155。

CT 扫描图像见图 3-1-156。

影像诊断： 直肠癌（溃疡型）

病理学图像见图 3-1-157。

病理诊断： 直肠中分化腺癌,浸润全层。

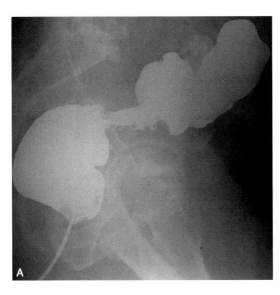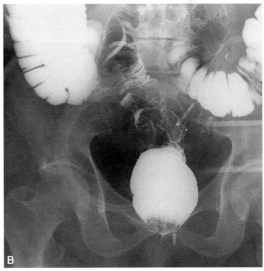

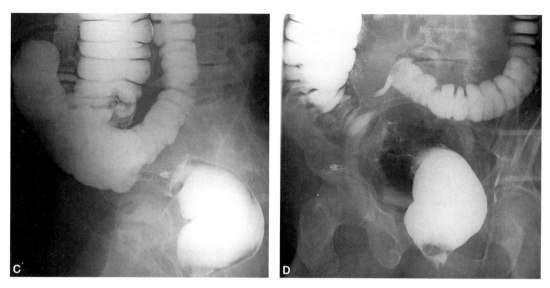

图 3-1-155　大肠气钡双重造影图像
A. 大肠气钡双重造影侧位充盈相,可见直肠肠黏膜破坏,管腔狭窄;B ~ D. 正位及斜位气钡双重像,均显示黏膜破坏,呈"苹果核"状

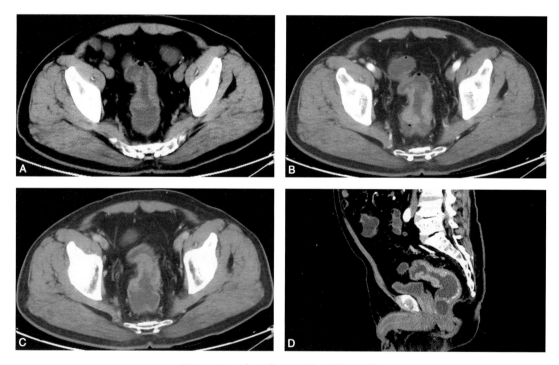

图 3-1-156　中下腹 CT 平扫及增强图像
A. 腹部平扫,可见直肠近段管壁增厚,管腔变窄;B. 增强动脉期图像,可见直肠增厚管壁明显均匀强化;C. 增强静脉期图像,增厚肠管壁强化均匀,肠管壁浆膜层面尚光整;D. 增强后冠状位重建图像,亦观察到直肠管壁增厚,强化均匀

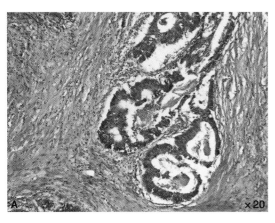
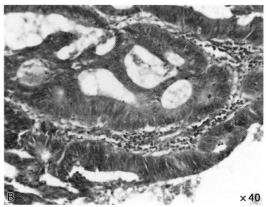

图 3-1-157 直肠癌病理 HE 染色图像

病例 2：

病历摘要：男性，69 岁，间断腹痛伴大便带血半年余

钡灌肠造影图像见图 3-1-158。

CT 扫描图像见图 3-1-159。

影像诊断：降结肠癌（浸润型）。

病理学图像见图 3-1-160。

病理诊断：降结肠腺癌。

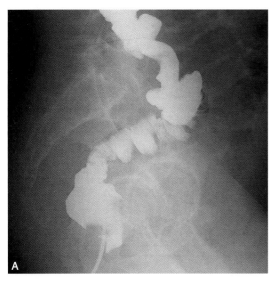
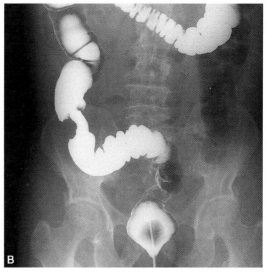

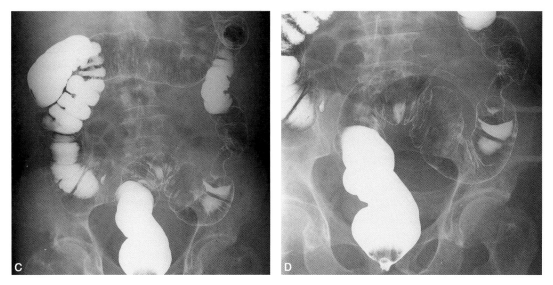

图 3-1-158 大肠气钡双重造影图像

A. 大肠气钡双重造影侧位充盈相,可见降结肠黏膜破坏,管腔变窄;B. 俯卧位充盈图像,亦可见降结肠病变区;C ~ D. 气钡双重像,可清晰观察降结肠病变形态,采用压迫器使病变显示更为清晰(D)

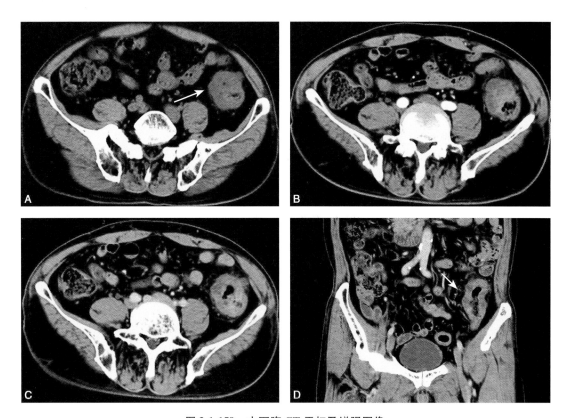

图 3-1-159 中下腹 CT 平扫及增强图像

A. CT 平扫图像,可见降结肠肠壁不均匀增厚(白箭),肠腔变窄;B. CT 增强动脉期图像;C. CT 增强静脉期图像,可见增厚的降结肠肠壁不均匀强化,管腔变窄;D. 增强静脉期冠状位重组图像,可清晰观察降结肠肠管壁不均匀增厚,不均匀强化,浆膜层光整

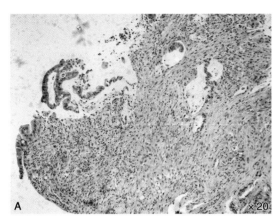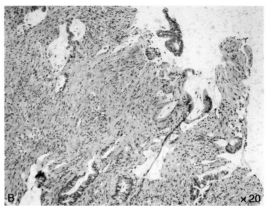

图 3-1-160　降结肠癌病理 HE 染色图像

病例3：

病历摘要：女性,58 岁,右下腹不适 10 个月余。

钡灌肠造影图像见图 3-1-161。

CT 扫描图像见图 3-1-162。

影像诊断：升结肠及盲肠占位,考虑癌(增生型)。

病理学图像见图 3-1-163。

病理诊断：(右半结肠)中分化腺癌,浸润全层。

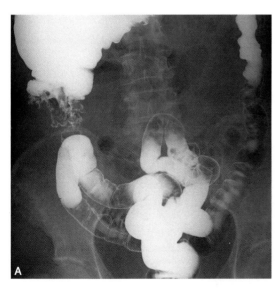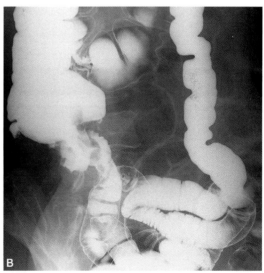

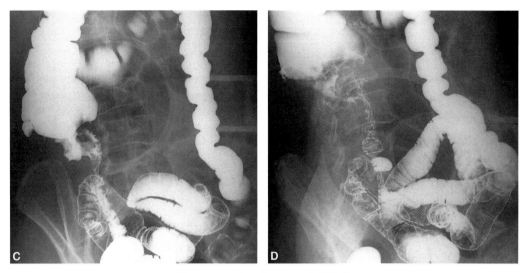

图 3-1-161　大肠气钡双重造影图像

A ~ D. 同一患者的大肠气钡双重造影图像,可见升结肠及盲肠失去正常结肠袋,肠黏膜破坏,管腔变窄,并累及回盲部

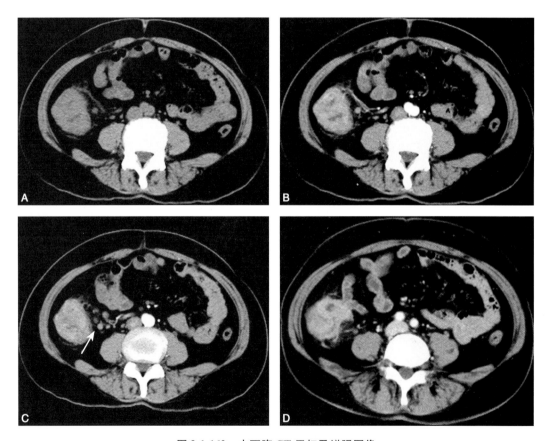

图 3-1-162　中下腹 CT 平扫及增强图像

A. CT 平扫,可见升结肠及回盲部肠管管壁增厚,管腔变窄,周围见多发小淋巴结,并见浆膜面毛糙;B、C. 增强动脉期图像,可见升结肠及回盲部增厚管壁不均匀强化,管腔明显变窄,周围小淋巴结亦强化(白箭);D. 增强静脉期图像,增厚肠管壁中度强化,肠管壁浆膜层面毛糙

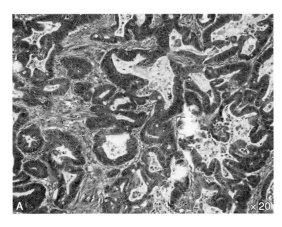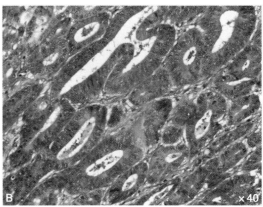

图 3-1-163 升结肠及盲肠癌病理 HE 染色图像

病例 4：

病历摘要：男性,40 岁,间断性下腹持续性隐痛 1 个月余,2 型糖尿病病史。

钡灌肠造影图像见图 3-1-164。

CT 扫描图像见图 3-1-165。

影像诊断：降结肠癌(溃疡型)。

病理学图像见图 3-1-166。

病理诊断：降结肠黏液腺癌,浸润肠壁全层。

病例分析：结肠直肠癌(colorectal carcinoma)是常见的消化道癌肿,发病率仅低于胃癌与食管癌。结肠直肠癌分布以直肠与乙状结肠多见,占 70% 左右。发病年龄以 40~50 岁最多,男性患者较多。

大多数的结肠癌在病理上为腺癌,其次为黏液癌、胶样癌、乳头状腺癌、类癌、腺鳞癌。依其大体病理分型为三种：①增生型：肿瘤向腔内生长,呈菜花状,表面可有浅溃疡,肿瘤基底宽,肠壁增厚；此型结肠癌好发于右半结肠,多数分化程度较高,浸润性小,生长也较缓慢。②浸润型：癌肿主要沿肠壁浸润致肠壁增厚,病变常绕肠壁呈环形生长,致肠腔形成环形狭窄；此型结肠癌的细胞分化程度较低,恶性程度高,并且转移发生的也较早。多发于右半结肠以外的大肠。③溃疡型：是结肠癌中最常见的类型,好发于左半结肠、直肠。癌肿由黏膜向肠腔生长且浸润肠壁各层,中央部分坏死形成巨大溃疡,形态不一,深而不规则。此型的细胞分化程度低,较早发生转移。实际上常见的多为其中两种类型的混合,而以某一种为主。临床表现常见的症状为腹部肿块、便血与腹泻或有顽固性便秘,亦可有脓血便与黏液样便。直肠癌主要为便血、粪便变细与里急后重感。

大肠气钡双重造影是结直肠癌常用的 X 线检查方法。造影表现：①增生型：腔内出现不规则的充盈缺损,轮廓不规则,病变多发生于肠壁的一侧,表面黏膜皱襞破坏中断或消失,局部肠壁僵硬平直,结肠袋消失,肿瘤较大时可使钡剂通过受阻。②浸润型：病变区肠管狭窄,常累及一小段肠管,狭窄可偏于一侧或环绕整个肠壁,形成环状狭窄,其轮廓可光滑整齐,也

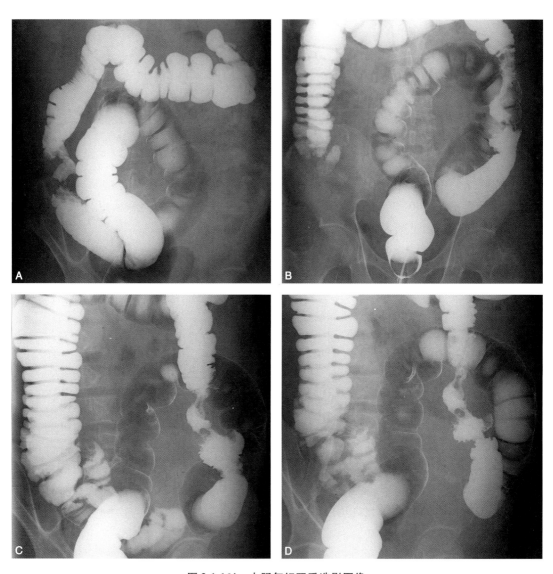

图 3-1-164　大肠气钡双重造影图像

A ~ D. 同一患者的大肠气钡双重造影图像。图 A 为俯卧位,显示降结肠中段管腔不规则狭窄,腔内可见充盈缺损;图 B ~ D 为仰卧位图像,见降结肠中段肠壁形态失常,结肠袋结构消失,管腔狭窄,病变处充盈缺损上可见龛影

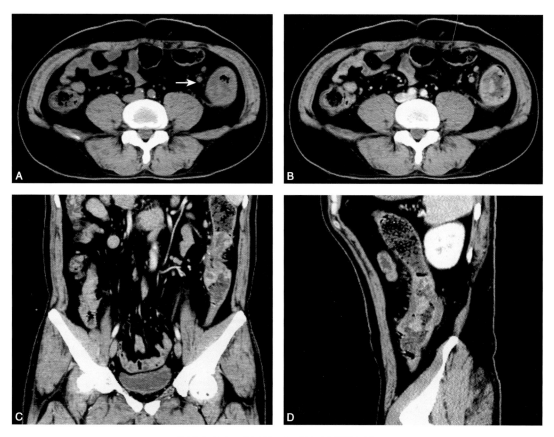

图 3-1-165　中下腹 CT 平扫及增强图像

A. CT 平扫图像,可见降结肠管壁不均匀增厚,管腔变窄,周围见多发小淋巴结(箭头);B. CT 增强静脉期图像,增厚肠管壁强化不均匀,肠管壁浆膜层面尚光整;C. 增强后冠状位重建图像,可清晰观察降结肠管壁增厚,管腔变窄,不均匀强化,周围小淋巴结亦强化;D. 增强后矢状位重建图像,亦观察到降结肠壁不均匀增厚并不均匀强化

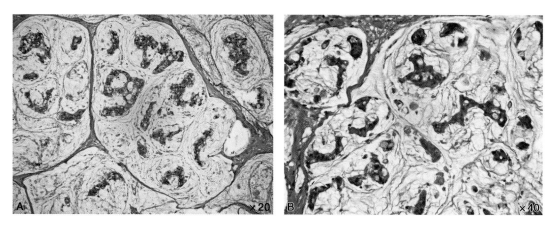

图 3-1-166　降结肠癌病理 HE 染色图像

可呈不规则状,肠壁僵硬,黏膜破坏消失,病变区界限清晰,本型常可引起梗阻。③溃疡型:肠腔内较大的龛影,形状多不规则,边界多不整齐,具有一些尖角,龛影周围有不同程度的充盈缺损与狭窄,黏膜破坏中断,肠壁僵硬,结肠袋消失。

CT 检查对于结直肠癌的累及程度、范围及肿瘤分期方面有较高的应用价值,现分述如下。主要表现在①发现结、直肠内较小而隐蔽的病灶;②癌肿与其周围组织的关系,局部有无淋巴结转移,其他脏器有无浸润破坏或转移;③结肠癌的分期;准确分期对于临床评价预后和制订治疗方案有重要作用。此外,应用 CT 仿真结肠镜技术可以观察结肠癌肠腔内的情况。

4. 大肠其他病变

(1) 结肠息肉及息肉综合征

病例 1:

病历摘要:男性,60 岁,间断腹痛腹胀 10 天

消化道钡餐造影图像见图 3-1-167。

影像诊断:结肠多发息肉。

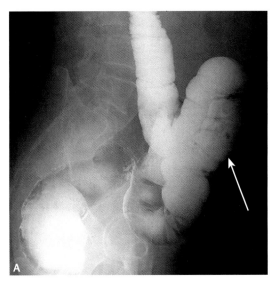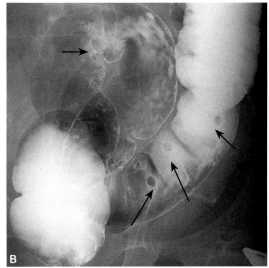

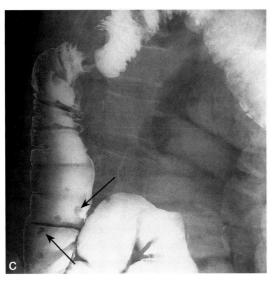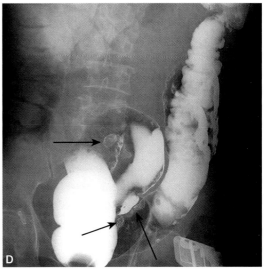

图 3-1-167　大肠气钡双重造影图像

A ～ D. 同一患者的大肠气钡双重造影。A. 侧位充盈相,可见直肠、乙状结肠及部分降结肠充盈显影,乙状结肠及降结肠内见小圆形充盈缺损影,边界清晰(白箭);B. 卧位,局部采用压迫器压迫,可清晰显示降结肠及乙状结肠结节状充盈缺损(黑箭);C. 升结肠内结节状充盈缺损(黑箭);D. 乙状结肠内多发不规则结节状充盈缺损(黑箭)

病例 2:

病历摘要: 女性,12 岁,间断大便带血 1 年余。

钡灌肠造影图像见图 3-1-168。

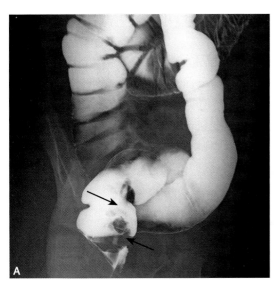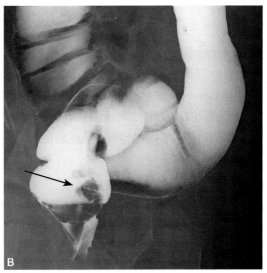

图 3-1-168　大肠气钡双重造影图像

A、B. 同一患者的大肠气钡双重造影图像,结肠完全充盈后整体观察,直肠远段可见一类圆形充盈缺损影,边界清晰、光滑(黑箭)

影像诊断：直肠息肉。

病理学图像见图 3-1-169。

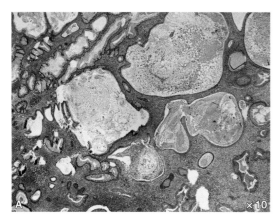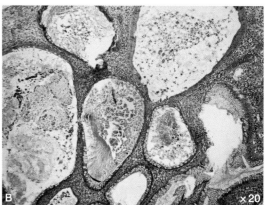

图 3-1-169　直肠息肉病理 HE 染色图像

病理诊断：幼年性息肉。

病例分析：结肠息肉（colonic polyps）为隆起于结肠黏膜上皮表面的局限性病变，可以是广基底的，短蒂或长蒂的。若结肠内有为数甚多的息肉存在即称息肉综合征（polyposis syndromes）。息肉综合征为常染色体遗传性疾病。

本病好发于直肠与乙状结肠，也可广泛分布于整个结肠，组织学上结肠息肉可以是腺瘤性息肉、炎性息肉、错构瘤样息肉、增生性息肉等。结肠息肉或结肠息肉综合征最常见的症状是便血，常为无痛性鲜红色血液覆盖于粪便表面，不与粪便混合，有时伴有腹痛与大便次数增多；当息肉继发感染时，除血便外还可有黏液、脓汁；也可因并发肠套叠而出现急腹症症状；有时息肉可自肛门脱出。

结直肠息肉在双对比钡灌肠造影时的表现：一般表现为结肠腔内境界光滑锐利的圆形充盈缺损，有时可呈分叶状或绒毛状。双对比相息肉呈表面涂有钡剂的环形软组织影，有时亦可见长短不一的蒂，蒂长的息肉可有一定的活动性。值得注意的是息肉可恶变。一般认为，直径>2.0cm 者恶变几率高，而带长蒂的息肉恶变机会小。若有如下表现者应考虑恶变，即体积短期内迅速增大，息肉的外形不光滑、不规则。带蒂的息肉顶端增大并进入蒂内，致蒂变短形成一广基底肿块；息肉基底部肠壁形成凹陷切迹，提示癌组织浸润致肠壁收缩。

（2）肠套叠

病例 1：

病历摘要：女性，43 岁，腹胀，食欲缺乏，乏力 3 个月余

消化道钡餐造影图像见图 3-1-170。

影像诊断：空肠近段肠套叠（空肠-空肠型）。

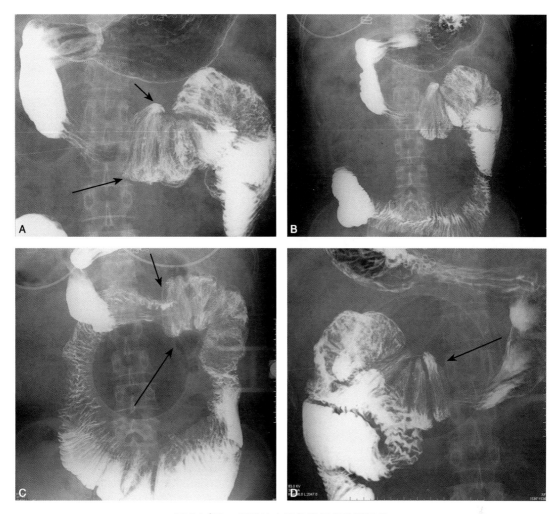

图3-1-170　口服法全消化道钡餐造影图像
A~D. 上消化道钡餐造影卧位正位及俯卧位像,可见空肠黏膜增厚,并呈"弹簧圈"状(黑箭),未见明确占位征象,局部加压图像(图C、D)可见近段肠管套入远段肠管内

病例2:

病历摘要:男性,61岁,间断性腹疼1个月,无诱因排便习惯改变,进行性加重,腹胀、右下腹为重,伴恶心、呕吐症状。B超示右下腹低回声包块。

消化道钡餐造影图像见图3-1-171。

CT扫描图像见图3-1-172。

影像诊断:回肠占位并肠套叠。

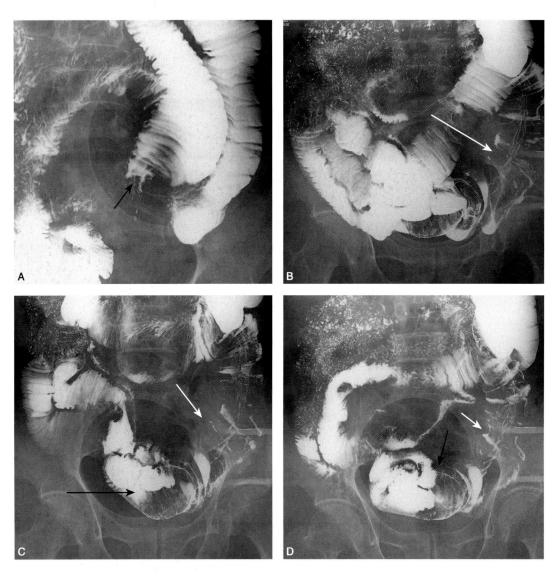

图 3-1-171　口服法全消化道钡餐造影图像

A ~ D. 同一患者的全消化道造影图像,综合观察可见空肠主要位于右侧腹部,回肠位于左腹,回肠近中段肠腔扩张,黏膜增粗,局部管腔扩张性不佳(图 A 黑箭),回肠远段见一类圆形充盈缺损影(图C、D 黑箭),边界清晰,光滑锐利,以上肠管呈"弹簧圈"状改变(白箭)

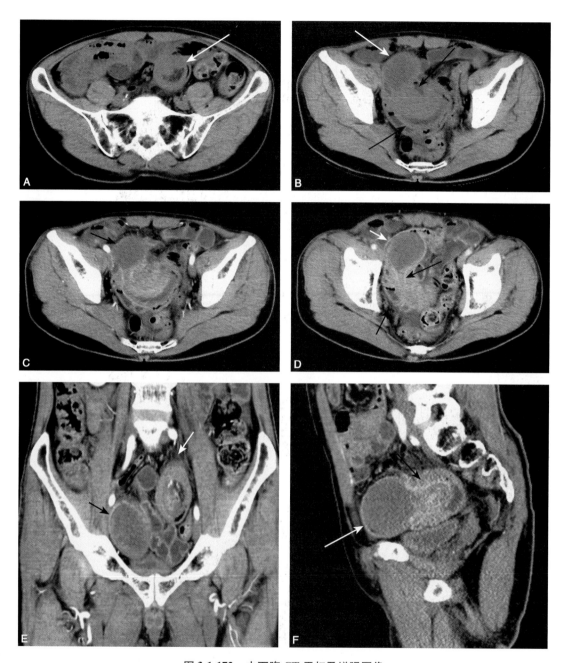

图3-1-172　中下腹CT平扫及增强图像

A、B. CT平扫,可见回肠远端一类圆形低密度肿块影(图B白箭),边界清晰,近段肠管(图B黑箭
头)套入远段肠管内(图B黑箭);C、D. 增强图像,可见肿块(图C黑箭)未见明显强化,套入肠管轻
度强化(图D黑箭头);E. 增强冠状位重建,套叠肠管呈"同心圆"状表现(白箭);F. 矢状位重建,可
清晰显示回肠肿块致使近段肠管套入远段肠管内(黑箭)

病例 3：

病历摘要：男性,6 个月,腹痛 10 小时急诊入院

空气灌肠造影图像见图 3-1-173。

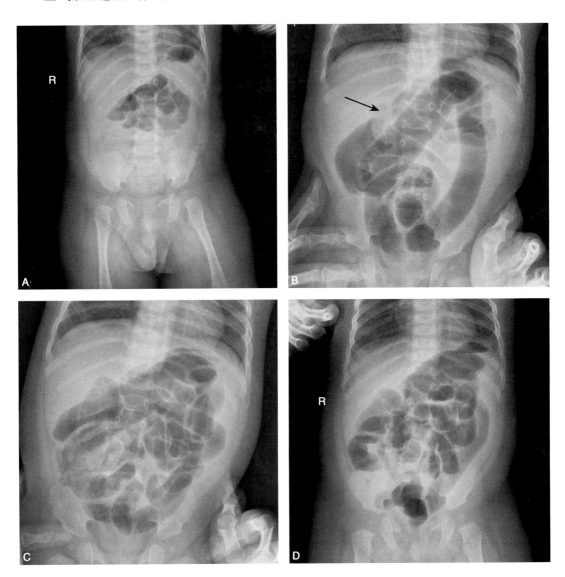

图 3-1-173　大肠空气灌肠造影图像

A. 腹部立位空气灌肠图像,可见肠管积气及不典型小液平;B、C. 空气逐渐注入时图像,结肠肝曲可见一类圆形充盈缺损(黑箭),呈"杯口"状,随着注入空气量的增加可见其逐渐向回盲部推进,最后见空气进入小肠内,小肠呈现"沸腾征",充盈缺损影消失;D. 灌肠结束后腹部立位像,未见膈下游离气体,腹部肠腔积气

影像诊断：肠套叠空气灌肠复位成功。

病例 4：

病历摘要：男性,2 岁,腹疼 6 小时

空气灌肠造影图像见图3-1-174。

影像诊断：肠套叠空气灌肠复位失败。

病例分析：肠套叠(intussusception)是指肠管向远端或近端的肠腔内套入。大多数肠套叠在婴幼儿属于急性原发性，腹腔内无任何器质性因素。由于肠壁上器质性病变而引发的肠套叠多见于成人，为慢性反复发作，可由憩室、息肉或肿瘤等因素所致。

肠套叠常见的部位是盲肠和升结肠。肠套叠常由三条同心管组成：套入管、反折管及套鞘。根据套入肠管不同可分为三型：①回结肠型：回肠套入结肠；②小肠型：小肠套入小肠；③结肠型：结肠套入结肠。由于套入部的系膜同时套入，当套叠发生时，颈部与套鞘的痉挛可使套入的系膜发生狭窄，肠壁淤血甚至缺血，最终坏死或穿孔。主要症状是典型的渐发性腹痛，小儿还可表现为腹胀、呕吐、便血和腹部软组织肿块。

本病的诊断主要靠X线平片与钡灌肠检查，且通过空气灌肠压力整复法可达到治疗目的。腹部造影与平片可见软组织块影，多在右中、右下或肝曲部，也可有不全肠梗阻的表现。

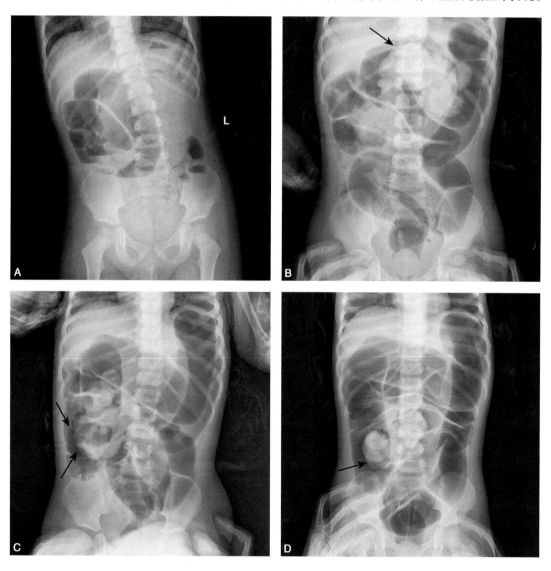

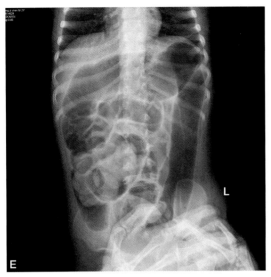
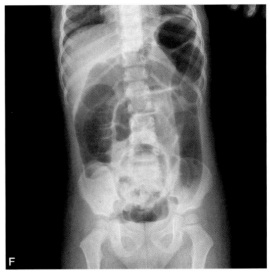

图 3-1-174　大肠空气灌肠造影图像

A. 空气灌肠前腹部立位像,可见腹部肠管积气,并见气液平;B ~ E. 空气注入不同时相图像,可见注入适量空气后横结肠区见较大充盈缺损影(黑箭),随着注入气体量增加其逐渐向肝曲、回盲部推进,但最后受阻于回盲部,调整灌注压力并按摩右下腹重新注入气体数次仍未见其消失,气体未见进入小肠内;F. 停止灌注后腹部立位像,腹部肠腔积气,并见液平

钡灌肠检查时,套叠头部在钡剂对比下显示为充盈缺损,不同切面可呈头部杯口状,或钡剂进入套鞘内而呈钳状,也可为头部呈球形或哑铃形,钡剂排出后附着于黏膜皱襞的钡剂显示为螺旋弹簧状。空气灌肠检查时,套入部呈软组织块影,也由于切面的不同而呈半圆形,哑铃形,在气体对比下显示清晰。

关于压力整复法,是指利用钡或空气灌肠整复早期肠套叠的方法,常用于小肠急性肠套叠,病程在 24 小时之内(不超过 72 小时),且排除了肠坏死与肠穿孔等并发症。

整复的工具可采用自动控制压力之结肠注气机,或采用三通管分别连接注气球、压力表及双腔气囊尿管,一般采用 5 ~ 7kPa 即可达复位要求,若套叠较紧者可加压至 11kPa,个别早期患者还可酌情加压,但不能超过 15kPa,若加压至 l5kPa 仍不能复位者,则须考虑手术。整个加压过程应缓慢,由低压逐渐缓慢增高,并以间歇注气收效良好,不少患者在间歇 15 ~ 30 分钟后,或更长时间,可因痉挛解除与水肿消退,用较低压即可复位。

整复肠套叠时注意点:①整复前清洁灌肠,可适当给予患儿镇静药物;②整复前详细了解病史及发病病程,72 小时以上应禁忌施用,体温超过 38℃、白细胞升高者皆应慎重对待,胸腹部透视也应施行,以排除肺部疾患及气腹;③套叠退缩困难时,可先试行间歇整复,若仍不脱套,则应考虑手术治疗,避免过多的 X 线照射;④整复成功后,应继续观察 24 小时,此间禁食,必要时补液;⑤压力整复脱套成功的标准为:A. 钡剂或空气进入小肠;B. 盲肠充盈良好;C. 疼痛消失,患者安稳有时可渐入睡;D. 腹胀减轻,腹部包块消失;E. 血便消失。

第二节 泌尿及生殖道造影检查

一、泌尿及生殖道造影方法及技术要求

（一）静脉泌尿系造影

1. 常规静脉泌尿系造影

（1）检查方法：清洁肠道等检查前准备完成后，首先拍摄卧位腹部平片，并在下腹部腹带加压，静脉注射对比剂 1～2 分钟、15 分钟、30 分钟分别摄取双肾区片，以明确肾实质和肾盂肾盏的显影效果。去除腹带后，拍摄全腹片，可得到输尿管及膀胱显示的图像。

（2）技术要求：拍摄输尿管及膀胱是在膀胱内对比剂较少处于半充盈状态时，解腹压后摄全腹片。对于显影效果不佳者可延迟摄影，部分需行 CT 检查。该项检查有助于发现导致尿路形态改变的疾病，如肾结核、尿路上皮肿瘤、先天发育异常等。值得一提的是，该项检查仅限于肾实质内的病变，对阴性结石的检出有一定的帮助，由于对比剂可掩盖阳性结石，对该种疾病的检查有一定限度。

2. 大剂量静脉泌尿系造影

（1）检查方法：检查前患者常规清洁肠道，并禁食禁水 12 小时。仰卧于检查床上，拍摄腹平片后，采用头低位法，不采用腹带加压，床面向头侧倾斜 10～20°，儿童静脉注射对比剂 20～30ml，成人 60～80ml，3min 内注射完毕后电视透视追踪观察，根据肾盂肾盏充盈情况分时摄片。若病变侧肾盂肾盏显示不佳，可适当延长检查时间，动态观察至显影满意为止。

（2）技术要求：随时改变患者的体位，如俯卧位、立位电视透视追踪观察，可进一步提高大剂量静脉尿路造影效果。由于肾盂和输尿管扩张积水内压升高，以及腹带加压所致腹腔内压增大，增加患者痛苦，影响造影效果，因此采用头低位不用腹带加压为适。该项检查有助于肾脏排泄功能的观察和判断，可更好地显示尿路梗阻位置、狭窄的程度、侵犯的范围以及受压及代偿的情况。

（二）逆行泌尿系造影

1. 检查方法 排泄性尿路造影时上尿路显影不满意或对对比剂过敏的患者，需行逆行尿路造影明确诊断。即通过导管向膀胱内注射对比剂，又称为逆行膀胱造影，或借助膀胱镜行输尿管插管并注射对比剂，又称为逆行肾盂造影。一般在造影前需口服泻药或清洁灌肠，排空肠道内气体及粪便，以获得满意的图像。值得注意的是，伴有尿道狭窄、前列腺增生、下尿路外伤或手术禁忌者不能行该项检查。

2. 技术要求 插入导管后先拍摄一张尿路平片，以观察尿路内导管的位置是否合适，调整位置后，向导管内注射对比剂，一般以注射药物时出现腰部酸胀感为度，摄片后应及时读片。该项检查有助于明确尿路梗阻性病变，包括梗阻部位以及梗阻原因的判断，适用于肾功能不良、静脉尿路造影检查效果不佳者。

（三）膀胱造影

1. 检查方法 清洁灌肠清除结肠及直肠内的粪便和气体，尽力排空膀胱内尿液。受检者仰卧检查台上，导尿管顶端涂润滑剂后，经尿道插入膀胱，固定导尿管，在透视下将对比剂缓慢注入膀胱，注药中经常变换受检者体位，做多轴位观察，发现病变及时点片。注药完毕

即拔出导尿管摄取前后位及左、右后斜位片,必要时加摄侧位或俯卧位。图像观察满意后,嘱被检者自行排尿,将对比剂排出。

2. 技术要求

(1) 适应证:①膀胱器质性病变:肿瘤、结石、炎症、憩室及先天性畸形;②膀胱功能性病变:神经性膀胱、尿失禁及输尿管反流;③膀胱外在性压迫:前置胎盘、盆腔内肿瘤、前列腺疾病、输尿管囊肿等。

禁忌证:①尿道严重狭窄;②膀胱大出血;③膀胱及尿道急性感染等。

(2) 注意事项:①插导管时动作要轻,以免损伤尿道;②有过敏史者做碘过敏试验;③对比剂可选择 76% 复方泛影葡胺稀释至一半浓度或者非离子型对比剂;④疑有膀胱结石或肿瘤病变者,应用低浓度对比剂,以免对比剂浓度过高遮盖病变的显示。

(四) 尿道造影

1. 检查方法

(1) 逆行尿道造影:被检者仰卧摄影台上,尿道外口及周围常规消毒,将导尿管插入尿道外口内少许,用胶布固定,由导管注入对比剂。在注药 20ml 时,嘱受检者做排尿动作,使随意括约肌松弛,利于后尿道充盈。继续注药的同时进行摄片。亦可用一带锥形橡皮头的注射器将对比剂直接注入尿道,该法适用于尿道狭窄不易插入导管需观察前尿道病变者。

(2) 顺行尿道造影:为注入法的补充检查方法。一般在逆行造影检查完毕,膀胱内会留有多量的对比剂,此时可嘱受检者排尿并同时摄片。也可将导尿管插入膀胱,注射对比剂 150～200ml,拔出导尿管。将受检者置于合适体位,嘱其自行排尿,在排尿过程中摄片。排尿法造影时,因后尿道松弛,管腔较大,利于观察膀胱颈及尿道功能或有无后尿道狭窄等先天性畸形。

2. 技术要求

(1) 适应证:①尿道结石、肿瘤、瘘管及尿道周围脓肿;②前列腺肥大、肿瘤及炎症;③先天性尿道畸形,如后尿道瓣膜、双尿道及尿道憩室;④尿道外伤性狭窄等。

禁忌证:急性尿道炎、阴茎头局部炎症及尿道外伤出血等。

(2) 注意事项:①检查前嘱受检查者自行排尿;②有过敏史者做碘过敏试验;③对比剂可选择 76% 复方泛影葡胺稀释至一半浓度或者非离子型对比剂;④受检者站立于检查床脚踏板上,使身体矢状面与床成 45°角,因该体位更接近日常排尿体位,利于唤起受检查排尿反射;⑤逆行造影时,注药压力不宜过高,以免因尿道狭窄而引起破裂,使对比剂进入组织间隙及血管内;⑥摄片范围上缘与髂前上棘平齐,下缘包括全尿道,中心线对准耻骨联合前方。

(五) 子宫输卵管造影

1. 检查方法　取膀胱截石位于检查床上,常规消毒铺巾,窥阴器暴露阴道及宫颈并消毒。经宫颈口插入橡胶双腔管(Foley)或金属导管,固定后注入 76% 泛影葡胺或非离子型对比剂,注入对比剂时压力不宜太大,进入宫腔内的对比剂一般在 10ml,在注入对比剂的同时动态观察对比剂进入子宫腔、输卵管的过程,并适时进行摄片。注射时压力不可过大,影像重叠时可转动体位或改变球管、床面位置。20 分钟后再摄盆腔平片,以观察腹腔内有无游离对比剂。

2. 技术要求

(1) 检查前准备:①造影时间以月经干净后 3～7 日为宜。欲了解子宫颈内口情况者,应在排卵期后造影;②无急性或亚急性盆腔炎,体温在 37.5℃以下者;③白带悬液检查示阴道无滴虫或霉菌感染;④造影前 3 日及造影后 2 周内,忌性交及深水盆浴,以防感染;⑤检查前排空大小便,以使子宫保持正常位置,避免出现外压假象。

（2）注意事项:①注入对比剂充盈宫颈导管时,必须排尽空气,以免空气进入宫腔造成充盈缺损,引起误诊;②宫颈导管与子宫内口必须紧贴,以防对比剂流入阴道内;③导管不要插入太深,以免损伤子宫内膜;④注对比剂时用力不可过大,推注不可过快,防止损伤输卵管;⑤透视下发现对比剂进入异常通道,应警惕发生逆流,若出现,应立即停止操作,取头低脚高位,严密观察;⑥造影后 2 周禁盆浴及性生活,可酌情给予抗生素预防感染;⑦有时因输卵管痉挛造成输卵管不通的假象,必要时重复进行;⑧造影检查后一周内有少量阴道出血如无其他不适属正常现象;⑨造影检查后最好避孕 3 个月,以减少 X 线照射有可能产生的影响。

（3）禁忌证:①内、外生殖器急性或亚急性炎症;②严重的全身性疾病,不能耐受手术;③妊娠期、月经期;④产后、流产、刮宫术后 6 周内;⑤碘过敏者。

二、数字化泌尿生殖道造影临床病例分析

（一）肾盂肾盏及输尿管

1. 先天性及功能性病变

（1）先天性单肾缺如

病例:

病历摘要:女性,37 岁,发现右肾缺如 1 个月余。

静脉泌尿系造影图像见图 3-2-1。

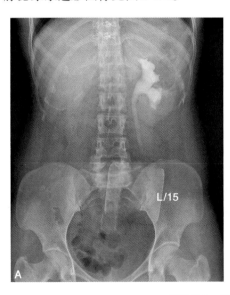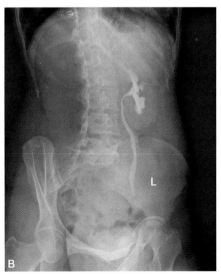

图 3-2-1　IVP 检查图像

A、B. 静脉泌尿系造影 15 分钟前后位及斜位摄片图像,可见左侧肾盂、肾盏及输尿管显影良好,未见积水扩张、充盈缺损及龛影等异常征象。右侧肾盂、肾盏及输尿管始终未见显影

超声检查图像见图 3-2-2。

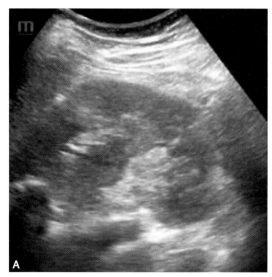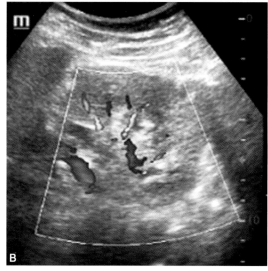

图 3-2-2   泌尿系超声检查图像
A、B. 左肾不同切面声像图,显示肾体积增大,包膜光滑,血流灌注正常。右肾区未探及肾实质回声

影像诊断:先天性右肾缺如。

病例分析:先天性单肾缺如,亦称为先天性孤立肾或先天性单侧肾不发育,是指单侧肾发育正常,而另一侧肾完全缺如。临床上相对少见,发病率约2%,约占单侧肾先天性畸形的0.1%,可合并输尿管缺如和膀胱三角区发育不良,以及生殖器和其他脏器畸形。病因为胚胎发育过程中,由肾管发育的输尿管芽沿两端生长,尾端形成输尿管芽,头端发育为肾盂、肾盏及集合管,若胚胎时期出现血供障碍或其他原因,使生肾组织失去输尿管芽的诱导作用而未能充分发育,形成细小的原始幼稚肾脏,多为单侧,左肾多见。

先天性单肾缺如患者临床表现个体差异较大,若孤立肾代偿功能良好,足以负担机体生理正常需要,多无明显临床症状,可因体检或合并其他疾病就诊时发现。但重者尤其是合并下尿路畸形或其他系统及器官畸形等,可迅速进展为终末期肾衰竭,该病在儿童中较为常见,终末期肾衰竭的成人患者中约 10% 为先天性单肾缺如所致。部分患者就诊时出现高血压、蛋白尿、血尿等,这些是加重肾功能恶化的重要因素。对于先天性单肾缺如患者应该注意:①避免劳累及外伤;②及时发现并治疗累及泌尿系统疾病;③避免治疗其他疾病造成的肾继发性损伤,如使用损害肾脏的药物等;④女性患者应注意妊娠期监护。

（2）肾旋转不良

病例:

病历摘要:女性,42 岁,5 年前体检发现左肾积水,病情较轻,未给予重视。1 个月余前劳累后出现腰背部酸,休息后缓解,无尿频、尿急、尿痛、肉眼血尿、发热、乏力等不适;体格检查:未见明显异常。

静脉泌尿系造影图像见图 3-2-3。

CT 扫描图像见图 3-2-4。

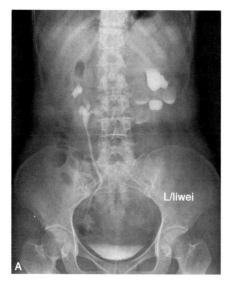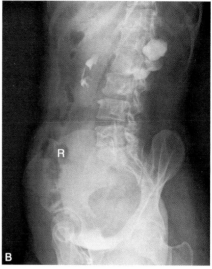

图 3-2-3　IVP 检查图像

A、B. 静脉肾盂造影前后位及斜位图像,显示右侧肾盂肾盏形态欠规则,肾盂输尿管移行部显示欠清晰,左侧肾盂及肾盏明显扩张、积水,左输尿管显示不清

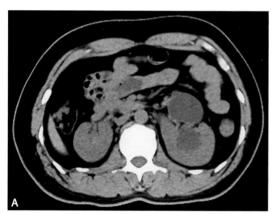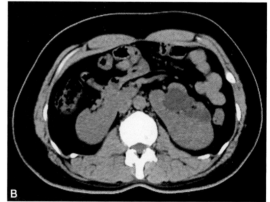

图 3-2-4　中腹部 CT 平扫图像

A、B. 中腹部 CT 平扫图像,显示双肾门均朝向前方,左肾盂肾盏扩张,右肾盂肾盏未见扩张积液

影像诊断:双肾旋转不良,左肾积水。

病例分析:肾旋转不良是一种由于肾蒂不在正常位置而造成的少见先天畸形。胚胎发育 4~8 周过程中,由于肾脏起源于骨盆中胚层,位于骶骨处的前方,肾门指向前(腹面)。随着脊柱快速向尾侧伸长,胎肾逐渐上升至腰部并中线分开伴随其轴向内旋转 90°,最终升至肾窝内,其肾盏转向外侧,肾盂指向前内。若肾脏在上升过程中旋转受阻将导致肾盂位置发生异常而失去正常形态。根据肾盂及输尿管的位置有无排列紊乱判定 4 种旋转异常:①腹侧旋转(旋转缺如);②腹中向旋转(不完全旋转);③侧向旋转(向反旋转);④背侧旋转(过度旋转)。其中最常见的类型为不完全旋转,即肾盂朝向前方,如旋转过度,则肾盂朝向后侧。

由于肾血管起源于盆支,胎肾上升过程中不断建立新的高位主动脉分支血管,到达最终位置后主要肾动静脉才开始发育,第 10 周开始产尿。肾旋转不良将影响孕期内肾的排泄功

407

能,出生后不久或成长阶段将可能出现相关的临床症状。但肾旋转不良本身一般不会引起临床症状,合并高位肾盂输尿管连接导致尿液引流不畅,以及其他疾病包括结石、感染、肿瘤等时出现相应的症状。

典型的肾旋转不良正位片表现为肾盏及其漏斗部转至肾盂内侧,或与肾盂大部重叠,输尿管上段或上中段不同程度的向外移位,与肾长轴向垂直。由于临床上肾旋转不良比较少见,旋转不良的肾脏形态多样,部分放射科医生由于认识不足而导致漏诊和误诊。但仔细观察肾盏末端形态及其紧邻肾实质厚度可发现,肾盏杯口正常,小盏穹隆锐利,肾实质厚度正常。肾旋转不良常伴随输尿管向外侧偏移,易误诊为腹膜后肿瘤、肾周肿块等病变造成。结合多层螺旋 CT 尿路造影和磁共振尿路成像等影像学检查可进一步明确诊断。多层螺旋 CT 尿路造影的三维重建技术有助于明确肾旋转不良的类型、位置、梗阻程度等,对于诊断梗阻的病因、梗阻部位及梗阻程度亦有一定的优势。磁共振尿路成像在诊断输尿管狭窄致尿路积水和梗阻病变部位方面具有优势,但其成像依赖泌尿系统的积水程度,在病因的诊断准确率有待进一步探讨。

（3）先天性肾盂输尿管连接部梗阻

病例：

病历摘要：男性,13 岁,10 天前患儿无明显诱因间断出现腹部持续性疼痛,为锐痛,偶有尿痛;左侧输尿管走行区压痛,反跳痛。

静脉泌尿系造影检查图像见图 3-2-5。

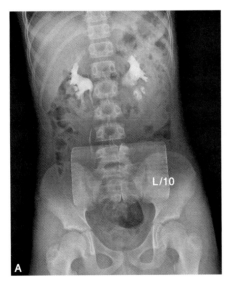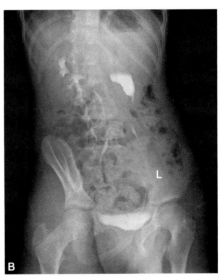

图 3-2-5　IVP 检查图像

A、B. 静脉泌尿系造影前后位及斜位图像,显示右侧肾盂呈常见型,肾盂肾盏及输尿管未见扩张及充盈缺损,边缘光滑。左侧肾盂肾盏轻度扩张,左肾盂输尿管移行处狭窄

影像诊断：左肾积水;左肾盂输尿管移行处狭窄。

病例分析：先天性肾盂输尿管连接部梗阻是小儿先天性肾积水常见的泌尿系统疾病,发病率约为 0.3% ,是引起儿童终末期肾衰竭的重要原因。由于梗阻后尿液排出受阻,肾内压力增高,肾盂、肾盏、集合管及肾小管扩张,肾间质水肿,进而肾实质萎缩,导致肾功能减退,严重者引起慢性肾衰竭。研究表明,尿路狭窄段的平滑肌肥厚和纤维组织增生,并可见肌纤维排列和走行紊乱现象。先天性肾盂输尿管连接部梗阻的具体机制目前尚不清晰,可能与肾盂输尿管连接部及输尿管平滑肌发育异常,输尿管蠕动紊乱或缺失有关。近年研究表明,许多蛋白或基因异常导致输尿管平滑肌发育异常,进而引起输尿管蠕动异常,尿液排出受阻,产生肾积水。目前研究较多的是 Shh 信号通路在输尿管发育过程中的作用,如 Gli3、Teashirt3 等。其他病因有肾盂输尿管连接部瓣膜、息肉、迷走血管或副血管压迫肾盂输尿管连接部。

先天性肾盂输尿管连接部梗阻致肾积水以男性、左侧多见,临床表现为腹部肿块、腰腹部间歇性疼痛、血尿、尿路感染等。一般梗阻越严重,症状出现越早,新生儿及婴儿约50%以上以腹部肿块就诊,75%的患儿患侧腹部能触及肿块,多呈中度紧张的囊性感。除婴幼儿外,绝大多数患儿可表现为腹上区或脐区疼痛。血尿发生率约20%。血尿原因为肾积水时肾集合系统的扩张造成肾髓质血管的伸长、断裂或并发结石。

超声检查是诊断小儿先天性肾盂输尿管连接部梗阻最常用的检查方法,具有筛查作用,判断迅速,操作简单,非侵袭性,无辐射线及价格低廉。它的显影不依赖肾功能,对于肾功能不佳或无功能者,更具有价值。IVP 既可以明确有无肾积水,还能判断肾功能情况。MRU 具有非侵袭性、无肾功能依赖性,能较好地显示尿路解剖情况等特点。对婴幼儿,特别是肾功能差的新生儿和严重肾积水的评估较为适用。放射性核素扫描在肾脏功能性及动力性方面的监测有重要作用,对于术后肾功能的随访也有指导意义。

(4) 输尿管末端囊肿

病例:

病历摘要: 男性,34 岁,无痛性肉眼血尿 1 年余;体格检查:未见明显异常。

静脉泌尿系造影图像见图 3-2-6。

影像诊断: 双侧输尿管末端囊肿。

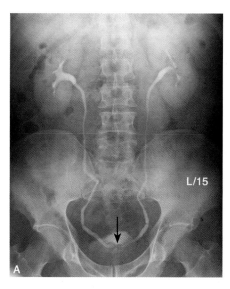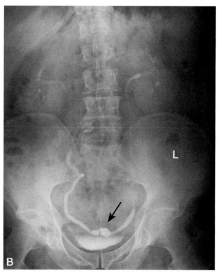

图 3-2-6　IVP 检查图像

A、B. 静脉泌尿系造影图像,可见双侧肾盂形态未见异常,双侧输尿管末端膨大,左侧为著,突入膀胱内,呈"蛇头"样改变(黑箭),双侧输尿管未见扩张病例分析:输尿管囊肿又称输尿管口膨出,是指输尿管末端在膀胱黏膜下呈囊性扩张,并向膀胱腔内膨出,其形成与胚胎发育异常造成输尿管口不同程度的闭锁、狭窄有关,常伴有囊内结石形成;后天因素如输尿管膀胱壁间段过长、倾斜度过大或弯曲变形,输尿管开口周围鞘膜的先天性薄弱,输尿管本身或其周围组织炎症、水肿,输尿管黏膜外伤等致使输尿管开口狭窄,从而形成输尿管囊肿。输尿管囊肿按管口位置与囊肿的关系分为单纯型与异位型。前者多见于成人,后者多见于儿童。单纯型输尿管开口较正常位置仅略有偏移,囊肿常较小;异位输尿管囊肿多较大且并发重复肾、输尿管畸形。由于囊肿开口细小,尿液排出不畅,引起尿路梗阻及反复尿路感染而出现相关症状。

输尿管囊肿的临床表现无特异性,多由囊肿开口狭窄及继发感染引起,可出现肾、输尿管积水、腰痛、血尿、脓尿、膀胱刺激征、发热及尿路结石等,结石又可加重尿路梗阻和感染,最终导致肾功能损害;也可以完全无症状和体征,如果囊肿巨大可以导致排尿困难,甚至出现尿流中断及尿潴留。输尿管囊肿诊断以影像学检查为主,IVU 可见肾盂输尿管全程显影或不显影,膀胱内有圆形或者类圆形充满对比剂的输尿管囊肿及较薄的囊肿壁,输尿管端入口处可见环形透光带,呈"蛇头"样改变,同时显示是否有上尿路畸形。若伴重复肾输尿管时,可见上肾部因受压、积水、感染、功能不良而不显影,下肾部因受压而向外下移位,并呈发育不良的形态。肾功能不良时,膀胱区可见边缘光滑的充盈缺损。

(5) 重复肾输尿管畸形

病例:

病历摘要:女性,28 岁,5 年前无明显诱因出现左腰部不适,伴有发热,发热时体温在 37.5 ~ 39.1℃间波动,泌尿系彩超示:左侧重复肾。期间反复出现泌尿系感染;体格检查:未见明显异常。

静脉泌尿系造影图像见图 3-2-7。

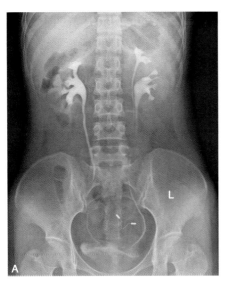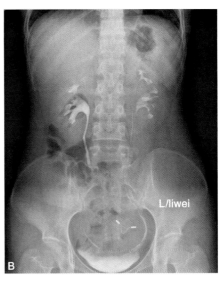

图 3-2-7　IVP 检查图像
A、B. 静脉泌尿系造影不同时相图像,显示左侧双肾盂及双输尿管畸形,双肾盂肾盏未见扩张,上肾盂连接输尿管较纤细。双侧输尿管各自走行,未见汇合,均开口于膀胱

CT扫描图像见图3-2-8。

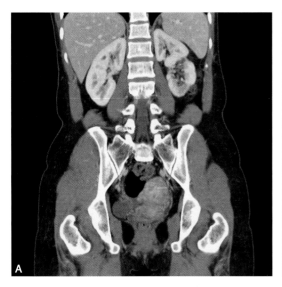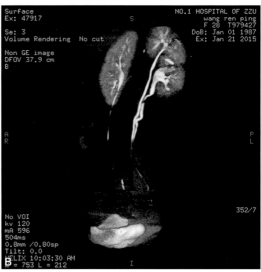

图3-2-8　中下腹CT增强扫描图像

A、B. CT增强扫描及泌尿系成像图像,显示左肾双肾盂、双输尿管,两侧肾盂肾盏未见积水扩张,肾实质强化可。双输尿管在中腹部重叠交叉,下段显示不清

影像诊断:左侧重复肾及输尿管畸形。

病例分析:重复肾及输尿管畸形是肾、输尿管发育异常中常见的一种先天畸形,多见于女性,发生率约125∶1,单侧畸形是双侧畸形的6倍。多数重复肾畸形为一个整体,有共同的包膜,以表面的浅沟作为分界,有独立的肾盂、输尿管及供血血管。临床上重复肾好发于肾上段,且常合并积水、结石、结核等,而肾下段多发育正常。根据影像表现以及术中所见,重复肾输尿管畸形可进一步分为赘生型、融合型、积水型、双劣型和双良型5种主要类型。一般情况下,重复肾输尿管畸形多同时存在,其中根据输尿管畸形完全与否,重复输尿管进一步分为完全性和不完全性。完全性重复输尿管是指拥有完整的肾盂、输尿管、血管,输尿管的两个开口呈Weigert-Meyer规则分布于膀胱、尿道、前庭或阴道等位置。而不完全性重复输尿管多在汇入膀胱前融合成一条输尿管,呈"Y"形开口于膀胱。

重复肾输尿管畸形常无明显临床症状,多是在合并包括输尿管末端囊肿、输尿管迂曲扩张、输尿管异位开口或膀胱输尿管反流等,引起泌尿系统感染或尿滴沥等症状行影像学检查被发现。少数无症状者,多在常规体检和因其他原因行泌尿系统影像学检查时发现。通常完全性重复输尿管畸形伴异位开口的女性患者,幼年常出现遗尿史。由于该病临床表现不典型,尤其当合并肾积水、泌尿系统感染等并发症时,临床易误诊为肾囊肿、单纯肾积水、泌尿系感染等。由于重复肾误诊后患者临床症状往往得不到缓解,肾功能将进一步恶化,可合并其他并发症,有鉴于此,术前有效提高重复肾畸形的诊断正确率就显得尤为重要。

影像学检查作为重复肾输尿管畸形的主要诊断方法,对于治疗方案的选择、手术方式的评估以及患者预后判断等意义重大。临床上常用的检查方法包括B超、CTU、IVP、尿路逆行造影、MRU、核素检查等。其中 IVP 作为重复肾畸形重要的检查方法,直接影像征象为占位性改变,表现为病变部分肾体积较健侧部分减小,肾盏数目减少。合并肾积水时,常压迫下肾,位置明显向下、外移位。出现以下征象则高度提示上肾重复畸形合并肾积水:①下肾肾盂上方可见块状软组织密度影;②下肾肾盂及肾盏沿垂直方向或向外下旋转,肾盂输尿管推向外侧;③患侧肾盏数目较健侧少,下肾肾盂距肾上极边缘较远。IVP 诊断重复肾输尿管畸形依赖于副肾的功能,对于合并输尿管异位开口、输尿管囊肿等导致的上部肾重度积水,由于肾皮质萎缩,肾功能减退或丧失,上部肾盂显影浅淡或不显影,仅能显示正常肾管道系统,表现为高密度肿块影压迫、推移正常肾脏,易误诊为肾上极占位性病变。故 IVP 诊断重复肾输尿管畸形有一定的局限性,容易导致漏诊或误诊,确诊尚需结合 CT 或 MRU 等其他影像学检查。

2. 炎症性病变

(1) 肾结核

病例:

病历摘要:男性,57 岁,间断尿频,尿急,尿痛 2 年余,加重 20 天。

静脉泌尿系造影图像见图 3-2-9。

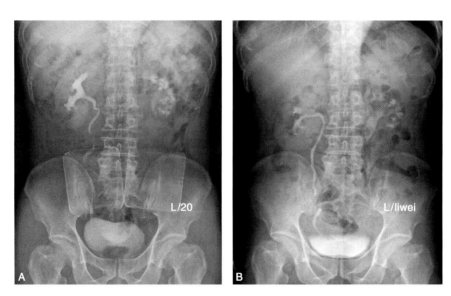

图 3-2-9　IVP 检查图像

A、B. 静脉肾盂造影不同时相图像,显示左侧肾盂、肾盏显影延迟,且轻度积水、排空延迟,左侧输尿管上段轻度扩张,下段充盈不佳。右侧肾盂及输尿管形态可

CT 检查图像见图 3-2-10。

影像诊断:左肾结核。

病例分析:肾结核是由结核分枝杆菌引起的慢性、进行性、破坏性病变。常继发于肺结核,发病率约占肺外结核的 20%,其次为继发于骨关节结核、淋巴结核及肠结核,同时亦是泌尿系统的常见病。结核分枝杆菌由原发部位至肾脏的常见途径为血行感染,肺或其他部位的结核分枝杆菌随血液循环进入肾脏形成多数粟粒状结节,90% 发生在肾皮质,10% 在肾髓质,80% 以上为双侧同时感染。由于血液循环丰富的肾皮质抵抗力和修复力

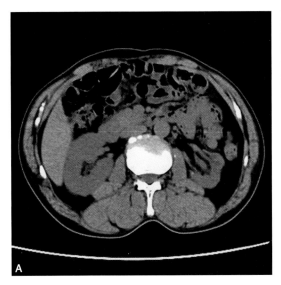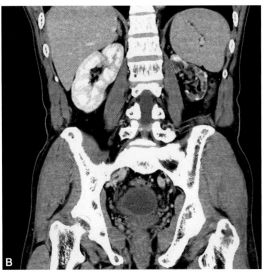

图 3-2-10　全腹部 CT 平扫及增强图像

A. 泌尿系 CT 轴位平扫图像,显示左肾萎缩,皮质欠光整,部分肾实质内可见点状钙化,肾盏轻度扩张;B. 增强扫描冠状面 MPR 图像,显示左肾实质强化不均,皮质变薄,肾盏扩张

强,绝大多数的患者无明显临床症状,原发感染灶将自行愈合,临床称为病理型肾结核。如果患者抵抗力低下,结核分枝杆菌可在血流相对缓慢的肾髓质层的髓袢处停留,主要累及肾髓质乳头,并可穿破肾乳头达肾盏、肾盂,引起尿路刺激症状,称为临床肾结核。有鉴于此,正确认识肾结核,达到早期诊断、早期治疗,对于肾结核及其并发症的防治意义重大。

　　肾结核好发于 20～40 岁青壮年,女性发病率高于男性。肾结核患者多无明显临床症状,其中尿频、尿痛、血脓尿、腰部疼痛、乏力、发热、体重下降、盗汗和食欲下降等是较为典型的临床表现。近年来,随着抗生素的大量临床应用,肾结核患者的临床症状多样化,难以与其他泌尿系统感染性疾病相鉴别,临床容易误诊和漏诊。以往尿沉渣抗酸杆菌是诊断泌尿系结核较为特异的检查方法,尿检呈酸性,可见少量红、白细胞,尿中可查出结核分枝杆菌。尽管其诊断早期肾结核的特异性较强,但由于受取材及实验室条件等因素影响,以及近年来抗酸杆菌的变异菌株增多,其诊断的假阳性率亦有升高趋势。影像学检查作为肾结核检查的常见的辅助检查手段,在确定病变范围及抗结核治疗随访中发挥着重要的作用。尽管超声对肾结核的分型方法较多,但目前尚缺乏统一的标准,且早期肾结核的超声表现不典型,一般用于治疗后复查和门诊筛查。MRU 无需引入对比剂,对肾功能的要求不高,但其检查费用较高,对肾结核的钙化灶显示不佳,不能明确肾功能的状况。由于早期肾结核局限于肾乳头时,静脉肾盂造影表现较轻微,呈肾小盏杯口模糊、虫蚀样破坏及肾盏变性,部分患者可见肾实质空洞,对于中晚期肾结核的显示较佳。CT 具有高密度分辨率和空间分辨率,图像无结构重叠,结合其后处理重建等优势,能清晰显示中晚期肾结核肾实质损害所形成的空洞、钙化、积脓且实用价值高于逆行造影,有助于为临床提供更加直观丰富的诊断及治疗依据。

　　肾结核需要与肾囊肿、肾脓肿、肾癌、黄色肉芽肿性肾炎等相鉴别。肾囊肿主要呈边缘

413

光滑的囊性低密度影,无强化;肾脓肿内常有气体;肾癌可有明显不均匀强化,而结核灶极少有强化。慢性肾盂肾炎的肾脏萎缩、肾盏变形及肾功能减退与肾结核较为类似,但其较少发生钙化;黄色肉芽肿性肾盂肾炎主要由结石梗阻引起,钙化少见,表现为肾实质内局灶性或多发囊状肿块,与肾结核的肾盏积液或积脓易混淆;单纯肾结石多见于肾盂内,呈柱形高密度,体位改变时肾结石常可移动位置,而肾结核钙化多见于肾实质内,呈多发、散在,但密度不如结石高,同时伴肾实质内其他结核表现。

（2）输尿管炎性病变

病例：

病历摘要:男性,49 岁,体检发现左肾积水 2 个月;体格检查无明显异常。

泌尿系造影图像见图 3-2-11。

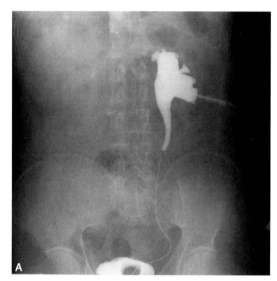
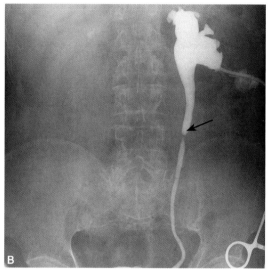

图 3-2-11 输尿管插管造影及左肾造瘘管造影图像

A. 经左肾造瘘管注入对比剂后摄片图像,可见左肾盂扩张,肾盏杯口变浅,输尿管上段轻度扩张,对比剂在输尿管中上段交界区通过受阻;B. 经输尿管逆行插管注入对比剂摄片图像,显示输尿管中上段交界区节段性狭窄,长约 2mm

影像诊断:左侧输尿管中段炎性狭窄。

病例分析:输尿管狭窄的病因有先天性畸形、结石、炎症、结核、肿瘤、术后瘢痕形成及医源性因素等,可导致患侧肾积水、肾功能损害甚至肾功能丧失。因此,早期发现并及时解除梗阻,在输尿管梗阻导致患侧肾功能丧失前及时挽救肾功能是关键。其中,肾盂输尿管交界部或输尿管膀胱交界部的先天性输尿管狭窄是小儿肾积水的最常见原因,以肾盂输尿管交界部相对常见。先天性输尿管狭窄一般为输尿管局部纤维肌肉发育不良、输尿管瓣膜或迷走血管压迫等原因所致,狭窄可造成尿液排泄受阻,近段肾盂输尿管压力增大,引起肾盂和肾盏不同程度的扩张、积水,相应肾实质受压出现缺血、萎缩、硬化变薄。

迄今,IVP 仍为诊断输尿管狭窄的有效影像检查手段,不仅可明确显示狭窄或梗阻的部位,还可以直接显示狭窄的长度、形态及患肾积水的程度,有助于输尿管狭窄的定位,甚至可以作出定性诊断。IVP 能显示输尿管狭窄部位及狭窄端的特征性改变;还能对肾脏的功能作出评价。狭窄的病因不同,IVP 有不同表现:①先天性输尿管狭窄的狭窄端光整,肾盏扩张不如肾盂扩张明显;②炎性狭窄的狭窄端不规则、狭窄范围较先天性狭窄长;③肿瘤的狭窄端呈截断或鸟嘴样改变,近侧扩张的输尿管边缘光整;④血管或腹腔内病变外压性狭窄显示狭窄处有窄带或高、低不同密度影。但因密度分辨率较低且存在影像重叠,不能显示输尿管腔外结构等缺点,对狭窄病因判断有一定的限度。

（3）输尿管结石

病例:

病历摘要:女性,58 岁,体检发现右肾结石 5 年,体外碎石 2 年余,右肾区疼痛 7 天余。静脉泌尿系造影图像见图 3-2-12。

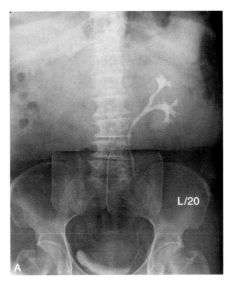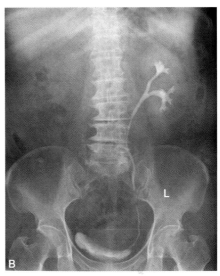

图 3-2-12　IVP 检查图像

A、B. 静脉泌尿系造影不同时相图像,可见左侧肾盂、肾盏及输尿管显影良好,未见积水扩张、充盈缺损及龛影等异常征象。右侧输尿管中段走行区可见多个大小不等结节状高密度影,右肾盂、肾盏及输尿管未见对比剂充盈

泌尿系 CT 检查图像见图 3-2-13。

影像诊断:右侧输尿管结石并右肾积水,右肾功能受损。

病例分析:输尿管结石作为一种比较常见的急腹症,是导致尿路梗阻的最主要原因之一,尤其位于肾盂输尿管移行部位的结石,可导致肾脏丧失排泄功能,临床上多通过腹部平片、静脉尿路造影、B 超及 CT 等影像检查手段进行疾病的诊断和定位。嵌顿在输尿管的较小结石,可不断摩擦输尿管壁,造成机械性刺激而导致管壁的水肿。其中结石的好发部位输尿管膀胱壁内段更容易嵌顿,进一步引起膀胱黏膜充血水肿及炎性细胞的浸润,多表现为结石周围膀胱的充盈缺损,须与膀胱肿瘤鉴别。临床上明确结石的大小,有助于指导治疗方式的选择,90% 的 1 级且形态光滑的结石可自行排出,2 级且不伴尿路梗阻的可先采取保守治疗,3 级且伴有尿路梗阻或嵌顿粘连的应选择手术治疗。

以往传统的腹部 X 线平片由于价格低廉,方便快捷的优势,临床应用较为普遍,但其为

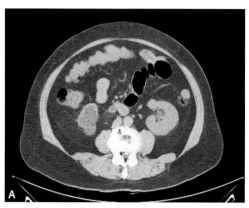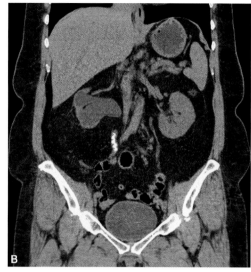

图 3-2-13　全腹部 CT 平扫图像

A、B. 泌尿系 CT 扫描图像,可见右肾形态失常,皮质萎缩,肾盂肾盏及输尿管上段明显扩张,输尿管中段可见连续性高密度影。左肾形态及密度未见异常,输尿管未见扩张

重叠影像,图像分辨率低,不能直接显示结石与周边组织关系,容易受肠道内气体、粪块干扰,与血管壁钙化难以区别等原因,对输尿管内小结石的诊断准确率较低。IVP 作为常规的泌尿系统疾病检查手段,通常用于在血尿、尿痛和其他泌尿系疾病需观察肾脏排泄功能时采用,图像质量受肾脏排泄功能的影响较大。对于肾脏功能正常的患者,IVP 诊断价值较大,可较好的显示整个泌尿系影像解剖,但其密度分辨力较差,一般不利于显示肾盂、输尿管的小病变,以及尿路梗阻伴有肾功能明显减退或丧失的患者。由于 IVP 检查时对比剂在泌尿系统中的充盈,可掩盖部分腹部 X 线平片可显示的阳性结石和病理钙化,在实际工作中,应结合腹部 X 线平片,仔细观察肾盂及输尿管走行区的情况,进行有效鉴别,尽量降低漏诊和误诊的发生率。

（二）膀胱及尿道

1. 先天性及功能病变

（1）膀胱憩室

病例 1：

病历摘要：男性,4 岁,间断出现排尿中断 4 年,每次中断后约 1 ~ 2 秒可再次排尿,超声示双肾及双侧输尿管扩张,膀胱右后方见大小约 55mm×44mm×49mm 囊性回声,与膀胱相通。

膀胱造影图像见图 3-2-14。

影像诊断：先天性膀胱巨大憩室。

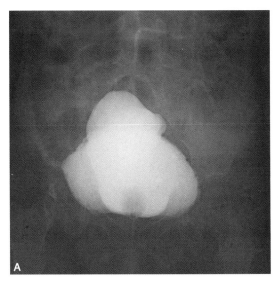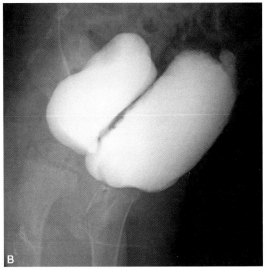

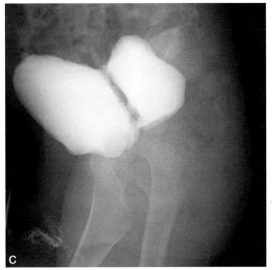

图 3-2-14 膀胱造影图像

A ~ C. 经膀胱留置管注入稀释含碘对比剂适量,见膀胱充盈后形态失常,膀胱后方见一巨大囊袋状影,通过狭颈与膀胱相连

病例 2:

病历摘要:女性,47 岁,不能控制排尿 30 年,2 年前子宫脱垂术后加重。

膀胱造影图像见图 3-2-15。

影像诊断:膀胱憩室。

病例分析:膀胱憩室是与膀胱腔相通的向外凸出的膀胱壁,其发生原因分为先天性和后天性,先天性膀胱憩室是由于胚胎期膀胱肌肉发育缺陷所致,并无下尿路梗阻症状,多发生在 10 岁以下的儿童,憩室一般较大,常单发。后天性膀胱憩室多由于下尿路梗阻造成,多发生在 40 ~ 60 岁的成人,常多发,膀胱内除了有膀胱憩室外,还有小梁、小房和陷凹等改变。

膀胱憩室多发生在膀胱三角区及侧后壁。若无并发症,膀胱憩室无特殊症状。如有梗

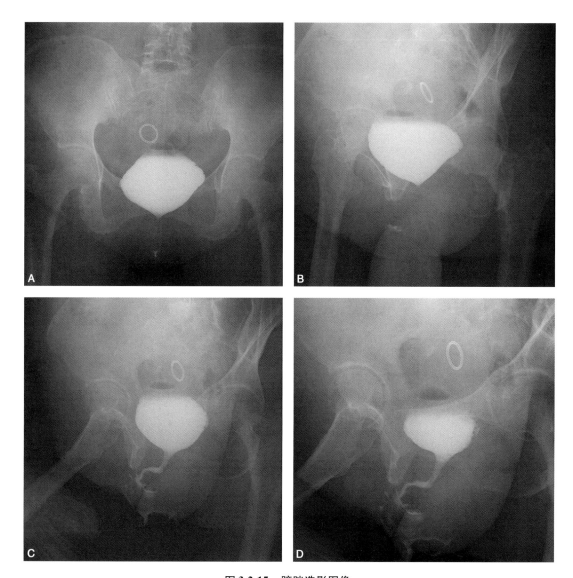

图 3-2-15　膀胱造影图像

A. 正位摄片,经膀胱留置管注入稀释含碘对比剂适量,见膀胱充盈后形态尚可,壁欠光滑;B ~ D. 斜位摄片,见膀胱左后壁多个大小不等外突小囊袋影,随对比剂排除,病变显示越清晰

阻、感染,可出现排尿困难、尿频、尿急尿路感染症状。有些较大憩室可压迫膀胱颈及尿道,导致下尿路梗阻,同时憩室无肌缩力可导致尿液引流不畅,这些因素易导致输尿管膀胱反流,从而出现一侧或双侧肾积水,最终导致肾衰竭。但也有先天性巨大憩室并不并发尿路梗阻者。部分患者因憩室内伴有感染结石而伴有血尿,少数患者可因巨大憩室压迫直肠而致便秘,压迫了宫而致难产。

继发性膀胱憩室形成原因很多,常见的有前列腺增生症、膀胱颈硬化症、尿道狭窄病变(尿道结石为主)以及外伤性膀胱炎等。前三者为肌肉源性膀胱功能和结构的改变,后者则是由于外伤导致调节膀胱功能的中枢神经或周围神经损伤后引起的排尿功能障碍,并由此产生膀胱憩室等一系列膀胱功能和结构方面的改变。尽管先天性膀胱憩室和各种继发性膀胱憩室形成机制不尽相同,但均与膀胱内压持续增加有关。先天性膀胱憩室在膀胱造影检查中可表现"兔耳"、"蘑菇"及"双膀胱"征等特异性征象,继发性膀胱憩室分为肌肉源性膀胱功能障碍和神经源性两大主因导致,膀胱造影多表现膀胱轮廓粗糙,呈"塔形"改变。

静脉尿路造影可显示憩室或输尿管受压移位,但最有效的方法是斜位或侧位排泄性膀胱尿道造影,膀胱排空后再次摄片可帮助进一步明确诊断。

膀胱憩室的 X 表现与它的形成机制有着密切的联系。X 线表现基本上可以归纳为以下几点:①先天性膀胱憩室好发于膀胱底部或两侧膀胱三角后上方,以膀胱三角两侧对称发生较多见,其体积均较大,呈"囊袋状"或"蘑菇状"向膀胱两侧突出,由细颈与膀胱相通,两侧憩室常对称形成"兔耳"样特异性征象;②继发性膀胱憩室虽然原因各不相同,但均表现为膀胱轮廓粗糙,呈"塔形",膀胱壁"小房"及"小梁"形成,二者间隔形成憩室样改变,憩室容积较小,呈多发性,常带蒂,静脉肾盂造影可出现肾、输尿管不同程度的扩张、积水等征象。而不同之处在于:前列腺增生患者表现膀胱底部抬高,距耻骨联合距离增宽,底部多见单弧形或双弧形压迹;尿道结石患者则在平片即可发现尿道内阳性结石影;膀胱颈硬化症表现为膀胱颈部狭长,呈柱状增粗,但此非其特异性征象,需做膀胱镜检查才可明确。

（2）神经源性膀胱

病例:

病历摘要:男性,44 岁,排尿困难 6 年余,加重伴不自主漏尿 1 年余,彩超示:双肾积水,双侧输尿管全程扩张,膀胱壁增厚毛糙并其内小房小梁形成,尿潴留,前列腺体积大并其内钙化灶。

膀胱造影图像见图 3-2-16。

影像诊断:神经源性膀胱。

病例分析:神经源性膀胱是指控制膀胱功能的中枢或周围神经受到损伤引起的排尿功能障碍。神经源性膀胱形成原因分为两类,一类是因膀胱肌肉松弛而致膀胱过度扩张;另一类是膀胱肌肉因长期内压力增加,导致肌肉肥厚而形成小梁,小梁间膀胱壁向外膨出形成小室,甚至成为憩室。二者均为神经损伤导致膀胱功能、结构改变的结果。常见原因包括:脊

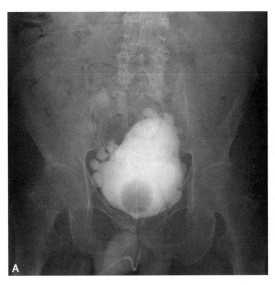
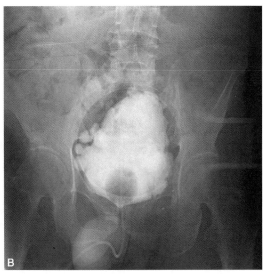

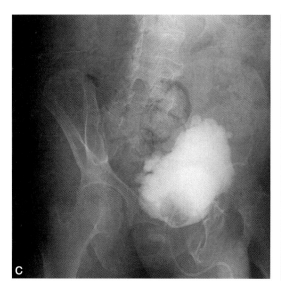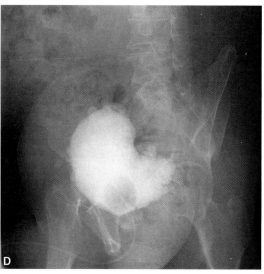

图 3-2-16　膀胱造影图像

A、B. 正位及加压后摄片,经膀胱留置管注入稀释含碘对比剂适量,见膀胱充盈后形态失常,膀胱壁欠光滑,可见多个大小不等外突小囊袋影,以窄颈与膀胱相连,双侧输尿管未见反流;C、D. 双斜位摄片,显示膀胱后壁囊袋影更加清晰

髓损伤、脊髓以上损伤(颅脑损伤、脑血管疾病等)、外周神经损伤及药物损伤等,最常见的原因是脊髓损伤。临床症状主要是由排尿功能减弱或丧失导致尿频、尿急、排尿困难、尿失禁或尿潴留。括约肌功能失调者,膀胱排空不全,残尿致腔内压力增高,还可引起肾盂输尿管扩张积水,肾功能减退,尿路感染、尿路结石。

　　膀胱造影主要表现为:膀胱体积缩小、肌肉小梁增生、肥厚,膀胱颈部明显狭窄,膀胱呈"松塔样"外观,常合并多发憩室。逆行膀胱造影显示本病常合并膀胱输尿管反流,输尿管增宽,肾盂扩张积水,多呈双侧性。排泄造影时对比剂可逆行进入射精管,尿道可见散在性狭窄,为盆底肌肉痉挛所致。

　　2. 炎症性病变——膀胱结石

　　病例:

　　病历摘要:男性,52 岁,排尿费力,伴尿频、尿急、尿不尽 3 年余。

　　膀胱 DR 及静脉泌尿系造影图像见图 3-2-17。

　　影像诊断:膀胱结石。

　　病例分析:膀胱结石分为原发性膀胱结石和继发性膀胱结石。前者是指在膀胱内形成的结石,多由于营养不良引起,多发于儿童。后者则是指来源于上尿路或继发于下尿路梗阻、感染、膀胱异物或神经源性膀胱等因素而形成的膀胱结石。在经济发达地区,膀胱结石主要发生于老年男性,且多患前列腺增生症或尿道狭窄;而在贫困地区则多见于儿童。

　　膀胱结石的典型症状是排尿中断并感疼痛,放射至阴茎头部及远端尿道,伴排尿困难和膀胱刺激症状。小儿患者常用手搓拉阴茎头,改变姿势后,症状缓解后继续排尿,结石较大者这种症状更为显著。结石在膀胱中的刺激及其引起的膀胱炎使患儿排尿频繁,同时因造成黏膜溃疡,可以发生血尿,最初常表现为终末血尿,因腹压增加常并发脱肛。前列腺增生并发膀胱结石时,排尿困难加重或伴感染症状。结石位于膀胱憩室者,常无上述症状,仅表

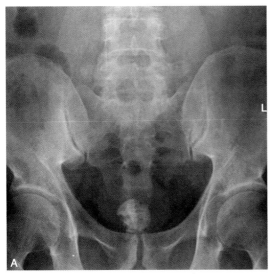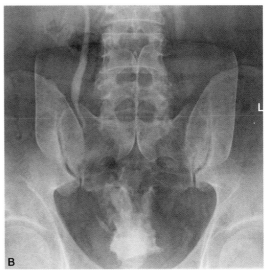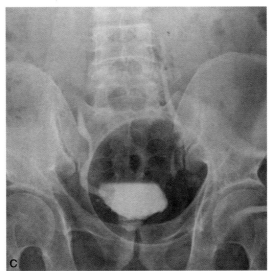

图 3-2-17 膀胱 DR 及 IVP 检查图像
A. 骨盆平片,可见耻骨联合上方不规则高密度影,内部密度不均;B、C. IVP 不同时相摄片图像,显示膀胱内充盈少量对比剂时,结石隐约可见(B)。膀胱结石为对比剂所掩盖,局部加压仍不能清晰显示(C)

现为尿路感染。

膀胱区摄 X 线平片多能显示阳性结石影,呈圆形、卵圆形及分层状改变,膀胱造影可见大小不同的充盈缺损影,大部分表面较光滑,可随体位变动而移动。

3. 肿瘤性病变

病例:

病历摘要:男性,71 岁,无明显诱因开始出现肉眼血尿 1 个月,表现为排尿起始血尿,伴肉眼血块及尿痛。

经静脉泌尿系造影图像见图 3-2-18。

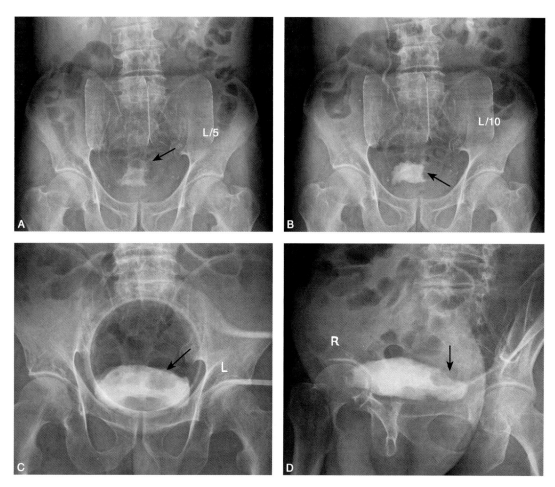

图 3-2-18　IVP 检查图像
A、B. IVP 不同时相摄片图像,显示膀胱左侧壁不规则充盈缺损(黑箭),表面欠光滑,随膀胱内对比剂逐渐增多,病变显示更加清晰;C. 膀胱充盈后加压摄片,显示膀胱内充盈缺损全部轮廓;D. 斜位摄片,显示病变位于膀胱左后壁输尿管开口处,IVP 造影左侧输尿管始终未见充盈

　　影像诊断:膀胱癌。

　　病例分析:膀胱癌是指发生在膀胱黏膜上的恶性肿瘤。是泌尿系统最常见的恶性肿瘤,占我国泌尿生殖系肿瘤发病率的第一位。膀胱癌可发生于任何年龄,甚至于儿童。其发病率随年龄增长而增加,高发年龄 50～70 岁。男性膀胱癌发病率为女性的 3～4 倍。膀胱癌的病因复杂,既有内在的遗传因素,又有外在的环境因素,包括吸烟、职业接触芳香胺类化学物质、体内色氨酸代谢异常以及膀胱黏膜长期遭受慢性刺激(如感染、结石)等。吸烟是目前最为肯定的膀胱癌致病危险因素,30%～50% 的膀胱癌由吸烟引起,吸烟可使膀胱癌危险率增加 2～6 倍。

　　大约有 90% 以上的膀胱癌患者最初的临床表现是血尿,通常表现为无痛性、间歇性、肉眼全程血尿,有时也可为镜下血尿。血尿可能仅出现 1 次或持续 1 天至数天,可自行减轻或停止。血尿的染色由浅红色至深褐色不等,常为暗红色,有人将其描述为洗肉水样、茶水样。有时发生肉眼血尿时,肿瘤已经很大或已属晚期;有时很小的肿瘤却出现大量血尿。有 10% 的膀胱癌患者可首先出现膀胱刺激症状,表现为尿频、尿急、尿痛和排尿困难,而患者无明显的肉眼血尿。膀胱三角区及膀胱颈部的肿瘤可梗阻膀胱出口,而出现排尿困难的症状。

膀胱造影表现为:肿瘤通常为单发,也可多发,其内可见细小点状或弧形钙化,表现为发生部位的充盈缺损,基底较宽,边缘不规则,局部膀胱壁僵硬,若肿瘤侵犯输尿管口,可继发输尿管、肾盂积水。

CT 和 MRI 检查:肿瘤表现向腔内生长的肿块,壁不规则增厚,边缘不规则。CT 和 MRI 检查能发现肿瘤对周围组织和邻近器官的侵犯,以及盆腔淋巴结转移,对于膀胱镜检查已发现的膀胱癌,增强 MRI 检查还能确定肿瘤侵犯膀胱壁的深度。

鉴别诊断:①膀胱内阴性结石、血块:阴性结石和血块也可造成膀胱内充盈缺损,但变换体位检查两者多有位置变化,且 CT 和超声检查时阴性结石分别表现为较高密度和后方伴有声影的强回声病变,鉴别不难。要注意的是膀胱癌合并凝血块,因此应多改变几次体位。可在临床行膀胱冲洗后,复查 B 超或 CT,可见凝血块消失。②腺性膀胱炎:一般病灶表面较光滑,可有囊肿及蛋壳样钙化,膀胱外膜光滑,无盆腔淋巴结肿大。增强扫描与膀胱壁强化程度相似,抗炎治疗后复查 CT 病灶可以缩小。③膀胱炎性肉芽肿:膀胱壁普遍增厚,常有膀胱容量变小,内有局限性隆起,隆起内可以有钙化或囊变,较多见于女性,易误诊,须结合膀胱镜活检进行鉴别。④前列腺癌突入膀胱:可见前列腺体积增大,密度不均匀,增强后呈结节状强化,多呈菜花状突入膀胱底部,双侧精囊角消失,可见精囊增大。膀胱壁因长期慢性排尿困难,造成整个膀胱壁增厚,一般无局部改变,此可与膀胱癌鉴别。

4. 其他病变

(1) 膀胱阴道瘘

病例:

病历摘要:女性,26 岁,腹膜代阴道成形术及游离皮片移植术后 3 个月,发现阴道流尿样液体 10 余天。

膀胱造影图像见图 3-2-19。

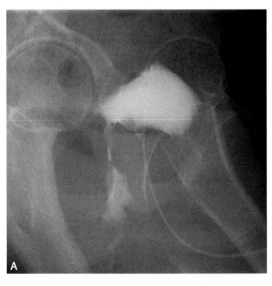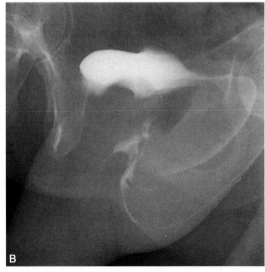

图 3-2-19　膀胱造影图像

A、B. 膀胱造影双斜位摄片图像,显示膀胱充盈后,部分对比剂溢出膀胱轮廓外,进入阴道内并流出体外

影像诊断:膀胱阴道瘘。

病例分析:膀胱瘘是指膀胱与皮肤、肠道、女性生殖器官相通,常见病因有:①原发肠道疾病——憩室炎占 50% ~60% ;结肠癌 20% ~25% ,克罗恩病 10% ;②原发的妇科疾病——难产引起的压迫性坏死,进展期宫颈癌;③子宫切除术后,低位剖腹产或肿瘤放疗术后;④膀胱重度损伤。在妇产科阴道手术时可能意外损伤膀胱;另外膀胱切开取石术,前列腺摘除术后也可致经久不愈的瘘管形成。

膀胱阴道瘘表现为尿液经过阴道持续溢出,也称尿瘘。尿瘘的严重程度取决于瘘道的大小和位置。膀胱肠道瘘可出现膀胱刺激症状、粪瘘和尿道排气等症状,常伴有原发肠道疾病引起的大便习惯的改变,体格检查可发现有肠梗阻体征,尿样检查常提示合并感染。

膀胱瘘造影表现为:行腹部加压摄影,见对比剂自瘘口溢出膀胱轮廓外。因骨盆区骨性结构密度较高,所以在行膀胱瘘检查时,可应用碘浓度较高的对比剂,便于显示较细小的瘘道;同时应多个体位多个角度进行摄片观察,防止膀胱充盈后遮挡较小瘘道。

(2) 尿道狭窄(或断裂)

病例:

病历摘要:男性,62 岁,骨盆髋臼骨折内固定术后。

尿道造影图像见图 3-2-20。

影像诊断:骨盆骨折合并尿道损伤(后尿道闭塞)。

病例分析:尿道狭窄多见于男性,常见的原因多为外伤后尿道损伤初期处理不当所致,见于会阴骑跨伤、骨盆骨折致膜部尿道损伤和器械操作所引起的尿道腔内损伤。当尿道受到较重的创伤累及黏膜下层和壁层时,尿道肌层及其周围筋膜有充血、水肿和出血等变化,在修复过程中,受伤组织形成纤维性变,当瘢痕收缩时,尿道腔多狭窄,因而尿道狭窄多在伤后数月出现。

尿道狭窄的症状可因其程度、范围和发展过程而有不同,主要的症状是排尿困难,初起排尿费力,排尿时间延长,尿液分叉,后逐渐尿线变细,射程变短甚至呈滴沥状。当逼尿肌收缩而不能克服尿道阻力时,残余尿增多甚至充溢性尿失禁或尿潴留。狭窄近端的尿道扩张,继而因梗阻而引起肾盂输尿管积水以及反复发作的尿路感染最后导致肾功能减退甚至出现

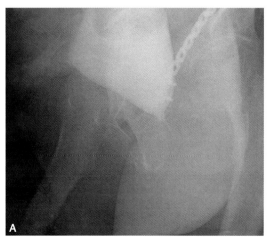
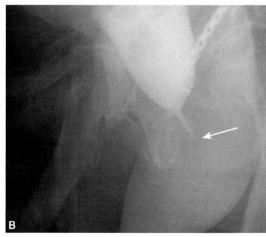

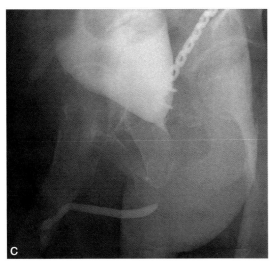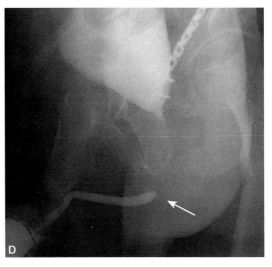

图 3-2-20　膀胱造影图像

A、B. 经膀胱造瘘管注入稀释对比剂后,排尿期斜位摄片图像,可见膀胱形态尚可,排尿期仅可见后尿道近段显影,后尿道前列腺部远段呈盲端(白箭);C、D. 经尿道外口注入对比剂行尿道逆行造影图像,显示后尿道膜部闭塞呈一盲端(白箭),未见对比剂进入膀胱内

尿毒症。

　　排尿性膀胱造影及逆行尿道造影以斜位为充分显示尿道的最佳体位。患者斜卧位,骨盆倾斜45°~60°,斜位摄片能充分显示尿道狭窄的部位、长度及程度。对于不太严重的前尿道狭窄,逆行尿道造影时,对比剂可通过狭窄部位,清楚显示狭窄段的远近端。但尿道狭窄严重者,对比剂不能通过狭窄部位,特别是后尿道狭窄,对比剂通过尿道外括约肌时,有时呈细线状,有时根本不能通过,或对比剂在狭窄处受阻,故常需排尿性膀胱尿道造影和逆行尿道造影同时进行,可以清晰显示尿道狭窄的远端和近端,准确判断狭窄长度和程度。如已行耻骨上膀胱造口,排尿性膀胱尿道造影的对比剂可由造口管注入,无造口者,可在静脉肾盂造影的同时行排尿性膀胱尿道造影。尿道造影除对尿道狭窄部位、程度、长度有准确判断外,对是否合并假道及走行、尿道瘘及其他并发症的诊断也有重要价值。

　　(三)子宫及输卵管

1. 先天变异及发育畸形

(1)单角子宫

病例1:

病历摘要:女性,35岁,不孕5年。

子宫输卵管造影图像见图3-2-21。

影像诊断:单角子宫。

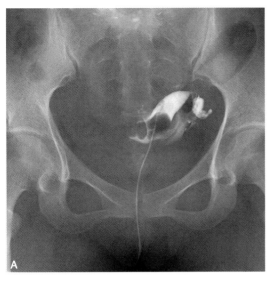
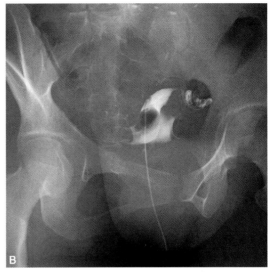

图 3-2-21 子宫输卵管造影图像

A、B. 注射水溶性碘对比剂后正位及斜位片,造影示子宫呈单角改变,位于盆腔左侧。左侧输卵管通畅,右侧输卵管未见显示

病例 2:

病历摘要: 女性,21 岁,月经不规律,月经少。

子宫输卵管造影图像见图 3-2-22。

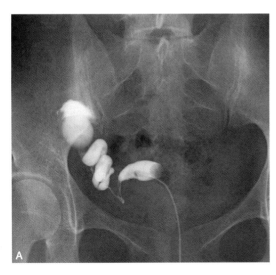
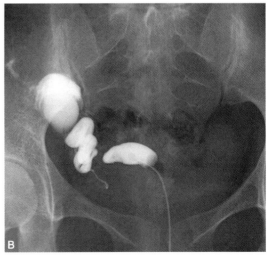

图 3-2-22 子宫输卵管造影图像

A. 注射水溶性碘对比剂后正位图像;B. 等待对比剂弥散入腹腔后再次摄片图像,造影示子宫呈单角改变,位于盆腔右侧,右侧输卵管远端积水

影像诊断: 单角子宫。

病例分析: 子宫发育畸形是女性生殖系统畸形中最为常见的疾病,发病率为 3% ~ 4% ,

是导致不孕的重要原因之一,同时导致受孕后妊娠和产科并发症也比较多。

女性在胚胎期,双侧副中肾管(苗勒氏管)发育为女性生殖道。胚胎6~7周副中肾管出现。约在第10周双侧副中肾管中段及尾段向内、向下,在中线与对侧相会融合,尾端达尿生殖窦背侧。两侧未融合的头段发展为输卵管,融合部分发展为子宫和宫颈。12周时双副中肾管间的膈融合形成单腔,发育为子宫和阴道上段。在该发育过程中,若有内、外因素的影响,使子宫发育停滞在演变的不同阶段或融合不全,形成各种类型的畸形子宫。

在胚胎发育期间,副中肾导管愈合时,只有一侧存在,对侧不发生愈合,形成单角子宫,所以对侧既没有子宫,也没有卵巢和输卵管。单角子宫占子宫发育异常的1%~2%,多位于右侧,原因不明,65%合并残角子宫,常伴有同侧泌尿系统发育异常。单角子宫型行子宫输卵管造影(hysterosalpinography,HSG)显示子宫腔呈梭形,仅由一个向盆腔某侧偏屈的宫角发出一条输卵管。

(2) 残角子宫

病例:

病历摘要:女性,28岁,不孕2年。

子宫输卵管造影图像见图3-2-23。

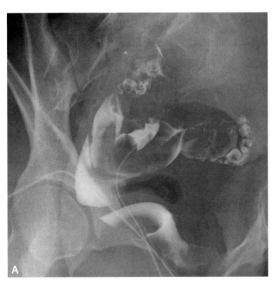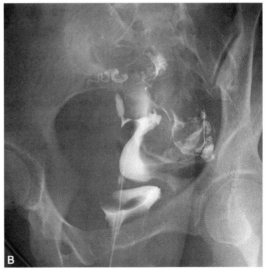

图 3-2-23　子宫输卵管造影图像

A、B. 注射水溶性碘对比剂双斜位图像,显示子宫充盈呈"双角"状(右侧宫角发育不良,右侧输卵管远端明显上举),左侧宫角发育良好,左侧输卵管通畅

影像诊断:右侧残角子宫(右侧宫角发育不良,右侧输卵管远端明显上举)。

病例分析:一侧副中肾管中下段发育的缺陷,有纤维组织的蒂与发育侧子宫相连,形成残角子宫。残角子宫在妊娠16~20周容易产生流产、死胎,甚至子宫破裂,因此一经确诊均须手术以免以后发生严重后果。

影像表现:HSG示一个宫体及一侧输卵管,与单角子宫相似。超声示残角子宫可见一清晰的子宫体,形态不规则,似长条状,内膜显像似双角子宫的一侧内膜。子宫一旁见实性结节状回声,其内无或有内膜。

（3）双角子宫

病例：

病历摘要：女性,30 岁,不孕 3 年。

子宫输卵管造影图像见图 3-2-24。

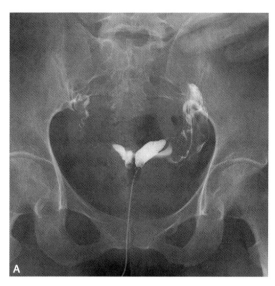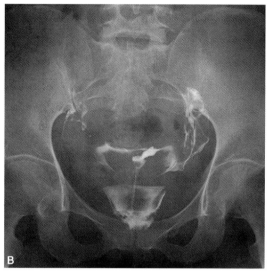

图 3-2-24　子宫输卵管造影图像

A. 注射水溶性碘对比剂后正位片;B. 复查正位片,显示子宫呈双角状,宫体部分未融合,形似"V"型。两侧输卵管上举,输卵管通畅

　　影像诊断：双角子宫,双侧输卵管上举。

　　病例分析：胚胎发育过程中,两侧副中肾导管尾端已大部汇合,末端中隔已吸收,故形成一个宫颈及一个阴道,但相当于子宫底的部分汇合不全,导致子宫两侧各有一角突出,故形成双角子宫。双角子宫是一种常见的副中肾管发育不全造成的对称性子宫发育畸形,其发生率约占子宫畸形的 13.6% 。双角子宫妊娠结局较差,约 40% 的双角子宫可引起流产、早产,孕期臀位、横位、胎膜早破、IUGR 和围生儿死亡率均较高。

　　影像表现：HSG 示双角子宫一个宫颈管上有两个较对称的梭形宫腔形成"V"字形,两个宫角各发出一条输卵管;两宫角间距离较宽,一般 >4cm。超声示双角子宫外形不规则,宫底部较宽,两个子宫角部之间凹陷,宫底平面呈羊角形的两个子宫角,宫腔内子宫内膜在宫颈部相互融合,至宫底部相互分离,形成两角状突起,类似"Y"形,但夹角较大。

　　（4）双子宫

病例 1：

病历摘要：女性,28 岁,月经量过多。

子宫输卵管造影图像见图 3-2-25。

影像诊断：双子宫畸形。

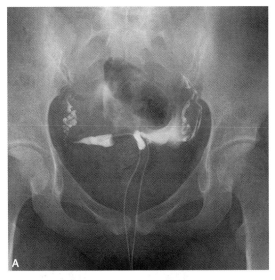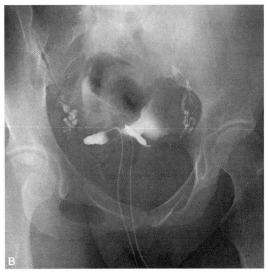

图 3-2-25　子宫输卵管造影图像

A、B. 注射水溶性碘对比剂后正位、斜位片,显示两子宫呈梭形,分别位于盆腔两侧。双侧输卵管上举,输卵管通畅

病例 2：

病历摘要：女性,29 岁,不孕 3 年。

子宫输卵管造影图像见图 3-2-26。

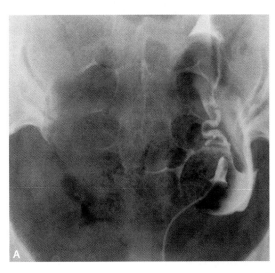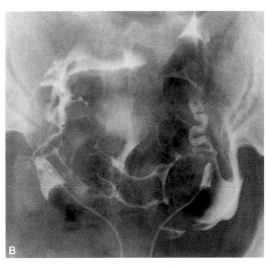

图 3-2-26　子宫输卵管造影图像

A. 左侧子宫造影正位片,显示左侧输卵管上举,右侧子宫未见显影;B. 右侧子宫造影正位片,显示两个子宫分别位于盆腔两侧,均呈梭形,两侧输卵管上举,输卵管通畅

影像诊断：双子宫畸形。

病例分析：双子宫为两侧副中肾导管完全未融合,各自发育形成两个子宫和两个宫颈,阴道完全分开或共有一个阴道,左右侧子宫各有单一的输卵管和卵巢。双子宫发生率约占

429

子宫畸形的 5%。

影像表现：HSG 示双子宫由 2 个梭形宫腔构成双叶状,似两个单角子宫向盆腔两侧偏曲,各发出一条输卵管;两侧宫腔的发育程度可不同而显得不对称;少数合并双阴道。超声示可见两个子宫完全独立的子宫,分别有独立的内膜、宫腔线及外形规则的宫壁。

（5）纵隔子宫

病例：

病历摘要：女性,31 岁,不孕 2 年。

子宫输卵管造影图像见图 3-2-27。

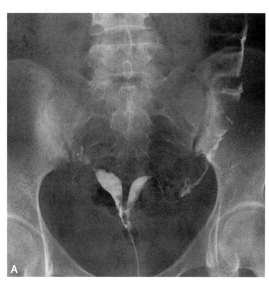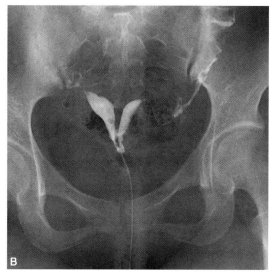

图 3-2-27　子宫输卵管造影图像

A、B. 注射水溶性碘对比剂后正位、斜位片,显示两个宫腔与宫颈相连,宫体部分未融合,形似"Y"型。右侧输卵管上举,双侧输卵管通畅

影像诊断：部分型纵隔子宫。

病例分析：纵隔子宫为两侧副中肾导管融合后其间隔未吸收或仅部分吸收,宫腔内有分隔将其分成两个腔(完全性分隔)或仅宫底部有分隔(不完全性分隔)。在子宫畸形中以子宫畸形纵隔子宫最常见,约占畸形子宫的 35%。

影像表现：HSG 示纵隔子宫相当于正常宫腔被由宫底向下突出的纵行间隔分为两侧,宫腔形态与双角子宫相似,但两宫角间距离一般 <4cm。纵隔的上下径和基底宽度均可不同。超声示纵隔子宫外形、轮廓与正常子宫相似,宫底部较宽无凹陷,宫体中央可见一清晰的与宫壁回声相似的隔状物,自宫底部向宫颈部延伸,达到或未达到宫颈,将子宫分为对称或不对称的两部分,每部分有各自的内膜回声。不全纵隔子宫可见两内膜在子宫下段相互融合,成"Y"形,两内膜所成夹角为锐角;完全纵隔子宫两内膜近于相互平行。

（6）鞍状子宫

病例 1：

病历摘要：女性,29 岁,反复流产 3 年余。

子宫输卵管造影图像见图 3-2-28。

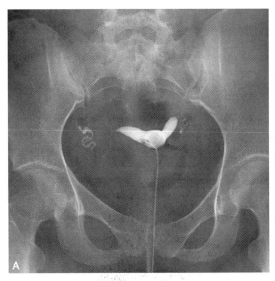
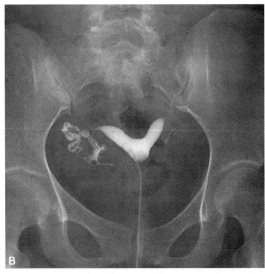

图 3-2-28　鞍状子宫造影图像

A、B. 注射水溶性碘对比剂后正位及复查正位片,显示子宫底部边缘光滑,弧形内陷,呈马鞍状,右侧输卵管通畅,左侧输卵管通而不畅

影像诊断:鞍状子宫。

病例 2:

病历摘要:女性,31 岁,不孕 4 年。

子宫输卵管造影图像见图 3-2-29。

影像诊断:鞍状子宫,右侧输卵管通而不畅,左侧输卵管间质部梗阻。

病例分析:两侧副中肾管尾端已大部融合,末端中隔已吸收,故有一个宫颈及一个阴道;

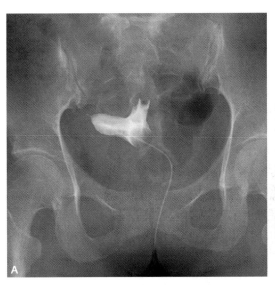
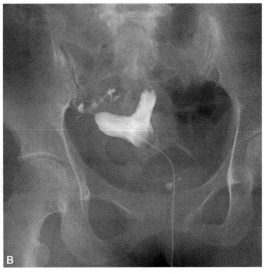

图 3-2-29　子宫输卵管造影图像

A、B. 注射水溶性碘对比剂后不同时期正位片,显示子宫底部弧形内陷,边缘光滑,呈马鞍状,与两侧输卵管相通,右侧输卵管通而不畅,左侧输卵管间质部梗阻

但相当于子宫底部融合不全,畸形程度较轻时,表现为宫底向内凹陷,形成所谓马鞍状子宫。

影像表现:HSG 示鞍形子宫底呈较明显的弧形凹陷。宫壁向宫腔突出如马鞍状。子宫大小及双侧输卵管正常。超声示两个子宫角部之间弧形凹陷分成两个角部呈蝶状,宫底成弓状或马鞍状。

2. 炎性病变

(1) 子宫内膜炎症

病例:

病历摘要:女性,39 岁,痛经,白带增多 1 年余。

子宫输卵管造影图像见图 3-2-30。

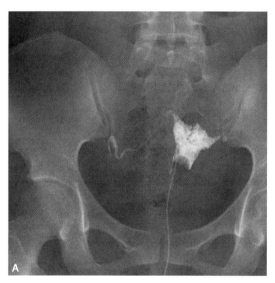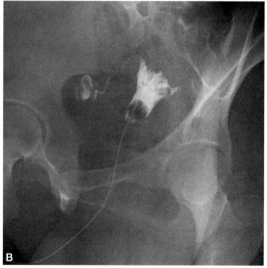

图 3-2-30 子宫输卵管造影图像

A、B. 注射水溶性碘对比剂后正位及斜位片,显示子宫宫腔变形,宫腔内面毛糙欠光滑。左侧输卵管梗阻,右侧输卵管通而不畅

影像诊断:子宫内膜炎,双侧输卵管梗阻。

病例分析:子宫内膜炎较为多见,由一般病原菌感染引起。细菌的种类有:葡萄球菌、大肠杆菌、链球菌、厌氧菌、淋球菌等,此外还有支原体等病原体感染。一般是由于细菌沿阴道、宫颈上行或沿输卵管下行以及经淋巴系统到达子宫内膜所引起的。急性子宫内膜炎轻度感染的子宫内膜仅有充血、水肿、多形核白细胞及圆形细胞浸润。严重感染则发生广泛坏死化脓。进一步累及其下面肌层而形成急性子宫体炎,呈水肿、松弛状态。

影像表现:HSG 表现为子宫边缘毛糙,以宫底明显,严重者可使宫腔粘连变形。超声表现为子宫内膜不均匀、弥漫性增厚,厚度增加不明显,一般少于 10mm,其中宫腔线居中,回声不太均匀,子宫内膜的边界不规则,但与肌层的分界非常清楚。

(2) 输卵管炎症

病例 1:

病历摘要:女性,25 岁,下腹痛、白带增多 3 个月余。

子宫输卵管造影图像见图 3-2-31。

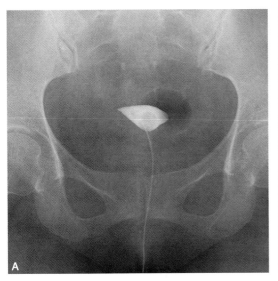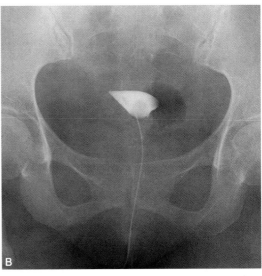

图 3-2-31　子宫输卵管造影图像

A、B. 注射水溶性碘对比剂后正位及复查正位图像,显示子宫形态正常,宫腔内面光整,双侧输卵管未见明确显影,为间质部梗阻

影像诊断:双侧输卵管间质部梗阻。

病例2:

病历摘要:女性,28 岁,不孕 3 年。

子宫输卵管造影图像见图 3-2-32。

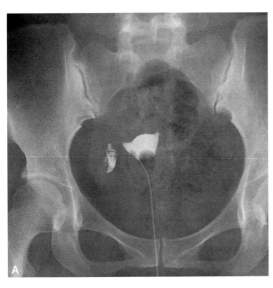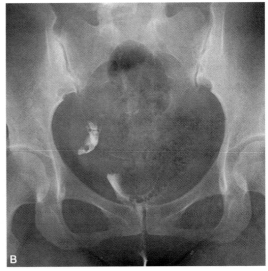

图 3-2-32　子宫输卵管造影图像

A、B. 注射水溶性碘对比剂后正位及复查正位图像,显示子宫腔形态正常,边缘光整,右侧输卵管伞部梗阻,左侧输卵管间质部梗阻

影像诊断：双侧输卵管炎，双侧输卵管梗阻。

病例 3：

病历摘要：女性，32 岁，白带异常 1 年。

子宫输卵管造影图像见图 3-2-33。

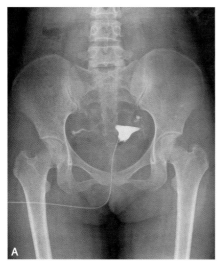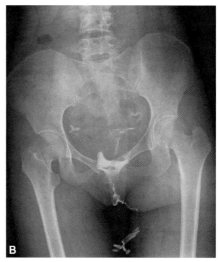

图 3-2-33　子宫输卵管造影图像

A、B. 注射水溶性碘对比剂后正位片及复查正位图像，显示子宫腔形态正常，边缘光整，双侧输卵管壶腹部及伞部管腔扩张，积水

影像诊断：双侧输卵管炎并积水。

病例分析：输卵管炎症常为双侧性，是不孕症的常见原因，常因性交、分娩或刮宫术将细菌带入体内，先引起急性炎症，未痊愈可转为慢性。输卵管炎最终可导致输卵管腔的粘连、狭窄、闭锁、积水和伞端周围粘连而致输卵管完全或不完全阻塞。

输卵管炎大多为双侧性，急性期输卵管肿胀、充血、增粗，并有脓性渗出物渗入管腔，形成输卵管积脓。当感染被控制转为慢性炎症后，充血肿胀逐渐消失，出现管腔内粘连。轻度粘连可造成输卵管不完全梗阻，重度粘连则导致输卵管完全梗阻。输卵管积脓经治疗后，脓液吸收，可有浆液渗出，充满管腔形成输卵管积水。

影像表现：HSG 表现为输卵管扭曲呈断续状，变粗或变细，边缘不规则、毛糙，有阻塞也有显示通而不畅；输卵管内对比剂呈斑点状、片状、条状残留，是由于输卵管因炎症粘连蠕动无力所致；逆入淋巴系统和静脉系统，多发生于壶腹部和伞端。超声表现为子宫一侧或双侧条状低回声，多位于卵巢上方，厚约 10 ～ 15mm，边界清晰；或者附件区实质性稍高回声，边界清，形态欠规则，内回声欠均匀，彩色多普勒未见明显血流信号，为输卵管壁粘连表现。

输卵管积水 HSG 表现为壶腹部和（或）伞部输卵管管腔扩大，对比剂进入积水囊中呈油珠状积聚，随时间推移油珠部分融合增大，潴留在积水囊内，盆腔内无对比剂弥散。超声典型表现为子宫双侧或单侧腊肠型囊性肿物，壁不厚，边界清晰，中间有分隔，壁上有小的突起，当合并有出血时，囊内可见点状回声。

（3）输卵管结核

病例 1：

病历摘要：女性，30 岁，不孕 2 年。

子宫输卵管造影图像见图 3-2-34。

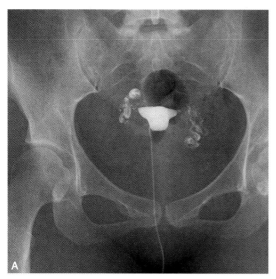
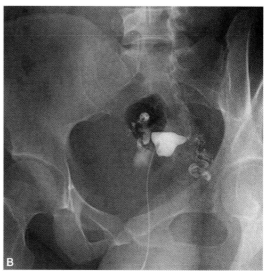
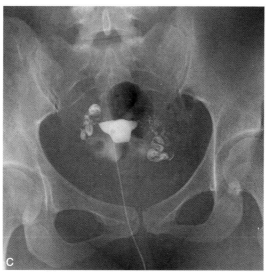

图 3-2-34　子宫输卵管造影图像

A ~ C. 正位、斜位及复查正位图像，显示子宫腔形态正常，边缘光整。双侧输卵管峡部管壁不规则，呈根须样改变。两侧输卵管通而不畅

影像诊断：输卵管结核。

病例 2：

病历摘要：女性，35 岁，不孕 7 年。

子宫输卵管造影图像见图 3-2-35。

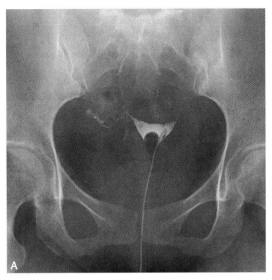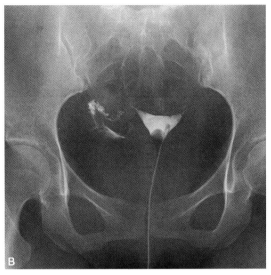

图 3-2-35　子宫输卵管造影图像

A、B. 注射水溶性碘对比剂后正位及复查正位图像,显示子宫腔形态正常,边缘光整,右侧输卵管峡部管壁毛糙,呈根须状改变。左侧输卵管近端梗阻

影像诊断:左侧输卵管间质部梗阻,右侧输卵管结核。

病例分析:由结核分枝杆菌感染引起的女性生殖器炎症,称为生殖器结核,约 5% ~ 13% 的肺结核患者发生生殖器结核。输卵管结核占生殖器结核的 90%,子宫内膜结核占 50%,卵巢结核占 10% ~30%。结核分枝杆菌的传染途径:①血行传播:由自身的结核病灶经血液播散到输卵管,这是结核菌传播的主要途径;②直接蔓延:多因结核性腹膜炎或肠系膜淋巴结核直接蔓延到输卵管;③淋巴传播:腹内脏器结核,通过淋巴道逆行传播到内生殖器;④上行感染:男性生殖器结核,通过性交结核菌由阴道进入子宫内,此种情况少见。

输卵管结核的病理改变,可分为增生粘连型与渗出型两种。病变由伞部向宫角部进展,输卵管黏膜在壶腹部首先增粗,相继管壁内纤维组织增生及肉芽组织形成,使管壁增厚、管腔有不规则狭窄、或可由于绒毛之间发生粘连而导致管腔闭塞。渗出型病变可形成输卵管积水、积血或积脓。到晚期管壁可有溃疡形成,发生干酪样坏死,遗留下纤维瘢痕或钙质沉着。

X 线平片示盆腔淋巴结钙化或输卵管钙化是有力证据。HSG 主要表现为:①输卵管呈锈铁丝样改变,管腔有多发的狭窄,边缘毛糙;②输卵管呈棍棒样改变,管壁僵硬强直,管腔增粗;③输卵管造影时,输卵管呈烧粉条样改变,管壁僵硬,粗细不均;④造影时可见输卵管呈串珠样改变,管腔内有多发的狭窄区,局部且有小扩张;⑤输卵管显示出多发散在的粟粒透明影,边缘毛糙。输卵管结核超声表现复杂多样且无特异性,误诊率较高。主要表现有:混合性包块、囊性包块、输卵管钙化灶、输卵管增粗及输卵管回声异常,偶有合并盆腔积液。

第三节　窦道及瘘管造影检查

一、窦道及瘘管造影检查方法及技术要求

（一）检查方法

使用碘对比剂,腹部瘘管、窦道及引流管造影前需做清洁灌肠和排尿。准备相关器械及药品,如乙醇、络合碘、棉签、无菌纱布、镊子、止血钳,注射器,瘘管相应粗细的导管,钝头注射针等。

患者躺在摄影台上,瘘管外口朝上,作体位引流或局部挤压,使引流管内或瘘管、窦道内分泌物排出,便于对比剂充盈。瘘管或窦道口局部清洁消毒,将相应粗细的导管插入瘘管或窦道内,并用无菌纱布和胶布固定在局部皮肤上。在透视下缓慢注入对比剂于导管内或引流管内,结合实际情况,随时让患者转动体位,了解瘘管、瘘道的走行方向,形态,深度与邻近器官的关系。对比剂用量以注满瘘管或窦腔,或者显示出瘘管内口位置为准。注入对比剂完毕后,保留导管,清除外溢的对比剂后摄片。

（二）技术要求

当瘘管或窦道有急性炎症时,为造影检查的相对禁忌证。瘘管及窦道造影一般先拍摄瘘管或窦道口部位正侧位片,然后在透视下找出瘘管或窦道与体表最近处,进行切线位摄片,再令患者转动90°摄片。注意将瘘管或窦道全部包括在照片内,瘘管或窦道与体表的最近距离和引流管通过的腔隙部位都要尽可能显示出来。造影结束后,请尽量抽出对比剂或体位引流,排出对比剂。

二、数字化窦道及瘘管造影临床病例分析

（一）左髋部皮下窦道形成

病例：

病历摘要：女性,45岁,3年前无意发现右髋部结节,1年来发现结节增大,10月前结节部位出现红肿热痛,随给予切开引流,术后伤口愈合差。左髋部可见一长约4cm横行手术切口,中心见一破溃口,大小约1cm,周围见红肿,管口见大量脓液流出。

经窦道外口造影图像见图3-3-1。

影像诊断：左髋部窦道形成。

病例分析：窦道(sinus)是由组织坏死后形成的只开口于皮肤黏膜表面的深在性盲管。它不与体内空腔脏器相沟通,大多由感染后引流不畅或异物遗留造成,也可为先天性。

窦道形成的主要原因是细菌侵犯了骨与软组织,引起骨与软组织几乎是同时出现在局部具有持续性慢性炎症的一种表现形式。这些细菌或由其所引起患部的各种致炎介质又持续性刺激着周围软组织而引起应激反应使大量脓性分泌物引流不畅,被迫首先在深部软组织内迂回破坏,形成窦道。

在窦道的造影中应注意：

（1）注意窦道的形状:如窦道是里腔大外口小,还是外口大里腔小,是丁字形的还是7字形,或者是蚯蚓型、贯通型以及深浅宽窄等。

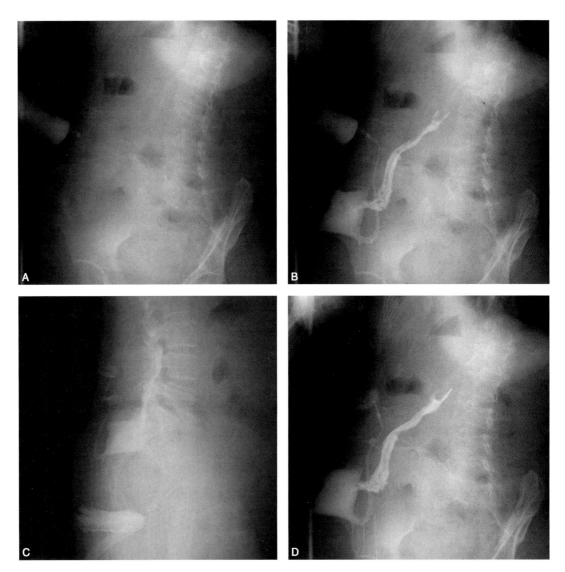

图 3-3-1　左髋部窦道造影图像
A. 腹部斜位片,注入对比剂前常规拍摄,观察腹部有无影响造影的异常密度影;B. 经左髋部破溃口插入导管,注入对比剂约 50ml 后摄片图像,显示左髋皮下对比剂呈片状聚集,并可见窦道形态欠规整,向上走行呈管道状;C、D. 不同转体角度时图像,显示窦道长约 15cm,未见窦道与左髋关节骨结构及关节间隙相通

（2）注意窦道的通向:是否与骨或关节相连;是起自骨皮质还是骨髓腔。

（二）小肠瘘管形成

病例:

病历摘要:男性,35 岁,半年前查泌尿系彩超提示右肾积水,右侧输尿管上段扩张。6 天前行“右侧输尿管膀胱再植术”及“回盲部粪石清扫术”。术后盆腔引流管引流出黄色浑浊液体约 200ml/d。

经瘘管外口造影图像见图 3-3-2。

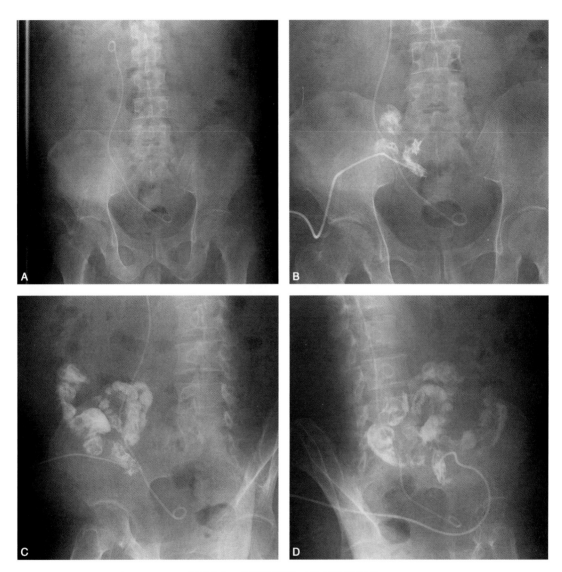

图 3-3-2　小肠瘘管碘对比剂造影图像

A. 注入对比剂前常规腹平片,显示右侧泌尿系一根 D-J 管植入;B. 经腹壁瘘管外口插管注入对比剂约 20ml 后摄片,显示瘘管形态欠规则,壁欠光滑,可见少量对比剂进入盲肠内;C、D. 持续注入对比剂后图像,显示进入肠道内对比剂增多,回肠远段显影,腹腔内未见对比剂弥散

　　影像诊断:小肠回盲部术后肠外瘘形成。

　　病例分析:瘘管是连接空腔脏器与体表、或空腔脏器之间的病理性管道,通常有 2 个以上的开口。消化道吻合口瘘,为胃肠外科手术严重并发症。吻合口瘘发生率与手术时机、切除吻合方式、手术技术方法、吻合口有无张力、吻合口有无继发感染、患者手术前的营养状况等因素有一定的关系,吻合口瘘一般在手术后 7 天内发生,也可能在 7~14 天发生。吻合口瘘应使用含碘对比剂,不能用硫酸钡。

　　透视下观察对比剂进入瘘管后的情况,并适时摄片。如果有肠瘘存在,在对比剂持续注入后,可见对比剂进入与瘘管内口相连之肠管内,可见肠管轮廓及黏膜皱襞显示,从而判断是小肠瘘或大肠瘘。当瘘管走行迂曲,局部狭窄较明显时,需要加大推注压力,同时防止对比剂自瘘管外口溢出,才能完全显示瘘管全部走行情况。

(三) 肛瘘

病例:

病历摘要:男性,63 岁,3 个月前因高位复杂肛瘘行"肛周感染扩创术"及"扩肛术",现来院复查。

经瘘管外口造影图像见图 3-3-3。

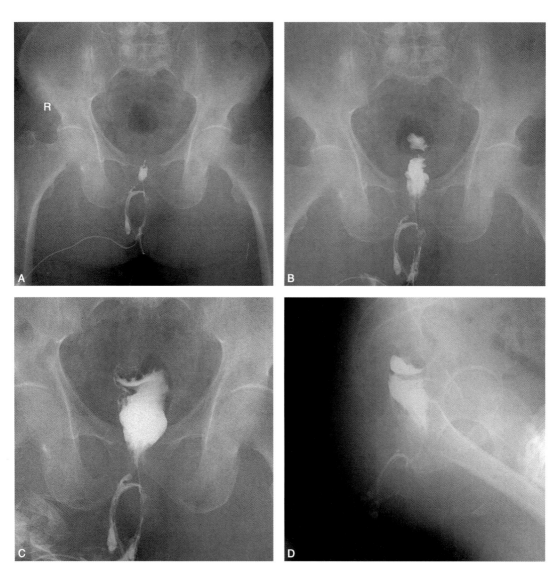

图 3-3-3 肛瘘碘对比剂造影图像

A ~ C. 会阴部正位图像,显示经瘘管外口插入导管注入对比剂后,对比剂逐渐在导管末端聚集,局部可见肠黏膜显示;D. 骨盆侧位图像,显示瘘管内口与直肠分界不清,直肠内可见较多对比剂进入

CT 扫描图像见图 3-3-4。

影像诊断:肛瘘。

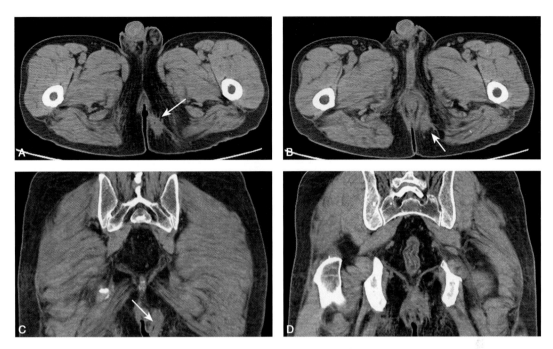

图 3-3-4 下腹部 CT 扫描图像

A、B. CT 平扫轴位图像,显示左侧肛周皮下脂肪内不规则软组织密度影(白箭),边缘模糊,自皮下延伸至直肠下段后壁处;C、D. 冠状位重组图像,显示皮下软组织影内条状气体密度影(白箭)

病例分析:肛门瘘管简称肛瘘,是肛管直肠与肛门周围皮肤相通的感染性管道,其内口位于齿线附近,外口位于肛门周围皮肤上,长年不愈。大部分肛瘘由肛门直肠脓肿破溃或切开排脓后形成。脓肿逐渐缩小,但肠内容物仍不断进入脓腔,在愈合缩小的过程中,常形成迂曲的腔道,引流不畅不易愈合,日久后腔道周围有许多瘢痕组织,形成慢性感染性管道,行走在内外括约肌附近,外口皮肤生长较快,常有假性愈合,引起反复发作。管道的感染多数为化脓性感染,少数为结核性。

按瘘管位置关系分为:低位肛瘘,高位肛瘘。按瘘管与括约肌的关系分为:肛管括约肌间型,经肛管括约肌型,肛管括约肌上型,肛管括约肌外型。其临床表现特点主要为肛门硬结,局部反复破溃流脓,疼痛,潮湿及瘙痒等。

准确诊断肛瘘是治疗的前提,大多数低位肛瘘依据仔细的指诊即可确诊,瘘道造影可显示瘘管走行,分支及内口位置,明确瘘管与肛管直肠环的关系,为治疗提供直接依据。

鉴别诊断:①化脓性汗腺炎:可发生于肛周,表现为脓肿形成和遗留瘘道,有多个开口,病变位于皮肤和皮下。造影示瘘道较浅,不与肠管相通。②晚期直肠癌:可见肛门处质硬、较大肿物,呈菜花样,破溃流脓。造影示直肠肠腔狭窄,肠壁僵硬,黏膜破坏,结肠袋消失。

(四) 先天性肛门闭锁并会阴部瘘管形成

病例:

病历摘要:女性,6 个月,生后发现患儿无肛门,排便位置异常,自尿道口左侧一瘘口排出少量黄色稀便。

经瘘管外口造影图像见图 3-3-5。

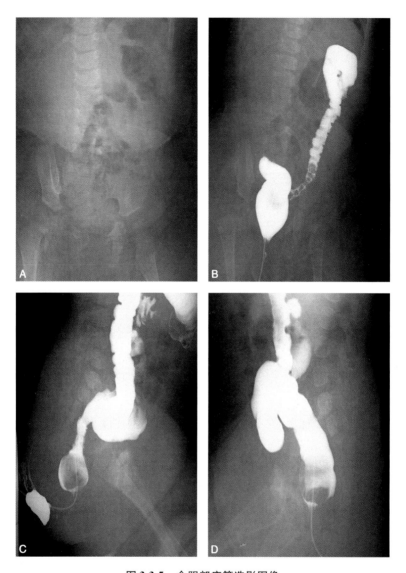

图 3-3-5　会阴部瘘管造影图像
A. 腹部立位平片,未见肠梗阻表现;B ~ D. 经会阴部瘘管外口插管注入稀
钡后不同体位图像,显示直肠下段呈盲端状,直肠中上段及所见结肠未见扩
张及狭窄。直肠闭锁端距肛门窝直线距离约 1.8cm

影像诊断:先天性肛门闭锁并会阴部瘘管形成。

病例分析:肛门闭锁:先天性肛门闭锁是在胚胎第 4 ~ 8 周时由尿生殖膈向泄殖腔移行
受阻所致,是常见的消化道畸形,占消化道畸形的首位。男性多于女性,男女比例约为 3:1。
本病主要表现为婴儿出生后无胎粪排出,哭闹不安,腹胀、呕吐,不见肛门。一些患儿同时合
并有直肠尿道瘘和直肠阴道瘘,除以上症状外还出现胎粪由尿道或阴道排出,尿液混浊,此
类新生儿不会导致死亡,但若粪便的异常排泄没有被注意,尿道或阴道存留粪便过多,可引
起膀胱炎、肾盂肾炎、阴道炎等。

　　先天性肛门闭锁症病变复杂,类型较多,但归纳起来有以下几种类型:①先天性肛门直

肠狭窄:婴儿出生后不易排便,仔细检查可发现肛门存在,但由于肛管和直肠之间狭窄,不易排出粪便。②肛门膜闭锁:肛门处可见凹陷,但无肛管,肛门与皮肤之间有一层膜而无贯通。在临床上把这种叫低位锁肛,容易治疗。③肛门直肠闭锁:肛门处可见凹陷,但与直肠尾端之间相隔的距离大,直肠尾端在肛门直肠肌环以上,又叫高位锁肛,该种锁肛症较多见。④直肠内闭锁:肛门外观正常,肛管存在,但肛门与直肠之间不贯通,且有一定的距离间隔。这种畸形经常被忽视。

先天性肛门闭锁时倒置位 X 线侧位片上,直肠末端正位于耻尾线或其稍下方,可以测量直肠盲端距肛区皮肤间的距离。若合并会阴瘘,可以通过瘘管外口插管注入对比剂,观察瘘管的长短及走行情况,观察闭锁端的位置及闭锁近端肠管有无扩张及其他畸形存在。

鉴别诊断:先天性肛门闭锁诊断明确,造影除了解闭锁是高、中、低位,是否伴有瘘道形成,是否伴有脊柱、泌尿系等畸形。

第四节　T 管造影检查

一、T 管造影检查方法及技术要求

(一) 检查方法
检查前需回抽 T 管,之后用血管钳夹闭 T 管防止空气或者气泡混入 T 管。

患者仰卧,取头低位,约 30°。严格消毒后,经 T 管缓慢注入对比剂,先左侧卧位注入对比剂约 15ml,使左侧肝管分支充盈,而后转至仰卧位,再注入对比剂约 25ml 并即刻摄片。造影需在透视下进行,注意观察胆管的充盈情况,及对比剂是否进入十二指肠。

(二) 技术要求
适应证:凡带有 T 形管引流的患者,1～2 周内均可进行。无严重胆系感染,出血或者胆汁清亮不浑浊者。

禁忌证:严重的胆系感染和出血者,造影可引炎症扩散或起再次大出血;碘过敏者;肾功能严重损害者;甲状腺功能亢进者;有胰腺炎病史者。

注意事项:冲洗胆管和注射对比剂时要防止带入气体,以免误认为气泡为阴性结石。

二、数字化 T 管造影临床病例分析

(一) 胆道系统残石
病例 1:
病历摘要:女性,50 岁,嗜睡乏力,脊背疼痛伴腹胀、嗳气 10 月余,当地医院诊断为胆道残石后行"胆总管切开取石术+T 管引流术",现来院复查。

术后 T 管造影图像见图 3-4-1。

CT 扫描图像见图 3-4-2。

影像诊断:肝内胆管及胆总管残留结石。

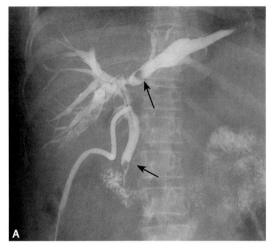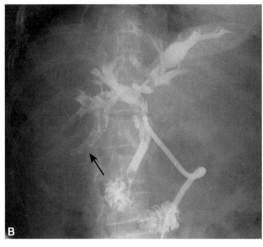

图 3-4-1 胆道系统残石 T 管造影图像

A、B. T 管造影不同翻转体位图像,显示肝内外胆管为对比剂充盈,胆总管下端、左右叶肝内胆管内均可见不规则充盈缺损影,不随体位改变而移动,提示胆总管末端及左肝管内结石(图 A 黑箭),右叶肝内胆管多发结石(图 B 黑箭)

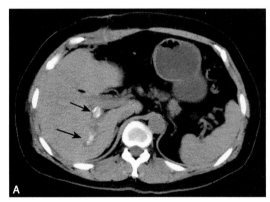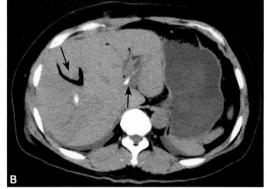

图 3-4-2 上腹部 CT 平扫图像

A、B. 胆道系统术后 CT 平扫图像,显示肝左右叶胆管内残留结石及气体影,可见肝右叶肝内胆管多发高密度结石(图 A 黑箭),低密度的肝内胆管积气及左叶肝内胆管高密度结石(图 B 黑箭)

病例 2:

病历摘要:女性,28 岁,53 天前因胆道结石行胆总管切开取石+T 管引流术,术中结石未取净,现 T 管已夹闭,现来院复查。

术后 T 管造影图像见图 3-4-3。

影像诊断:肝内外胆管残留结石。

病例分析:胆道结石是胆道系统中最常见的疾病,包括胆囊结石、胆总管结石和肝内胆管结石。一般与胆道感染(尤其是寄生虫的感染)有关。胆汁的淤积及胆固醇代谢失调为结石的主要原因,且往往是多种原因综合形成结石。目前微创治疗可以通过腹腔镜

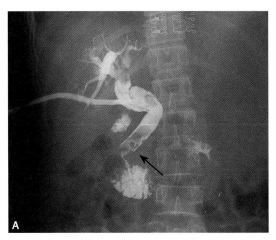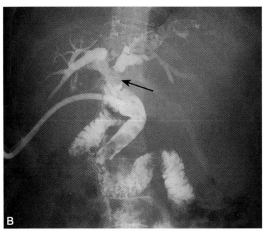

图 3-4-3　Ｔ管造影图像

A、B. T 管造影不同翻转体位图像,显示肝内外胆管为对比剂充盈,但胆总管下段、左右肝管汇合处
及左叶肝内胆管内多发不规则充盈缺损影,不随体位改变而移动,提示胆总管下段结石(图 A 黑
箭),左右肝管汇合处结石(图 B 黑箭)

或者经十二指肠镜进行取石。腹腔镜下可以同时切除胆囊和切开胆管取石,其创伤小、恢复快、术后疼痛轻、手术安全、并发症少,但是对技术要求较高,需要扎实的腹腔镜技术。胆总管探查后放置 T 形管,可以有效地防止胆瘘,更有利于术后的胆道镜检查和处理胆道残石。

经 T 管注入对比剂后,配合体位变化,可使胆总管、肝内胆管依次显影。正常情况下,各级胆管内应完全为对比剂充填,若肝内外胆管内出现充盈缺损,应考虑是否有胆道残石的可能。在诊断胆道残石时,应排除胆道内气体所造成的假象。一般来说,胆道内的游离气体表现为呈圆形或类圆形,边缘比较光滑的充盈缺损;会随着体位的改变而移向最高处。而胆道残石随体位改变,位置及形态变化不大,并且有时边缘不规则。

(二) 胆道系统术后胆瘘

病例1:

病历摘要:女性,76 岁,3 周前因胆道结石行腹腔镜胆囊切除+胆总管探查+T 管引流+肠松解术,术后 T 管引流通畅,无腹痛发热等不适。现来院复查。

术后 T 管造影图像见图 3-4-4。

影像诊断:胆道系统术后,胆囊管残端瘘形成。

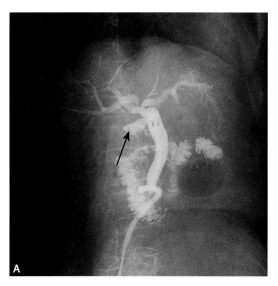
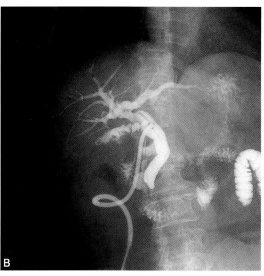

图 3-4-4 T 管造影图像

A、B.T 管造影不同翻转体位图像,显示肝内外胆管为对比剂充盈,肝内外胆管内未见充盈缺损影,但可见少量对比剂自胆囊管残端溢入腹腔内(黑箭)

病例 2:

病例摘要:24 天前因胆囊多发结石、胆总管结石,行胆囊切除术、胆总管切开冲洗术+T管引流术。腹痛、食欲缺乏、腹胀不适 15 天,加重 1 天,伴恶性呕吐,呕吐物为墨绿色液体,下腹部疼痛,左侧为甚,伴发热,现来院复查。

术后 T 管造影图像见图 3-4-5。

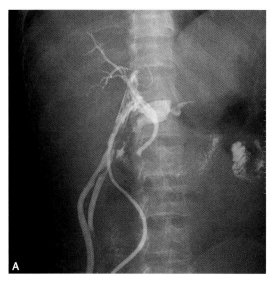
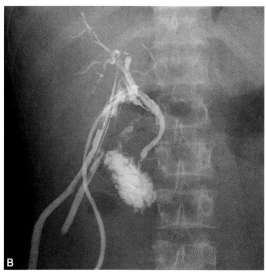

图 3-4-5 T 管造影图像

A、B.T 管造影不同翻转体位图像,显示肝内外胆管为对比剂充盈,肝内外胆管内未见充盈缺损影,但可见部分对比剂自 T 管穿出胆总管处溢出并进入局部放置的腹腔引流管内

影像诊断:胆道系统术后,胆总管瘘形成。

病例分析:自发性胆道内瘘多继发于慢性胆囊炎、胆囊结石或者胆总管结石的进展过程中,由于胆道慢性炎症反复发作,结石长期压迫胆囊壁或者胆管壁,使其炎症进一步加重,与邻近空腔脏器粘连,导致病变进一步扩散,发生糜烂、坏死、穿孔,最终形成胆瘘。胆道系统术后形成的胆瘘多是由于术中胆管或胆囊管残端结扎不紧、术区感染所导致炎症反应使已经闭合的胆管残端重新开放、留置管脱出、胆肠吻合口愈合不佳等原因造成。

自发性胆瘘本身无特异性表现,可具有以下表现:①有反复发作性右上腹疼痛,常伴有寒战、发热或者有轻度一过性黄疸。②胆道感染较重,可伴有腹泻、消瘦症状。③B超或者CT检查证实胆道结石或者伴胆囊萎缩。④胆道积气和胃肠道内对比剂反流胆道或者胆囊,是诊断内瘘的可靠依据。胆道内瘘类型包括有:胆囊十二指肠内瘘、胆囊胆总管内瘘、胆囊胃内瘘、胆总管十二指肠内瘘。

胆道系统术后形成胆瘘有时亦无特异性表现,须经留置T管注入对比剂后才能发现。表现为对比剂溢出胆道系统外,进入腹腔或其他空腔脏器内。

(三) 胆肠吻合术后

病例:

病历摘要:男性,81岁,14个月前因肝门部胆管占位行高位胆管癌根治术+胆囊切除术+肠松解术+胆总管探查T管引流术,术后恢复良好。现来院复查。

术后T管造影图像见图3-4-6。

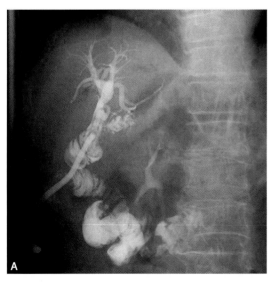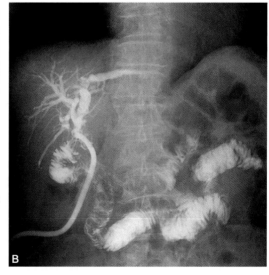

图 3-4-6　T 管造影图像

A、B. T 管造影不同翻转体位图像,显示肝内胆管为对比剂充盈,肝内胆管未见充盈缺损影。肝总管近心段与空肠端侧吻合,对比剂通过吻合口进入肠管顺利,吻合口处未见对比剂外溢征象

影像诊断:胆肠吻合术后,吻合口通畅。

病例分析:胆肠吻合术包括:①胆总管空肠吻合术,它是将胆总管和空肠进行 Y 形吻合。这种手术使胆总管的下面有较长的一段空肠专门用来输送胆汁,食糜逆流到胆总管内需要较长的距离,故引起胆道感染的机会较小。主要适用于胆总管有狭窄的患者和肝内胆管结石的患者。②胆总管十二指肠吻合术,它是将胆总管和十二指肠第一段直接接起来,手术后胆汁可以通过吻合口顺利地进入十二指肠,胆总管与十二指肠吻合后因无括约肌的作用,食物经过十二指肠时,可通过吻合口而进入胆总管内,有引起胆总管感染的可能。

胆管空肠端侧吻合,胆管管径较粗吻合多无困难,为了防止胃液、胰液的反流而影响胆肠吻合的愈合,应在吻合口的上方,置 T 管外引流。术后还可以通过 T 管注入对比剂观察胆管空肠吻合口的愈合及通畅情况。

T 管造影表现为经 T 管注入对比剂后,胆肠吻合口上方各级胆管依次充盈显影,无扩张,有时可在胆管内见到气泡形成的充盈缺损。对比剂通过吻合口进入肠管内,胆肠吻合口壁光滑,对比剂在吻合口处无外溢改变。

第五节　下肢深静脉顺行造影检查

一、下肢深静脉顺行造影方法及技术要求

(一)检查方法

1. 受检者准备做碘过敏试验。

2. 造影方法　先训练患者做 Valsalva 试验。使其平卧于检查床上,被检足踝部扎一止血带,阻止浅静脉血液回流,未检查侧下肢站在 20cm 高的木凳上,检查侧下肢松弛,向足背静脉远侧方向穿刺,调整检查床使患者呈 30°头高足低位,在数分钟内手推或机器注入水溶性非离子型对比剂 100ml,在监视下分别摄小腿、膝关节、大腿正侧位及骨盆正位片。一般先摄小腿、膝关节及大腿侧位,然后摄骨盆正位,最后摄小腿、膝关节及大腿正位。在此过程中,可根据静脉显影情况,利用患者体位,使对比剂浓聚,以达到提高造影效果,具体方法为:将患者呈 30°头高足低位,使对比剂形成浓聚,再快速将患者平放,摄取所需部位的图片,特别是摄取骨盆正位片,对髂总静脉及髂外静脉的显示。对于血栓患者,由于静脉回流不畅,可适当延长摄片时间。对于仍有血管显示不清的情况,可嘱患者用力握小腿,以挤压对比剂向上回流。

(二)技术要求

适应证:了解下肢静脉血栓和栓塞情况;静脉炎情况;肿瘤侵蚀或外伤引起的静脉阻塞的位置、范围和程度;明确下肢静脉曲张、深静脉瓣膜功能、穿通支静脉功能和解剖定位;观察血栓切除、静脉曲张或其他手术的效果;了解下肢慢性溃疡、肿瘤和色素沉着的原因;了解先天性静脉病变的部位和范围等。

禁忌证:急性闭塞性脉管炎;碘过敏;下肢静脉血栓形成急性期。

造影的影响因素及注意事项:

1. 对比剂选择　对比剂必须具有含碘量高、黏稠度低、渗透压低、低毒或无毒性、刺激性小、理化性质稳定和容易排泄等特点。根据造影设备的性能,对比剂应用剂量以能达到诊断目的即可,尽量少用。

2. 摄影技术　要求在下肢静脉造影检查中通过透视观察点片,即刻观察到所摄图像是否满意,以使及时加摄或重摄,直至获得最佳的影像资料;在检查过程中,要根据所摄部位,把照射野调节到有人体组织的边缘,保证图像的分辨率及对比度;对于下肢静脉曲张患者,

应压迫股静脉近段至静脉内推注一定量对比剂后再松开压迫,这样可以弥补对比剂被稀释,减少层流现象的发生率,较好的显示股静脉等容量较大的深静脉,对于股静脉血栓患者不能压迫股静脉,防止血栓脱落发生肺栓塞造成患者死亡。

3. 穿刺血管的选择　穿刺足背浅静脉推注入对比剂,能较满意显示下肢静脉,穿刺内外踝部浅静脉时,显示大小隐静脉较好,显示小腿深静脉及大腿深静脉较差。注药过程中,应注意观察选择血管的情况,有无对比剂外溢。

4. 推入对比剂时检查床的角度　以20°~30°为适宜,角度过大对比剂淤积于足、踝部,使得小腿上部显影不佳;角度过小对比剂流速过快,难以抓拍到好的影像。

5. 小腿挤压法的应用　在下肢静脉造影中,髂静脉常显影不佳或显影浅淡,这时可以采用小腿挤压法,使原来潴留在大、小腿静脉内的对比剂向心性回流,从而达到使髂静脉充盈显示的作用。

二、数字化下肢深静脉顺行造影临床病例分析

(一) 下肢深静脉发育畸形

病例:

病历摘要: 男性,36岁,35年前发现左下肢蚓状物,伴左下肢外侧葡萄色素斑,30年来蚓状物明显增多,伴左下肢肿胀逐渐加重,左下肢逐渐增粗。

下肢深静脉造影图像见图3-5-1。

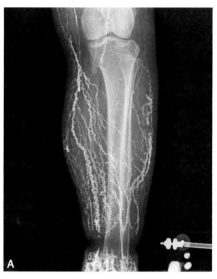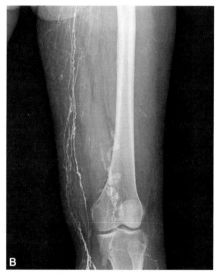

图3-5-1　下肢深静脉顺行造影图像

A、B. 足背静脉注入对比剂后左下肢造影图像,可见左下肢深静脉(胫前后静脉、股腘静脉)走行区无正常血管充盈,仅腘窝上方可见一些迂曲宽窄不等血管显示,其上未见瓣膜结构。浅静脉(大小隐静脉)亦未见明确显示,大隐静脉及小隐静脉走行区可见迂曲杂乱血管充盈

下肢深静脉造影诊断: 左下肢 KTS。

病例分析: 静脉畸形骨肥大综合征(Klippel Trenaunay Syndrome,KTS)是一种较少见的

疾病,可发生于上下肢或盆腔和腹腔的主干静脉,病变的性质是一段主要静脉发育不全或闭塞,也可能是被纤维束带、异常肌肉或静脉周围的鞘膜所压迫。多发生在出生后不久,或者在幼儿开始行走时开始出现。临床主要表现为肢体增长、水肿、浅静脉曲张、血管瘤和营养障碍性病变等。

KTS 三联症:

(1) 血管痣或血管瘤:这是最早出现的症状,大多在出生时至幼年时被发现,典型者为紫红或深紫色、扁平的点状皮内毛细血管痣,但有些患者的血管瘤可以向深层发展,侵及皮下组织、肌肉、甚至胸、腹腔内,患肢血管痣数目不等,分布范围也有很大不同,一般占患肢的一部分,有的遍及整个肢体,甚至可遍布患侧的肢体和躯干及健侧肢体。

(2) 组织增生:患肢的软组织和骨质均有增生使患肢增粗增长,可见婴儿、幼年、少年、青年或成人期被发现。病变在下肢者,多发于膝关节以下,大腿部有明显水肿而增粗者,多伴有淋巴系统病变,少数患者患侧臀部亦增大和肥厚。X 线摄片可见长骨的皮质增厚。

(3) 浅静脉曲张:患肢多有明显的浅静脉曲张,一般出生 1 年内出现,随年龄增长而日益加重,浅静脉曲张与深静脉病变所引起的回流障碍有关。静脉的畸形可以单独发生,也可能同时伴有股或腘静脉的病变,侧支形成情况与髂静脉血栓形成时相同,主要是在耻骨上可见扩张的浅静脉,将患侧的静脉血液引入健侧的股静脉中,此外还通过生殖器静脉流向健侧,并经腹壁静脉流入胸壁静脉和上腔静脉内。

在治疗时,提倡先做下肢静脉造影,查看整个下肢深静脉情况。如果深静脉完全通畅,而以浅静脉曲张为主,一般可以考虑手术治疗。但是,由于这种静脉畸形常有很多深浅静脉之间的异常交通,因而导致曲张静脉手术容易复发或手术不能很彻底,有的即使反复手术仍会复发。因此,穿弹力袜是改善症状、减缓病程,减轻术后复发的重要手段,无论是否手术都应该应用。这种静脉曲张的手术不同于普通的静脉曲张手术,除了易复发外,往往还会有较多出血。

KDS 下肢静脉造影表现:小腿静脉明显曲张,浅静脉明显扩张、扭曲,主要集中在外侧,浅静脉可与深静脉间有多支较粗交通静脉,而深静脉缺如、部分缺如或表现为局限狭窄,患者可表现为患侧下肢较对侧增长。

(二) 下肢深静脉瓣膜功能不全

病例 1:

病历摘要:女性,39 岁,10 余年前无明显诱因出现双下肢蚓状物,不伴色素沉着及溃疡形成,蚓状物逐渐增多。2 年余前,出现双下肢胀痛,劳累后加重,受压后明显出现双侧小腿胫内侧针刺样胀痛,伴双下肢轻度水肿。

下肢深静脉造影图像见图 3-5-2。

影像诊断:双下肢深静脉瓣膜功能不全,双小腿交通支瓣膜功能不全,浅静脉曲张。

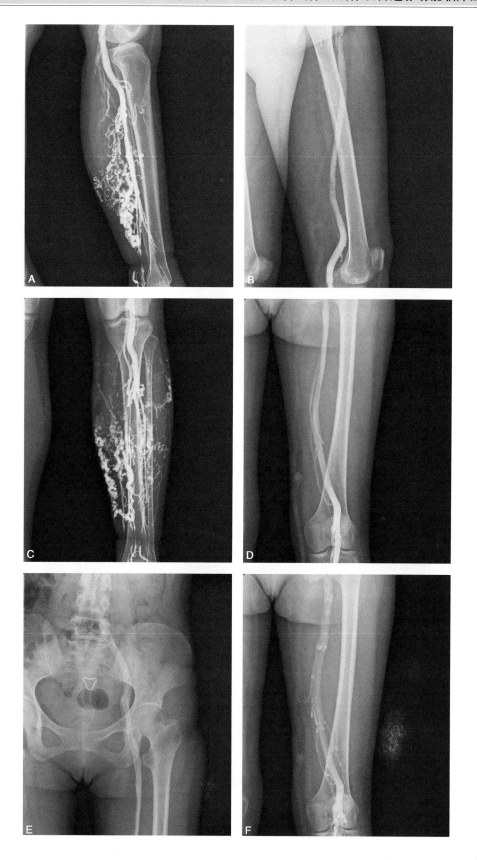

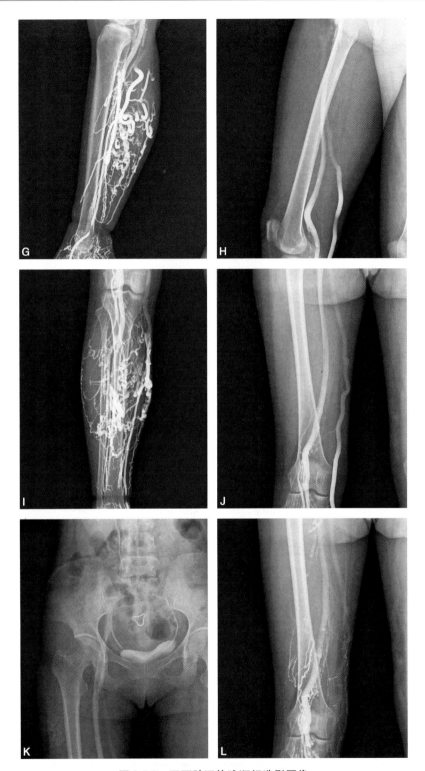

图 3-5-2　双下肢深静脉顺行造影图像

A~L 注入对比剂后不同体位左下肢、右下肢造影图像,显示双侧股、腘静脉瓣膜结构存在,但失去"竹节样"
外观。Valsalva 动作下瓣膜功能图像(F,L),显示瓣膜关闭不全,瓣膜下方无透亮区显示。双侧小腿交通支瓣
膜功能不全,可见对比剂自深静脉逆行充盈浅静脉,并可见小腿浅静脉迂曲扩张,双侧大隐静脉亦迂曲扩张

病例 2：

病历摘要：女性，75 岁，40 年前双下肢出现静脉曲张，4 月前左下肢明显水肿，伴疼痛、行走困难，右下肢可见蚯蚓状浅静脉曲张，成团处有蚕豆大小硬包块。

下肢深静脉造影图像见图 3-5-3。

影像诊断：右下肢浅静脉瓣膜功能不全，浅静脉曲张（小腿内上曲张浅静脉内血栓形成），右小腿交通支瓣膜功能不全。

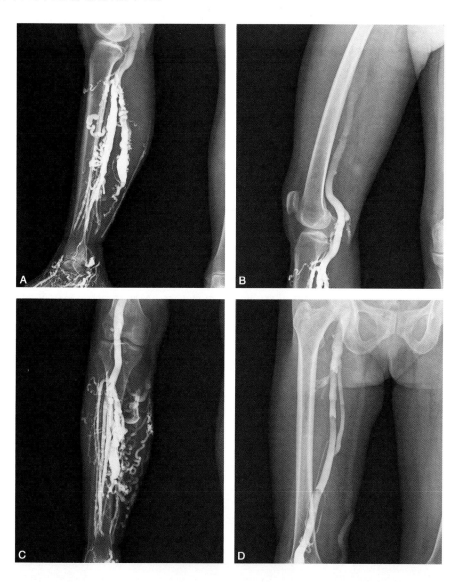

453

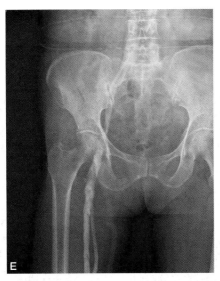

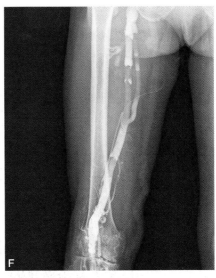

图 3-5-3　下肢深静脉顺行造影图像

A～F. 注入对比剂后右下肢不同体位不同部位造影图像,显示右侧股、腘静脉瓣膜结构存在,形态尚可,部分瓣膜呈"竹节样"外观,Valsalva 动作下瓣膜功能图像(F),显示瓣膜关闭尚可,瓣膜下方可见透亮区显示。右侧小腿交通支瓣膜功能不全,可见小腿浅静脉迂曲扩张,小腿内侧上方曲张静脉内可见条索状充盈缺损,大隐静脉迂曲扩张

病例 3:

病历摘要:女性,47 岁,13 年前无明显诱因出现左下肢蚓状物,伴肿胀感、痒感,劳累后加重,6 年前无明显诱因出现左下肢发黑,劳累后肿胀加重,伴脂质硬化,双下肢周径测量见左下肢粗于右下肢。

下肢深静脉造影图像见图 3-5-4。

影像诊断:左下肢深静脉瓣膜功能不全;左髂总静脉外压(左髂总动脉压迫)。

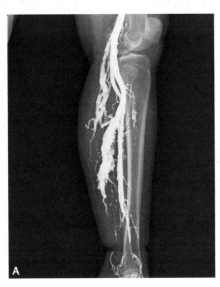

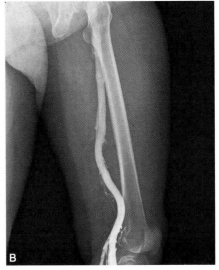

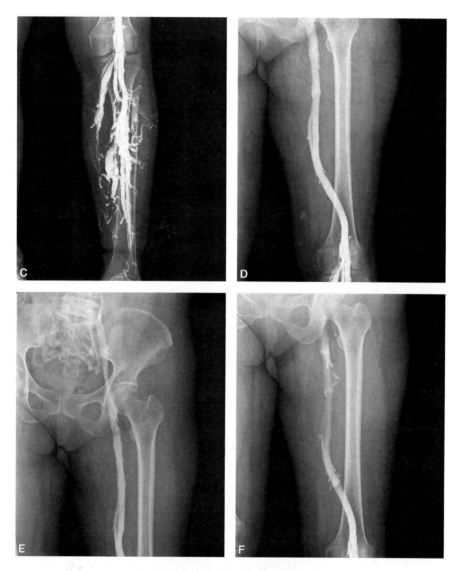

图 3-5-4　下肢深静脉顺行造影图像

A～F. 注入对比剂后左下肢不同体位不同部位造影图像,显示左侧股、腘静脉瓣膜结构存在,形态欠佳,部分瓣膜失去"竹节样"外观,Valsalva 动作下瓣膜功能图像(F),显示部分瓣膜下方无透亮区显示。左侧小腿少量交通支瓣膜功能不全,大隐静脉可见显示,未见曲张。左髂总静脉近心段充盈不佳(为髂总动脉外压),局部可见大量侧支血管开放

病例 4：

病历摘要：男性,60 岁,3 年前不明原因出现右下肢蚓状物、瘙痒,伴酸困胀累,久站久坐后加重,晨轻暮重。20 天前右下肢瘙痒、酸胀症状较前明显加重。

下肢深静脉造影图像见图 3-5-5。

影像诊断：右下肢深静脉瓣膜功能不全,并小腿交通支瓣膜功能不全,浅静脉曲张。

病例分析：下肢静脉疾病中,逆流性疾病占第一位,又以瓣膜功能不全较多。其中原发性股静脉瓣膜功能不全占绝大多数。人体静脉瓣膜具有单向性开放的功能,能有效阻止血液逆流,所以在出现静脉瓣膜功能不全时,单向性开放的功能丧失,便导致静脉血液逆流,进而使下肢静脉处于高压和淤血状态,引起静脉曲张。股静脉瓣膜结构较多,约 2 ~ 6 对,数目不定,大多数为对称的二瓣型,其中股静脉第一对瓣膜是下肢深静脉瓣膜中最恒定的一对瓣膜,位于股浅静脉与股深静脉连接点附近,约股骨小粗隆下方,此瓣膜是下肢抗逆向压力和

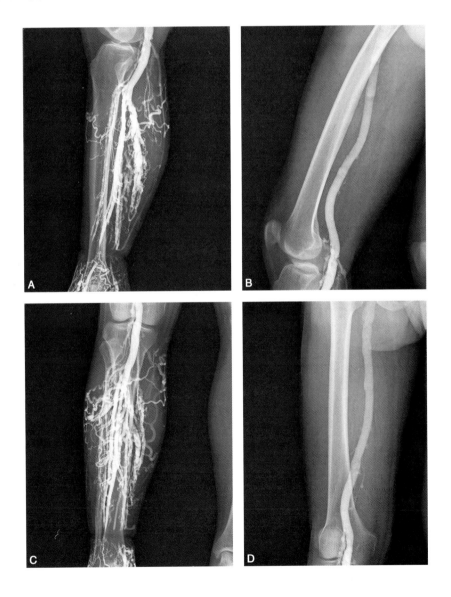

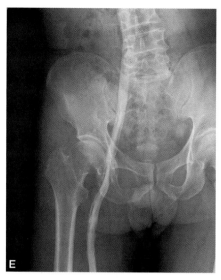
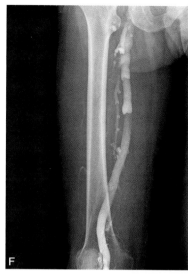

图 3-5-5 下肢深静脉顺行造影图像

A～F. 注入对比剂后右下肢不同体位不同部位造影图像,显示右侧股、腘静脉瓣膜结构存在,形态尚可,部分瓣膜可见"竹节样"外观,Valsalva 动作下瓣膜功能图像(F),显示部分瓣膜下方无透亮区显示。右侧小腿少量交通支瓣膜功能不全,小腿浅静脉曲张,大隐静脉迂曲扩张

拉力最强的一对瓣膜,几乎所有原发性股静脉瓣膜功能不全的患者均先有这对瓣膜功能不全,而且髂静脉受压综合征引起的继发性股静脉瓣膜功能不全,也是由这对瓣膜功能开始。因此下肢静脉造影时,对股浅静脉第一对瓣膜功能的观察是极为重要的。

瓣膜功能不全的分类:

1. 单纯性下肢浅静脉瓣膜关闭功能不全 此型病变仅局限于下肢浅静脉,又以大隐静脉发病为主,其静脉造影往往表现为大隐静脉近端呈囊状扩张,瓣膜显示不清楚,小腿内侧浅静脉增粗、屈曲,呈蚯蚓状改变。Valsalva 试验可见对比剂自股总静脉近端向大隐静脉逆流。下肢深静脉和交通静脉瓣膜影清晰,无逆流征象。

2. 交通静脉瓣膜关闭功能不全 正常时交通静脉瓣膜只有在血液从浅静脉流入深静脉时开放,当交通静脉瓣膜功能不全时,发生血液从深静脉逆流入浅静脉。交通静脉扩张扭曲,瓣膜显示不清,显影的静脉血流通过小腿交通静脉向浅静脉逆流,胫前、胫后及腓静脉充盈,交通静脉明显扩张、迂曲,瓣膜影消失并与浅静脉相通;以小腿内侧中下段多见,且多与曲张的大隐静脉相连而深静脉瓣膜功能正常。

3. 下肢深静脉瓣膜关闭功能不全 全下肢深静脉回流通畅,但静脉管腔明显增粗,宽径>1.4cm,瓣膜显示不清晰,丧失竹节状呈直桶状外观,瓣膜稀少,瓣膜影大多数模糊,瓣窦不膨出。在 Valsalva 试验时,可见对比剂由瓣膜间的裂隙向远端逆流现象。多数病例合并有不同程度的浅静脉曲张和交通支瓣膜功能不全,对比剂经交通静脉倒流入浅静脉中;部分还可见侧支循环形成。原发性深静脉瓣膜功能不全血液逆流大致有三种表现:①对比剂自瓣叶间的裂隙呈线条状逆流;②对比剂仅从一侧瓣叶逆流,而另一侧瓣叶远端有完整的透亮区;③深静脉瓣膜功能损伤严重者,对比剂自瓣膜直泻而下。

（三） 下肢深静脉血栓

病例 1：

病历摘要：女性,71 岁,左下肢水肿伴疼痛 1 个月余,加重 4 天,伴下肢红肿疼痛,足背动脉搏动可触及。

下肢深静脉造影图像见图 3-5-6。

影像诊断：左髂静脉、股静脉及腘静脉血栓形成并交通支开放。

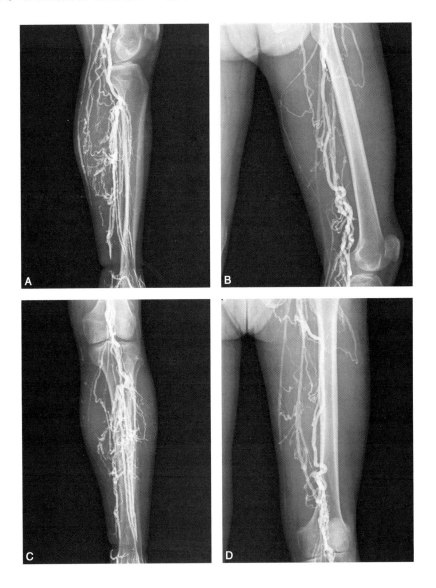

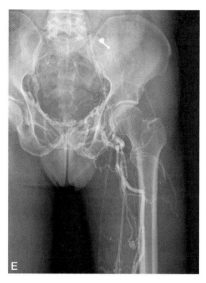
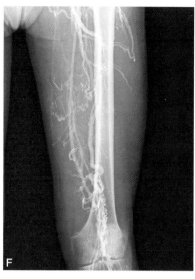

图 3-5-6　下肢深静脉顺行造影图像

A~F. 注入对比剂后左下肢不同体位不同部位造影图像,显示左侧髂静脉、股、腘静脉充盈不佳,其走行区可见大量杂乱血管侧支充盈,左小腿深静脉尚可见充盈,部分小腿交通支瓣膜功能不全,浅静脉可见显示,大隐静脉未见曲张。Valsalva 动作下瓣膜功能图像(F),显示侧支血管内对比剂明显反流

病例 2:

病历摘要:男性,42 岁,4 个月前因车祸行股骨内固定术,1 月余前出现左下肢肿胀、疼痛,活动后加重,左下肢足背动脉搏动可触及。

下肢深静脉造影图像见图 3-5-7。

影像诊断:左股静脉血栓形成并较少量侧支开放;左髂外静脉血栓形成。

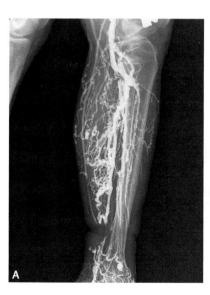
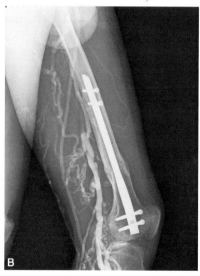

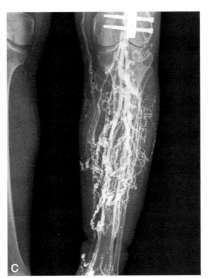
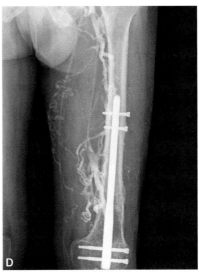
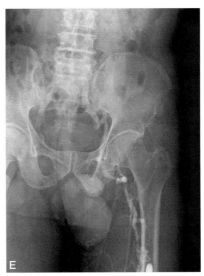

图 3-5-7　下肢深静脉顺行造影图像

A ~ E. 注入对比剂后左下肢不同体位不同部位造影图像,显示左侧髂外静脉、股静脉充盈不佳,其走行区可见少量杂乱侧支血管开放,左小腿深静脉充盈尚可,但小腿交通支瓣膜功能不全,可见浅静脉充盈,大隐静脉未见曲张

病例3：

病历摘要：女性,48岁,7天前无明显诱因出现左下肢肿胀疼痛,劳累后加重,休息后减轻,近3天,患肢肿胀加重。

下肢深静脉造影图像见图3-5-8。

影像诊断：左髂静脉血栓并少量侧支开放、左股静脉上段血栓再通后改变。

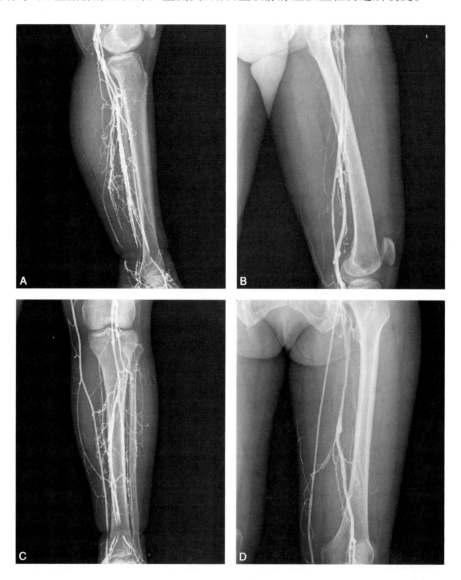

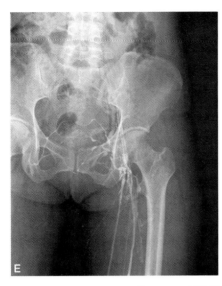
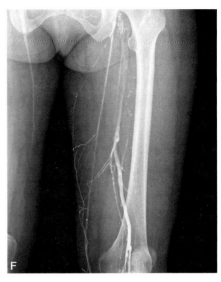

图 3-5-8　下肢深静脉顺行造影图像

A ~ F. 注入对比剂后左下肢不同体位不同部位造影图像,显示左侧髂静脉内条状充盈缺损,向下延伸至股静脉上段,局部可见少量侧支血管开放。股静脉上段内瓣膜结构消失,管壁欠光整,管腔较窄。腘静脉及胫前后静脉充盈尚可,部分小腿交通支瓣膜功能不全,浅静脉可见显示,大隐静脉未见曲张

病例 4：

病历摘要: 女性,48 岁,40 天前行子宫全切术后出现左下肢水肿,伴酸困、沉重,活动后加重,休息后减轻。

下肢深静脉造影图像见图 3-5-9。

影像诊断: 左髂静脉血栓并大量侧支开放、左股静脉血栓再通后改变。

病例分析: 下肢深静脉血栓是下肢血管疾病中的一类常见病,下肢静脉造影不仅能明确诊断,而且可从形态上确定静脉血栓形成后演变的不同阶段,从而指导临床选择恰当的治疗

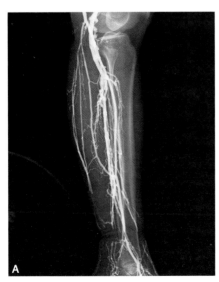
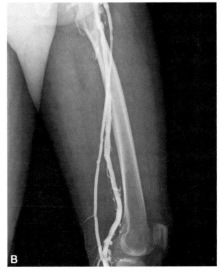

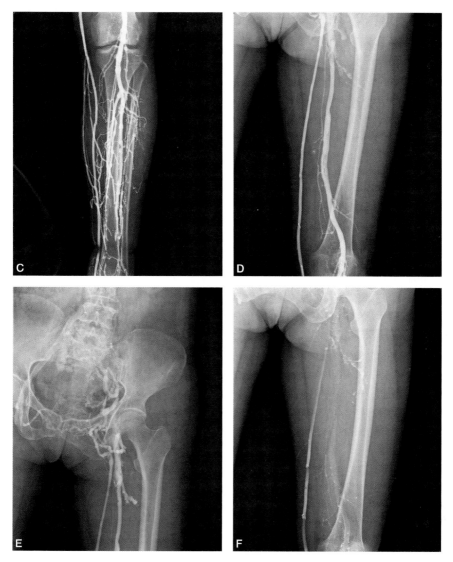

图 3-5-9　下肢深静脉顺行造影图像

A ~ F. 注入对比剂后左下肢不同体位不同部位造影图像,显示左侧髂静脉充盈不佳,局部可见大量侧支血管开放,对比通过右侧髂静脉回流,股静脉可见充盈,但瓣膜结构消失,管壁欠光滑,管腔狭窄。腘静脉及胫前后静脉充盈尚可,部分小腿交通支瓣膜功能不全,浅静脉可见显示,大隐静脉未见曲张

方法。

　　按其累及范围不同可分为全肢型和局部型,根据静脉阻塞程度不同可分为完全闭塞和部分闭塞。深静脉血栓形成有如下 X 线造影征象:①充盈缺损表现为静脉腔内持久的圆柱状或类圆柱状充盈缺损影,可呈偏心性或向心性;②静脉闭塞表现为病变段静脉不显影,部分深静脉闭塞时,在闭塞静脉远端可见对比剂突然中断现象;③静脉再通表现为静脉边缘毛糙、密度不均和瓣膜影消失。大都呈狭窄或细小枝状,少数呈扩张扭曲状;④侧支循环形成表现为对比剂通过异常途径或非主要途径回流显示的静脉,大都呈曲张状;⑤交通支功能不全或浅静脉曲张表现为对比剂自深静脉向浅静脉逆流和相应部位的浅静脉曲张。

下肢静脉造影检查对深静脉血栓形成的中央型和混合型诊断准确率较高,而对小腿肌肉静脉丛血栓形成的诊断准确率低;髂静脉及下腔静脉往往显影不良,因此,对盆静脉血栓的诊断率低;另外,正常的胫前静脉、胫后静脉及腓静脉有时也不能完全显影,以上情况均需要结合临床表现和其他检查综合分析判断,以免误诊。同时应注意与先天性静脉畸形病变的鉴别诊断。如腘静脉挤压综合征,急性期血栓与静脉壁未完全粘连,极易脱落,推注对比剂时压力不宜过大,以免血栓脱落发生肺栓塞。

参 考 文 献

[1] 欧阳墉.数字减影血管造影诊断学[M].北京:人民卫生出版社,2000.

[2] 王淑玉.实用妇产科诊疗规范[M].南京:江苏科学技术出版社,2002.

[3] 李彦豪.实用介入诊疗技术图解[M].北京:北京科学出版社,2002.

[4] 曾正国.现代实用结核病学[M].北京:科学技术文献出版社,2003.

[5] 曹泽毅.中华妇产科学[M].第2版.北京:人民卫生出版社,2004.

[6] 李麟荪,贺能树,杨建勇.介入放射学[M].北京:北京科技出版社,2004.

[7] 云桥.妇产科学[M].第6版.北京:人民卫生出版社,2009.

[8] 谢幸,苟文丽.妇产科学[M].第8版.北京:人民卫生出版社,2013.

[9] 王兆壮,于成文,顾广泉.先天性肠旋转不良合并中肠扭转的X线诊断(附14例分析)[J].医学影像学杂志,2000,10(03):193-193.

[10] 代玉,刘波,安体云,等.超声诊断先天性肾旋转反常并巨输尿管及其开口位置异常1例[J].中国超声医学杂志,2000,16(8):567-569.

[11] 余日胜,童斌斌,李蓉芬.肠结核的影像学诊断[J].中华结核和呼吸杂志,2001,24(07):404-406.

[12] 高剑波,岳松伟,杨学华等.小儿腐蚀性食管炎病因与X线表现的对比研究[J].中华放射学杂志,2002,36(1):58-61.

[13] 李娅,李树森,陶杰,等.B超诊断肾旋转不良合并输尿管结石1例[J].中国超声医学杂志,2003,19(8):636-638.

[14] 毛和平,刘志斌,郑航,等.重复肾输尿管畸形的诊断与治疗[J].实用儿科临床杂志,2003,18(7):566-567.

[15] 孙磊,孙则禹,顾晓箭,等.重复肾双输尿管畸形的组织学发生及诊治探讨[J].江苏医药,2003,29(6):449-450.

[16] 徐恩斌,张忠兵,张雷,等.贲门失弛缓症发病机制的初步探讨[J].中华消化内镜杂志,2004,21(5):320-323.

[17] 张学昕,孙立军,徐朝霞,等.旋转肾动脉DSA的临床应用[J].实用放射学杂志,2004,20(10):869-871.

[18] 高怡,祝华,熊锐华,等.右肾旋转不良并肾结石1例[J].中国医学影像技术,2004,20(4):563-563.

[19] 刘鸿圣,叶滨宾,范森.儿童腹部影像学诊断第2讲小儿急腹症的影像诊断[J].中国实用儿科杂志,2005,20(02):119-120.

[20] 郑如恒,冯明祥,葛棣,等.食管平滑肌瘤的诊断与治疗[J].中华胃肠外科杂志,2005,8(1):26-28.

[21] 党连荣,左庆国,姚毅,等.输卵管结核临床X线诊断[J].现代医用影像学杂志,2005,14(5):227-228.

[22] 曾志宇,江伟东,胡惠民,等.输尿管盲端并囊肿及同侧肾缺如1例[J].临床泌尿外科杂志,2005,20(5):273.

[23] 龙丽娟,汪娜,吴迪,等.超声诊断胎儿双肾缺如合并膀胱发育不良1例[J].中国医学影像学杂志,

2006,14(1):80.

[24] 余小多,赵心明,周纯武.重度反流性食管炎的X线造影表现特点[J].中国医学影像技术,2006,22(9):1334-1336.

[25] 王立东,樊慧,焦新英,等.河南食管癌高发区95对单卵双胞胎疾病谱和2323例食管癌患者家族史调查[J].中华肿瘤防治杂志,2006,13(20):1521-1524.

[26] 张月宁,鲁重美.胃静脉曲张的病因及临床特点[J].临床消化病杂志,2006,18(4):204-206.

[27] 郭海峰,王晓霞.肾旋转反常并输尿管下段结石肾盂积液超声表现[J].临床超声医学杂志,2006,8(4):224-226.

[28] 朱热提.达吾提,胡尔西旦.阿吉.输尿管囊肿的诊断与治疗(附20例报告)[J].新疆医学,2007,37(5):177-178.

[29] 张斌,王群伟.胆内瘘:附32例漏诊分析[J].中国普通外科杂志,2007,16(02):151-153.

[30] 刘鑫,李月河.消化道间质瘤的影像学分析[J].实用放射学杂志,2007,23(11):1490-1492.

[31] 何来昌,曾献军,龚洪翰,等.先天性食管闭锁与食管气管瘘的X线、CT表现[J].临床放射学杂志,2008,27(11):1546-1548.

[32] 高绿芬,罗新.女性盆腔及生殖器结核特征的再认识[J].中国实用妇科与产科杂志,2008,24(4):261-263.

[33] 时燕,齐文华.超声误诊重复肾为肾肿瘤1例[J].中国现代药物应用,2008,2(4):99-100.

[34] 张志国.先天性右侧巨输尿管并右肾缺如误诊1例报道[J].首都医药,2008,15(14):29.

[35] 张希燕,陈静,肖青,等.先天性单肾缺如5例[J].潍坊医学院学报,2008,30(2):183-183.

[36] 汪莺昱,陈楠.先天性肾缺如及发育不全的分子机制研究进展[J].中华肾脏病杂志,2009,25(9):730-733.

[37] 卫勃,陈凛,吕伟,等.成人肠旋转不良的影像诊断和治疗方法[J].中华消化外科杂志,2009,8(03):220-222.

[38] 张屹,孔垂泽,李泽良,等.多层螺旋CT尿路造影在肾结核诊断中的应用价值[J].中华泌尿外科杂志,2009,30(8):528-531.

[39] 游瑞雄,曹代荣,李银官,等.多层螺旋CT曲面重建在诊断泌尿系结核的价值[J].中国医学影像学杂志,2010,18(2):115-118.

[40] 赵德立,张在人,王丹,等.输尿管膀胱壁内段结石并发膀胱充盈缺损的特殊CT征象[J].临床放射学杂志,2010,29(5):644-646.

[41] 宋淑敏,刘铭.小儿先天性肾盂输尿管连接处梗阻所致肾积水的诊断和治疗[J].泸州医学院学报,2010,33(3):276-279.

[42] 顾钱峰,夏文评.肾盂输尿管连接部梗阻术前多层螺旋CT尿路造影的应用价值[J].中国全科医学,2010,13(20):2282-2284.

[43] 余麒麟.逆行肾盂造影对先天性肾盂输尿管连接部狭窄的诊断[J].医学信息,2010,23(9):3208-3209.

[44] 颜海标,黄伟华,莫曾南,等.肾旋转不良的临床解剖特点及诊疗对策探讨[J].局解手术学杂志,2010,19(6):506-507.

[45] 汪莺昱,王朝晖,王伟铭,等.成人先天性单肾缺如的临床特征分析[J].肾脏病与透析肾移植杂志,2010,19(2):111-115,163.

[46] 周志刚,邱欢欢,张成喜,等.先天性右肾缺如、左侧多囊肾致慢性肾衰竭[J].医学信息,2011,24(4):1372-1372.

[47] 洪正东,熊建华,黄红卫,等.双侧异位肾并双肾旋转不良伴左肾盂积水1例[J].临床泌尿外科杂志,2011,26(9):664-664.

［48］郭双玺.静脉肾盂造影与 CT 在肾结核中的诊断价值及对比分析［J］.吉林医学,2011,32（23）:
4774-4775.

［49］都军,李世宾,郭国营,等.先天性肾盂输尿管连接处梗阻的诊断和治疗［J］.实用儿科临床杂志,
2011,26（17）:1314,1357.

［50］曹小娟,黄林,曹恒,等.女性生殖器结核的超声诊断［J］.中华医学超声杂志,2011,8（4）:794-804.

［51］赵庆春,安丰,曹丽叶,等.输尿管狭窄的影像学诊断［J］.山东医药,2011,51（13）:113-114.

［52］闫小彬,孙鹏,孙倩倩,等.CT 扫描与静脉肾盂造影检查诊断肾结核的 Meta 分析［J］.临床误诊误治,
2012,25（5）:78-80.

［53］张超波.35 例肾结核的肾盂造影及 CT 诊断对照研究［J］.医药前沿,2012,2（5）:188.

［54］李安国,张悦,李国成,等.输尿管镜在肾结核 32 例诊治中的应用［J］.现代医药卫生,2012,28（9）:
1347-1348.

［55］李亭,郭春梅,何平,等.肾、输尿管结核的临床和 CTU 表现［J］.西南军医,2012,14（1）:19-21.

［56］徐涛.小儿先天性肾盂输尿管连接处梗阻的微创治疗研究进展［J］.临床小儿外科杂志,2012,11（6）:
465-467.

［57］柳宏林,肖智彬,刘红军,等.先天性精囊囊肿伴同侧肾缺如、输尿管异位开口于精囊二例［J］.中华外
科杂志,2012,50（8）:763-764.

［58］俞孟勇,晏耀文.左肾先天性缺如伴右肾外伤性横断 1 例［J］.中国乡村医药,2012,12（12）:54.

［59］刘玉兰.超声诊断先天性双子宫双宫颈双阴道左侧处女膜闭锁并左肾缺如 1 例［J］.临床超声医学杂
志,2012,13（11）:793.

［60］戈明媚,刘志钦,王秋良,等.磁共振尿路成像技术在诊断新生儿先天性肾盂输尿管连接部梗阻中的
应用［J］.中国新生儿科杂志,2012,27（6）:373-376.

［61］李迎晓,万建国.先天性输尿管狭窄的影像学诊断［J］.中国社区医师（医学专业）,2012,14（5）:247.

［62］肖元宏,陈迪祥,苏刚,等.儿童肾盂输尿管连接部梗阻的病理改变及治疗［J］.军医进修学院学报,
2012,14（10）:1015-1017.

［63］高文宗,谢钧韬,孙俊杰,等.先天性输尿管中段狭窄的诊断与治疗［J］.中华泌尿外科杂志,2013,34
（7）:557.

［64］刘红.先天性肾积水肾脏纤维化机制的研究进展［J］.临床小儿外科杂志,2013,12（3）:240-242.

［65］杨小英,王娅宁,韩淑娟,等.先天性肾盂输尿管连接部梗阻的影像学的诊断及分析［J］.中外健康文
摘,2013,6（25）:250-251.

［66］卢绪楼,侯建全,张光波,等.成人输尿管囊肿的诊断和治疗（附 32 例报告）［J］.中国血液流变学杂
志,2013,15（3）:476-478,490.

［67］郭春梅,李亭,何平,等.左侧重复肾、输尿管畸形伴输尿管囊肿 1 例［J］.局解手术学杂志,2013,22
（2）:230.

［68］马戈,杨学东,叶喜林,等.螺旋 CT 与超声、X 线平片诊断输尿管小结石的对比研究（附 50 例报告）
［J］.罕少疾病杂志,2013,20（1）:26-28.

［69］江根喜,赵华平.T 管引流与胆总管切开取石一期缝合的疗效对比研究［J］,医学信息.2013,14（25）:
384-384.

［70］丁桂香.输尿管狭窄的临床与影像学检查［J］.中国保健营养,2013,23（4）:2163-2163.

［71］李曼,黄柱飞,商雪林,等.小剂量碘海醇 IVP 联合逆行尿路造影诊断输尿管狭窄［J］.西南国防医药,
2013,23（11）:1189-1192.

［72］张旭胜.超声发现肾脏旋转不良伴发输尿管结石 1 例［J］.现代临床医学,2013,39（2）:133.

［73］杨占锋,许长宝,赵兴华,等.输尿管镜检术在早期泌尿系结核中的诊断价值［J］.实用医学杂志,
2013,29（2）:217-219.

［74］ 董慧.CT 在输尿管及膀胱结核诊断中的应用［J］.世界最新医学信息文摘,2013,2(26):126-131.

［75］ 陈伟,胡经纬,谢筱筱,等.非新生儿小儿肠旋转不良的影像诊断价值［J］.医学影像学杂志,2013,23
(05):742-745.

［76］ 朱庆强,王中秋,吴晶涛,等.CT 及 X 线小肠造影对小肠克罗恩病的诊断价值评价［J］.中华胃肠外科
杂志,2013,16(05):443-447.

［77］ 贺魁利,王晓峰.子宫造影的 X 线诊断［J］.吉林医学,2013,31(34):6542-6543.

［78］ 周永平,戴途,陈波.胆内瘘 31 例诊治分析［J］.中国临床医学,2011,18(05):648-649.

［79］ 张茜,刘影.子宫畸形的分型及比较影像学［J］.中国 CT 和 MRI 杂志,2014,1(12):108-111.

［80］ 高桂华.盆腔生殖器官炎症的超声诊断［J］.世界最新医学信息文摘,2014,4(14):158-163.

［81］ 王庆,高勇,夏云鹏,等.超声诊断双角子宫畸形合并先天性肾缺如 1 例报告［J］.中外医学研究,
2014,6(4):163-163.

［82］ 高桂华.盆腔生殖器官炎症的超声诊断［J］.世界最新医学信息文摘,2014,4(14):158-163.

［83］ 姜世玉.X 线与超声在泌尿系结石诊断中的异同分析［J］.医学信息,2014,15(3):318-319.

［84］ 曹全富,叶锦,刘高磊,等.重复肾畸形 18 例诊治体会［J］.中国综合临床,2014,(7):762-763.

［85］ 夏慧,夏丽娜.先天性肾盂输尿管连接部狭窄中 C-kit 蛋白及其配体干细胞因子的表达［J］.现代实用
医学,2014,26(5):520-522.

［86］ 陈亮,田春梅,王培源,等.MSCTU 对儿童泌尿系集合系统及输尿管畸形的诊断价值［J］.国际放射医
学核医学杂志,2014,38(2):84-89.

［87］ 张凯清,徐丽华.数字化胃肠机下低张力排泄性尿路造影对泌尿系统先天性发育异常的诊断价值研
究［J］.赣南医学院学报,2015,35(2):239-240.

［88］ 郑尚斗,吴文国.螺旋 CT 尿路造影技术应用于输尿管囊肿诊断的临床价值［J］.现代实用医学,2015,
27(1):115-116.

［89］ 陈均,陆锦贵,吴青山,等.多层螺旋 CT 平扫结合重组技术诊断输尿管结石 75 例［J］.蚌埠医学院学
报,2015,40(3):380-382.

［90］ 王春赛尔,谢鹏雁.食管裂孔疝的发病机制及诊断方法［J］.中国医刊,2015,50(1):26-29.

［91］ Yang PS,Lee KS,Lee SJ,et al.Esophageal Leiomyoma:Radiologic Findings in 12 Patients［J］.Korean J
Radiol.2001,2(3):132-137.

［92］ Maubon A,Graef M,Couaieu C,et al.Imaging of gynecologic malformations［J］.J Radiol.2001,82(12):
1783-1789.

［93］ Grimbizis GF,Camus M,Tarlatzis BC,et al.Clinical implications of uterine malformations and hysteroscopic
treatment results［J］.Hum Reprod Update,2001,7(2):161-174.

［94］ Lau KF,Tam CK,Kam CY,etal.Imaging of gastrointestinal stromal tumour (GIST)［J］.Clinical radiology,
2004,59(6):487-498.

［95］ APDW2004 Chinese IBD Working Group.Retrospective analysis of 515 cases of Crohn's disease hospitaliza-
tion in China:nationwide study from 1990 to 2003［J］.Journal of gastroenterology and hepatology,2006,21
(6):1009-1015.

［96］ Sharma JB,Roy KK,Pushparaj M,et al.Laparoscopic findings in femal genital tuberculosis［J］.Arch
Gynecol Obstet,2008,278(4):359-364.

［97］ Hassan MA,Lavery SA,Trew GH.Congenital uterine anomalies and their impact on fertility［J］.Women
Health,2010,6(3):443-461.

［98］ Thomas,Hanna,Jacob A.Acute presentation of intestinal malrotation in adults:a report of two cases［J］.An-
nals of the Royal College of Surgeons of England,2010,92(7):15-18.

［99］ Berkovitz N,Simanovsky N,Katz R,et al.Coronal reconstruction of unenhanced abdominal CT forcorrct ureteral stone size classification. Eur Radiol,2010,20(5):1047-1051.

[100] R,Hafeez,R,Greenhalgh,J,Rajan,S,et al. Use of small bowel imaging for the diagnosis and staging of Crohn's disease-a survey of current UK practice[J]. The British journal of radiology,2011,84(1002): 508-517.

[101] Wang JB ,Fan JH ,Liang H ,et al. Attributable Causes of Esophageal Cancer Incidence and Mortality in China[J]. PLoS One. 2012,7(8):e42281.

[102] Kitada M,Matsuda Y,Hayashi S,et al. Esophageal schwannoma:a case report[J]. World J Surg Oncol. 2013,11(10):253-264.

[103] Fehmi Ates,Michael F,Vaezi. The Pathogenesis and Management of Achalasia:Current Status and Future Directions[J]. Gut Liver. 2015,9(4):449-463.